U0204227

妇产科临床药师工作手册

主 编 冯 欣

副主编 马延敏 汤 静 郑彩虹

人民卫生出版社
·北 京·

图书在版编目（CIP）数据

妇产科临床药师工作手册/冯欣主编. —北京：
人民卫生出版社，2023.10
ISBN 978-7-117-35310-6

Ⅰ. ①妇…　Ⅱ. ①冯…　Ⅲ. ①妇产科病－临床药学－
手册　Ⅳ. ①R984-62

中国国家版本馆 CIP 数据核字（2023）第 189776 号

人卫智网	www.ipmph.com	医学教育、学术、考试、健康，
		购书智慧智能综合服务平台
人卫官网	www.pmph.com	人卫官方资讯发布平台

妇产科临床药师工作手册
Fuchanke Linchuang Yaoshi Gongzuo Shouce

主　　编：冯　欣
出版发行：人民卫生出版社（中继线 010-59780011）
地　　址：北京市朝阳区潘家园南里 19 号
邮　　编：100021
E - mail：pmph @ pmph.com
购书热线：010-59787592　010-59787584　010-65264830
印　　刷：三河市国英印务有限公司
经　　销：新华书店
开　　本：710×1000　1/16　印张：33
字　　数：628 千字
版　　次：2023 年 10 月第 1 版
印　　次：2023 年 11 月第 1 次印刷
标准书号：ISBN 978-7-117-35310-6
定　　价：98.00 元
打击盗版举报电话：010-59787491　E-mail：WQ @ pmph.com
质量问题联系电话：010-59787234　E-mail：zhiliang @ pmph.com
数字融合服务电话：4001118166　E-mail：zengzhi @ pmph.com

编 委（以姓氏笔画为序）

马延敏　首都医科大学附属北京妇产医院
王　卓　海军军医大学第一附属医院（上海长海医院）
王穗琼　广东省妇幼保健院
方　瑞　广东省妇幼保健院
石祥奎　徐州市妇幼保健院
叶轶青　浙江大学医学院附属妇产科医院
冯　欣　首都医科大学附属北京妇产医院
毕　娟　海军军医大学第一附属医院（上海长海医院）
吕有标　河南省妇幼保健院
刘小艳　首都医科大学附属北京妇产医院
汤　静　复旦大学附属妇产科医院
严鹏科　广州医科大学附属第三医院
李　渊　江西省妇幼保健院
李　慧　湖南省妇幼保健院
李长艳　复旦大学附属妇产科医院
李静静　南京医科大学附属苏州医院·苏州市立医院
杨　勇　电子科技大学附属医院·四川省人民医院
吴　越　电子科技大学附属医院·四川省人民医院
吴雅莉　湖南省妇幼保健院
吴颖其　中国科学技术大学附属第一医院（安徽省立医院）
沈爱宗　中国科学技术大学附属第一医院（安徽省立医院）
张　川　四川大学华西第二医院
张　峻　昆明医科大学第一附属医院
张　献　首都医科大学附属北京妇产医院
张伶俐　四川大学华西第二医院
邵　云　河南省妇幼保健院
郑丽丽　江西省妇幼保健院

前　言

随着我国"全面三孩"政策的颁布,高龄产妇的人群日益扩大,加之老龄化社会的到来,孕产期及老年期特别是更年期妇女的用药安全越来越成为涉及我国人口安全的重要研究领域。我国临床药学起步晚,2012年中国药学会医院药学专业委员会成立妇产科药学学组,2015年中国医院协会妇产科临床药学专业成立,通过近年来的发展,妇产科临床药学迎来机遇的同时,也面临着诸多学科发展的挑战。不同院校的临床药学等专业毕业生具备的专业知识与技能的均质化水平较低,妇产科临床药师职业技能欠缺及人员较少,使得整体临床药师在临床治疗与药物管理方面参与度尚不足。

针对妇产科临床药学学科建设与临床药师培养体系建设中这一突出问题,充分发挥妇产科临床药师在药品应用和药事管理中的专业技术作用,提高临床药物治疗水平,促进妇女合理用药,我们邀请18家妇产科临床药师培训基地40余名一线药师与医师,启动了《妇产科临床药师工作手册》的编写工作。

本书通过对药学教育培养现状的思考与满足临床药师胜任力评价要求的考量,以妇产科临床药师基地培训大纲为基础,遵循近5年循证指南指导,阐述妇产科专科特色的疾病药物治疗方案及药学监护流程。本书的特色有:①每章大纲编排充分遵循临床药学学科自学需求,如在"开展药学监护需要掌握的知识点"中,本书会为读者讲解该疾病严重度的评估和监测方法、治疗地点的选择、药师在药学监护过程中应重视的内容,结合一线妇产科师资在实际工作中的重点和难点,指导读者在临床查房、会诊、药学监护和用药教育等方面参与诊疗,全书突出临床思维与临床药学思维的建立与运用。②用案例分析教育、论述典型的药物治疗方案和药学监护,以助于读者实现理论与临床实践的有效结合,满足妇产科药师学习、实践的需要,提升妇产科临床药物治疗工作的能力。③将涉及产科、妇科、肿瘤、生殖等妇产科相关专业内容录制了16期数字课程,通过二维码附于相关章节中。该课程取材于"妇产科临床药学技能系列直播课",该课总观看时长900小时,累计直播观看5 000余人次,回看3 000余人次,广受学员欢迎。

参加编写的人员主要由海军军医大学第一附属医院(上海长海医院)、复旦大学附属妇产科医院、广东省妇幼保健院、广州医科大学附属第三医院、河南省妇幼保健院、湖南省妇幼保健院、江西省妇幼保健院、昆明医科大学第一附属医院、南京大学医学院附属鼓楼医院、首都医科大学附属北京妇产医院、首都医科大学附属北京世纪坛医院、四川大学华西第二医院、电子科技大学附属医院·四川省人民医院、南京医科大学附属苏州医院·苏州市立医院、无锡市妇幼保健院、徐州市妇幼保健院、浙江大学医学院附属妇产科医院、中国科学技术大学附属第一医院（安徽省立医院）等 18 家妇产科专业的药师和医师组成。大家不辞辛苦，利用业余时间组织材料进行编写，最后形成这本实用的手册，为提高培训基地培训质量，提升临床药师的专业知识水平，增强妇产科临床药师参与临床药物治疗工作的能力打下基础。这也是一本工作手册，它几乎囊括了妇产科临床药师工作实践中需要掌握的所有内容。希望它能体现国内外妇产科临床药学实践活动的最新发展趋势，反映国际上的新理论、新知识、新技术和新方法。

　　本书的编写难免存在不足之处，恳请各位同道在临床实践和实际应用中提出宝贵意见，我们会在下一版加以完善。

冯　欣

2023 年 8 月

缩略词表

A

AC，abdominal circumference　腹围

AFV，amniotic fluid volume　羊水最大暗区垂直深度

AFI，amniotic fluid index　羊水指数

AI，artificial insemination　人工授精

AIH，artificial insemination with husband's semen　丈夫精液人工授精

AID，artificial insemination by donor　供精者精液人工授精

AMH，anti-Müllerian hormone　抗米勒管激素

ANC，abosolute neutrophil count　绝对中性粒细胞计数

ART，assisted reproductive technology　人类辅助生殖技术

APTT，activated partial thromboplastin time　活化部分凝血活酶时间

ALB，albumin　白蛋白

ATIII，antithrombin III　抗凝血酶III

ATP，adenosine triphosphate　腺嘌呤核苷三磷酸

B

BBT，basal body temperature　基础体温

BNP，brain natriuretic peptide　脑钠肽

BP，blood pressure　血压

BPD，biparietal diameter　双顶径

BUN，blood urea nitrogen　血尿素氮

C

CAH，congenital adrenal hyperplasia　先天性肾上腺皮质增生症

CC，clomiphene　克罗米芬

CDFI，color Doppler flow imaging 彩色多普勒血流图

CK，creatine kinase　肌酸激酶

CRE，creatinine　肌酐

CRP，C-reactive protein　C 反应蛋白

D

DBIL，direct bilirubin　直接胆红素

D-dimer　D 二聚体

E

EDC，expected date of confinement　预产期

eGFR，estimated glomerular filtration rate　估算肾小球滤过率

E_2，estradiol　雌二醇

F

FL，femur length　股骨长

FHR，fetal heart rate　胎心率

FIB，fibrinogen　纤维蛋白原

G

GFR，glomerular filtration rate　肾小球滤过率

GLB, globulin 球蛋白

GOT, glutamic-oxaloacetic transaminase 谷草转氨酶

GPT, glutamic-pyruvic transaminase 谷丙转氨酶

H

Hb, hemoglobin 血红蛋白

HC, head circumference 头围

HCT, hematocrit 红细胞压积

hCG, human chorionic gonadotropin 人绒毛膜促性腺激素

HE4, human epididymis-protein 4 人附睾蛋白 4

HIV, human immunodeficiency virus 人类免疫缺陷病毒

hMG, human menopausal gonadotropin 人绝经期促性腺激素

HRT, hormone replacement therapy 激素补充治疗

Hs-CRP, hypersensitive-c-reactive-protein 超敏 C 反应蛋白

HSV, herpes simplex virus 单纯疱疹病毒

I

IGFBP-1, insulin like growth factor binding protein-1 胰岛素样生长因子结合蛋白 1

IMB, inter-menstrual bleeding 经间期出血

INR, international normalized ratio 国际标准化比值

K

K, Kalium 钾

L

LDH, lactic dehydrogenase 乳酸脱氢酶

LMP, last menstrual period 末次月经

LOA, left occipitoanterior 枕左前

M

MHT, menopausal hormone therapy 绝经激素治疗

MPA, medroxyprogesterone acetate 醋酸甲羟孕酮

MRI, magnetic resonance imaging 磁共振成像

N

Na, Natrium 钠

N%, neutrophilicgranulocyte percentaye 中性粒细胞百分比

NS, normal saline 生理盐水, 0.9% 氯化钠溶液

NST, non-stress test 无应激试验

NT-proBNP, N terminal pro B type natriuretic peptide N 端脑钠肽

O

OGTT, oral glucose tolerance test 口服葡萄糖耐量试验

OI, ovulation induction 诱导排卵

P

P, progesterone 孕酮

PCT, procalcitonin 降钙素原

PET, positron emission computed tomography 正电子发射计算机体层显像仪

PI, pulsitility index 搏动指数

PLT, platelet 血小板

PAMG-1, placental alphamicroglobulin-1 胎盘 α 微球蛋白 1

PRL, prolactin 催乳素

PT, prothrombin time 凝血酶原时间

R

RBC，red blood cell 红细胞

RI，resistance index 阻力指数

RID，relative infant dose 相对婴儿剂量

S

SAA，serum amyloid A protein 血清淀粉样蛋白 A

SPO_2，saturation of blood oxyqen 血氧饱和度

STI，sexually transmitted infection 性传播感染

T

T，testosterone 睾酮

TBA，total bile acid 总胆汁酸

TBIL，total bilirubin 总胆红素

TC，total cholesterol 总胆固醇

TCT，thin-prep cytologic test 薄层液基细胞学检测

TDM，therapeutic drug monitoring 药物治疗监测

TG，triglyceride 甘油三酯

ThCG，total human chorionic gonadotropin 总人绒毛膜促性腺激素

TP，total protein 总蛋白

TT，thrombin time 凝血酶时间

U

UA，uric acid 尿酸

UDCA，ursodeoxycholic acid 熊去氧胆酸

UTI，urinary tract infection 泌尿系感染

W

WBC，white blood cell 白细胞

目 录

第一章

妇产科临床药师临床实践技能

一、妇产科基础知识概述

（一）女性生殖系统解剖

女性生殖系统（female reproductive system）包括内、外生殖器及其相关组织。

1. 外生殖器 女性外生殖器指生殖器的外露部分，又称外阴（图1-1），位于两股内侧间，前为耻骨联合，后为会阴，包括阴阜、大阴唇、小阴唇、阴蒂和阴道前庭。

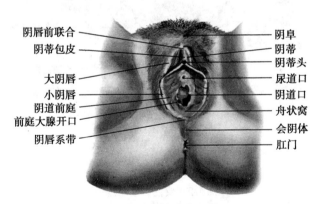

阴唇前联合　　阴阜
阴蒂包皮　　阴蒂
　　　　　　阴蒂头
大阴唇　　尿道口
小阴唇　　阴道口
阴道前庭　　舟状窝
前庭大腺开口　　会阴体
阴唇系带　　肛门

图1-1　女性外生殖器

（1）阴阜：为耻骨联合前面隆起的脂肪垫。

（2）大阴唇：为两股内侧一对纵行隆起的皮肤皱襞，自阴阜向下向后延伸至会阴。大阴唇皮下含丰富血管，外伤后易形成血肿。

（3）小阴唇：系位于两侧大阴唇内侧的一对薄皮肤皱襞。

（4）阴蒂：位于两小阴唇顶端下方，与男性阴茎同源，由海绵体构成，在性兴奋时勃起。小阴唇和阴蒂富含神经末梢,对性刺激敏感。

(5)阴道前庭:为一菱形区域,前为阴蒂,后为阴唇系带,两侧为小阴唇。阴道口与阴唇系带之间有一浅窝,称为舟状窝,又称为阴道前庭窝,经产妇受分娩影响,此窝消失。在此区域内有以下结构:前庭球、前庭大腺、尿道外口、阴道口和处女膜。前庭大腺若腺管口闭塞,可形成囊肿;若伴有感染,可形成脓肿。

2. 内生殖器 女性内生殖器位于真骨盆内,包括阴道、子宫、输卵管和卵巢,后两者合称为子宫附件(图1-2)。

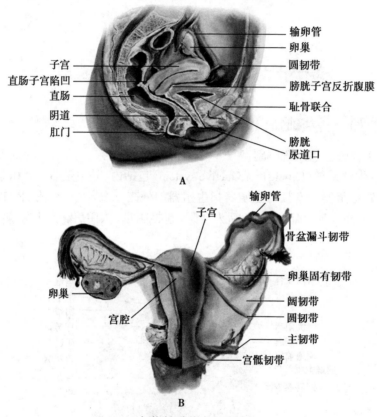

A. 矢状断面观; B. 后面观

图1-2 女性内生殖器

(1)阴道:是性交器官,也是月经血排出及胎儿娩出的通道。阴道位于真骨盆下部中央,呈上宽下窄的管道,前壁与膀胱的尿道相邻,后壁与直肠贴近,上端包绕子宫颈,下端开口于阴道前庭后部。

(2)子宫:是孕育胚胎、胎儿和产生月经的器官。位于盆腔中央,前为膀胱,后为直肠,下端接阴道,两侧有输卵管和卵巢。子宫是有腔壁厚的肌性器官,形似倒梨形。子宫分为子宫体和子宫颈两部分。宫体壁由3层组织构成,由内向外分为子宫内膜层、肌层和浆膜层。具有维持子宫功能的子宫韧带共有4对，分别是阔韧带、圆韧带、主韧带、宫底韧带。

（3）输卵管：为一对细长而弯曲的肌性管道，为卵子与精子结合场所及运送受精卵的通道。根据形态不同，输卵管分为4部分，分别是间质部、峡部、壶腹部和伞部（图1-3）。输卵管壁由3层构成，由外向内分别为浆膜层、肌层、黏膜层。输卵管肌肉的收缩和黏膜上皮细胞的形态、分泌及纤毛摆动，均受性激素的影响而有周期性变化。

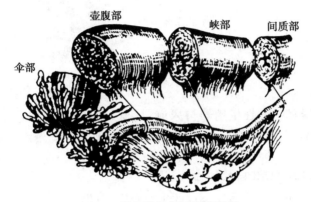

图1-3 输卵管各部及其横断面

（4）卵巢：为一对扁椭圆形的性腺，是产生与排出卵子，并分泌甾体激素的性器官。位于输卵管的后下方。卵巢表面无腹膜，由单层立方上皮覆盖，称为生发上皮。上皮的深面有一层致密纤维组织，称为卵巢白膜。再往内为卵巢实质，又分为外层的皮质和内层的髓质。

3. 血管、淋巴和神经 女性生殖器的血管与淋巴管相伴行，各器官间静脉及淋巴管以丛、网状相吻合。女性内、外生殖器的血液供应主要来自卵巢动脉、子宫动脉、阴道动脉及阴部内动脉（图1-4）。盆腔静脉与同名动脉伴行，但数目比其动脉多，并在相应器官及其周围形成静脉丛，且相互吻合，使盆腔静脉感染易于蔓延。女性内、外生殖和盆腔组织具有丰富的淋巴系统，淋巴结通常沿相应的血管排列，成群或成串分布，其数目及确切位置变异很大。

4. 骨盆 女性骨盆是躯干和下肢之间的骨性连接，是支持躯干和保护盆腔脏器的重要器官，同时又是胎儿娩出时必经的骨性产道，其大小、形状直接影响分娩过程。通常女性骨盆较男性骨盆宽而浅，有利于胎儿娩出。

5. 骨盆底 骨盆底是封闭骨盆出口的软组织，由多层肌肉和筋膜构成。骨盆底组织承托并保持盆腔脏器（如内生殖器、膀胱及直肠等）于正常位置。若骨盆底结构和功能出现异常，可导致盆腔脏器脱垂或引起功能障碍；分娩处理不当，可不同程度地损伤骨盆底组织或影响其功能。

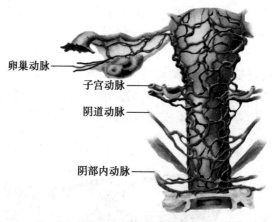

卵巢动脉 ——

子宫动脉 ——

阴道动脉 ——

阴部内动脉 ——

图 1-4　女性盆腔动脉

6. 邻近器官　女性生殖器与尿道、膀胱、输尿管、直肠及阑尾相邻。当女性生殖器出现病变时，常会累及邻近器官，增加诊断与治疗上的难度，反之亦然。

（二）生理和妊娠生理的特点

女性一生中各阶段会发生不同的生理变化，以生殖系统的变化最明显。

1. 卵巢的周期性变化　女性一生中会经历胎儿期、新生儿期、儿童期、青春期、性成熟期、绝经过渡期及绝经后期。进入青春期后，生殖系统开始发育，变化显著。卵巢的功能是产生并排出卵子以及分泌性激素，从青春期到绝经前，卵巢形态和功能上的周期性变化称为卵巢周期。卵泡的发育起始于始基卵泡，在促性腺激素的刺激下，依次发展为窦前卵泡、窦卵泡及排卵前卵泡，一般每月只有一个优势卵泡可完全成熟并排出。排卵前，成熟的卵泡分泌出雌二醇使得在循环中达到对下丘脑起正反馈的峰值（$E_2 \geq 200\text{pg/ml}$），促使下丘脑促性腺激素释放激素（gonadotropin-releasing hormone，GnRH）大量释放，引起垂体释放促性腺激素，从而形成黄体生成素（luteinizing hormone，LH）峰或卵泡刺激素（follicle-stimulating hormone，FSH）峰，在 LH 峰作用下，卵子排出。排卵后，卵泡壁向内凹陷，和周围的卵泡外膜共同形成黄体。伴随着卵泡发育成熟的是性激素的合成和分泌。LH 使得卵泡膜细胞内的胆固醇形成雄烯二酮和睾酮，FSH 则通过激活芳香化酶将雄烯二酮和睾酮分别转化为雌酮和雌二醇。卵泡开始发育时，雌激素分泌量很少，后逐渐增加，在排卵前达到高峰，排卵后暂时下降，黄体形成后又逐渐上升，在黄体成熟时形成又一高峰，黄体萎缩后雌激素水平迅速下降，在月经期达最低水平。孕激素在黄体形成后分泌逐渐增加，黄体成熟时达到高峰，后逐渐下降，于月经来潮时降至卵泡期水平。雌孕激素对维持女性的第二性征和生殖器官的生长发育有重要作用。

2. 子宫内膜的周期性变化及月经周期调节

（1）子宫内膜的周期性变化：月经是伴随着卵巢周期性变化而出现的子宫内膜脱落和出血，是女性生殖功能成熟的标志，正常的月经周期为（28±7）天。根据组织学变化将月经周期分为增殖期、分泌期和月经期。增殖期与卵泡期对应，内膜上皮、腺体、间质及血管均呈增殖性改变；分泌期与黄体期对应，此期内膜厚且松软，腺体生长弯曲并出现分泌现象，血管增加迅速也更加弯曲，有利于受精卵着床；月经期血管痉挛性收缩，导致内膜缺血、坏死并脱落，即月经来潮。

（2）月经周期调节：月经周期的调节十分复杂，主要涉及下丘脑、垂体及卵巢，这三者分别分泌 GnRH、促性腺激素（LH 和 FSH）及雌孕激素，这些激素之间通过正反馈和负反馈相互调节、相互影响，形成完整而协调的神经内分泌系统，称为下丘脑 - 垂体 - 卵巢轴（hypothalamic-pituitary-ovarian axis，HPO 轴）。在黄体萎缩后，雌孕激素水平降至最低，对下丘脑和垂体的抑制解除，GnRH 和 FSH 分泌增加，促进卵泡发育，分泌雌激素，子宫内膜进入增殖期。当雌激素水平逐渐上升，触发对下丘脑的负反馈，GnRH 和 FSH 分泌减少。当卵泡接近成熟，卵泡分泌的雌激素在循环中达到或高于 200pg/ml 时，并持续 48 小时，即刺激下丘脑 GnRH 和垂体 LH、FSH 大量释放（正反馈），形成 LH 峰和 FSH 峰，促使成熟卵泡排卵。排卵后在少量的 LH 和 FSH 刺激下黄体逐渐发育，黄体成熟时雌孕激素达到高峰，因负反馈作用使得 LH 和 FSH 分泌减少，黄体萎缩，雌孕激素分泌减少，子宫内膜失去性激素支持而剥脱，即月经来潮。

3. 妊娠生理

（1）受精卵着床与胎儿生理特点：精液射入阴道后，精子经过子宫颈管、子宫腔进入输卵管腔，在此过程中精子获能并与卵子在输卵管相遇，获能的精子与卵子融合，形成受精卵。受精卵在输卵管蠕动和纤毛推动的作用下向子宫腔移动并植入子宫内膜，完成着床。

胎盘是母体和胎儿之间具有物质交换、合成、防御及免疫功能的重要器官。母体与胎儿之间可通过胎盘进行气体及营养物质交换，同时排出胎儿代谢产物，但胎盘的防御功能却极为有限。由胎盘分泌的人绒毛膜促性腺激素（human chorionic gonadotropin，hCG）除可维持正常妊娠外，也是提示处于妊娠状态的重要指标。妊娠早期的羊水主要来自母体血清，中期以后胎尿则为其主要来源。胎儿吞咽为羊水的主要吸收途径，通过吞咽或吸入羊水可促进胎儿消化道和肺的发育。适量羊水对胎儿有缓冲保护作用，同时减少胎动所致的母体不适感，并在分娩后冲洗阴道减少感染机会。胎儿体内无纯动脉血，而是动静脉混合血，进入右心房的血液大多经过卵圆孔进入左心房，卵圆孔多在出生后 6 个月完全关闭。进入心、肝、头及上肢的血液含氧量及营养物质较多，而进入肺及身体下半部分的血液则正好相反。胎儿期胎盘代替肺功能，出生时若胎肺不成熟可影响新生儿存活力，表面活性物质有助于肺泡扩张，而糖皮质激素可刺激肺表面活性物质的产生。

（2）妊娠母体的变化：子宫随着妊娠进展逐渐增大变软，为适应子宫不断增长，子宫血管也不断扩张、增粗，子宫收缩时血管被压，导致子宫的血流量明显减少，故过强宫缩可致胎儿宫内缺氧，适度的宫缩有助于胎儿娩出，也有利于产后止血。胎盘分泌的大量雌孕激素刺激乳房发育，故妊娠早期孕妇常自觉乳房发胀。妊娠期间乳房充分发育但无乳汁分泌，胎盘娩出后，雌孕激素水平迅速下降，胎儿吸吮乳头，乳汁开始分泌。受增大的子宫影响，心脏向左、上、前方移位，心率及血容量增加，心输出量自妊娠 10 周起增加，妊娠 32～34 周达高峰。孕期体位影响血压，左侧卧位能解除子宫压迫，故应鼓励妊娠中、晚期孕妇左侧卧位休息。妊娠期血容量及红细胞均增加，但由于前者增加更多，故出现生理性血液稀释，白细胞计数轻度增加，临产和产褥期白细胞计数增加显著。妊娠期血液处于高凝状态，加之增大的子宫压迫下腔静脉，深静脉血栓（deep venous thrombosis，DVT）的发生风险也随之增加。整个妊娠期肾血浆流量及肾小球滤过率（glomerular filtration rate，GFR）均维持在高水平，这有利于代谢产物的排出。同时，由于子宫压迫膀胱，可出现尿频或尿失禁。肠蠕动减弱，加之直肠静脉压增高，孕妇易出现痔疮或原有痔疮加重。妊娠期受促甲状腺激素（thyroid-stimulating hormone，TSH）和 hCG 的影响，甲状腺呈中度增大。甲状腺素（thyroxine，T_4）和三碘甲状腺原氨酸（triiodothyronine，T_3）增加，但并不影响游离的 T_4 和 T_3，故孕妇无甲状腺亢进表现。多处皮肤出现色素沉着，子宫增大导致腹部皮肤张力增大，皮肤弹力纤维断裂可出现妊娠纹。由于胎儿发育需要大量钙，其中大多在妊娠最后 3 个月积累，故应建议妊娠中、晚期孕妇加强钙的摄入。妊娠期对铁的需求多在妊娠晚期，有指征时可补充铁剂。

（三）女性生殖内分泌系统激素测定

女性生殖内分泌系统激素包括下丘脑、垂体、卵巢分泌的激素。这些激素相互调节、相互影响，发挥正常的生理功能。胰岛分泌的胰岛素不仅参与糖代谢，而且对维持正常的卵巢功能有重要影响。

1. 下丘脑促性腺激素释放激素（GnRH）测定 由于直接测定 GnRH 有困难，目前主要采用 GnRH 刺激试验（也称垂体兴奋试验）与氯米芬试验了解下丘脑和垂体的功能以及其病理生理状态。

（1）GnRH 刺激试验

方法：给受试者注射外源性人工合成的 GnRH，然后在不同时间取外周血，测定 LH 的含量。

1）青春期延迟：GnRH 刺激试验呈正常反应。

2）垂体功能减退：GnRH 刺激试验呈无反应或低弱反应。

3）下丘脑功能减退：可能出现延迟反应或正常反应，多见于下丘脑性闭经。

4）卵巢功能不全：FSH、LH 基值均 >30U/L，GnRH 刺激试验呈活跃反应。

5）多囊卵巢综合征：LH/FSH 比值≥2～3，GnRH 刺激试验呈活跃反应。

（2）氯米芬试验

方法：月经来潮第 5 日开始每日口服氯米芬 50～100mg，连服 5 日，分别在服药第 1、3、5 日测 LH、FSH，第 3 周或经前抽血测孕酮。

1）下丘脑病变：对氯米芬试验无反应，而对 GnRH 刺激试验有反应。

2）青春期延迟：用于判断青春期延迟是否为下丘脑或垂体病变所致。

2. 垂体促性腺激素测定　生育期妇女垂体促性腺激素随月经周期出现周期性变化。

（1）鉴别闭经原因：FSH 及 LH 低于正常值，提示闭经原因在腺垂体或下丘脑。FSH 及 LH 均高于正常值，提示原因在卵巢。

（2）排卵监测：测定 LH 峰值可以估计排卵时间及判断排卵情况。

（3）协助诊断多囊卵巢综合征：如果 LH/FSH 比值≥2～3，有助于诊断多囊卵巢综合征。

（4）诊断性早熟：有助于区分真性和假性性早熟。

（5）卵巢早衰：如 FSH>40U/L，间隔 1 个月内至少升高 2 次，则可确诊。

3. 垂体催乳素（prolactin，PRL）测定　不同时期血 PRL 正常范围为：非妊娠期 <1.14mmol/L；妊娠早期 <3.64mmol/L；妊娠中期 <7.28mmol/L；妊娠晚期 <18.20mmol/L。

（1）闭经、不孕及月经失调者，无论有无溢乳均应测 PRL，以除外高催乳素血症。

（2）垂体肿瘤患者伴 PRL 异常增高时，应考虑有垂体催乳素瘤。

（3）PRL 水平升高还见于性早熟、原发性甲状腺功能低下、卵巢早衰等因素；PRL 水平降低多见于垂体功能减退、单纯性催乳素分泌缺乏症等。

（4）10%～15% 的多囊卵巢综合征患者表现为轻度的高催乳素血症。

4. 雌激素测定　雌激素（E）分为雌酮（E_1）、雌二醇（E_2）及雌三醇（E_3）。在正常月经周期中，E_2 随着卵巢周期性变化而波动。卵泡期早期雌激素水平最低，以后逐渐上升，至排卵前达高峰后逐渐下降；排卵后达低点后又开始上升，排卵后 7～8 日出现第二个高峰，但低于第一个峰，随后迅速降至最低水平。绝经后妇女卵巢功能衰退，E_2 水平低于卵泡期早期。

（1）卵巢功能监测：测定血或 24 小时尿总雌激素水平。用于鉴别闭经原因、监测卵泡发育、诊断有无排卵、诊断女性性早熟、协助诊断多囊卵巢综合征。

（2）胎儿 - 胎盘单位功能的监测。

5. 孕激素测定 女性体内孕激素由卵巢、胎盘和肾上腺皮质产生。孕酮含量随着月经周期性变化而波动，卵泡期孕酮水平极低，排卵后迅速上升，在月经中期 LH 峰后的第 6～8 日血浓度达高峰，月经前 4 日逐渐下降至卵泡期水平。妊娠时血清孕酮水平随孕期的增加而稳定上升。

（1）监测排卵：孕酮水平 >15.9nmol/L，提示有排卵。使用促排卵药物时，可用孕酮水平观察促排卵效果。

（2）评价黄体功能：黄体期孕酮水平低于生理值，提示黄体功能不足；月经来潮 4～5 日孕酮仍高于生理水平，提示黄体萎缩不全。

（3）辅助诊断异位妊娠：如孕酮水平 >78.0nmol/L（25ng/ml），基本可除外异位妊娠。

（4）辅助诊断先兆流产：孕 12 周内，孕酮水平低，提示早期流产风险。

（5）观察胎盘功能：单次血清孕酮水平≤15.6mmol/L（5ng/ml），提示为死胎。

（6）孕酮替代疗法的监测。

6. 雄激素测定 女性体内雄激素由卵巢及肾上腺皮质分泌。雄激素分为睾酮及雄烯二酮。临床主要用于诊断卵巢男性化肿瘤、多囊卵巢综合征、肾上腺皮质增生或肿瘤、两性畸形等。

7. 人绒毛膜促性腺激素测定 人绒毛膜促性腺激素（hCG）是一种糖蛋白激素，主要由妊娠滋养细胞产生，妊娠、妊娠滋养细胞疾病、生殖细胞肿瘤及其他恶性肿瘤均可产生 hCG。正常妊娠受精卵着床时，即排卵后的第 6 日，受精卵滋养层形成时开始产生 hCG，约 1 日后能测到外周血 hCG，以后每 1.7～2 日上升 1 倍，在排卵后 14 日约达 100IU/L，妊娠 8～10 周达峰值（5 000～100 000IU/L），以后迅速下降，在妊娠中晚期，hCG 仅为高峰时的 10%。临床主要用于妊娠诊断、异位妊娠诊断、妊娠滋养细胞疾病的诊断和监测、性早熟和肿瘤的诊断等。

8. 人胎盘催乳素测定 人胎盘催乳素（human placental lactogen，hPL）是由胎盘合体滋养细胞产生、贮存及释放的单链多肽激素。其生理作用主要为促进胎儿生长及母体乳腺腺泡发育等。hPL 自妊娠 5 周时即能从孕妇血中测出。随妊娠进展，hPL 水平逐渐升高，妊娠 39～40 周时达高峰，分娩后迅速下降，7 小时内消失。临床用于监测胎盘功能、糖尿病合并妊娠的诊断和胎盘部位滋养细胞肿瘤的诊断等。

9. 口服葡萄糖耐量试验（OGTT）- 胰岛素释放试验 临床用于判断糖尿病的分型和协助诊断某些妇科疾病。

（四）生殖道细胞学检查

生殖道脱落上皮细胞包括阴道上段、子宫颈阴道部、子宫、输卵管及腹腔的上皮细胞，其中以阴道上段、子宫颈阴道部的上皮细胞为主。临床上常通过检查生殖道脱落上皮细胞反映其生理及病理变化。

1. 正常生殖道脱落细胞的形态特征

（1）鳞状上皮细胞：阴道与子宫颈阴道部上皮被覆的鳞状上皮相仿，均为非角化性分层鳞状上皮。上皮细胞分为底层、中层及表层，其生长与成熟受卵巢雌激素影响。女性一生不同时期及月经周期的不同时间，各层细胞比例均不同。

（2）柱状上皮细胞：分为子宫颈黏膜细胞及子宫内膜细胞。

（3）非上皮成分：如巨噬细胞、白细胞、红细胞、淋巴细胞等。

2. 生殖道脱落细胞在内分泌检查方面的应用 临床上常用 4 种指数代表体内雌激素水平，即成熟指数、致密核细胞指数、嗜伊红细胞指数和角化指数。

（1）成熟指数（MI）：是阴道细胞学卵巢功能检查中最常用的一种。

（2）致密核细胞指数（KI）：KI 越高，表示上皮越成熟。

（3）嗜伊红细胞指数（EI）：EI 越高，表示上皮细胞越成熟。

（4）角化指数（CI）：用以表示雌激素的水平。

3. 生殖道脱落细胞涂片在妇科疾病诊断中的应用 生殖道脱落细胞涂片用于妇科内分泌疾病诊断及流产目前已逐渐减少，并被其他方法取代，但在诊断生殖道感染性疾病方面仍具有重要意义。

4. 生殖道脱落细胞在妇科肿瘤诊断中的应用 肿瘤细胞特征主要表现在细胞核、细胞及细胞间关系的改变。子宫颈 / 阴道细胞学诊断的报告形式有分级诊断和描述性诊断两种，推荐应用描述性诊断，即 TBS（the Bethesda systm）分类法。TBS 描述性诊断报告主要包括以下内容：

（1）未见上皮内病变细胞和恶性细胞。

（2）上皮细胞异常

1）鳞状上皮细胞异常：①不典型鳞状上皮细胞（atypical squamous cell，ASC），包括无明确诊断意义的不典型鳞状细胞（atypical squamous cell of undetermined significance，ASC-US）和不能排除高级别鳞状上皮内病变不典型鳞状细胞（atypical squamous cell-can not exclude high-grade squamous intraepithelial lesion，ASC-H）；②低级别鳞状上皮内病变（low-grade squamous intraepithelial lesion，LSIL）；③高级别鳞状上皮内病变（high-grade squamous intraepithelial lesion，HSIL）；④鳞状细胞癌。

2）腺上皮细胞改变：不典型腺上皮细胞、腺原位癌、腺癌。

3）其他恶性肿瘤：原发于子宫颈和子宫体的不常见肿瘤及转移癌。

（五）人乳头瘤病毒检查

根据流行病学和分子生物学研究显示，人乳头瘤病毒（human papilloma virus，HPV）的感染是引起宫颈上皮内病变和宫颈癌发生的原因之一。本节简述 HPV 检查的意义及临床应用。

1. HPV 的生理特征 HPV 是一种环状双链 DNA 病毒,有多种基因型,感染不同基因型的 HPV 会导致不同的临床病变。根据 HPV 的生物学特点及致癌潜能,可分为高危型和低危型。目前已知 HPV 共有 200 多个型别,其中 13～15 种与子宫颈鳞状上皮内病变和宫颈癌发病密切相关,高危型有 HPV16、18、31、33、35、39、45、51、52、56、58、59、68,与癌及癌前病变相关;低危型有 HPV6、11、42、43、44 等,主要与轻度鳞状上皮内病变和泌尿生殖系统疣、复发性呼吸道息肉相关。

HPV 宿主特异性强,主要感染人体特异部位皮肤、黏膜的复层鳞状上皮,性接触为其主要传播途径,不能排除其他途径如接触传播或母婴直接传播途径。性活跃女性的 HPV 感染率最高,但绝大部分的 HPV 感染期短,一般在 8～10 个月可自行消失。

2. HPV 检查的临床应用 高危型 HPV 感染的检测在预防和早期发现宫颈癌及其癌前病变中有重要意义,尤其在宫颈癌筛查中起重要作用。对于细胞学和高危型 HPV 检测均为阴性者,发病风险很低,筛查间隔为 3～5 年;对于细胞学阴性而高危型 HPV 阳性者,发病风险增高,可 1 年后复查;细胞学为 ASC-US 及以上且 HPV 阳性,或细胞学 LSIL 及以上,或 HPV16/HPV18 阳性者须转诊阴道镜。

（六）妇科影像学检查

妇科影像学检查包括超声检查、X 线检查、计算机体层成像(computerized tomography,CT)检查、磁共振成像(magnetic resonance imaging,MRI)检查等。

1. 超声检查 超声检查是妇科疾病中常用到的影像学检查方法。在子宫肌瘤、子宫腺肌病、盆腔子宫内膜异位症、盆腔炎性疾病、盆底功能障碍性疾病、葡萄胎、子宫内膜癌、宫颈癌、卵巢肿瘤等妇科疾病的诊断中都起到重要作用。根据检查途径,超声检查可分为经腹壁、经阴道、经会阴三种检查方式。经腹壁超声检查可清晰地观察盆腔内脏器和病变;经阴道(或直肠)超声检查分辨率高,尤其适合肥胖者或盆腔深部器官的观察,但是对超出盆腔的肿物无法获得完整图像,对于无性生活的女性应选用经腹壁或直肠超声检查;经会阴超声检查可用于阴道下段肿瘤、子宫内膜异位病灶等阴道下段病变及盆底其他疾病的检查。

超声造影(ultrasonic contrast)是利用造影剂增强"后散射"回声,提高图像分辨力的一种诊断技术。微泡造影剂可清晰显示组织微循环情况,能提高声像图的对比分辨率。超声造影可用于卵巢良恶性肿瘤、子宫肌瘤与腺肌病等妇科疾病的鉴别与诊断。

2. X 线检查 数字 X 射线摄影(digital radiography,DR)可借助造影剂检

查子宫腔及输卵管腔内的形态,为诊断先天性子宫畸形及输卵管通畅程度的常用检查方法。X线胸片主要用于诊断妇科恶性肿瘤肺转移,X线胸部平片检查是诊断妊娠滋养细胞肿瘤肺转移的首选方法和计数肺转移灶的依据。另外,利用DR还可对妇科恶性肿瘤、子宫出血等进行盆腔动脉造影和介入治疗。

3. CT检查 CT具有分辨率高的特点,可显示肿瘤的结构特点、囊实性、肿瘤定位、周围侵犯及远处转移情况,对妇科肿瘤诊断准确性高,可用于各种妇科肿瘤的方案制订、疗效观察、预后估计及术后复发的诊断。但对卵巢肿瘤定位诊断的特异性不如MRI。

4. MRI检查 MRI无放射性损伤,无骨性伪影,对软组织分辨率高,尤其适合盆腔病灶定位及病灶与相邻结构关系的确定。由于MRI能清晰显示肿瘤信号与正常组织的差异,故被广泛应用于妇科肿瘤和子宫内膜异位症的诊断和手术前评估。

(七)妇产科内镜

内镜检查是经人体自然孔道或人造孔道探视人体管、腔或组织内部,窥视体内结构或病变的一种检查方法。根据检查目的可分为诊断内镜和手术内镜。妇产科常用内镜包括胎儿镜、阴道镜、宫腔镜、腹腔镜和输卵管镜等。

1. 胎儿镜 胎儿镜是用光纤内镜,以套管针从孕妇腹壁穿刺,经过子宫壁进入羊膜腔,行胎儿活组织检查或观察胎儿形态以及对胎儿进行宫内治疗的方法。由于操作为有创操作,临床尚未普及使用,主要用于双胎输血综合征的治疗。

2. 阴道镜 阴道镜检查可充分暴露阴道和子宫颈,并直接观察这些部位的上皮结构和血管形态,可发现与肿瘤相关的病变,并对可疑部位行定点活检。适用于以下情况:①子宫颈细胞学检查LSIL及以上,或ASC-US伴高危型HPV阳性或不典型腺上皮细胞(atypical glandular cell,AGC)者;②HPV16、HPV18阳性者,或其他高危型HPV感染持续1年以上者;③子宫颈锥切术前确定切除范围;④可疑外阴皮肤病变,可疑阴道鳞状上皮内病变、阴道恶性肿瘤;⑤子宫颈、外阴及阴道病变治疗后复查和评估。

3. 宫腔镜 宫腔镜检查指应用膨宫介质扩张子宫腔,通过插入子宫腔的内镜可直视观察子宫颈管、子宫颈内口、子宫腔、子宫内膜及输卵管开口的生理与病理变化,以便直接准确地取出病变组织并送检病理,同时也可在宫腔镜下进行手术治疗。宫腔镜手术可适用于子宫内膜息肉、子宫黏膜下肌瘤及部分影响子宫腔形态的肌壁间肌瘤、子宫腔粘连、子宫内膜切除、纵隔子宫、宫腔内异物取出(如嵌顿节育器),及宫腔镜引导下输卵管插管通液、注药等。

4. 腹腔镜 腹腔镜是内镜的一种,指在密闭的盆、腹腔内进行检查或治疗的内镜手术操作,可清楚地探查盆、腹腔内脏器。常用于急腹症(如异位妊娠、卵巢囊肿破裂、卵巢囊肿蒂扭转等)、盆腔包块、子宫内膜异位症、计划生育并发症(如寻找和取出异位宫内节育器、子宫穿孔等)、子宫内膜癌分期手术和早期宫颈癌根治术等妇产科疾病。

(八)妇产科特殊检查

1. 输卵管造影　子宫输卵管造影术是输卵管通畅检查的一种常用方法。主要目的是检查输卵管是否畅通,了解子宫腔和输卵管腔的形态及输卵管的阻塞部位。包括传统的子宫输卵管造影(hysterosalpingography,HSG)和经超声子宫输卵管造影(ultrasound contrast hysterosalpingography,HyCoSy)。前者是用导管向输卵管及子宫腔注入造影剂,行 X 线透视及摄片,该检查损伤小,能正确诊断输卵管阻塞情况。后者能在超声下实时观察造影剂流动与分布,无创、无放射性,操作较为简便,具有较高诊断价值,可用于不明原因的习惯性流产,了解宫颈内口是否松弛、宫颈及子宫有无畸形等。

2. 盆腔动脉造影　动脉造影是通过直接在动脉内注射对比剂使动脉内充盈后显影的检查方法。在 X 线监视下,通过股动脉向髂内动脉或子宫动脉插管,推入造影剂显示血管移位、狭窄、扩张、变形、扭曲、侵蚀,新生血管、动静脉瘘,造影剂潴留、充盈缺损以及血管空白区等,辅助判断盆腔包块的性质及肿瘤病灶侵蚀情况,可用于女性生殖器官良、恶性肿瘤的鉴别诊断。

(九)药学文献检索

在开展药学服务过程中,很大程度上需要依赖全面、可靠的药物信息。而这样的药物信息,同时还必须经济实用、检索便捷。药学文献检索是根据一定的检索目的,运用检索工具,从大量的药学文献中迅速、准确地获取所需特定文献的过程。

目前,计算机网络检索技术已被公认为当今检索药物信息的主流手段,常用检索网站见表 1-1。

表 1-1　药物信息检索常用网站

检索内容	网站	网址
相关法规、规章	国家卫生健康委员会	http://www.nhc.gov.cn/
	国家卫生健康委医院管理研究所	http://www.niha.org.cn/
学会网站	中国药学会	https://www.cpa.org.cn/
	美国药师协会	https://www.pharmacist.com/
	药物信息协会	https://www.diahome.org/
期刊网站	中国生物医学文献服务系统	http://www.sinomed.ac.cn/index.jsp
	中国知网	https://www.cnki.net/

检索内容	网站	网址
期刊网站	维普网	https://www.cqvip.com/
	万方数据知识服务平台	https://www.wanfangdata.com.cn/
	Pubmed	https://pubmed.ncbi.nlm.nih.gov/
	Embase	https://www.embase.com/
	Ovid	https://ovidsp.ovid.com/
	Web of Science	https://www.webofscience.com/
	考克兰图书馆	https://www.cochranelibrary.com/
专业机构数据库	美国临床试验数据库	https://www.clinicaltrials.gov/
	UpToDate	https://www.uptodate.cn/
	Micromedex	https://www.micromedexsolutions.com/
	INFOMED	https://www.infomed.biz/
妊娠哺乳期用药信息	药物和哺乳数据库（LactMed）	https://www.ncbi.nlm.nih.gov/books/NBK501922/
	西班牙母乳数据库	https://e-lactancia.org/
	InfantRisk Center	https://www.infantrisk.com/

二、临床药师参与临床查房

药学查房（pharmaceutical ward round，PWR）指以临床药师为主体，在病区内独立对患者进行的以安全、有效、合理的药物治疗为目的的查房过程，通常包括对患者的疗效评估、不良反应监测、用药教育、用药咨询等药学服务的过程。

1. 药学查房前的准备工作　临床药师在药学查房前必须做好充分的准备工作。首先要掌握妇产科常见疾病的药物治疗学知识、疾病性质特点、治疗原则、最新治疗进展、各种疾病常见并发症的治疗方法等，并熟悉妇产科的临床药理学知识。此外，还需提前了解患者的病情，熟悉患者基本情况，包括患者体格检查和影像学检查结果，以及化验结果，如血常规、肝肾功能、血电解质等情况。查看患者的病历、医嘱及各种检查结果，把需要进行药学服务的内容尽可能详细地记录下来，为药学查房做好准备。必要时查阅相关的文献资料，做到有备无患。

2. 药学查房的具体流程　为了对患者的病情有更详尽的了解，以便更好地开展药学服务，查房前有必要就患者的病情、用药等问题与医生沟通。在首次查房时应先对患者及家属进行自我介绍，说明自己是临床药师，并说明药学服务的目的和意义，以便患者及家属了解临床药师，获得其参与认同，以后查房时可不必再介绍。药学查房时应结合患者自身特点对患者进行药学服务及用药咨询解答。查房后应根据药学评估结果，整理出患者用药问题，查找文献，分析问题，针对发现的问题，应及时与医生沟通，给出问题解决方案及建议，并记录沟通过程和改正效果，临床实践流程见图1-5。

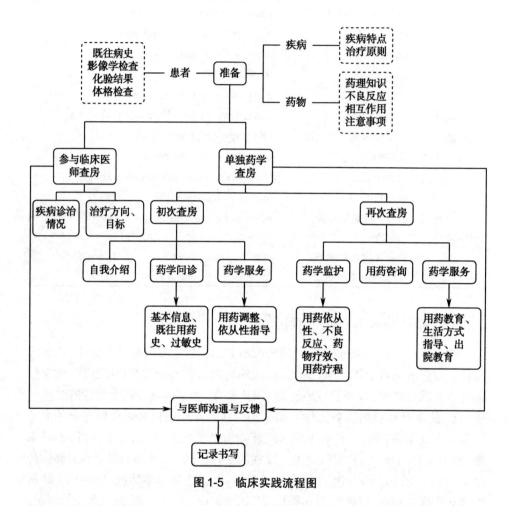

图 1-5　临床实践流程图

　　药学查房时应注意保护患者隐私，注意查房时间、地点、提问和回答问题的场合及方式、方法。整个药学查房过程中与他人语言交流时要友好、真诚，碰到不明白、不清楚的问题不乱讲，待自己查阅相关资料佐证后再告诉咨询者，对自己说的每一句话负责。对患者及家属进行药学服务过程中注意语言通俗易懂，过多的专业术语使患者理解起来有难度，会妨碍药师和患者之间的交流和沟通。

　　3. 药学查房的内容　药学查房包括初次查房和再次查房，两者的内容有所不同。

初次查房即为患者入院后药师的首次查房,在查房过程中对患者进行入院药学评估。初次查房主要内容有自我介绍和药学问诊,药学问诊包括入院原因(症状及出现时间)、现病史(主诉的展开,对患者症状更完整的描述)、既往病史、既往用药史(药物名称、剂量、给药途径、方法、疗程等)、家族史、伴发疾病与用药情况、个人史(教育背景、职业、饮食习惯、烟酒嗜好等)及婚育史、药物不良反应及过敏史等。充分了解目前所患疾病治疗前后的变化、治疗过程中是否出现不适症状,对患者身体状况、伴随疾病、有无药物过敏史、药物依从性情况进行评估,为患者在院期间的药学服务奠定基础。对于需要入院手术的患者,需反复确认患者有无服用利血平、阿司匹林等容易导致出血的药物,评估现用药物对手术的影响,及时反馈给医生,判断是否需要停用或调整药物。对于伴有内科疾病的患者,往往用药过多,可能会存在重复用药的情况,此时可进行药物重整服务。

再次查房的内容与初次查房内容不同。再次查房应从患者年龄、病理生理情况以及用药依从性、用药安全性等方面入手进行入院药学评估和用药风险评估,须关注以下几点。

(1)患者住院期间的药物治疗过程:包括监护患者口服药物的用法、用量及频率是否正确;静脉滴注药物顺序有无问题;有没有药物、食物配伍禁忌;药物的不良反应;患者指标的变化;对应用抗菌药物的患者,需监护用药疗程。

(2)医嘱审核:主要对药物治疗的合理性进行分析,做到有理有据,根据相关指南、专业书籍或者循证依据来评判;合理性分析包括适应证、用法用量是否正确,静脉滴注药物使用顺序及药物相互作用等。

(3)治疗药物调整:对于手术患者,评估是否需要预防性使用抗菌药物。对病情有变化的患者,参与用药调整,与医生共同制订合理用药方案。

(4)对患者进行药学服务:包括所用治疗药物可能出现的不良反应及处理方法,并对已出现的不良反应予以解释;对出院患者进行出院教育,如药物使用疗程、生活方式指导及后续复查注意事项。

(5)用药咨询服务:常见于产科患者及家属,对用药相关的问题进行咨询,如孕期能否用药、住院期间治疗药物对胎儿是否有影响、产后用药是否可以哺乳等。

4. 临床药师参与临床查房的模式 目前,对于临床药师参与临床查房的模式无统一标准。结合各医院内环境及药师水平情况,常见以下几种模式。

(1)跟从选定专业的医师进行医学查房:主要了解患者疾病诊治情况,知晓医生的治疗思路,对于手术患者了解手术情况及术后康复情况,了解患者后续治疗方向及目标。

(2)跨科室对提请药学会诊的患者开展药学查房。

(3)药师单独进行药学查房:常规查房的开展场所为病房床旁。药师可以与患者面对面沟通,对住院过程中的药物治疗问题随时解答,及时监测药物使用情况,提高用药依从性,更好地达到治疗目的。

临床药师参与临床查房是一个不断实践探索、循序渐进的过程。各种查房模式各有特点,临床药师与医师查房可学习医学专业知识,并在病房参与药物治疗讨论。进行独立的药学查房,是临床药师参与药物治疗工作的重要途径,是从医师背后转到患者面前的过程,有助于发挥临床药师在药物治疗中的优势,提供更好的药学服务。

(栗　芳　甘梦月　姜德春)

参 考 文 献

[1] 谢幸,孔北华,段涛. 妇产科学. 9 版. 北京:人民卫生出版社,2018.

[2] 丰有吉,沈铿. 妇产科学. 2 版. 北京:人民卫生出版社,2010.

[3] 赵霞,张伶俐. 临床药物治疗学:妇产科疾病. 北京:人民卫生出版社,2016.

[4] 覃旺军,金朝辉,李全志,等. 医疗机构药学服务规范 第 6 部分 药学查房. 中国药房,2019,30(24):3316-3324.

[5] 吴萍. 规范化药学查房工作模式的建立与探讨. 临床合理用药,2016,9(1):88-89.

[6] 庞艳玉,曾涛,杨振宇. 妇产科专科医院临床药师药学查房模式的探索. 中国临床药学杂志,2014,23(6):388-392.

[7] 倪江洪,宋小骏,谢学建. 临床药师查房模式探讨. 中国药房,2008,19(8):633-635.

第二节 妇产科临床药师的药历书写

药历是临床药师参与药物治疗和实施药学服务过程中为门诊或住院患者建立的用药档案,其在实施药学服务中应运而生,是进行药学监护和药师干预的重要文件,是培养药师学习临床思维和解决药物治疗中实际问题的一种有效方法,其记录了药物治疗全程中所发生的问题、干预意见、效果、评价,实用价值巨大。通过规范化的药历书写,临床药师可梳理患者发病和药物治疗的全过程,发现药物治疗过程中的问题,通过检索循证证据寻找解决途径,从而为临床治疗团队提供正确合理的药物治疗意见,制订合理有效的用药方案,促进临床合理用药。药历也包括为患者提供的与医疗有关的教育与指导,更好地实践以患者为中心的药物服务模式。

一、药历的基本要点

药历根据用途不同,分为教学药历和工作药历,书写内容各有侧重,但基本结构和框架是一致的；药历根据书写方式不同，分为手写药历和电子药历，在工作中各有优缺点。本节以中国药学会医院药学专业委员会推荐的药历格式为模板，结合妇产科专业的特点，介绍药历的书写要点。

（一）病例描述

1. 基本信息 主要包括患者姓名、性别、年龄、身高、体重、科别、病案号、入院诊断等。

2. 主诉 引用患者自己的语言简短说明为什么来看病，是患者感受最主要的痛苦或最明显的症状和/或体征，即本次就诊最主要的原因及其持续时间，例如"停经 28^+ 周，发现血压升高伴水肿 2 天"。通常不适用专业的医疗词汇和诊断术语。

3. 现病史 记述了患者患病后的全过程，包括发病时间、发病部位、起病性质、严重程度、持续时间、加重或缓解趋势、前期治疗效果、其他伴随症状、身体功能及活动状况、对日常生活的影响程度。尤其注意，对于经过前期治疗的患者应问明使用过的药物名称、剂量、时间和疗效，为本次诊治疾病提供参考。

4. 既往史 既往健康情况，包括患者过去曾经患过的严重疾病、外科手术史及外伤史等，特别是与目前所患疾病有密切关系的情况。

5. 家族史 包括父母、兄弟姐妹及子女的健康状况。记录已故亲属的死亡原因。特别是一些有遗传病和遗传倾向的疾病也需要记录，例如妊娠期高血压疾病、糖尿病等。

6. 个人史 包括可能对疾病发展有一定影响的患者的社会特征、环境因素和行为因素，如婚姻状况、子女人数、教育背景、职业、运动、爱好、饮食习惯、烟酒嗜好时间及摄入量、有无冶游史等。

7. 既往用药史 填写本次入院以前患者所有药物使用的情况，包括患者在药店购买的非处方药、膳食补充剂、中草药制剂，尽量记录完善药品名称、给药途径、用药剂量、疗程，为治疗团队提供有价值的医疗服务。

8. 过敏史 含药物、食物及其他物品过敏史。要注意准确记录过敏反应发生情况，区分该情况是药物的一般不良反应（如胃部不适）、仅有皮试阳性但并无其他不适，还是过敏反应（荨麻疹等）所引起的症状。

9. 实验室检查 入院后所作的相关实验室检查，重点记录异常的检查项目数值。

10. 影像学检查 重点记录异常的影像学检查结果，如 X 线、超声等。

（二）药物治疗过程

药历中需记录患者在此次住院过程中使用的主要治疗药物，包括记录用药方案（写明用药目的、用药品种、剂型）、用法用量（剂量、频次、给药途径）、疗程

（记录用药起始时间）、药物调整（包括治疗过程中增加或停止的药物、用法用量的改变）、不良反应（详细记录不良反应发生的时间、具体表现、处置和转归，并分析不良反应的发生与药物的相关性）。

（三）药物治疗方案评价

药物治疗方案评价包括基于本次入院诊断的初始治疗方案分析和调整治疗方案分析，体现了药师学习的过程。

1. 初始治疗方案分析　①依据患者的临床表现、实验室检查及影像学检查结果，初步判断入院诊断的合理性；②评估患者病情严重程度，分析治疗方案的合理性；③根据疾病指南、教科书、国内外权威性书刊杂志、网络数据库、用药软件、专家共识等循证证据，对初始治疗方案中的药物选择、给药时机、剂量、频次、给药途径进行评价，注意注明证据出处，做到言之有据；④切忌脱离病例特点而大篇幅地抄写药品说明书、疾病指南等原文；⑤对于药物治疗方案存在分歧的地方，需提出补救措施，充分认识到与临床医护人员沟通的重要性，给予其建议，共同制订合理的治疗方案。

2. 调整治疗方案分析　在治疗过程中新出现的临床诊断和病情变化，需要在治疗日志中对增加、停止或剂量调整的药物合理性进行分析。

（四）药学监护计划

药学监护计划是患者监护过程的组成部分，根据药物及患者病例特点制订个体化监护计划是临床药师的工作重点。药学监护计划是一种动态工具，要体现及时性，反映了依据治疗变化而进行调整的持续监护过程；制订计划必须针对每个特定患者的特点，体现针对性；药学监护计划对未来病情和用药情况要有前瞻性、预见性。

1. 初始药物治疗监护计划　针对药物使用过程中涉及的医生、护士、患者为对象制订计划，无须面面俱到，而是针对病例特点实事求是。制订计划包括：①重点监护药物可能发生的不良反应、相互作用；②该患者的肝肾功能与药物剂量的关系；③对于治疗窗窄、不良反应大或长期应用的药物应及时进行血药浓度监测，如万古霉素等；④疗效监护指标，根据治疗方案确定需要询问患者体格检查和实验室检查的内容；⑤监护时间点，如多久查一次血常规、肝功能、肾功能等；⑥依据 Morisky-Green 依从性评估标准对患者进行用药依从性评估；⑦结合治疗方案对患者和护士进行用药指导，告知患者药物的服用方法及注意事项，告知护士药物的配制要求、静脉给药的滴速、是否避光等。

2. 药学监护计划的调整　随方案或病情变化及时调整药学监护计划。

3. 药学监护计划的实施　药学监护计划要具有可操作性。例如对于子痫前期的患者，需观察患者有无水肿，因此制订计划应每日嘱患者测量体重，药学查房时应观察患者有无下肢水肿，然后根据计划记录。

（五）药物治疗总结

1. 对患者本次治疗过程的简要总结。

2. 临床药师在本次治疗中参与药物治疗工作的总结　总结学习到的知识点、药学干预的内容，也可以对药学监护、用药指导进行总结，梳理监护过程中是否遗漏重要监护指标而影响疗效和不良反应的评估，是否存在用药指导缺陷而导致药物疗效不佳或发生不良反应等。

3. 出院带药指导　对患者的指导内容包括药物用法用量、注意事项、用药疗程、检测指标等。

4. 随诊计划　告知患者门诊随访间隔时间或下次住院时间以及门诊检查项目等。

二、妇产科药历的特点

妇产科教学药历书写与其他专科的不同点在于药历中需体现妊娠期、哺乳期用药安全性的全面评估结果。该评估结果不仅对于医护人员制订诊疗方案具有重要参考价值，而且可以提高患者的用药依从性。

本节以妊娠期高血压疾病用药为例，讲解安全性评估方法。大多数抗高血压药在美国食品药品管理局（FDA）原妊娠分级中属于 C 级，因此为妊娠期高血压疾病患者及其产后处理选药时应在有效控制血压的同时充分考虑药物对母体、胎儿、乳儿的安全性，权衡利弊下使用，安全性评价方法如下：

1. **妊娠期药物安全性评价**　包括 FDA 原妊娠分级、妊娠期是否适用、药物是否通过胎盘屏障、使用药物是否发生不良妊娠结局等。FDA 原分级可从 FDA 药品说明书（网址 https://www.accessdata.fda.gov/scripts/cder/daf/index.cfm）获取。妊娠期是否适用等内容可从《妊娠期和哺乳期用药》（中文第 7 版和英文第 11 版）、相关疾病指南中获得。

2. **哺乳期药物安全性评价**　包括药物是否分泌入乳汁、乳汁中药物浓度、观察到的新生儿不良表现。药师可从以下书籍中搜集循证证据：《药物与母乳喂养》（2019 英文版或 2017 中文版）、《妊娠期和哺乳期用药》（中文第 7 版和英文第 11 版）。

3. **知情同意的重要性**　国内说明书对于妊娠期、哺乳期的用药建议通常更为严苛，并且由于说明书是法定文件，因此对患者宣教时，若用法超说明书规定，请务必提及国内说明书的建议，避免产生法律纠纷。

4. **举例**　妇产科教学药历应体现妊娠期、哺乳期用药安全性的全面评估结果，此处仅以拉贝洛尔为例介绍评估方法。妊娠期安全性方面：FDA 原妊娠分级为 C 级，妊娠期用药需权衡利弊；药品说明书提示本品可安全用于妊娠期高血压疾病，不影响胎儿生长发育；临近分娩时使用该药应在新生儿出生后

24～48 小时密切观察是否出现 β 受体阻断的体征和症状。哺乳期安全性方面：美国哺乳风险等级（LRC）提示 L2- 有限数据 - 可能使用，口服达峰时间（T_{max}）1～2 小时（应尽可能避免在 T_{max} 时哺乳），乳汁 / 血浆比值（M/P）0.8～2.6（M/P 指母亲乳汁的药物浓度与母亲血浆药物浓度的比值，如果比值远<1，提示可能仅有少量药物转运至乳汁，适合哺乳期使用，但如果比值高而母亲血浆浓度很低，则乳汁中的药物含量仍很少），相对婴儿剂量（RID）0.2%～0.6%（RID 可以提供标准化体重后婴儿暴露的药物剂量，通常认为 RID<10% 的药物在哺乳期是安全的，这一观点也被越来越多的研究者采用）；目前没有经乳汁导致婴儿不良反应的报道；服药期间可监测婴儿是否发生困倦、嗜睡、面色苍白、喂养困难，体重增加是否处于正常范围；说明书提示本品乳汁中的浓度为母体血液的 22%～45%，哺乳期妇女慎用。

三、教学药历与工作药历

教学药历与工作药历的写作目的和内容是不同的。教学药历的目的是通过书写教学药历，学员可以全面系统地观察药物在临床上应用的全过程，评价药物与疾病、患者之间的关联性，以协助学员建立正确的临床思维模式。教学药历在内容方面可以看作学员的学习笔记，详细记录患者整个药物治疗过程，包括学员通过查阅文献资料，学习患者疾病诊断的合理性、药物选择的评价方法、疗效评价方法、药学监护要点等，在书写教学药历的过程中，学员需要不断地与患者、临床带教老师、药学带教老师沟通，因此教学药历是有时效性的。

工作药历侧重的是妇产专科药师临床药学监护工作的记录，对于重点患者只需记录其不同于一般患者的药学监护要点，而其他内容可以简单概括或省略。

（张 献 冯 欣）

参 考 文 献

[1] 王育琴，李玉珍，甄健存. 医院药师基本技能与实践. 北京：人民卫生出版社，2013.
[2] 李国辉，杨珺. 肿瘤专科药师临床工作手册. 北京：人民卫生出版社，2018.

第三节 处方审核与临床会诊

处方审核是指药学专业技术人员运用专业知识与实践技能，根据相关法律法规、规章制度与技术规范等，对医师在诊疗活动中为患者开具的处方，进行合法性、规范性和适宜性审核，并作出是否同意调配发药决定的药学技术服务。审核的处方包括纸质处方、电子处方和医疗机构病区用药医嘱单。处方审核以及临床会诊是临床药师的基本职责,也能体现临床药师的专业能力和水平。妇产科临床药师在审核处方时,不仅需要具备常规的审方知识和技能,更需要掌握常用药物在妊娠、哺乳期患者中使用的安全性。临床药师作为治疗团队中的成员,应积极参加会诊,对用药方案提出建议,使患者的药物治疗更加安全合理。

一、处方审核

(一)处方审核概述

处方审核对象包括本机构或合作单位医师开具的门急诊处方和住院医嘱,处方形式包括纸质处方、电子处方和病区用药医嘱单。临床药师的处方审核工作通常都是指对自己管辖病区的用药医嘱进行审核。

处方审核要求药师更加关注特殊人群(如老年人、儿童、孕妇与哺乳期妇女、肝肾功能不全者等)的用药禁忌等,因此妇产科临床药师对于孕妇、哺乳期妇女的处方审核要注意加强相关的培训。

(二)处方审核的依据

处方审核常用的依据有国家药品管理相关法律法规和规范性文件、药品说明书、临床诊疗规范、指南、临床路径等。

1. 与处方审核相关的法律法规 《中华人民共和国药品管理法》《中华人民共和国医师法》《医疗机构管理条例》《中华人民共和国药品管理法实施条例》《麻醉药品和精神药品管理条例》《处方管理办法》《医院处方点评管理规范(试行)》《医疗机构药事管理规定》和《医疗机构处方审核规范》等。

2. 妊娠期、哺乳期用药信息查询网站

FDA(https://www.fda.gov/)

micromedex(https://www.micromedexsolutions.com/micromedex2/librarian)

medscape(https://www.medscape.com/)

LactMed(https://www.ncbi.nlm.nih.gov/books/NBK501922/)

PDR(https://www.pdr.net/)

epocrates(https://www.epocrates.com/)

drugs(https://www.drugs.com/)

DailyMed(https://www.dailymed.nlm.nih.gov/dailymed/)

REPROTOX(https://reprotox.org/)

AAP(https://healthychildren.org/English/Pages/default.aspx)

e-lactantia(https://e-lactancia.org/)

(三)处方审核的内容

处方审核内容包括合法性审核、规范性审核和适宜性审核 3 个部分。对于临床药师审核医嘱的主要内容是适宜性审核。包括:

1. 用药与诊断是否相符。在医嘱审核中临床药师要注意医嘱用药是否与患者的疾病相符。有时候药品名称的一字之差就会导致药害事件的发生。如阿糖腺苷和阿糖胞苷。阿糖腺苷为抗病毒的药物，而阿糖胞苷为治疗血液病的药物。

2. 规定必须做皮试的药品，是否注明过敏试验及结果的判定。

3. 处方剂量、用法是否正确，单次处方总量是否符合规定。例如胎膜早破，预防 B 族溶血性链球菌上行性感染，静脉滴注使用头孢唑林钠。审方时如果发现处方或医嘱的用法用量是一天 3 次，一次 1g，一定请医生更正为 1g q.8h.。

4. 选用剂型与给药途径是否适宜。如患者阴道毛滴虫感染，医生开具甲硝唑口服片剂阴道给药，是不适宜的。

5. 是否有重复给药和相互作用情况。如盆腔炎患者，医生开具了宫炎康颗粒和康妇炎胶囊同时口服，就属于重复用药。因为宫炎康颗粒和康妇炎胶囊中均含有当归、赤芍、香附、川芎和延胡索。妇科支原体引起生殖道感染的患者服用多西环素的同时，如果服用琥珀酸亚铁，就具有药物相互作用，因为两者合用会形成四环素 - 铁螯合物从而影响两者的吸收。如必须联用，建议医生医嘱注明间隔 3 小时以上服用。

6. 是否存在配伍禁忌。如多烯磷脂酰胆碱注射液使用生理盐水进行静脉输液属于配伍禁忌。因为多烯磷脂酰胆碱注射液禁止与含有电解质的输液进行配伍。

7. 是否有用药禁忌。给予妊娠胆汁淤积综合征的患者使用牛磺熊去氧胆酸属于用药禁忌。因为牛磺熊去氧胆酸禁用于妊娠期患者。

8. 溶媒的选择、用法用量是否适宜，静脉输注的药品给药速度是否适宜。如万古霉素规定 0.5g 的小瓶加入 10ml 注射用水溶解，至少需要 100ml 的生理盐水（NS）或 5% 葡萄糖注射液（GS）稀释，静脉滴注 60 分钟以上。

9. 是否存在其他用药不适宜情况

（1）对于妊娠期患者的医嘱审核要特别关注，应该使用妊娠期推荐的药物。如胰岛素类的药物是妊娠合并糖尿病唯一能够选择使用的一类药物。但是有些胰岛素的安全性还没有确定，像甘精胰岛素等，因此在审核时要关注是否是妊娠期可以使用的胰岛素类别。

（2）审核过程中关注患者有没有进行相关的检验和检查。如妊娠合并甲状腺功能亢进（简称甲亢）首选丙硫氧嘧啶，在审核时应关注是否定期进行肝功能和血常规的监测。审核子痫前期的患者使用硫酸镁的医嘱时还要关注患者使用前后有无肝肾功能和血清镁离子浓度的监测。

（3）相关疾病预防使用抗菌药物是否合理。妇产科医嘱审核中抗菌药物的预防使用也是重要的内容，表 1-2 列出了部分病种的抗菌药物预防使用规范，仅供参考。

表 1-2　妇产科抗菌药物预防使用规范

主题	妇产科抗菌药物预防使用规范

目的：
合理应用抗菌药物，规范妇产科抗菌药物的预防使用，提高抗菌药物的疗效，降低不良反应发生率，以及减少或延缓细菌耐药的发生。

临床要点：

非手术患者预防用药： 预防特定病原菌所致的或特定人群可能发生的感染。

➢ 预防用药适应证和抗菌药物选择应基于循证医学证据。

➢ 应针对一种或两种最可能细菌的感染进行预防用药，不宜盲目地选用广谱抗菌药物或多药联合预防多种细菌多部位感染。

手术患者预防用药： 主要是预防手术部位感染，包括浅表切口感染、深部切口感染和手术所涉及的器官/腔隙感染，但不包括与手术无直接关系的、术后可能发生的其他部位感染。

➢ 应尽量选择单一抗菌药物预防用药，避免不必要的联合使用。

➢ 预防用药应针对手术路径中可能存在的污染菌。盆腔手术，应选用针对肠道革兰氏阴性菌和脆弱拟杆菌等厌氧菌的抗菌药物。

➢ 不应随意选用广谱抗菌药物作为围手术期预防用药。鉴于国内大肠埃希菌对氟喹诺酮类药物耐药率高，应严格控制氟喹诺酮类药物作为外科围手术期预防用药。

	妇产科操作/病种	可能的污染菌	抗菌药物选择（首选）	用药时间
抗菌药物的选择	剖宫产术	G⁻杆菌、肠球菌、B族链球菌、厌氧菌	第一、二代头孢菌素±甲硝唑	皮肤、黏膜切开前0.5～1小时内给予单剂量
	胎膜早破	G⁻杆菌、肠球菌、B族链球菌、厌氧菌、支原体	（氨苄西林2g i.v.gtt. q.6h.+红霉素250mg i.v.gtt. q.6h.）×2天+（阿莫西林250mg p.o. q.8h.+肠溶红霉素333mg p.o. q.8h.）×5天。若无红霉素，可使用阿奇霉素替代。不推荐使用阿莫西林克拉维酸	孕24～27⁺⁶周符合保胎条件同时患者及家人要求保胎者；孕28～33⁺⁶周无继续妊娠禁忌者
	会阴撕裂修补术（Ⅲ度及以上）	G⁻杆菌、肠球菌、链球菌、厌氧菌	第一、二代头孢菌素±甲硝唑，或头霉素类	修补时给予单剂量
	人工流产-刮宫术/引产术	G⁻杆菌、肠球菌、链球菌、厌氧菌	第一、二代头孢菌素±甲硝唑，或多西环素	术前0.5～1小时内
	经阴道或经腹腔子宫切除术	G⁻杆菌、肠球菌、B族链球菌、厌氧菌	第一、二代头孢菌素±甲硝唑，或头霉素类	术前0.5～1小时内
	腹腔镜子宫肌瘤剔除术（使用举宫器）	G⁻杆菌、肠球菌、B族链球菌、厌氧菌	第一、二代头孢菌素±甲硝唑，或头霉素类	术前0.5～1小时内

妇产科操作/病种	可能的污染菌	抗菌药物选择（首选）	用药时间
抗菌药物的选择 — 新生儿B族溶血性链球菌感染	（1）孕妇有B族溶血性链球菌菌尿症。（2）妊娠35～37周阴道和肛拭培养筛查有B族溶血性链球菌寄植。（3）孕妇有以下情况之一者：<37周早产；羊膜早破≥18小时；围产期发热，体温38℃以上者；以往出生的新生儿有该菌感染史者	**青霉素**，首剂500万U，然后250万～300万U，i.v.gtt. q.4h.至分娩。**氨苄西林**，首剂i.v.gtt. 2g，然后i.v.gtt.1g q.4h.至分娩。**青霉素过敏者：**①不是过敏反应高危者：**头孢唑林**，首剂i.v.gtt. 2g，然后1g i.v.gtt. q.8h.至分娩。②有发生过敏性休克危险性者：**克林霉素** 900mg i.v.gtt. q.8h.或红霉素250mg i.v.gtt. q.6h.至分娩；如病原菌不详，不能排除对克林霉素诱导耐药或患者对克林霉素过敏者，**万古霉素**，1g i.v.gtt. q.12h.至分娩	分娩开始或膜破裂时
宫颈环扎术		不建议预防使用	
宫腔探查术、取卵术、胚胎移植术		不建议预防使用	

> Ⅱ或Ⅲ类切口的妇产科手术，如果患者对β-内酰胺类抗菌药物过敏，可用氨基糖苷类+甲硝唑。
> 循证医学表明，第一代头孢菌素主要为头孢唑林，第二代头孢菌素为头孢呋辛。
> 不推荐进行常规的耐甲氧西林金黄色葡萄球菌（methicillin-resistant S. aureus，MRSA）定植筛查；但是当已知患者存在MRSA定植，进行剖宫产手术时可考虑在给予常规抗菌药物预防方案的基础上增加一剂的万古霉素。

给药时间
> 静脉输注应在皮肤、黏膜切开前0.5～1小时内或麻醉开始时给药。
> 万古霉素等由于需输注较长时间，应在手术前1～2小时开始给药。
> 清洁手术的预防用药时间不超过24小时，清洁-污染手术和污染手术的预防用药时间亦为24小时，污染手术必要时延长至48小时。

给药剂量
> 正常体重（≤80kg），预防用药剂量：头孢唑林1g或者甲硝唑0.5g+氨基糖苷类5mg/kg；肥胖症患者（BMI>30kg/m² 或体重≥80kg），头孢唑林2～3g或者甲硝唑0.5g+氨基糖苷类5mg/kg。
> 抗菌药物的有效覆盖时间应包括整个手术过程。手术时间较短（<2小时）的清洁手术术前给药一次即可。如手术时间超过3小时或超过所用药物半衰期的2倍以上（从给药时间起计算），或成人出血量超过1 500ml，术中应追加一次

（四）妇产科临床药师处方审核及处理流程

妇产科临床药师在完成日常临床查房前准备工作时，对用药医嘱进行初步审核，而在参与临床查房，充分了解患者病情的基础上，每日对所负责患者的用药医嘱进行进一步人工审核，发现医嘱问题同时也可针对药物治疗方案提出优化建议。对于发现的严重、紧急医嘱问题，如存在用药禁忌、配伍禁忌、严重药物相互作用等时，临床药师及时联系相关医生更改医嘱；对于存在无充分临床用药指征用药，还有更有效药物等非紧急情况时，可待第二日早查房时与医生一起讨论后确定是否更改，以确保患者药物治疗安全合理。此外，对于多次沟通仍存在的问题，妇产科临床药师可以汇总后汇报妇产科主任，共同讨论解决方案并督促相关人员执行。

（五）妊娠、哺乳期患者处方审核原则

1. 在审核妊娠期患者用药处方时的原则

（1）重点审核用药安全性，要符合妊娠期安全用药原则。

（2）条件允许的情况下最好能明确用药的时间点：孕早期 0～2 周、孕早期 3 周～3 个月、孕中期、孕晚期（不同时间点用药，对胎儿的危险程度不同）。

（3）考虑妊娠特殊时期的生理特点和药物的胎盘转运。

（4）要根据妊娠相关疾病，参考最新治疗指南。

（5）FDA 原分级（美国已经取消）和 FDA 自 2015 年起实施的新的妊娠期和哺乳期标签规则（PLLR 规则）可以帮助我们初步判断妊娠期的用药安全，并尽可能地以循证医学资料作为用药安全的评价依据。

2. 在审核哺乳期患者用药处方时的原则

（1）参考美国儿科协会及世界卫生组织的哺乳期用药等级。

（2）借助工具，查询药物母乳浓度水平、母体和乳儿不良反应相关的临床证据。

（3）结合药物代谢动力学（简称药动学），确定哺乳间隔时间。

（4）必要时暂停或停止哺乳，包括疾病或治疗本身的原因。

如果发现处方确实存在妊娠期或哺乳期的禁用药物，应立即联系医生，询问清楚情况，如果是医生开具错误，及时让医生更改；如果确实患者病情需要使用，一定要让医生与患者做好知情同意。

二、住院患者药物治疗的会诊

（一）临床药师参与会诊的要素

1. 药师在临床会诊中的职责与角色 在医疗团队中，临床药师应是药物治疗的专家，在会诊过程中为医师提供合理建议，并在诸多方面帮助医师规避医疗风险，因此要求在临床开展工作的药师拥有深厚的药物治疗知识、丰富的药

物治疗经验、敏锐的临床判断能力。以临床医师会诊的资质规定为参考，药师会诊也以中级职称以上临床药师为宜。

2. 药师参加临床会诊主要解决的问题 药师参加临床会诊，主要解决三个方面的问题：

（1）识别潜在药物相关性问题。

（2）解决实际发生的药物相关性问题。

（3）预防潜在的药物相关性问题。

3. 药师会诊的程序

（1）科间会诊程序：科间会诊由相关临床科室发出书面邀请，药师一方面要仔细阅读会诊单介绍的患者情况和会诊目的；另一方面应及时到会诊科室，与管床医生和患者沟通，进一步详细了解患者情况，询问本次会诊需要药学人员协助解决的主要问题。

（2）全院会诊程序：全院会诊一般由临床科室提出申请，由医务科出面邀请其他专科医师及临床药师参与讨论病患的治疗方案。在参加会诊时，临床药师应仔细听取经治医师介绍患者病情，在明确领会临床需求的基础上，客观、全面地提出自己的观点，避免因未综合考察情况或对问题理解不全面而对临床产生误导。

4. 会诊记录 临床药师参加会诊所提出的意见，应如实记录于临床会诊的病历及药学会诊的记录上，临床药师的会诊意见不论是否被医疗团队采纳，临床药师都需要对该患者的诊疗过程进行追踪；如果发现自己的会诊意见需要修改，应及时与医师联系，避免造成不良后果。会诊结束后，临床药师应对药学会诊相关内容进行补充和整理，包括临床专家对疾病的分析判断、会诊中牵涉到的医药学知识、查阅的文献资料及药师对会诊患者的跟踪随访、观察或修正会诊意见等。

（二）妇产科临床药师常见的会诊内容

妇产科临床药师常见的会诊内容有：抗感染治疗方案制订、妊娠期哺乳期安全用药的选择、药品不良反应防治、解决药物治疗矛盾及手术后并发症的辅助治疗等。在抗感染治疗的会诊中主要涉及的是妇科、产科的术后感染，产褥期的感染，以及妇科常见的感染疾病如盆腔炎等。

（三）妇产科抗感染治疗会诊的关注点

1. 应遵循抗菌药物治疗性应用的基本原则

（1）确有感染指征时应用抗菌药物。

（2）根据医院细菌药物敏感试验结果选药。

（3）按照药物的抗菌作用及药动学特点选药。

（4）治疗方案应综合患者病情、病原菌及抗菌药物特点制订。在制订治疗方案时应遵循：根据感染部位、病原菌种类及药物敏感试验结果选用抗菌药物；按照各种抗菌药物的治疗剂量范围给药；选择适合的给药途径；根据药效学和药动学相结合的原则给予适合的给药次数；根据感染种类和程度不同给予适当的疗程；联合用药要有明确的指征。

2. 重视微生物检测及相关药物敏感试验报告的解读 临床药师进行抗感染治疗的会诊时，叮嘱医生进行微生物的送检至关重要。依据微生物培养结果进行病原学诊断分析，能及时有效地避免盲目调整药物，同时也不应轻视或忽视滞后的微生物检验报告。有效的微生物培养和正确的药物敏感试验解读结果，是正确选择抗菌药物进行更有效治疗的基础。

常规的药物敏感试验报告解读步骤：

（1）结合患者情况判断细菌是否为感染菌。

（2）判断细菌的来源：结合诊断、感染指征、影像学等进行判断（如看不到病史，可单纯根据年龄、性别、病区、检查目的或样本来源等确定）。其中重要的是要区别是污染菌还是定植菌。

（3）对菌量的判读：半定量 +、++ 可能是污染菌，+++ 及以上或定量 $>10^5$CFU/ml 才有意义（插导尿管的真菌和细菌菌量$>10^6$CFU/ml，同时有症状才有意义），或反复培养提示 +、++ 有意义，但需要需综合判断。如孕妇的无症状菌尿（尿液样本培养分离出菌群数$\geq10^5$CFU/ml），需要考虑使用适当的抗菌药物治疗，如果不对该人群予以治疗，可能会导致严重的母婴并发症，如肾盂肾炎、早产、低出生体重。长期使用抗菌药物口腔烟曲霉 +、++，可能无意义，+++ 以上或反复培养提示 +、++ 可能有意义。

（4）判断是否需要抗感染：如孕妇阴道检查出耐甲氧西林金黄色葡萄球菌，菌量 +++，如患者没有任何感染指征，这时并不需要进行抗感染的治疗。

（5）概述药物敏感试验报告结果，然后结合患者具体情况给出推荐用药。

三、个体化药物治疗

参与患者个体化药物治疗方案的制订和调整是临床会诊重要的组成部分。个体化药物治疗目前涉及的内容有：

1. 治疗药物监测（TDM） TDM 是通过测定血液中药物浓度对治疗方案及疗效进行综合评价的重要手段。

2. 群体药动学（PPK）与个体化给药 目前，PPK 也可用于个体化治疗方案设计，如万古霉素、氨基苷类及其他抗菌药物，抗癫痫药，茶碱，地高辛，环孢素，他克莫司和华法林等的使用。可用 NONMEM、phoenix NLME 等软件求得固定效应参数，根据患者的实际情况设计初始剂量；Bayesian 反馈法可在 PPK 参数的基础上，结合患者的个体特征信息，即可求出个体的药动学参数或预测血药浓度,进而优化给药方案。例如对于孕产妇重症感染患者使用万古霉素,往往监测万古霉素的血药浓度会很低,此时使用 PPK 软件能够计算出应该给予患者的剂量和给药方法。

3. 基因多态性与个体化用药　基于基因多态性的个体化药物治疗研究药物反应的个体差异,可以极大地改善药物治疗效果,一些确切的遗传多态性标记物的研究和应用,将有助于优化药物功效并将毒副作用最小化。遗传多态性生物标记物的发现和临床研究为实现个体化用药提供了指导,可以根据患者的相关蛋白的基因型选择合适的药物和合适的剂量,主要分以下两种情况。

(1)针对患者基因型选择合适的药物:如根据 *Her2* 基因表达情况选择治疗药物,*Her2* 基因过表达患者接受曲妥珠单抗治疗有效。

(2)根据患者的基因型选择个体化剂量:如叶酸代谢通路关键酶(如 MTHFR)的基因突变影响叶酸的吸收和代谢,携带 MTHFR 677 位点 TT 基因型妇女可根据个体情况酌情增加补充剂量或延长孕前增补时间。

四、药物重整

(一)定义

药物重整是指比较患者目前正在应用的所有药物方案与药物医嘱是否合理一致的过程。其详细定义包括在患者药物治疗的每一个不同阶段(入院、转科或出院时),药师通过与患者沟通或复核,了解在医疗交接前后的整体用药情况是否一致,与医疗团队一起对不适当的用药进行调整,并作详细全面的记录,来预防医疗过程中的药物不良事件,保证患者用药安全。

(二)药物重整的关注点

①核查用药适应证及是否存在重复用药问题;②核查用法用量是否正确;③关注特殊剂型/装置药物,给药途径是否恰当;④核查是否需要调整用药剂量,重点关注需要根据肝肾功能调整剂量的药物;⑤关注存在潜在相互作用、可能发生不良反应的药物,必要时调整药物治疗方案;⑥关注症状缓解药物,这些药物是药物重整的重点,明确此类药物是否需要长期使用;⑦关注特殊人群用药,如高龄老年人、儿童、孕妇与哺乳期妇女、肝肾功能不全者、精神疾病患者等,综合考虑患者药物治疗的安全性、有效性、适宜性及依从性;⑧核查拟行特殊检查或医疗操作前是否需要临时停用某些药物,检查或操作结束后,需评估是否续用药物;⑨关注静脉药物及有明确疗程的药物是否继续使用。

对于妇产科患者进行药物重整时的关注点有:①中成药的使用(如盆腔炎的患者,医生容易使用多种中成药,其中会出现用药重复的现象);②妊娠期维生素、微量元素的使用(孕妇会使用多种复合维生素和微量元素,此外会出现品种、剂型的选择不适宜等）；③术前需要停用一些药物（如低分子肝素、阿司匹林、利血平等）；④围手术期预防使用抗菌药物的疗程以及镇痛药、镇吐药使用时间或疗程等。

（虞燕霞）

参 考 文 献

[1] 国家卫生健康委员会办公厅,国家中医药管理局办公室,中央军委后勤保障部办公厅.关于印发医疗机构处方审核规范的通知（国卫办医发〔2018〕14号）.中华人民共和国国家卫生健康委员会公报,2018(7):35-38.

[2] 中国医院协会药事专业委员会《医疗机构药学服务规范》编写组.医疗机构药学服务规范第2部分处方审核.中国药房,2019,30(23):3176-3177,3179.

[3] 广东省药学会.处方审核标准索引(2019年版).今日药学,2019,29(7):433-445.

[4] 《抗菌药物临床应用指导原则》修订工作组.抗菌药物临床应用指导原则2015年版.北京：人民卫生出版社,2015.

[5] VANSCHALKWYK J, VAN EYK N. No. 247-antibiotic prophylaxis in obstetric procedures. J ObstetGynaecol Can, 2017, 39(9): e293-e299.

[6] Prelabor rupture of membranes: ACOG practice bulletin, number 217. Obstet Gynecol, 2020, 135(3): e80-e97.

[7] ACOG practice bulletin no. 199: use of prophylactic antibiotics in labor and delivery. Obstet Gynecol, 2018, 132(3): e103-e119.

[8] ACOG practice bulletin no. 195: prevention of infection after fynecologicprocedures. Obstet Gynecol, 2018, 131(6): e172-e189.

[9] MONEY D, ALLEN V M. The prevention of early-onset neonatal group B streptococcal disease. J Obstet Gynaecol Can, 2013, 35(10): 939-948.

[10] GILBERT D N, CHAMBERS H F, ELIOPOULOS G M, et al. 热病：桑福德抗微生物治疗指南（新译第48版）.范洪伟,译.北京：中国协和医科大学出版社,2019.

[11] 国家卫生健康委合理用药专家委员会.国家抗微生物治疗指南.3版.北京：人民卫生出版社,2023.

[12] 中国药学会医院药学专业委员会妇产科药学学组等.妇产科围手术期抗菌药物预防使用指导方案.中国药学杂志,2021,56(3):250-256.

[13] 吴永佩,蒋学华,蔡卫民,等.临床药学治疗学：总论.北京：人民卫生出版社,2017.

[14] 刘克辛.临床药物代谢动力学.3版.北京：科学出版社,2016.

[15] 李俊.临床药理学.6版.北京：人民卫生出版社,2018.

[16] 中国医院协会药事专业委员会《医疗机构药学服务规范》编写组.医疗机构药学服务规范第3部分药物重整.中国药房,2019,30(23):3178-3180.

ER-01

第四节 药学门诊

围生期药学门诊的实践
与思考(微课)

一、定义

药学门诊,是指医疗机构具有药学专业技术优势的药师对患者提供用药评估、用药调整、用药计划、用药教育、随访指导等一系列专业化药学服务的门诊。

二、药学门诊应具备的条件

1. 人员资质要求应满足以下条件之一 ①取得临床药师岗位培训证书、主管药师及以上专业技术职务任职资格并从事临床药学工作2年及以上;②具有高级职称,从事临床药学工作2年及以上。

2. 设施设备 ①药学门诊应配备独立的诊室;②应配有专业参考书、专业文献数据库、用药教育材料、教具、相关法规及制度汇编等药学工具;③诊室电脑安装有医院信息系统(HIS)等诊疗支持系统,可以查询患者门诊及住院诊断、检验、检查、用药等诊疗记录资料。

3. 药学门诊服务内容

(1)药学门诊服务内容通常包括以下内容:收集患者信息、药物治疗评价、用药方案调整、制订药物治疗相关行动计划、患者教育和随访六个环节。

(2)针对孕妇和哺乳期妇女这一特殊人群的药学门诊,其主要内容涉及的是用药安全性方面的咨询。咨询主要问题有:①已经服用药物,咨询对胎儿是否有影响;②还未服用某种药物,咨询能不能服用,以及停药间隔时间;③不知道能不能用药,请药师推荐;④非药物因素对妊娠的影响等。

(3)某医院妊娠期哺乳期药学门诊流程见图1-6。

(4)妊娠期哺乳期药学门诊病历书写主要内容(以妊娠期用药咨询为例)

1)咨询目的。

2)月经史、孕产史、检验单、B超单等辅助检查结果。

3)用药名称、用药时间、用法用量、用药原因。

4)药物的半衰期、药物暴露时间、药物暴露时胎龄及器官发育情况。

5)孕妇用药安全等级、疾病诊疗规范、动物实验依据、人类妊娠试验资料。

6)在完全无参考数据情况下,查阅中英文数据库,有进一步资料电话告知。

7)评估患者风险给予建议。

(5)妊娠期哺乳期药学门诊接诊的注意要点

1)遵循孕期用药的基本原则:①用药必须有明确的指征,避免不必要的用

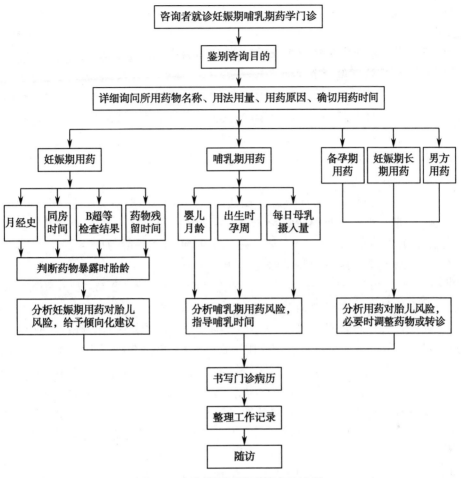

图 1-6 妊娠期哺乳期药学门诊流程

药；②根据病情在医师指导下选用有效且对胎儿相对安全的药物；③能选择单独用药的，避免联合用药；④应选用结论比较肯定的药物，避免使用较新的、尚未肯定对胎儿是否有不良影响的药物；⑤严格掌握剂量和用药持续时间，注意及时停药；⑥妊娠早期若病情允许，尽量推迟到妊娠中晚期再用药。

2）了解哺乳与药物选择的关键要点：①非必要时，尽量避免使用药物。中草药、大剂量维生素以及特殊补充剂等非必需药物应当避免使用。②大多数药物相对婴儿剂量（RID）都小于10%，因此对哺乳期母亲来说是安全可以使用的。③选用有相关数据的药物，而不是新药。④评估婴儿的用药风险，对早产儿或新生儿应当更加谨慎。⑤由于乳汁量有限，产后最初 3～4 天母体使用药物，婴儿一般不会出现临床症状。

3）要与咨询者进行有效的沟通：提供尽可能详细的循证医学证据；告知可

能的风险及发生概率;知情同意与知情选择很重要;帮助患者作决定而不是替患者作决定。特别强调的是,对于难以确定的问题要用权威的统计数据或循证治疗帮助咨询者作出正确的选择,但不可完全替咨询者作出选择。

4. 药学门诊案例示范

咨询者 33 岁,G2P1,LMP:2018-08-08,平素月经规律,周期 5/30 天,2018-05-20 行子宫息肉切除术,2018-08-22—09-05 口服醋酸甲羟孕酮片 10mg q.d.,同房时间记忆不清,2018-10-13 B 超示孕囊 55mm×66mm×20mm,胚芽 21mm,有胎心搏动,2018-11-06 咨询是否可继续妊娠?

解决步骤:

(1)根据咨询者提供月经史及 B 超结果,推算 2018-08-25—09-08 为"全"或"无"时期。甲羟孕酮(MPA)终末半衰期为 30~60 小时,经过 5~7 个半衰期(约 15 天),基本清除 99%,该孕妇实际暴露于 MPA 的胎龄为 0~4 周。

(2)MPA 的 FDA 原妊娠分级为 X 级。

(3)循证药学资料:参考《妊娠期和哺乳期合理用药(第 11 版)》,动物资料显示口服给予妊娠小猎犬 MPA 1mg/kg、10mg/kg 和 50mg/kg,高剂量组观察到产下的雌性犬仔阴蒂肥大,雄性犬仔无异常;未发现子代生育力降低。MPA 在动物模型中存在剂量依赖性致畸作用和毒性作用,畸形包括:腭裂,雄性大鼠尿道下裂,狒狒雄性外生殖器异常(短阴茎、尿道下裂、发育不完全的阴茎头、阴茎包皮、双侧隐睾病)、雌外生殖器异常(阴蒂肥大、阴唇融合、假两性畸形)和肾上腺发育不全。MPA 曾一度被用来预防早期流产,1964 年有研究报道了 239 例妇女,其中有 203 例妇女资料完整,172 例在妊娠的第 12 周前应用 MPA(口服或肌内注射),平均日剂量为 5~50mg 口服,总剂量范围 50~7 000mg,6 例仅单独肌内注射 MPA。174 例胎儿中(2 例是双胞胎),92 名男婴,82 名女婴,包括 1 例死产,1 例新生儿先天性心脏病,1 例轻微的阴蒂肥大。阴蒂肥大婴儿的母亲在妊娠 6 周口服 MPA 25mg/d,连用 7 天,患儿 6 个月时,进行了阴蒂肥大切除术。1979 年一篇综述指出,在妊娠早期应用孕激素可能是导致尿道下裂的原因之一。1982 年一例报道指出,为了有助于体外受精的成功,在受精后给予 10 天口服 MPA 40mg/d,3 周后为治疗先兆早产,继续给予 MPA 直至 16 周。足月分娩一体重 2 340g 男婴,除发育迟缓外,还存在其他健康问题。药物治疗对女婴(男性化)和男婴(尿道下裂)潜在的负面效应需进一步的研究。

虽然怀孕过程中应用激素是禁忌的,但无意中的暴露与治疗剂量并不能显著提高新生儿出生缺陷的发生危险性。如果在受孕 4 周内使用了 MPA,胎儿发育迟缓可能是其低风险并发症。但是这一结论仍需进一步证实。

建议:本例咨询者,MPA 用药时间在靶器官尚未发育阶段,对妊娠的影响可能有限,但不除外遗传、环境等因素致畸形的可能。

结果：充分告知患者的情况下使其自行决定是否继续妊娠。本例患者愿意承担胎儿畸形的风险，随访监测下继续妊娠。2019 年 7 月 9 日随访：患者 2019 年 5 月 16 日分娩一男婴，体重 3 100g，健康。

（虞燕霞）

参 考 文 献

[1] 中国医院协会药事专业委员会《医疗机构药学服务规范》编写组. 医疗机构药学服务规范第 1 部分药学门诊. 中国药房, 2019, 30 (23)：3174-3175, 3179.

[2] 广东省药学会. 药学门诊试行标准. 今日药学, 2018, 28 (11)：721-726.

[3] 虞燕霞, 邵明鸣, 陈久艳, 等. 妊娠期妇女用药咨询解析及安全用药 3A 法则的建立. 中国医院药学杂志, 2018, 38 (7)：774-776.

[4] 叶淑雅, 郑彩虹. 妊娠期哺乳期药物咨询门诊的开设与实践. 实用药物与临床, 2021, 24 (1)：91-96.

[5] 谢幸, 孔北华, 段涛. 妇产科学. 9 版. 北京：人民卫生出版社, 2018.

[6] HALE T W, ROWE H E. 药物与母乳喂养. 17 版. 辛华雯, 杨勇, 译. 北京：世界图书出版公司, 2019.

[7] BRIGGS G G, FREEMAN R K, TOWERS C V, et al. Drugs in pregnancy and lactation. 11th ed. Philadelphia: Wolters Kluwer Health, 2017.

第二章

妊娠并发症

第一节 异 位 妊 娠

受精卵在子宫腔以外着床称为异位妊娠，习惯称宫外孕。异位妊娠以输卵管妊娠最为常见（占95%），少见的还有卵巢妊娠、腹腔妊娠、宫颈妊娠、阔韧带妊娠。异位妊娠是妇产科常见的急腹症，在妊娠早期妇女中的发病率为2%～3%，在英国，异位妊娠的发病率约11/1 000，估计每年约有11 000例异位妊娠患者被确诊。近年来异位妊娠病死率有所下降，得益于疾病的早

异位妊娠疾病的
诊治与药学监护
（微课）

期诊断和治疗。本节内容参考国内外关于异位妊娠的相关指南，简述异位妊娠的基本诊治流程和药学监护中需要注意的问题。

一、病因及病理生理学

输卵管妊娠以壶腹部妊娠最为多见，约占78%，其次为峡部、伞部，间质部妊娠较少见。病因主要有输卵管炎症、输卵管妊娠史或手术史、输卵管发育不良或功能异常、辅助生殖技术、避孕失败或其他原因。发病机制：关于输卵管妊娠的研究已发现了数种可能影响胚泡植入的因素。

病理表现：①慢性输卵管炎，在高达90%的异位妊娠手术标本中可观察到输卵管病变，尤其是慢性输卵管炎。一项研究纳入231例异位妊娠女性，经阴道超声显示，近95%的患者有附件异常，最常见为非特异性附件肿块。②峡部结节性输卵管炎，峡部结节性输卵管炎发生于约10%的输卵管妊娠患者。一项纳入84例输卵管妊娠的组织病理学研究发现，在半数壶腹部妊娠中，孕囊位于输卵管腔内。③血清或细胞外因素，一些因素（如凝集素、整合素、基质降解堆积物、前列腺素类、生长因子、细胞因子和调节蛋白）可能会导致受精卵在输卵管中过早植入。④胚胎因素，一项研究显示在不足10%的输卵管妊娠中发现了胎心搏动。输卵管妊娠患者中也发现了胎儿染色体和解剖异常。但是，染色体

异常很可能不是异位妊娠的重要病因。

二、分类、临床表现及诊断

(一)异位妊娠分类和临床表现

异位妊娠根据发生位置分为输卵管妊娠、宫颈妊娠、卵巢妊娠、腹腔妊娠、阔韧带妊娠等,输卵管妊娠占异位妊娠的 90% 以上,因此本小节重点讲述输卵管妊娠。

输卵管妊娠的临床表现与受精卵着床部位、是否流产或破裂以及出血量多少和时间长短等有关。在输卵管妊娠早期,若尚未发生流产或破裂,常无特殊的临床表现,其过程与早孕或先兆流产相似。输卵管妊娠的症状和体征:输卵管妊娠的临床症状、体征表现缺乏特异性。常见症状:停经、腹痛、阴道流血。其他症状:乳房胀痛、胃肠道症状、头晕、晕厥、肩部放射痛、泌尿系统症状、阴道组织物排出、肛门坠胀感及排便疼痛等。常见体征:盆腔压痛、附件区压痛、腹部压痛、宫颈举痛。其他体征:面色苍白、腹胀、子宫增大、直立性低血压、休克、心动过速(>100 次 /min)或低血压(<100/60mmHg)。

(二)诊断

1. 超声诊断 经阴道超声提示附件区可见含有卵黄囊和 / 或胚芽的宫外孕囊,可明确诊断异位妊娠。若发现附件区独立于卵巢的肿块或包含低回声的肿块,应高度怀疑为异位妊娠,其诊断异位妊娠的敏感度 87.0%～99.0%,特异度 94.0%～99.9%。超声检查发现子宫腔内囊性结构提示宫内妊娠,但也有可能为"假孕囊"(宫腔积液或积血),约 20% 的异位妊娠患者超声检查可见"假孕囊"。临床上很难区分"假孕囊"与早期宫内妊娠囊。当患者妊娠试验阳性,子宫腔内见无回声囊性结构,附件区未见包块,则确诊为异位妊娠的概率为 0.02%,宫内妊娠的概率为 99.98%。早孕妇女在初次超声检查时不能确定妊娠部位,归类为未知部位妊娠。

2. 血清人绒毛膜促性腺激素(hCG) 单次血清 hCG 浓度测定无法判断妊娠活性与部位,应结合患者的病史、临床表现和超声检查以协助诊断异位妊娠。

(1)血清 hCG 超声阈值:血清 hCG 超声阈值是当血清 hCG 水平超过一特定界值时超声检查可显示正常宫内妊娠,此界值即为血清 hCG 超声阈值。以往文献报道血清 hCG 阴道超声阈值为 1 500～3 000IU/L。当血清 hCG 值超过超声阈值,而超声检查未发现宫内妊娠囊,则提示早期妊娠流产或异位妊娠,多胎妊娠孕妇的血清 hCG 值在任何孕周均高于同孕龄单胎妊娠孕妇,在超声确诊时其血清 hCG 值往往高于 2 000IU/L。因此,如果血清 hCG 超声阈值应用于异位妊娠的诊断,阈值应予以提高至 3 500IU/L,以避免误诊以及可能的正常宫内妊娠终止。

（2）血清 hCG 水平变化趋势：连续的血清 hCG 测定有助于区分宫内与异常妊娠。如果临床检查结果提示为异常妊娠，推荐血清 hCG 在第 1 次测定 48 小时后（不短于 48 小时）重复测定。后续的测定根据血清 hCG 变化曲线相隔 2～7 天监测 1 次。正常宫内妊娠的血清 hCG 间隔 48 小时最低增幅取决于其初始血清 hCG 值：初次检测值较高时，其血清 hCG 增长幅度较小；初始血清 hCG 值低于 1 500IU/L 时最小增幅为 49%；处于 1 500～3 000IU/L 者为 40%；超过 3 000IU/L 者为 33%。早期妊娠中血清 hCG 水平间隔 48 小时上升幅度低于最小增幅，应高度怀疑异常妊娠（异位妊娠或早期妊娠流产），99% 的正常宫内妊娠其血清 hCG 上升高于最小增幅。血清 hCG 水平下降提示妊娠流产，可随访监测，而无须考虑妊娠的部位。可疑异位妊娠患者其血清 hCG 水平呈下降趋势需要随访血清 hCG 直至非孕水平，在血清 hCG 下降过程中或血清 hCG 水平极低时亦可发生输卵管妊娠破裂。

（3）妊娠部位血清与静脉血清 hCG 的比值：腹腔血与静脉血 hCG 比值（Rp/v-hCG），以 Rp/v-hCG>1.0 作为标准，可以帮助快速准确诊断输卵管妊娠，同时对于宫内妊娠合并腹腔积血（黄体破裂、出血性输卵管炎）的患者可以避免不必要的干预，减少意外的宫内妊娠终止。对于腹腔镜或经腹探查术中未见异位妊娠孕囊的患者，如果 Rp/v-hCG>1.0，则需仔细探查腹腔，以避免腹腔妊娠导致的严重并发症发生。80%～90% 的异位妊娠有阴道流血症状，可采用 RP/c-hCG>1.0 为标准诊断输卵管妊娠，较诊断性刮宫术后判别有无绒毛或随访血清 hCG 可缩短诊断时间。

三、治疗目的及原则

（一）治疗目的
异位妊娠治疗目的是降低妊娠早期死亡率及并发症，保障孕妇生命安全。

（二）治疗原则
1. 治疗方法 异位妊娠的治疗包括手术治疗、药物治疗和期待治疗。

（1）手术治疗：根据是否保留患侧输卵管分为保守手术和根治手术。①对于有生育要求的年轻妇女，特别是对侧输卵管已经切除或者有明显病变的患者，可以进行保守手术治疗，医师可根据患者具体情况选择手术方式；②对于无生育要求，且发生内出血并发休克的急症患者可以进行根治手术。

（2）药物治疗：采用化学药物治疗，主要用于病情稳定的输卵管妊娠患者及保守性手术后发生持续性异位妊娠者。化疗必须用于异位妊娠确诊和排除宫内妊娠的患者。

（3）期待治疗：期待治疗纳入标准为无腹痛或合并轻微腹痛的病情稳定患者，超声未提示有明显的腹腔内出血，输卵管妊娠肿块平均直径不超过 30mm

且没有心管搏动，血清 hCG 水平 <1 000～2 000IU/L，根据病情，血清 hCG 随访时间间隔为 2～7 天，随访至非孕状态。如果随访期间患者出现明显腹痛，血清 hCG 持续上升或血清 hCG 水平大于 2 000IU/L，则需进一步治疗。

2. 异位妊娠药物治疗的原则　①一般情况良好，无活动性腹腔内出血；②妊娠囊最大直径<4cm；③血 β-hCG<2 000IU/L；④B 超未见胚胎原始心管搏动；⑤肝、肾功能及红细胞、白细胞、血小板计数正常；⑥选用甲氨蝶呤为药物保守治疗方案时，应无甲氨蝶呤禁忌证。

四、药物治疗及药学监护

（一）常用药物治疗方案

1. 治疗药物　甲氨蝶呤（MTX）是治疗输卵管妊娠最常用的药物。MTX 适用于输卵管妊娠诊断明确或者临床高度疑似，排除了正常宫内妊娠的病情稳定患者，并且无 MTX 治疗的绝对禁忌证。

2. MTX 治疗的适应证　生命体征平稳；低血清 hCG 水平（理想者低于 1 500IU/L，最高可至 5 000IU/L）；输卵管妊娠未破裂；无明显腹腔内出血；输卵管肿块小于 35～40mm，未见心管搏动；具备随访条件。

3. MTX 治疗方案　目前文献报道有 3 种 MTX 治疗方案用于治疗异位妊娠：①单剂量方案；②两次剂量方案；③多剂量方案。MTX 治疗成功可能取决于使用的 MTX 治疗方案和患者治疗初的血清 hCG 水平。单剂量与多剂量方案治疗成功率相似，多剂量方案的不良反应明显增加。两次剂量和单剂量方案的治疗成功率和不良反应相似。但两次剂量方案对初始高血清 hCG 水平的患者有更高的成功率。具体用药方案见表 2-1。

表 2-1　异位妊娠的 MTX 治疗方案

方案分类	药物通用名	用法用量及用药时机	注意事项
单剂量方案	甲氨蝶呤	第 1 天：单一剂量肌内注射 50mg/m² MTX	（1）肌内注射 MTX 后的第 4、7 天监测血清 hCG。 （2）如果血清 hCG 下降超过 15%，每周随访血清 hCG 直至正常水平；如果血清 hCG 下降小于 15%，再次肌内注射 50mg/m² MTX，继续监测血清 hCG；如果 2 次 MTX 肌内注射后血清 hCG 不下降，考虑手术治疗
两次剂量方案	甲氨蝶呤	第 1 天：第一次剂量肌内注射 50mg/m² MTX。 第 4 天：第二次剂量肌内注射 50mg/m² MTX	（1）肌内注射 MTX 后的第 4、7 天监测血清 hCG。 （2）如果血清 hCG 下降超过 15%，每周随访血清 hCG 直至正常水平；如果

续表

方案分类	药物通用名	用法用量及用药时机	注意事项
两次剂量方案			血 hCG 下降小于 15%，第 7 天再次肌内注射 50mg/m² MTX，第 11 天监测血清 hCG；如果第 11 天血清 hCG 较第 7 天下降超过 15%，每周随访血清 hCG 直至正常水平；如果第 11 天血清 hCG 较第 7 天下降小于 15%，第 11 天再次肌内注射 50mg/m² MTX，第 14 天监测血清 hCG；如果在 4 次剂量后血清 hCG 不再下降，考虑手术治疗
多剂量方案	甲氨蝶呤	第 1、3、5、7 天各肌内注射 1mg/kg MTX；第 2、4、6、8 天间隔给予肌内注射 0.1mg/kg 四氢叶酸	(1)肌内注射 MTX 当天监测血清 hCG，持续监测直至血清 hCG 较前一次下降 15%。如果血清 hCG 下降超过 15%，终止 MTX 治疗，每周随访血清 hCG 直至正常水平(最终可能需要 1、2、3 或者 4 次剂量)，如果在 4 次剂量后血清 hCG 不下降，考虑手术治疗。(2)四氢叶酸应避免光线直接照射及热接触；过期药品不得使用；避免使用过量的四氢叶酸

（二）药学监护要点

1. 疗效评估　MTX 治疗后需连续监测血清 hCG 水平直至正常非孕水平。治疗失败患者若治疗前未行诊断性刮宫则应高度警惕正常宫内妊娠的可能。除非有明确的输卵管妊娠证据，否则在重复 MTX 治疗或手术治疗前应考虑行刮宫术。药物治疗后血清 hCG 恢复至正常水平一般需要 2～4 周，最长可至 8 周。

2. 药物不良反应监测　MTX 的不良反应与治疗剂量和持续时间有关。MTX 主要对增生活跃的组织(如骨髓、胃肠道黏膜和呼吸道上皮)有影响，严重不良反应为骨髓抑制、肺纤维化、非特异性肺炎、肝硬化、肾衰竭和胃溃疡等。最常见的不良反应有胃肠道反应(肠胀气、恶心呕吐、口腔炎)等。肝酶暂时轻度升高是少见的不良反应，在停药后自然下降。脱发是罕见的不良反应。肺炎病例也有报道，故建议患者须向医生或药师报告用药过程中出现的发热或呼吸系统症状。

3. MTX 治疗的注意事项及影响　对患者进行宣教，包括治疗药物的使用方法、疗程以及不良反应的防范，提高用药依从性。应告知接受 MTX 治疗的患者输卵管妊娠破裂的风险，以及 MTX 具有潜在的导致宫内胎儿死亡或致畸风险。建议患者在 MTX 治疗期间避免服用降低药效的含叶酸的药品、保健品、食品和非甾体抗炎药（nonsteroidal anti-inflammatory drug，NSAID）。医生应尽量减少不必要的妇科和超声检查，患者应避免剧烈运动和性行为直至痊愈，以避免输卵管妊娠破裂。建议患者在接受 MTX 治疗的最后一次剂量至少 3 个月后再妊娠。MTX 治疗不会对患者的后续生育结局或卵巢储备功能产生不良影响。

五、案例

病历摘要：

基本信息：患者，女性，31 岁，身高 162cm，现体重 48kg。

入院时间：2020 年 6 月 11 日

主诉：停经 1 个月余，异常阴道流血 10$^+$ 天。

现病史：患者平素月经规则，月经周期 5～6/28 天，LMP：2020-04-25。2020-05-21 患者出现少量阴道出血，05-29 就诊当地医院查血清 hCG 205mIU/ml，05-31 少量阴道流血，无腹痛等其他不适；06-01 查 B 超提示：宫内见欠规则回声 18mm×8mm，查血清 hCG 234.7mIU/ml，考虑生化妊娠，予以口服益母草治疗。06-01 至 06-06 仍有少量阴道出血，较前增多，06-06 晚阴道流血增多，伴血块，诉有少量白色组织排出，直径约 2cm（具体不详），查血清 hCG 255.7mIU/ml，B 超提示宫内未见明显孕囊，后穹隆见无回声区 39mm×14mm×26mm；06-08 查血清 hCG 352mIU/ml，06-10 查血清 hCG 357mIU/ml，B 超均未见明显异常；06-06 至 06-09 阴道流血，量如月经，轻微腹痛。今少量阴道流血，色淡红，为进一步治疗，就诊我院，B 超提示：目前宫内妊娠证据不足，右侧混合块，输卵管来源可能。目前患者无腹胀腹痛，少量阴道流血，急诊拟"异位妊娠可能"收入院。患者起病以来，偶觉下腹隐痛，无咳嗽，无恶心呕吐等不适，无尿频尿急，大便正常，无肛门坠胀感。

既往史：无。

月经婚育史：初潮 14 岁，平素月经规则，月经周期 5～6/28 天，LMP：2020-04-25。

个人史：出生安徽六安，现居住上海，未去过疫源地；教师；无工业毒物放射物接触史；饮食起居规律，无烟酒等特殊嗜好；无不洁性交史，无性传播疾病史；已婚，配偶体健。

家族史：否认家族性肿瘤、遗传性病史。

过敏史：克林霉素过敏。

查体：T 37.1℃，P 90 次 /min，R 18 次 /min，BP 112/82mmHg。体格检查正常，心肺无殊。外阴已婚式，阴道畅，宫体前位，无压痛。

辅助检查：

血常规：中性粒细胞 72%，白细胞 7.70×10^9/L，血红蛋白 135g/L，血小板

224×10^9/L,中性粒细胞数 5.57×10^9/L;β-hCG 515.31mIU/ml;谷丙转氨酶(GPT) 15U/L,谷草转氨酶(GOT)19U/L,肌酐 47μmol/L。

胸片/胸透:双肺下结节,随访。

妇科常规彩色超声(经阴道):子宫后位;子宫长径 50mm,左右径 52mm,前后径 46mm;子宫形态规则;子宫回声欠均匀;肌层彩色血流星点状,内膜厚度 6mm;无宫内节育器(IUD);宫颈长度 29mm;右卵巢大小 27mm×22mm×18mm,见黄体样结构,其旁中低回声区 25mm×20mm×15mm;盆腔积液,后陷凹 16mm。诊断结论:目前宫内妊娠证据不足。右侧混合块,输卵管来源可能。

入院诊断:异位妊娠(可能)

诊治过程:

2020-06-11(入院当天)

初始治疗方案:见表 2-2。

表 2-2 初始治疗方案用药记录

药品名	用量	用法
甲氨蝶呤注射液	75mg	i.m. st.

2020-06-12(入院第 2 天)

主诉:无不适,一般情况可。

查体:生命体征平稳,T 37.1℃,无阴道流血。

辅助检查:β-hCG 592.54mIU/ml↑;新型冠状病毒核酸检测、HIV 抗体阴性;肝炎标志物检测、电解质、凝血血栓检测无异常。

治疗方案:

加用:甲氨蝶呤注射液 75mg i.m. s.t.

2020-06-15(入院第 5 天)

主诉:一般情况好,未诉特殊不适。

查体:生命体征平稳,T 37.3℃,P 80 次/min,R 18 次/min,SpO$_2$ 98%,BP 120/80mmHg,心肺(−),腹软,全腹无明显压痛、反跳痛。

辅助检查:妇科腔内彩色超声提示目前宫内妊娠证据不足。右侧混合块,输卵管来源可能。β-hCG 820.50mIU/ml↑。

治疗方案:继续按疗程治疗,复查 hCG。

2020-06-18(入院第 8 天)

主诉:一般情况好,未诉特殊不适。

查体:生命体征平稳,T 37.0℃,P 80 次/min,R 18 次/min,SpO$_2$ 98%,BP 120/80mmHg。心肺(−),腹软,全腹无明显压痛、反跳痛。

辅助检查:β-hCG 742.87mIU/ml↑。

治疗方案:复查妇科腔内彩色超声提示包块无明显增减,再次 MTX 肌内注射化疗,加用"甲氨蝶呤注射液 75mg i.m. s.t."。

2020-06-22(入院第 12 天)

主诉:一般情况可,无不适。

查体:生命体征平稳,心肺(−),腹软,全腹无明显压痛、反跳痛。

辅助检查:β-hCG 430.05mIU/ml ↑

治疗方案:复查妇科腔内彩色超声,右卵巢大小 24mm×23mm×17mm,见黄体样结构,紧贴其内侧低回声区 24mm×12mm×10mm,边缘见点状血流信号,复查 hCG,予以出院监测。

出院诊断:异位妊娠

出院带药:无

问题(含答案要点)

问题 1:结合病史,请分析患者异位妊娠的诊断依据及是否有 MTX 药物的使用指征?

答案要点:

1. 根据 2022 年发布的《输卵管间质部妊娠诊治的中国专家共识》,异位妊娠诊断依据主要包括:①超声诊断,经阴道超声提示附件区可见含有卵黄囊和/或胚芽的宫外孕囊,可明确诊断异位妊娠。若阴道超声检查发现附件区独立于卵巢的肿块或包含低回声的肿块,应高度怀疑为异位妊娠。②血清人绒毛膜促性腺激素(hCG)测定,单一的血清 hCG 浓度测定无法判断妊娠活性与部位,应结合患者的病史、临床表现和超声检查以协助诊断异位妊娠。在超声显示输卵管妊娠的病例中,最初的血清 β-hCG 水平是保守治疗(期待或药物)成功的关键预测因素。

该患者入院 B 超(经阴道)提示:子宫回声欠均匀;肌层彩色血流星点状,内膜厚度 6mm;无宫内节育器(IUD);宫颈长度 29mm;右卵巢大小 27mm×22mm×18mm,见黄体样结构,其旁中低回声区 25mm×20mm×15mm;盆腔积液,后陷凹 16mm。宫内妊娠证据不足,右侧混合块,输卵管来源可能。入院 hCG 515.31mIU/ml,入院前存在阴道流血,量如月经,轻微腹痛,今少量阴道流血,色淡红,均可作为该患者异位妊娠的诊断标准。

2. 根据 2016 年英国皇家妇产科医师学会及早期妊娠学会发布的《异位妊娠的诊断和管理》以及其他发布的指南建议,异位妊娠的药物治疗中 MTX 使用指征:MTX 治疗适用于病情稳定的输卵管妊娠患者;施行输卵管切开取胚术的一小部分患者需要加用 MTX 治疗;除非异位妊娠诊断明确,并且排除了宫内妊娠,否则 MTX 不应在患者第 1 次就诊时使用(B 级证据)。

该患者输卵管妊娠未破裂,无明显腹腔内出血,输卵管肿块小于 35～

40mm,具备 MTX 药物治疗的条件且不存在 MTX 用药禁忌证,所以使用 MTX 治疗合理。

问题 2:该患者使用 MTX 的剂量是否合理?

答案要点:

1. 该患者的 MTX 使用剂量合理。

2. 根据 2022 年《输卵管间质部妊娠诊治的中国专家共识》以及 2016 年英国皇家妇产科医师学会及早期妊娠学会发布的《异位妊娠的诊断和管理》推荐:一次方案和两次方案给药的剂量是按照肌内注射 $50mg/m^2$ 给药,该患者的体重为 48kg,身高为 162cm,体表面积为 $1.47m^2$,计算剂量为 73.5mg,取整 75mg,所以该患者的 MTX 使用剂量是合理的。

问题 3:请结合病史,分析该患者初始 MTX 单药方案是否合理?

答案要点:

1. 初始 MTX 单药方案合理。

2. 根据 2022 年《输卵管间质部妊娠诊治的中国专家共识》,异位妊娠有三种 MTX 治疗方案:①单剂量方案;②两次剂量方案;③多剂量方案。目前对最佳方案没有达成共识。MTX 治疗成功可能取决于使用的 MTX 治疗方案和患者治疗初始的血清 hCG 水平,单剂量与多剂量方案治疗成功率相似,多剂量方案的不良反应明显增加。两次剂量和单剂量方案的治疗成功率和不良反应相似。但两次剂量方案对初始高血清 hCG 水平的患者有更高的成功率。该患者初始入院时血清 hCG 515.31mIU/ml,MTX 单药方案适宜,入院第二天,患者 β-hCG 上升至 592.54mIU/ml,再次给予 MTX 75mg i.m.,后入院第 5 天 β-hCG 820.50mIU/ml 持续上升,入院第 8 天 β-hCG 742.87mIU/ml,复查妇科腔内彩色超声提示包块无明显增减,再次 MTX 肌内注射化疗,加用甲氨蝶呤注射液 75mg i.m. s.t.,入院第 12 天,β-hCG 下降至 430.05mIU/ml,后出院随访。该患者最终使用了多次方案,血清 hCG 下降超过 15%,终止了 MTX 治疗,出院后每周随访血清 hCG 直至正常水平,住院期间一共给药 MTX 3 次,出现了 hCG 的下降,MTX 方案是合理的。

问题 4:患者在使用 MTX 的过程中,用药监护及用药指导是什么?

答案要点:

1. 严密观察阴道流血的量、性质和颜色、腹痛情况及生命体征的变化;定期检测患者 β-hCG 下降水平及 B 超结果。

2. 不良反应的监护 ①询问患者有无恶心、呕吐、食欲欠佳、腹胀腹泻等情况。②提醒患者用药期间注意预防口腔溃疡和皮疹的发生,多饮水,勤漱口;使用软毛牙刷清洁口腔,不用利器剔牙;高营养、高蛋白、高维生素饮食;如发生溃疡时,用漱口代替刷牙,必要时进行药物治疗。③甲氨蝶呤用药后的前 1~

3天可出现 β-hCG 一过性增高以及阴道点滴状流血，提醒患者无须过度紧张。④建议临床用药1周后复查患者血常规、肝肾功能，警惕甲氨蝶呤可能出现的骨髓抑制、肝肾功能等方面的不良反应。MTX 相关性皮炎虽然少见，但仍然建议注意防晒，以降低 MTX 诱发皮炎的风险。

问题5：从使用 MTX 治疗的注意事项及影响方面，谈谈对于该患者，如何对她进行出院教育？

答案要点：

1. 患者出院以后，建议每周随访 hCG 至正常水平。

2. 该患者出院后，建议避免服用降低药效的含叶酸成分的保健品、食品或非甾体抗炎药。

3. 应尽量减少不必要的妇科和超声检查，患者应避免剧烈运动和性行为直至痊愈，以避免输卵管妊娠破裂。

4. 建议患者在接受 MTX 治疗的最后一次剂量后至少3个月再妊娠。

5. MTX 治疗不会对患者的后续生育结局或卵巢储备功能产生不良影响。

（李长艳　汤　静）

参 考 文 献

[1] The SOGC Clinical Practice Gynaecology Committee. Guideline No. 414: management of pregnancy of unknown location and tubal and nontubal ectopic pregnancies. J Obstet Gynaecol Can, 2021, 43(5): 614-630.

[2] 中国优生科学协会肿瘤生殖学分会. 输卵管间质部妊娠诊治的中国专家共识（2022 年版）. 中国实用妇科与产科杂志, 2022, 38(3): 290-295.

[3] ELSON C J, SALIM R, POTDAR N, et al. RCOG/AEPU joint guideline: diagnosis and management of ectopic pregnancy (green-top guideline No. 21). BJOG, 2016, DOI: 10.1111/1471-0528.14189.

[4] National Institute for Health and Care Excellence. Ectopic pregnancy and miscarriage: diagnosis and initial management (NG126). NICE, 2023, www.nice.org.uk/guidance/ng126.

[5] SHAWNA T, CHRISTINE C. Ectopic Pregnancy. Obstet Gynecol Clin North Am, 2022, 49(3): 537-549.

[6] FRATES M C, DOUBILET P M, PETERS H E, et al. Adnexal sonographic findings in ectopic pregnancy and their correlation with tubal rupture and human chorionic gonadotropin levels. J Ultrasound Med, 2014, 33(4): 697-703.

[7] KELLIE M, MADELINE M, RYAN M, et al. Overview of ectopic pregnancy diagnosis, management, and innovation. Womens Health (Lond), 2023, 19: 1-13.

[8] CHUNG K, CHANDAVARKAR U, OPPER N, et al. Reevaluating the role of dilation and

curettage in the diagnosis of pregnancy of unknown location. Fertil Steril，2011，96（3）：659-662.

[9] PUNIT H，GUNJAN G.Ovarian Pregnancy. Cureus，2022，14（11）：e31316.

[10] SU Q L，FENG H Y，TIAN T，et al. The efficacy of mifepristone combined with methotrexate for the treatment of ectopic pregnancy：a systematic review and meta-analysis. Ann Med，2022，54（1）：3269-3285.

[11] LEE I T，BARNHART K T. What is an ectopic pregnancy？ JAMA，2023，329（5）：434.

[12] STINE K N，CHARLOTTE M，MARIANNE G K. Abdominal ectopic pregnancy. Ugeskr Laeger，2020，182（15）：V08190467.

第二节 妊 娠 剧 吐

妊娠剧吐（hyperemesis gravidarum，HG）是指孕妇在妊娠早期出现的严重持续的恶心、呕吐，并引起脱水、电解质紊乱及代谢性酮症酸中毒，严重者可导致多器官衰竭甚至死亡，是妊娠呕吐最严重的阶段。在有恶心、呕吐症状的孕妇中，通常只有 0.3%～1% 会发展为妊娠剧吐。本节内容参考国内外治疗妊娠剧吐的相关指南，简述妊娠剧吐的基本诊治流程和药物治疗中需要注意的问题。

妊娠剧吐的诊治与
药学监护（微课）

一、病因及病理生理学

妊娠剧吐的病因是多方面的，包括孕妇体内激素水平的变化、精神和社会因素、幽门螺杆菌感染、营养素缺乏、遗传易感性等。其中，怀孕后体内激素的变化，尤其是人绒毛膜促性腺激素（hCG）和雌孕激素水平升高是导致妊娠剧吐的重要原因，hCG 被认为是与妊娠剧吐病理发生最相关的激素。此外，甲状腺功能失调、肝功能异常、多种维生素和矿物质缺乏（如维生素 B_6、B_1、K 和锌）、潜在的心理问题（如妊娠恐惧）、遗传学影响（如家族发生倾向）以及进化适应理论（孕妇和胎儿对毒素的自我保护）均被提出作为病因学的一部分；另外，幽门螺杆菌也可通过加剧由激素介导的胃神经和电生理功能变化，加重妊娠剧吐的症状和持续时间。

二、临床表现及诊断

（一）临床表现

大多数妊娠剧吐发生于妊娠 10 周以前，典型表现为妊娠 6 周左右出现恶心、呕吐并随妊娠进展逐渐加重，直至不能进食，呕吐物中常有胆汁和咖啡渣样物。严重的持续性呕吐和不能进食可导致孕妇脱水、电解质紊乱甚至酸中毒；

极为严重者可出现嗜睡、意识模糊、谵妄甚至昏迷、死亡。孕妇可出现体重下降，下降幅度甚至超过发病前的 5%，出现明显消瘦、极度疲乏、口唇干裂、皮肤干燥、眼球内陷、脉搏增快、尿量减少、尿比重增加并出现酮体。孕妇肝肾功能受损，出现黄疸、血胆红素和转氨酶升高、尿素氮和肌酐增高、蛋白尿和管型尿；严重者可因维生素 B_1 缺乏引发韦尼克脑病。

（二）诊断

1. 病史 妊娠剧吐为排除性诊断，应仔细询问病史，排除可能引起呕吐的其他疾病，包括①胃肠道疾病：胃肠道感染（伴腹泻）、胃痉挛、贲门失弛缓症、胆道疾病（胆囊炎、胆道蛔虫）、病毒性肝炎（肝炎病毒学阳性，肝酶水平升高达 1 000U/L 以上）、肠梗阻、消化性溃疡、胰腺炎（伴腹痛，血浆淀粉酶水平升高达正常值 5～10 倍）、阑尾炎；②泌尿生殖道疾病：尿路感染（伴排尿困难或腰部疼痛）、肾盂肾炎、尿毒症、卵巢扭转、肾结石、子宫平滑肌瘤变性；③代谢性及内分泌疾病：糖尿病酮症酸中毒、卟啉病、原发性肾上腺皮质功能减退、甲状腺功能亢进（简称甲亢）；④神经系统疾病：神经失调、假性脑瘤、前庭病变、偏头痛、中枢神经系统肿瘤；⑤药物中毒或过敏反应；⑥心理性疾病；⑦妊娠相关性疾病：妊娠期急性脂肪肝、子痫前期、溶血肝功能异常血小板减少综合征（HELLP 综合征）。

2. 辅助检查

（1）尿液检查：饥饿状态下机体动员脂肪组织供给能量，使脂肪代谢的中间产物酮体聚积，尿酮体检测阳性，常为 ++～++++；尿量减少，尿比重增加，肾功能受损者可出现蛋白尿和管型尿。

（2）血常规：因血液浓缩致血红蛋白水平升高，可达 150g/L 以上，血细胞比容达 45% 以上。

（3）生化指标：血清钾、钠、氯水平降低，呈代谢性低氯性碱中毒，67% 的妊娠剧吐孕妇肝酶水平升高，但通常不超过正常上限值的 4 倍或 300U/L；血清胆红素水平升高，但不超过 68.4μmol/L（4mg/dl）；血浆淀粉酶和脂肪酶水平升高可达正常值 5 倍；若肾功能不全则出现尿素氮、肌酐水平升高。

（4）动脉血气分析：二氧化碳结合力下降至 <22mmol/L。

上述异常指标通常在纠正脱水、恢复进食后迅速恢复正常。妊娠剧吐严重者还可出现视神经炎及视网膜出血。可通过心电图、MRI 和超声检查等方法，了解患者有无低钾血症和心肌缺血，排除其他神经系统病变和滋养细胞疾病等。

（三）并发症

1. 甲亢 由于 β-hCG 与 TSH 的化学结构相似，妊娠后 β-hCG 水平升高，刺激甲状腺分泌甲状腺激素，继而反馈性抑制促甲状腺激素（TSH）水平，因此 60%～70% 的妊娠剧吐孕妇可出现短暂的甲亢，表现为 TSH 水平下降或游离 T_4 水平升高，常为暂时性，多数并不严重，一般无须使用抗甲状腺药。原发性甲亢患者很少出现呕吐,而妊娠剧吐孕妇没有甲亢的临床表现(如甲状腺肿大)或甲状腺抗体阴性,甲状腺功能通常在孕 20 周恢复正常。

2. 韦尼克脑病 一般在妊娠剧吐持续 3 周后发病,为严重呕吐引起维生素 B_1 缺乏所致,约 10% 的妊娠剧吐患者并发该病。主要表现为眼肌麻痹、眼球震颤、视力障碍、躯干共济失调、步态及站立姿势异常和遗忘性精神症状,可发生木僵或昏迷甚至死亡。未经治疗者的死亡率高达 50%,经治疗后死亡率仍达 10%。

三、治疗目的及原则

持续性呕吐并发酮症的妊娠剧吐孕妇需要住院治疗。治疗原则是补充营养,纠正水、电解质紊乱及酸碱失衡,合理使用镇吐药,防治并发症。

一般处理及心理支持治疗:应尽量避免接触容易诱发呕吐的气味、食品或添加剂。因空腹可加重恶心,患者应在感到饥饿之前或感到饥饿时尽快进食,避免空腹。鼓励少量多餐,两餐之间饮水,饮食应清淡易消化,富含高蛋白。避免进食咖啡、辣椒、高脂肪、过咸过甜的食物,适当食用坚果、苏打饼干、谷物和烤面包片等零食,餐后半小时饮用少量苏打水、柠檬水等。对于不能进食者,可采用肠内或肠外营养支持治疗。生姜可减轻妊娠期恶心程度,对于缓解症状有益,可作为非药物治疗的选择。医务人员和家属应给予患者心理疏导,告知妊娠剧吐经积极治疗 2～3 天后,病情多迅速好转,仅少数孕妇出院后症状复发,需再次入院治疗。

四、药物治疗及药学监护

(一)常用药物治疗方案

1. 预防 《2018 ACOG 实践简报:妊娠期恶心呕吐(No.189)》指出,治疗妊娠剧吐从预防开始,孕前 1 个月服用复合维生素可降低妊娠期恶心呕吐的发病率和严重程度。

2. 纠正脱水及电解质紊乱 呕吐导致液体丢失大于液体摄入时可能发生脱水,通常伴有电解质异常、乏力、头晕及虚弱;长期无法耐受口服药物或严重脱水者,应予以静脉补液,补液时应注意维持水、电解质平衡。纠正脱水及电解质紊乱的方案如下:

(1)每天静脉补液总量 3 000ml 左右,可静脉滴注 5% 或 10% 的葡萄糖注射液、葡萄糖盐水、生理盐水及平衡液等,补液中加入维生素 B_6 100mg、维生素 B_1 100mg、维生素 C 2～3g,连续输液至少 3 天,视呕吐缓解程度和进食情况调整,维持每天尿量≥1 000ml。孕妇不能进食者,可按照葡萄糖 50g+ 胰岛素 10U+10% KCl 1.0g 配成极化液输注补充能量;但应注意先补充维生素 B_1 后再输注极化液,以防止发生韦尼克脑病。

(2)低钾者应静脉补钾,一般 3~4g/d,严重低钾血症时可补钾至 6~8g/d。注意观察尿量。原则上每 500ml 尿量补钾 1g 较为安全,同时监测血清钾水平和心电图,酌情调整剂量。

(3)根据血二氧化碳水平适当补充碳酸氢钠或乳酸钠溶液纠正代谢性酸中毒,常用量为 125~250ml/ 次。

(4)常规药物治疗无效且不能维持正常体重者,肠内营养(鼻胃管或鼻十二指肠管)应被作为提供营养的一线治疗方案。由于潜在的母体严重并发症,肠外静脉营养只在前述治疗无效时作为最后的支持治疗。

3. 止吐治疗 必要时可采取药物止吐治疗。

(1)镇吐药的分类:临床常用镇吐药有组胺 H_1 受体拮抗剂(如多西拉敏、苯海拉明、赛克力嗪、异丙嗪等)、多巴胺受体拮抗剂(如甲氧氯普胺等)、5-羟色胺(5-HT)受体拮抗剂(如昂丹司琼)、糖皮质激素(如氢化可的松、甲泼尼龙等)以及其他镇吐药如维生素 B_6 等。

(2)镇吐药的安全性:由于妊娠剧吐多发生于妊娠早期,正值胎儿致畸的敏感期,因而需密切关注镇吐药的安全性。

1)维生素 B_6 或维生素 B_6- 多西拉敏复合制剂:维生素 B_6 可改善恶心,妊娠期使用安全性好,不良反应小;当维生素 B_6 单独治疗无效时,可采用维生素 B_6- 多西拉敏复合制剂。多中心随机对照试验发现,维生素 B_6 联合多西拉敏可改善妊娠期恶心呕吐的症状。美国妇产科医师学会(American College of Obstetricians and Gynecologists,ACOG)认为,维生素 B_6 或结合多西拉敏作为一线药物治疗妊娠期恶心呕吐安全有效,但我国目前尚无多西拉敏。

2)苯海拉明:为第一代 H_1 受体拮抗剂,中枢抑制作用强,有明显的镇静和抗胆碱作用。其在孕期作为镇吐药是安全有效的,当维生素 B_6 或维生素 B_6- 多西拉敏复合制剂治疗无效时,可联合使用苯海拉明。苯海拉明有催产素样作用,可能导致子宫收缩,尤其在静脉注射过量时,因此不应在妊娠晚期使用。

3)甲氧氯普胺:通过拮抗多巴胺受体而作用于延髓催吐化学感受区,具有强大的中枢性镇吐作用。锥体外系症状是主要不良反应。多中心前瞻性研究显示,早孕期应用甲氧氯普胺并未增加胎儿畸形、自然流产的发生风险,新生儿出生体重与正常对照组相比没有显著差异。另一项评价孕期应用甲氧氯普胺安全性的特大样本量(120 余万例)研究进一步证实,该药并未增加出生缺陷(包括神经管畸形、大血管转位、室间隔缺损、房间隔缺损、法洛四联症、主动脉缩窄、唇裂、腭裂、肛门闭锁或狭窄、肢体短小)以及早产、死产的风险。由于其止吐效果较好,在整个孕期均可安全使用,不具有很强的镇静作用且价廉,可作为多巴胺受体拮抗剂的首选。但因其有导致迟发性运动障碍的报告,尤其是大剂量和长期使用时,2009 年 FDA 规定,其剂量不应超过每天 10mg;2013 年欧洲药品管理局(EMA)建议,甲氧氯普胺限于短期使用,连续使用不超过 5 天。

4)吩噻嗪类:这类药物主要通过抑制化学感受器触发区及直接作用于胃肠道 D_2 受体抑制呕吐,长期应用经验未显示该类药物有明确致畸作用。临床常用的有异丙嗪和氯丙嗪。一项随机双盲对照研究结果显示,异丙嗪的止吐疗效与甲氧氯普胺相似,但甲氧氯普胺治疗组嗜睡、头晕、肌张力障碍的发生率更低;如在妊娠晚期持续使用异丙嗪,可致新生儿发生戒断效应、锥体外系反应,并可能加重新生儿黄疸,故临产前 1~2 周应停用。因氯丙嗪的母体不良反应较其他吩噻嗪类药物严重,一般仅用于难治病例。

5)昂丹司琼:通过结合位于胃肠道迷走神经元的 5-HT 受体,并阻断大脑呕吐中枢信号,从而治疗恶心呕吐。目前昂丹司琼在孕期使用的安全性尚存争议。一项随机双盲对照研究结果表明,昂丹司琼和甲氧氯普胺治疗妊娠剧吐的疗效相当,而嗜睡、口干等不良反应的发生率在昂丹司琼组更低。一项较大样本量(60 余万例)的单胎妊娠、早孕期应用昂丹司琼的安全性研究显示,该药未增加自然流产、胎死宫内、新生儿出生缺陷、早产、新生儿低出生体重及小于胎龄儿的发生风险;但也有研究发现其在妊娠早期使用可能增加胎儿腭裂和心血管畸形(尤其是间隔缺损)的发生风险。尽管缺乏足够证据证实昂丹司琼对胎儿的安全性,但其绝对风险是低的,可权衡利弊使用,尤其在妊娠 10 周前。但是昂丹司琼有增加患者心脏 Q-T 间期延长引发尖端扭转型室性心动过速的潜在风险,尤其是有心脏疾病、低钾血症或低镁血症的患者更易发生。故 FDA 建议昂丹司琼单次静脉给药剂量不超过 16mg;有心律失常高危因素的患者,包括 Q-T 间期延长、心力衰竭、低钾血症、低镁血症的个人及家族史,使用时应注意监测电解质及心电图;并应避免与以下药物联合使用:抗组胺药(羟嗪)、镇痛药和镇静药(美沙酮、羟考酮、水合氯醛)、利尿药、抗胆碱药、抗心律失常药(胺碘酮、索他洛尔、奎尼丁、普鲁卡因胺)、抗精神病药(氟哌啶醇、氯丙嗪、氯氮平)、三环和四环类抗抑郁药(阿米替林、丙米嗪、氯米帕明)、大环内酯类抗生素(红霉素、阿奇霉素)、曲唑酮、氟西汀、抗疟药(氯喹、奎宁)、甲硝唑、治疗 HIV 的蛋白酶抑制剂等。

6)糖皮质激素:该类药物在孕期使用的安全性尚存争议。研究表明,甲泼尼龙可缓解妊娠剧吐的症状,但鉴于妊娠早期使用甲泼尼龙与胎儿唇腭裂有关,虽然畸形发生率极低(0.1%~0.2%),ACOG 仍建议应避免在孕 10 周前将该类药物作为一线治疗药物,且仅作为顽固性妊娠剧吐患者的最后止吐方案。常用治疗方案为:甲泼尼龙 48mg/d,口服或静脉给药,连续使用 3 天;3 天后症状未改善者,立即停用;对该药敏感者,在 2 周内逐渐减量,总疗程不超过 6 周。

(3)妊娠期恶心呕吐的药物治疗流程:见图 2-1。ACOG 建议,若出现妊娠期恶心呕吐症状,早期治疗可能有利于防止病情进展为妊娠剧吐。

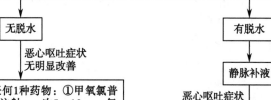

初始治疗：维生素B₆，口服，一次10~25mg，
一日3~4次，根据症状调整剂量或次数

↓ 恶心呕吐症状无明显改善

联合使用以下任何1种药物：①苯海拉明，口服，一次25~50mg，每4~6小时1次；②茶苯海明，口服，一次25~50mg，每4~6小时1次；③异丙嗪，口服或直肠给药，一次12.5~25mg，每4~6小时1次

无脱水

↓ 恶心呕吐症状无明显改善

联合使用以下任何1种药物：①甲氧氯普胺，口服或肌内注射，一次5~10mg，每6~8小时1次；②昂丹司琼，口服，一次4mg，每8小时1次；③异丙嗪，口服、直肠给药或肌内注射，一次12.5~25mg，每4~6小时1次

有脱水

↓

静脉补液

↓ 恶心呕吐症状无明显改善

联合使用以下任何1种药物：①甲氧氯普胺，静脉注射，一次5~10mg，每8小时1次；②昂丹司琼，静脉注射（推注时间不少于15分钟），一次8mg，每12小时1次；③异丙嗪，静脉注射，一次12.5~25mg，每4~6小时1次

↓ 恶心呕吐症状无明显改善

联合使用以下任何1种药物：①氯丙嗪，静脉或肌内注射，一次25~50mg，每4~6小时1次；②甲泼尼龙，口服或静脉注射，一次16mg，每8小时1次

注：①应用该流程时须排除其他原因引起的恶心呕吐；②在任何阶段，如果出现脱水或体重下降，都应考虑肠内营养；③建议任何需要静脉补液或呕吐超过3周的患者每天补充维生素B₁ 100mg，连续2~3天，以预防罕见但严重的并发症韦尼克脑病，同时需要静脉补充多种维生素。

图2-1 妊娠期恶心呕吐的药物治疗流程

（4）辅助治疗：对于妊娠剧吐合并胃灼热/胃酸反流的患者，可联合使用胃酸分泌抑制剂（如 H₂ 受体拮抗剂雷尼替丁、质子泵抑制剂奥美拉唑）、胃黏膜保护药和抗酸药（如硫糖铝、铝碳酸镁）。

（二）药学监护要点

1. 疗效评估 恶心呕吐症状的改善是疗效评估的重要指标；对于脱水及电解质紊乱的患者，除了患者主观症状外，还应结合实验室检查结果进行疗效评估，并及时调整治疗方案。

2. 药物不良反应监测

（1）多巴胺受体拮抗剂（如甲氧氯普胺）和各种吩噻嗪类药物（如异丙嗪、丙氯拉嗪或氯丙嗪）可能增加锥体外系反应（如迟发性运动障碍）或罕见的神经阻滞剂恶性综合征(危及生命的反应,包括高热、精神错乱、肌肉僵硬、自主神经系统改变)。

(2)使用异丙嗪治疗的患者,应特别注意有无肠梗阻,药物过量、中毒等问题,其症状体征可被异丙嗪的止吐作用所掩盖。

(3)有 Q-T 间期延长、心力衰竭、低钾血症、低镁血症的个人及家族史患者,使用昂丹司琼治疗时应注意监测电解质及心电图。

(4)联合用药可能增加药物不良反应的发生风险,例如昂丹司琼与吩噻嗪类药物(如氯丙嗪)联合使用时,可增加 Q-T 间期延长的发生风险。

3. 用药教育 对患者进行宣教,包括治疗药物的使用方法、疗程、妊娠期使用的安全性及可能发生的不良反应,提高用药依从性。

4. 其他

(1)充分认识妊娠剧吐可能产生的巨大心理压力和身体不适,了解早期预防方法,认识到早期识别、正确处理的重要临床意义。

(2)及时了解最新的治疗指南和文献报道,熟悉临床处置方法。

(3)结合患者情况制订个体化用药方案,及时评估疗效和不良反应;必要时辅以心理干预措施,告知患者妊娠剧吐经积极治疗 2~3 天后,病情多迅速好转,仅少数患者出院后症状复发,需再次入院治疗。

(4)妊娠剧吐时常难以忍受口服药物,可考虑其他给药途径,如异丙嗪可直肠给药,甲氧氯普胺可肌内注射。

(5)关注药物相互作用。

五、案例

病历摘要:

基本信息:患者,女性,30 岁,身高 150cm,孕前体重 56kg,现体重 46kg。

入院时间:2021 年 5 月 3 日

主诉:停经 2 个月余,呕吐 1 个月余,加重 1 周。

现病史:患者平素月经欠规律,6~7/30~33 天,LMP:2021 年 2 月 25 日,EDC:2021 年 10 月 1 日。停经 1 个月余,自测尿 hCG 阳性,外院 B 超明确宫内早孕。孕 4+ 周开始出现恶心呕吐等早孕反应,未治疗,1 周前早孕反应加重,每天呕吐 10~20 次,呕吐物为胃内容物,伴恶心、全身乏力,偶有眼花、心慌、呼吸困难等。1 周以来无食欲,每天进食量少,但恶心呕吐症状持续加重无缓解。5 月 3 日至我院急诊就诊,考虑妊娠剧吐,予收住院。孕期无双下肢水肿,现无腹痛及阴道流血、流液,孕期精神、饮食差。近 1 周共大便 5 次,量少,每天小便 2~3 次,量少,为黄色。孕期体重减少 10kg。

既往史:否认慢性病及传染病病史,否认手术外伤史,否认疫区接触史。

月经婚育史:15 岁初潮,月经周期 6~7/30~33 天,量中,无痛经;G2P1,

2019 年 9 月 7 日足月顺产一活女婴,体重 3 250g。

个人史: 无吸烟、嗜酒等不良嗜好。

家族史: 父母健在,否认家族遗传及传染病病史。

过敏史: 否认药物、食物过敏史。

查体: T 36.8℃,P 102 次 /min,BP 96/65mmHg,心肺听诊无异常,腹部膨隆,如孕周大小,肝脾肋缘下未触及,无双下肢水肿;可见口唇干裂、眼球内陷。

辅助检查: 2021 年 5 月 2 日尿常规示尿酮体(++++);2021 年 4 月 23 日产科 B 超提示宫内早孕 9 周。

入院诊断:

1. 妊娠剧吐

2. G2P1,孕 9^{+4} 周,单活胎

诊治过程:

2021-05-03(入院当天)

辅助检查:

急诊血生化:钾 3.19mmol/L,钠 136.47mmol/L,氯 95.06mmol/L;GPT 58U/L,GOT 47U/L,总胆红素 39.2μmol/L,直接胆红素 23.7μmol/L,间接胆红素 15.5μmol/L,肌酐 68.2μmol/L。急诊血常规:红细胞 5.79×10^{12}/L,血细胞比容 48%,血红蛋白 160g/L,嗜酸性粒细胞百分比 0.30%。急诊凝血功能:纤维蛋白原 4.06g/L。急诊尿常规:尿糖(+++),尿酮体(++++),尿蛋白(+)。

初始治疗方案: 见表 2-3。

表 2-3　初始治疗方案用药记录

药品名称	用量	用法
维生素 B$_1$	0.1g	i.m.,q.d.
10% 氯化钾	1.0g	i.v.gtt.,q.d.
10% 葡萄糖注射液	500ml	
胰岛素注射液	10U	
10% 氯化钾	1.5g	i.v.gtt.,q.d.
5% 葡萄糖注射液	500ml	
维生素 C	2g	
10% 氯化钾	1.5g	i.v.gtt.,q.d.
葡萄糖氯化钠注射液	500ml	
维生素 B$_6$ 注射液	0.1g	
葡萄糖氯化钠注射液	500ml	i.v.gtt.,q.d.
盐酸甲氧氯普胺注射液	10mg	
复方电解质注射液	500ml	i.v.gtt.,q.d.

2021-05-04（入院第 2 天）

主诉： 患者仍感恶心，呕吐次数较昨日明显减少，全身乏力，无腹痛、阴道流血流液等不适。大便 1 次，量少；小便 5 次，量中，色微黄透明。

查体： T 36.3℃，P 85 次 /min，BP 99/66mmHg，生命体征平稳，皮肤巩膜无黄染，心肺阴性，腹软，无压痛，双下肢无水肿，胎心率 154 次 /min。

辅助检查： 无。

治疗方案： 同入院当天。

2021-05-05（入院第 3 天）

主诉： 患者诉恶心较前缓解，无呕吐，可尝试少量进食，但仍觉全身乏力，无腹痛、阴道流血流液等不适。大便 1 次，量少；小便 6 次，量中，色微黄透明。

查体： T 36.8℃，P 75 次 /min，BP 96/60mmHg，生命体征平稳，皮肤巩膜无黄染，心肺阴性，腹软，无压痛，双下肢无水肿，胎心率 150 次 /min。口唇干裂、眼球内陷较前好转。

辅助检查：

复查血生化：钾 3.57mmol/L，钠 138.41mmol/L，氯 106.38mmol/L；复查血常规：正常；复查尿常规：尿酮体（+）。

治疗方案： 停用"10% 氯化钾 1.0g+10% 葡萄糖注射液 500ml+ 胰岛素注射液 10U"；停用"复方电解质注射液 500ml"；加用"乳酸钠林格注射液，500ml，i.v.gtt."。

2021-05-06（入院第 4 天）

主诉： 患者诉恶心较前明显缓解，无呕吐，可正常饮食，全身乏力较前缓解，无腹痛、阴道流血流液等不适。大便 1 次，量中；小便 6 次，量中，几乎无色，透明。

查体： T 36.5℃，P 70 次 /min，BP 90/60mmHg，生命体征平稳，皮肤巩膜无黄染，心肺阴性，腹软，无压痛，双下肢无水肿，胎心率 148 次 /min。口唇干裂和眼球内陷明显好转。

辅助检查： 无。

治疗方案： 停用全部治疗药物。

2021-05-07（入院第 5 天）

主诉： 患者诉近 2 日均可正常饮食，进食三餐后稍感恶心，但无呕吐，无全身乏力、头晕头痛，大小便正常。

查体： T 36.6℃，P 68 次 /min，BP 89/58mmHg，生命体征平稳，皮肤巩膜无黄染，心肺阴性，腹软，无压痛，双下肢无水肿，胎心率 150 次 /min。

辅助检查： 复查血常规、血生化、尿常规，均正常。

治疗方案： 无。

出院诊断:

1. G2P1,孕 10^{+1} 周,单活胎

2. 妊娠剧吐

出院带药:无。

问题(含答案要点)

问题 1:结合病史,请分析患者妊娠剧吐的诊断依据是什么?

答案要点:

1. 妊娠剧吐为排除性诊断,应仔细询问病史,排除可能引起恶心呕吐的其他疾病。

2. 尿常规、血常规、生化指标等实验室检查是辅助诊断妊娠剧吐的重要依据。①尿常规:尿酮体检测阳性,常为 ++～++++;尿量减少、尿比重增加,肾功能受损者可出现蛋白尿及管型尿。②血常规:因血液浓缩致血红蛋白水平升高,可达 150g/L 以上,血细胞比容达 45% 以上。③生化指标:血清钾、钠、氯水平降低;部分患者肝酶水平升高,但通常不超过正常上限值的 4 倍或 300U/L;血清胆红素水平升高,但不超过 68.4μmol/L;血浆淀粉酶和脂肪酶水平升高可达正常值 5 倍;肾功能不全还可出现尿素氮、肌酐水平升高。④动脉血气分析:二氧化碳结合力下降至<22mmol/L。

3. 结合患者的临床表现(孕 4^+ 周开始出现恶心呕吐,入院前 1 周加重,每天呕吐 10～20 次,呕吐物为胃内容物,伴恶心、全身乏力,偶有眼花、心慌、呼吸困难等症状,1 周以来无食欲,每天进食量极少,可少量饮水,但恶心呕吐症状持续加重无缓解,怀孕后体重降低 10kg)和诊断依据,包括患者既往体健,未合并胃肠道疾病、代谢性疾病、妊娠期急性脂肪肝等可能引起严重恶心呕吐的疾病,入院前 1 天及入院当天尿酮均为(++++),血红蛋白升高为160g/L,血清钾、钠、氯水平均降低,肝酶和胆红素水平轻度升高,诊断为妊娠剧吐合理。

问题 2:请分析患者使用维生素 B_1 的目的是什么? 用法用量和疗程是否适宜?

答案要点:

1. 患者使用维生素 B_1 是为了预防韦尼克脑病。韦尼克脑病为妊娠剧吐的严重并发症,一般在妊娠剧吐持续 3 周后发病,为严重呕吐引起维生素 B_1 缺乏所致,约 10% 的妊娠剧吐患者并发该病。《2018 ACOG 实践简报:妊娠期恶心呕吐(No.189)》建议,任何需要静脉补液或呕吐超过 3 周的患者应每天补充维生素 B_1 100mg,连续 2～3 天,预防韦尼克脑病。

2. 患者入院前恶心呕吐近 5 周,剧烈呕吐 1 周,1 周以来无食欲,每天进食量极少,维生素 B_1 缺乏的可能性较大,因此,有必要给予维生素 B_1 预防韦尼克脑病。患者维生素 B_1 的使用方法为 100mg i.m. q.d.,共使用 3 天,给药方法、用

法用量和疗程适宜。

问题3：请评估患者补钾补液方案及停药时机是否适宜?

答案要点：

1. 持续呕吐导致液体丢失大于液体摄入时可能发生脱水，通常伴有电解质异常、乏力、头晕及虚弱，必要时应予以静脉补液，补液时应注意维持水电解质平衡。每天静脉补液总量一般在3 000ml左右，补液中可加入维生素 B_6、维生素 B_1、维生素C，连续输液至少3天，视呕吐缓解程度和进食情况调整，维持每天尿量≥1 000ml；孕妇不能进食者，可按照10%葡萄糖注射液500ml+胰岛素10U+10%氯化钾1.0g配成极化液输注补充能量；但应注意先补充维生素 B_1 后再输注极化液，以防止发生韦尼克脑病。

2. 低钾者应静脉补钾，一般3～4g/d，严重低钾血症时可补钾至6～8g/d。注意观察尿量。原则上每500ml尿量补钾1g较为安全，同时监测血清钾水平和心电图，酌情调整剂量。

3. 患者持续呕吐5周，加重1周，且入院时查血生化提示钠、钾、氯均偏低，因此有必要静脉补充液体和电解质。入院当天在使用维生素 B_1 100mg肌内注射的基础上，给予5组液体，含极化液、电解质、维生素C和维生素 B_6，单日静脉补液总量2 500ml，氯化钾补充总量4.685g，液体补充总量和补钾量适宜。

4. 患者补液2天后辅助检查结果提示，钠、钾、氯、肝功能、血常规均恢复正常，尿酮体(+)，且已无呕吐，可尝试少量进食，尿量增加，说明治疗有效。当日停用极化液和复方电解质注射液，加用乳酸钠林格注射液500ml，单日总补液量降至2 000ml，单日氯化钾补充总量降至3.0g。结合患者恶心呕吐症状好转，尿量增加，可尝试进食，但尚未恢复正常饮食，方案调整适宜。1日后，患者可正常饮食，大小便正常，停药合理。

问题4：请评估患者的止吐方案。

答案要点：

1. 患者入院后连续使用3天的止吐方案为"葡萄糖氯化钠注射液500ml+盐酸甲氧氯普胺注射液10mg，静脉滴注，每天1次"。

2. 患者入院时持续呕吐5周，加重1周，有使用镇吐药的指征。考虑到患者呕吐症状加重1周以来，每天呕吐10～20次，伴全身乏力，偶有眼花、心慌、呼吸困难等症状，且无食欲，有少尿、口唇干裂、眼球内陷等脱水症状，入院时状况较难忍受口服药物，因此，可选用其他给药方式。

3. 患者入院时孕 9^{+4} 周，仍处于胚胎发育的敏感期。综合考虑药物的安全性、给药方式及可及性，选择甲氧氯普胺静脉给药适宜（妊娠早期应用甲氧氯普胺并未增加胎儿畸形、自然流产的发生风险，新生儿出生体重与正常对照组相比无显著差异）。

4.《2016 英国皇家妇产科医师学院（Royal College of Obstetricians and Gynaecologists，RCOG）指南：妊娠期恶心呕吐以及妊娠剧吐的管理（No.69）》推荐，甲氧氯普胺治疗妊娠剧吐的剂量为 5～10mg/ 次，每 8 小时 1 次，最长疗程 5 天。因其有过导致迟发性运动障碍的报告，尤其是大剂量和长期使用时，2009 年 FDA 规定，其剂量不应超过每天 10mg；2013 年 EMA 建议，甲氧氯普胺限于短期使用，连续使用不超过 5 天。综合考虑，妊娠期药物治疗为兼顾安全性和有效性，可考虑甲氧氯普胺初始小剂量给药，根据患者治疗反应调整剂量和频次。因此，患者每日静脉给予甲氧氯普胺 10mg 合理，且治疗 1 天后症状好转，维持治疗 3 天后症状得到明显改善，故停药合理。虽然患者使用的治疗剂量较小，但治疗期间仍应密切监测相关药品不良反应并及时干预，包括嗜睡、口干、便秘等。

5. 考虑到甲氧氯普胺遇光变成黄色或棕色后，毒性增高，不良反应发生率增加。因此，针对甲氧氯普胺的给药途径，应建议临床调整为肌内注射；若仍须静脉滴注，应使用避光输液袋和避光输液管。

问题 5：请从生活方式干预及监测随访方面为患者进行出院教育。

答案要点：

1. 妊娠剧吐经积极治疗好转后仅少数患者出院后症状复发，需再次入院治疗。

2. 为避免复发，还应注意饮食和生活方式，尽量避免接触容易诱发呕吐的气味、食品或添加剂。避免空腹，应少量多餐，饮食应清淡易消化，富含高蛋白。避免进食咖啡、辣椒、高脂肪、过咸过甜的食物，适当食用坚果、苏打饼干、谷物和烤面包片等零食。生姜可减轻妊娠期恶心程度，对于缓解症状有益，可作为非药物治疗的选择。补充复合维生素也有助于减轻或缓解恶心呕吐，建议孕期坚持补充含叶酸的复合维生素。

3. 若出院症状复发，并且体重下降超过 5%，伴有极度疲乏、口唇干裂、皮肤干燥、眼球内陷、脉搏增快、尿量减少等症状时，应及时入院治疗。

（黄　桦　张　峻）

参 考 文 献

[1] 谢幸，孔北华，段涛. 妇产科学. 9 版. 北京：人民卫生出版社，2018.

[2] 徐丛剑，华克勤. 实用妇产科学. 4 版. 北京：人民卫生出版社，2018.

[3] 唐纳德·R. 马蒂森. 妊娠期药理学. 阎姝，译. 天津：天津科技翻译出版有限公司，2020.

[4] ACOG. Practice bulletin no.189: nausea and vomiting of pregnancy. Obstet Gynecol, 2018，131（1）：e15-e30.

[5] KOREN G，CLARK S，HANKINS G D，et al. Maternal safety of the delayed-release

doxylamine and pyridoxine combination for nausea and vomiting of pregnancy: a randomized placebo controlled trial. BMC Pregnancy Childbirth, 2015, 15: 59.

[6] SCHAEFER C, SPIELMANN H, VETTER K, et al. 孕期与哺乳期用药. 8版. 吴效科, 黄志超, 译. 北京: 科学出版社, 2021.

[7] BERKOVITCH M, ELBIRT D, ADDIS A, et al. Fetal effects of metoclopramide therapy for nausea and vomiting of pregnancy. N Engl J Med, 2000, 343 (6): 445-446.

[8] PASTEMAK B, SVANSTROM H, MOLGAARD-NIELSEN D, et al. Metoclopramide in pregnancy and risk of major congenital malformations and fetal death. JAMA, 2013, 310 (15): 1601-1611.

[9] 严鹏科, 陈敦金, 郑志华. 实用孕产妇处方集. 北京: 人民卫生出版社, 2021.

[10] 中华医学会妇产科学分会产科学组. 妊娠剧吐的诊断及临床处理专家共识 (2015). 中华妇产科杂志, 2015, 50 (11): 801-803.

[11] TAN P C, KHINE P P, VALLIKKANNU N, et al. Promethazine compared with metoclopramide for hyperemesis gravidarum: a randomized controlled trial. Obstet Gynecol, 2010, 115 (5): 975-981.

[12] ABAS M N, TAN P C, AZMI N, et al. Ondansetron compared with metoclopramide for hyperemesis gravidarum. Obstet Gynecol, 2014, 123 (6): 1272-1279.

[13] PASTEMAK B, SVANSTROM H, HVIID A. Ondansetron in pregnancy and risk of adverse fetal outcomes. N Engl J Med, 2013, 368 (9): 814-823.

[14] ANDERKA M, MITCHELL A A, LOUIK C, et al. Medications used to treat nausea and vomiting of pregnancy and the risk of selected birth defects. National Birth Defects Prevention Study. Birth Defects Res A Clin Mol Teratol, 2012, 94 (1): 22-30.

[15] CARSTAIRS S D. Ondansetron use in pregnancy and birth defects: a systematic review. Obstet Gynecol, 2016, 127 (5): 878-883.

[16] KLAUSER C K, FOX N S, ISTWAN N, et al. Treatment of severe nausea and vomiting of pregnancy with subcutaneous medications. Am J Perinatol, 2011, 28 (9): 715-721.

[17] PASTERNAK B, SVANSTROM H, HVIID A. Ondansetron in pregnancy and risk of adverse fetal outcomes. N Engl J Med, 2013, 368 (9): 814-823.

[18] FREEDMAN S B, ULERYK E, RUMANTIR M, et al. Ondansetron and the risk of cardiac arrhythmias: a systematic review and postmarketing analysis. Ann Emerg Med, 2014, 64 (1): 19-25.

[19] CARMICHAEL S L, SHAW G M. Maternal corticosteroid use and risk of selected congenital anomalies. Am J Med Genet, 1999, 86 (3): 242-244.

[20] PARK-WYLLIE L, MAZZOTTA P, PASTUSZAK A, et al. Birth defects after maternal exposure to corticosteroids: prospective cohortstudy and meta-analysis of epidemiological

studies. Teratology, 2000, 62(6): 385-392.

[21] RODRIGUEZ-PINILLA E, MARTINEZ-FRIAS M L. Corticosteroids during pregnancy and oral clefts: a case-controlstudy. Teratology, 1998, 58(1): 2-5.

[22] 陈新谦, 金有豫, 汤光. 新编药物学. 18版. 北京: 人民卫生出版社, 2018.

[23] RCOG Green-Top Guideline NO. 69: The management of nausea and vomiting of pregnancy and hyperemesis gravidarum, 2016. [2023-04-15]. https://www.rcog.org.uk/guidance/browse-all-guidance/green-top-guidelines/the-management-of-nausea-and-vomiting-of-pregnancy-and-hyperemesis-gravidarum-green-top-guideline-no-69/.

第三节　妊娠期高血压疾病

妊娠期高血压疾病是指妊娠与高血压并存的一组疾病，包括妊娠前诊断为高血压或妊娠20周前新发现的高血压以及妊娠20周后发生的高血压。妊娠期高血压疾病发病率为5%～12%，严重威胁母儿健康和安全，是导致我国孕产妇死亡的第二大元凶。本节内容参考国内外关于妊娠期高血压疾病的相关指南，简述妊娠期高血压疾病的基本诊治流程和药学监护中需要注意的问题。

妊娠期高血压疾病的诊治与药学监护（微课）

一、病因及病理生理学

妊娠期高血压疾病的发病背景复杂，该疾病的病理生理改变包括慢性子宫胎盘缺血、免疫不耐受、脂蛋白毒性、遗传印记、滋养细胞凋亡和坏死增多及孕妇过度耐受滋养细胞炎性反应等。尤其是子痫前期 - 子痫存在多因素发病异源性、多机制发病异质性、病理改变和临床表现的多通路不平行性，具有多因素、多机制、多通路发病综合征性质，无法用"一元论"来解释，其基本病理生理变化表现为全身小血管痉挛和血管内皮损伤，随后发生脑、肾脏、肝脏、心脏、血液、子宫胎盘血管等全身性各脏器改变。

二、分类、临床表现及诊断

（一）妊娠期高血压疾病的分类和临床表现

妊娠期高血压疾病是妊娠与血压升高并存的一组疾病，包括妊娠高血压、子痫前期、子痫、妊娠合并慢性高血压及慢性高血压并发子痫前期。妊娠期各类高血压疾病的诊断之间具有转换性和进展性。当高血压伴有子痫前期的其他临床表现时，则诊断为子痫前期；重度妊娠高血压应与重度子痫前期一样对待；

妊娠 20 周后发生的高血压可能是妊娠高血压,也可能是子痫前期的首发症状之一;妊娠合并慢性高血压患者可能发展为慢性高血压并发子痫前期。

1. 妊娠高血压 妊娠 20 周后首次出现高血压,收缩压≥140mmHg 和 / 或舒张压≥90mmHg;尿蛋白检测阴性;收缩压≥160mmHg 和 / 或舒张压≥110mmHg 为重度妊娠高血压;该疾病于产后 12 周内恢复正常,因此产后方可确诊。

2. 子痫前期 妊娠 20 周后出现收缩压≥140mmHg 和 / 或舒张压≥90mmHg,且伴有下列任意 1 项:①尿蛋白定量≥0.3g/24h,或尿蛋白 / 肌酐比值≥0.3,或随机尿蛋白(+);②无蛋白尿但伴有下列任一项:心、肺、肝、肾等重要器官,或血液系统、消化系统、神经系统的异常改变,胎盘 - 胎儿受到累及等。早发子痫前期的定义为需在妊娠 34 周前因子痫前期终止妊娠者。子痫前期也可发生在产后。重度子痫前期是指子痫前期的孕妇出现下述任一表现。①血压持续升高不可控制:收缩压≥160mmHg 和 / 或舒张压≥110mmHg。②持续性头痛、视觉障碍或其他中枢神经系统异常表现。③持续性上腹部疼痛及肝包膜下血肿或肝破裂表现。④转氨酶水平异常:血谷丙转氨酶(GPT)或谷草转氨酶(GOT)水平升高。⑤肾功能受损:尿蛋白定量≥2.0g/24h;少尿(24 小时尿量<400ml,或每小时尿量<17ml),或血肌酐水平>106μmol/L。⑥低蛋白血症伴腹水、胸腔积液和心包积液。⑦血液系统异常:血小板计数呈持续性下降并低于100×10^9/L;微血管内溶血,表现有贫血、血乳酸脱氢酶(LDH)水平升高或黄疸。⑧心力衰竭。⑨肺水肿。⑩胎儿生长受限或羊水过少、胎死宫内、胎盘早剥等。

3. 子痫 在子痫前期基础上发生不能用其他原因解释的强直性抽搐;发生在产前、产时或产后,也可发生在无临床子痫前期表现时。在子痫患者中,大部分发生在产前,产后 48 小时发生抽搐者约占 25%。子痫进展迅速,是造成母儿死亡的最主要原因,临床药师应配合临床团队积极处理。

4. 妊娠合并慢性高血压 存在各种原因的继发性或原发性高血压,慢性高血压的病因、病程和病情表现不一,如孕妇既往存在高血压或在妊娠 20 周前发现收缩压≥140mmHg 和 / 或舒张压≥90mmHg,妊娠期无明显加重或表现为急性严重高血压;或妊娠 20 周后首次发现高血压但持续到产后 12 周以后。慢性高血压患者可能发生胎盘早剥、胎儿生长受限,且 13%～40% 可能发展为慢性高血压并发子痫前期。药师应加强母儿监测和评估:包括母体的体重变化、血压、尿蛋白、血肌酐及血钾水平;胎儿的双顶径、股骨长、头围、腹围及估重;如患者出现顽固性高血压、血钾水平<3.0mmol/L、血肌酐水平>106μmol/L 或有肾脏疾病家族史,应转诊至高血压专科门诊;如发现胎儿生长受限,应及时开展临床干预。

5. 慢性高血压并发子痫前期 慢性高血压孕妇妊娠 20 周前无蛋白尿,妊娠 20 周后出现尿蛋白定量≥0.3g/24h 或随机尿蛋白（+）；或妊娠 20 周前有蛋白尿，妊娠 20 周后尿蛋白量明显增加；或出现血压进一步升高等上述重度子痫前期的任何 1 项表现。注意甄别患者留取的是否是清洁中段尿，通过尿常规排除尿少、尿比重增高的干扰。慢性高血压并发重度子痫前期的孕妇出现靶器官受累及其他临床表现时，均应按重度子痫前期处理。

（二）诊断

1. 病史 注意排查各种风险因素，包括询问妊娠前有无高血压、肾脏疾病、糖尿病及自身免疫性疾病（包括系统性红斑狼疮、抗磷脂综合征）等病史或表现，有无妊娠期高血压疾病史及家族史（包括母亲和姐妹），了解此次妊娠后孕妇的高血压、蛋白尿等症状出现的时间和严重程度，了解产前检查状况（特别注意有无头痛、视觉障碍、上腹不适等症状），了解孕妇的一般情况（包括年龄、体重、此次妊娠的产前检查是否规律或适当、饮食和生活环境）。遗憾的是，多数子痫前期见于无明显风险因素的所谓"健康"孕妇。

2. 高血压的测量方法 被测者安静休息至少 5 分钟后取坐位或卧位，肢体放松，袖带大小合适（袖带长度为上臂围的 1.5 倍）且与心脏处于同一水平。同一手臂至少 2 次测量的收缩压≥140mmHg 和 / 或舒张压≥90mmHg 定义为高血压。对首次发现血压升高者，应间隔 4 小时或以上复测血压，如 2 次测量均为收缩压≥140mmHg 和 / 或舒张压≥90mmHg 诊断为高血压，但对于收缩压≥160mmHg 和 / 或舒张压≥110mmHg 的严重高血压孕妇，间隔数分钟重复测定后即可诊断。对于收缩压≥160mmHg 和 / 或舒张压≥110mmHg 的重度高血压孕妇，如急性发作、持续>15 分钟称为高血压急症。

3. 尿蛋白的检测与蛋白尿的定义 妊娠期高血压疾病可能会继发肾小球损害，导致肾小球滤过膜通透性增加及电荷屏障受损，血浆蛋白大量滤入原尿，超过肾小管重吸收能力就导致了尿蛋白。因此每次产检时均应检测尿蛋白或尿常规。尿常规检查注意选取清洁中段尿，并且排除尿少导致的尿比重增高的可能性，通过尿常规中的上皮细胞及尿比重是否异常增高可以判定样本是否合格。可疑子痫前期的孕妇应检测 24 小时尿蛋白定量，尿蛋白≥0.3g/24h 或尿蛋白 / 肌酐比值≥0.3，或随机尿蛋白≥（+）定义为蛋白尿。这个蛋白尿的定义与非妊娠女性的蛋白尿水平（尿蛋白定量大于 100mg/L 或大于 0.15g/24h）不同，正常孕妇的尿蛋白排泄从大约 100mg/d 的非妊娠期水平增加到妊娠晚期的 150～200mg/d，因此在检测浓缩尿液样本时，可能出现阳性结果，即随机尿蛋白定性不准确，只有定量方法不可用时才考虑使用。还要注意蛋白尿的进展变化，注意排查蛋白尿与孕妇肾脏疾病和自身免疫性疾病的关系。

4. 实验室检查 ①当妊娠期出现高血压时，需作血常规、尿常规、肝功能、血脂、肾功能、凝血功能、心电图、产科超声检查；②当出现子痫前期及子痫时，还需在上述实验室检查基础上添加下列检查：排查自身免疫性疾病、高凝状况检查、血电解质、眼底检查、超声检查肝肾等器官及胸腹水情况、动脉血气分析、心脏彩超及心功能检测、超声检查和监测胎儿生长发育指标、头颅 MRI。

三、治疗目的及原则

（一）治疗目的

妊娠期高血压疾病的治疗目的是预防重度子痫前期和子痫的发生，降低母儿围产期并发症发生率和死亡率，改善围产结局。

（二）治疗原则

1. 概要　正确评估整体母儿情况；孕妇休息镇静，积极降压，预防抽搐及抽搐复发，有指征地利尿，有指征地纠正低蛋白血症；密切监测母儿情况以预防和及时治疗严重并发症，适时终止妊娠，治疗基础疾病，做好产后处置和管理。

治疗手段应根据病情的轻重缓急和分类进行个体化治疗，尽可能发现子痫前期 - 子痫的诱发原因并对症处理，诱发原因包括自身免疫性疾病、甲状腺功能亢进、肾脏疾病或糖尿病等。对不同类型的妊娠期高血压疾病孕妇分层、分类管理：①对于妊娠高血压患者，休息、镇静，监测母儿情况，酌情降压治疗，重度妊娠高血压按重度子痫前期处理；②对于子痫前期患者，有指征地降压、利尿、纠正低蛋白血症、预防抽搐、镇静，密切监测母儿情况，预防、治疗严重并发症的发生，适时终止妊娠；③对于子痫患者，治疗抽搐，预防抽搐复发和并发症，病情稳定后终止妊娠；④对于妊娠合并慢性高血压者，动态监测血压变化，以降压治疗为主，注意预防子痫前期的发生；⑤对于慢性高血压伴发子痫前期者，兼顾慢性高血压和子痫前期的治疗，伴发重度子痫前期临床征象者按重度子痫前期处理。

2. 严重度评估和监测　在妊娠期高血压疾病的诊断明确后，药师如要做到选药合理，避免不良妊娠结局的发生，就需要具备评估患者病情的轻重和进展的能力。对于妊娠期高血压疾病的评估包括以下几个方面。

（1）基本监测：注意有无头痛、眼花、胸闷、上腹部不适或疼痛及其他消化系统症状、下肢和 / 或外阴明显水肿，检查血压的动态变化、体重变化、尿量变化、血常规、尿常规，注意胎动、胎心率和胎儿生长趋势等。

（2）孕妇的特殊检查：检查眼底、重要器官的功能、凝血功能，血脂、血尿酸水平，尿蛋白定量和电解质水平，有条件的机构应检查自身免疫性疾病的相关指标，尤其是早发子痫前期或重度子痫前期或存在 HELLP 综合征表现更要及时排查自身免疫性疾病的相关指标，有条件时做血栓性血小板减少性紫癜、溶血性尿毒症综合征等鉴别指标的检查，注意与妊娠期急性脂肪肝相鉴别。

（3）胎儿的特殊检查：胎儿电子监护、超声监测胎儿生长发育、羊水量，如可疑胎儿生长受限或存在胎儿生长受限趋势，应严密动态监测；有条件的机构应注意监测脐动脉和胎儿大脑中动脉血流阻力等。

（4）检查频度：根据病情决定，诊断为子痫前期者，需要每周1～2次；如果是急性重度高血压、持续性重度高血压，需要严密监测血压，如有条件的机构应予以持续心电监护监测血压，依据病情注意个体化处理。

（5）子痫前期病情进展的表现：血压和/或尿蛋白水平持续升高，或孕妇器官功能受累或出现胎盘-胎儿并发症。

3. 一般治疗　①治疗地点：轻度妊娠高血压孕妇可选择门诊或住院监测与治疗；非重度子痫前期孕妇应评估后决定是否住院治疗；重度妊娠高血压、重度子痫前期及子痫孕妇均应急诊收住院治疗。②休息和饮食：患者应情绪放松，保证充足的休息和睡眠时间，但不建议绝对卧床，休息以侧卧位为宜，保证孕妇充足的睡眠，必要时可睡前口服地西泮2.5～5.0mg；饮食应注意营养丰富均衡，保证蛋白质和热量的充足摄入，对于孕妇严格限盐可能导致血容量减少而影响胎儿的生长发育，因此盐的摄入量适度为宜，每日摄入量控制在6g，但全身水肿者应当限盐。

四、药物治疗及药学监护

（一）常用药物治疗方案

1. 降压治疗　降压治疗可以预防心脑血管意外和胎盘早剥等严重母儿并发症。当高血压孕妇的收缩压≥160mmHg和/或舒张压≥110mmHg时应进行降压治疗；当高血压孕妇的收缩压≥140mmHg和/或舒张压≥90mmHg时建议降压治疗。降压手段包括生活干预和药物降压。

药物选择通常选用肾上腺素能受体拮抗剂、钙通道阻滞剂及中枢性肾上腺素能神经阻滞剂等类型的药物，见表2-4。

（1）常用的口服抗高血压药有拉贝洛尔、硝苯地平或硝苯地平控释片等。如果口服药物血压控制不理想，可选用静脉用药静脉泵入，常用有拉贝洛尔、酚妥拉明。

（2）硫酸镁不作为抗高血压药使用；妊娠期禁止使用血管紧张素转化酶抑制剂（ACEI）和血管紧张素Ⅱ受体阻滞剂（ARB）。

（3）当出现重度高血压和急性重度高血压时，抗高血压药的选择和给药途径应优先于其他药物，并且根据临床医师对药物的经验熟悉度、用药成本和可获得性来判断。当出现重度高血压和急性重度高血压时，如果孕妇未使用过抗高血压药，可首选口服抗高血压药，若是在使用口服抗高血压药过程中出现了持续性重度高血压，应考虑静脉给予抗高血压药。降压达标后，仍需密切监测血压变化，测量周期为：第1小时内测1次/10min，第2小时内测1次/15min，第 3 小时内测 1 次 /30min，第 4～7 小时内测 1 次 /h，如有条件应予以持续心电监护监测血压，并监测血常规、肝功能、肾功能，评估胎儿情况，由产科医生评估终止妊娠时机。

表 2-4　抗高血压药的用法用量与注意事项

分类	药物通用名	用法用量	注意事项
α、β 受体拮抗剂	拉贝洛尔	口服，50～150mg/ 次，3～4 次 /d，根据血压调整	餐后服用；妊娠高血压及子痫前期一线用药
		静脉注射，初始 20mg，于 5～10 分钟缓慢注射，10 分钟后如未有效降压则剂量加倍至 40mg 或 80mg，最大单次剂量 80mg，直至血压被控制，每日最大总剂量 200mg	
		静脉滴注，50～100mg 本品 +5% 葡萄糖注射液（GS）250～500ml，根据血压调整滴速，血压稳定后改口服	
钙通道阻滞剂	硝苯地平	口服，控释片 30～60mg/ 次，1 次 /d，24 小时不超过 60mg；短效硝苯地平通常用于重度高血压和急性重度高血压的紧急降压，不推荐作为常规降压治疗：口服短效硝苯地平 10mg，每 10～20 分钟监测血压，如血压仍 >160/100mmHg，再口服 20mg，20 分钟复测血压仍未下降，可再口服 20mg，20 分钟复测血压仍未下降，选用静脉给予抗高血压药	不推荐舌下含服，避免严重低血压、心肌梗死、胎儿预后不良等；与硫酸镁有协同作用，为避免血压急剧下降，不建议联合使用
	尼卡地平	口服，初始剂量 20～40mg/ 次，3 次 /d	对光不稳定，避免阳光直射
		静脉滴注，用注射用生理盐水（NS）或 5% GS 稀释成 0.01%～0.02%（1ml 中药品含量 0.1～0.2mg），静脉滴注速度 0.5～6μg/（kg·min），将血压降到目标值后，边监测血压边调节滴注速度，5～10 分钟起效	
α 受体拮抗剂	酚妥拉明	静脉滴注，10～20mg 本品用 5% GS 溶液 100～200ml 稀释，静脉滴注速度 10μg/min，根据血压情况调整滴速	有资料指出妊娠期使用仅限于治疗嗜铬细胞瘤所致的急性高血压发作；半衰期短（19 分钟）

续表

分类	药物通用名	用法用量	注意事项
血管扩张药	硝普钠	静脉滴注，50mg 本品用 5% GS 溶液 500ml 稀释，0.5～0.8μg/(kg·min)缓慢静脉滴注，避光滴注（新配溶液为淡棕色，如变为暗棕色、橙色或蓝色，应弃去）	增加胎儿氰化物中毒风险，仅适用于其他抗高血压药无效的高血压危象孕妇；用药前需注意纠正低血容量；产前应用时间不宜超过 4 小时；本药立即起效，停药后可维持 1～10 分钟；代谢产物硫氰酸盐半衰期长（7 天），可随乳汁排泄，硫氰酸盐 M/P 值（1.4%～82%）差异较大，使用该药应暂停哺乳；用药期间严密监测血压、心率
	硝酸甘油	静脉滴注，5mg 或 10mg 本品用 NS 50ml 稀释，初始 5～10μg/min，每 5～10 分钟增加滴速至维持剂量 20～50μg/min	适用于合并急性心力衰竭和急性冠脉综合征时的高血压急症；用药前需注意纠正低血容量；半衰期短（3 分钟）

2. 预防及治疗子痫 硫酸镁是治疗子痫的一线用药；重度子痫前期预防子痫发作的预防用药，非重度子痫前期孕妇也可酌情考虑应用；产后新发现高血压合并头痛或视物模糊，建议预防应用。目前剂量与用法仍是有争议的，本书以 2020 年中华医学会妇产科学分会发布的《妊娠期高血压疾病诊治指南》记录的给药方案进行介绍，见表 2-5。

表 2-5 硫酸镁的用法用量与注意事项

适应证分类	用法用量	注意事项
子痫抽搐	静脉滴注，负荷剂量 4～6g（溶于 10% GS 20ml 静脉注射 15～20 分钟，或溶于 5% GS 100ml 快速静脉滴注），维持剂量 1～2g/h 静脉滴注；夜间停用静脉给药而改为肌内注射，25% 硫酸镁 20ml+2% 利多卡因 2ml 臀部深部肌内注射；24 小时总量为 25～30g	24 小时后再评估，病情不稳定者需继续使用，预防复发抽搐；孕妇同时合并肾功能障碍、心功能受损或心肌病、重症肌无力等，或体重较轻者，应慎用或减量使用
预防子痫发作	静脉滴注，负荷剂量 2.5～5g，维持剂量 1～2g/h 静脉滴注，与控制子痫处理相同；每天静脉滴注 6～12 小时，24 小时总量不超过 25g	适用于重度子痫前期和子痫发作后；每天评估病情变化，决定是否继续用药

续表

适应证分类	用法用量	注意事项
子痫复发抽搐	追加静脉负荷剂量 2~4g，静脉注射 2~3 分钟，继而给予维持剂量 1~2g/h 静脉滴注	—

3. 镇静　给药目的为缓解孕产妇的精神紧张、焦虑症状，改善睡眠，预防并控制子痫（当给予硫酸镁无效或有禁忌时）。尽管中国的指南及教科书均提及可应用镇静药，但该证据级别属于Ⅲ-B，即基于临床经验、描述性研究或者专家委员会报告等的专家意见，该证据较适合推荐用于临床预防。因此镇静药应个体化酌情给药，见表 2-6。

表 2-6　镇静药的用法用量与注意事项

分类	药物通用名	用法用量	注意事项
苯二氮䓬类	地西泮	口服，2.5~5.0mg/ 次，2~3 次 /d，或者睡前服；必要时地西泮 10mg 肌内注射或静脉注射（>2 分钟）	个体化酌情使用
巴比妥类	苯巴比妥	镇静，口服，30mg/ 次，3 次 /d；控制子痫，肌内注射，0.1g	个体化酌情使用
冬眠合剂	氯丙嗪（50mg）、哌替啶（100mg）、异丙嗪（50mg）	肌内注射，通常以 1/3~1/2 量；或静脉滴注，以半量加入 5% GS 250ml；氯丙嗪对孕妇及胎儿的影响：血压、肾及胎盘血流量、孕妇及胎儿肝功能、胎儿呼吸抑制	仅应用于硫酸镁控制抽搐治疗效果不佳者。氯丙嗪可使血压急剧下降，导致肾及胎盘血流量降低，而且对孕妇及胎儿肝脏有一定的损害，可致胎儿呼吸抑制

4. 扩容疗法　扩容疗法可增加血管外液量，导致一些严重的并发症，如心力衰竭、肺水肿等。因此子痫前期需要限制补液量，除非呕吐、腹泻、分娩失血等严重的液体丢失使血液明显浓缩、血容量相对不足或高凝状态者，通常不推荐扩容治疗。子痫前期孕妇出现少尿时，如果无血肌酐水平升高不建议常规补液。

5. 利尿治疗　由于子痫前期患者存在血液浓缩、有效循环血量减少和高凝状态，因此不主张常规应用利尿药。防止利尿药减少血容量，加重血液浓缩，减少胎盘灌流，仅当出现全身性水肿、肺水肿、脑水肿、肾功能不全、急性心力衰竭时，可酌情使用利尿药，见表 2-7。

表 2-7 利尿药的用法用量与注意事项

分类	药物通用名	用法用量	注意事项
噻嗪类利尿药	氢氯噻嗪	常用量：2 次 /d，25mg/ 次	利尿作用较袢利尿药弱；此药较为安全；轻至中度肝功能损害者无须调整初始剂量；严重肾功能损害 [肌酐清除率<30ml/min 和 / 或血肌酐>160μmol/L] 禁用
袢利尿药	呋塞米	常用量：20～40mg，溶于 50% GS 20ml，静脉注射。如 1 小时未见效，可加倍剂量，单剂量注射可高达 500～600mg，24 小时累积可达 1g	高效利尿药。具有较强的排钠、钾作用，可能导致电解质紊乱
渗透性利尿药	甘露醇	常用量：20% 甘露醇 250ml 在 15～20 分钟内快速静脉滴注	主要用于脑水肿；可能导致低钠血症；有肺水肿、心力衰竭倾向的患者慎用，心力衰竭、肺水肿患者禁用

6. 促胎肺成熟 妊娠 <34 周并预计在 1 周内分娩的子痫前期孕妇，均应给予糖皮质激素，见表 2-8。如果在较早期初次促胎肺成熟后，又经过 2 周左右保守治疗，但终止妊娠的孕周仍 <34 周时，可以考虑再次给予同样剂量的促胎肺成熟治疗。对于 34～36 周晚期早产以及 37～39 周择期剖宫产是否使用糖皮质激素，多数专家并未达成一致。

表 2-8 促胎肺成熟药物的用法用量与注意事项

分类	药物通用名	用法用量	注意事项
糖皮质激素	地塞米松	5～6mg i.m. q.12h.，连续 4 次	可使血糖、血胆固醇和血脂肪酸、血钠水平升高，使血钙、血钾水平下降。使外周血淋巴细胞、真核细胞、嗜酸性粒细胞、嗜碱性粒细胞数下降，多形核白细胞和血小板计数增加，后者也可下降
	倍他米松	12mg i.m. q.d.，连续 2 天	

（二）药学监护要点

1. 疗效评估

（1）药师评估降压效果的前提——明确目标血压：当孕妇未并发器官功能损伤（包括肝脏、肾脏、心脏、血液系统、中枢神经系统等异常），酌情将收缩压控制在 130～155mmHg，舒张压控制在 80～105mmHg；当孕妇并发器官功能损伤，则收缩压应控制在 130～139mmHg，舒张压应控制在 80～89mmHg；孕妇血压不可低于 130/80mmHg，以保证子宫胎盘血流灌注；出现严重高血压，或发生器官损害如急性左心衰竭时，需要紧急降压到目标血压范围，但降压速度不能太快，通常保证平均动脉压 2 小时内降低不超过 10%~25%，24~48 小时达到稳定，除非出现主动脉夹层，要求在 5~10 分钟内获得降压效果。

（2）预防及治疗子痫的评估效果要每天进行：血清镁离子的有效治疗浓度为 1.8~3.0mmol/L，>3.5mmol/L 即可出现中毒症状，有条件需监测血清 Mg^{2+} 浓度；使用硫酸镁期间要监测膝腱反射是否存在，呼吸频率是否减慢（R≥16 次/min），计 24 小时出入量并观察有无少尿现象（尿量≥17ml/h，即≥400ml/d）；如出现膝腱反射减弱或消失，继之出现全身肌张力减退、呼吸困难、复视、语言不清，严重者可出现呼吸肌麻痹，甚至呼吸心跳停止、危及生命等硫酸镁中毒症状，需停用硫酸镁并静脉缓慢注射（5~10 分钟）10% 葡萄糖酸钙 10ml 进行解救；对于重度子痫前期患者：引产和产时可以持续使用硫酸镁；若剖宫产术中应用，要注意孕产妇的心脏功能；产后继续使用硫酸镁 24~48 小时，预防子痫；针对重度子痫前期预防子痫发作及重度子痫前期的期待治疗时：病情稳定者使用硫酸镁 5~7 天后停用，期待治疗者可间歇性应用，因为长期应用硫酸镁影响胎儿或新生儿的血钙水平和骨质。

2. 药物不良反应监测 ①使用抗高血压药期间密切监测血压，警惕低血压，孕妇患者降压过程不能太快，且血压不可低于 130/80mmHg，以保证子宫胎盘血流灌注；②非选择性的肾上腺素受体拮抗剂（如拉贝洛尔）的不良反应主要有头晕、胃肠道反应、疲乏、感觉异常、哮喘加重、掩盖糖尿病患者低血糖症状等；③使用硫酸镁期间需观察患者有无潮红、出汗、口干等硫酸镁常见不良反应，快速静脉注射硫酸镁可能引起恶心、呕吐、心悸、头晕，个别眼球震颤，此时应减慢注射速度；④使用利尿药期间应警惕电解质紊乱的发生；⑤促胎肺成熟过程中注意监测血糖水平，防止血糖过高而引起酮症。

3. 用药教育 对患者进行宣教，包括治疗药物的服用方法、疗程以及妊娠期、哺乳期使用的安全性，提高用药依从性。注意交代患者口服拉贝洛尔期间不要快速变换体位，要缓慢起身，防止头晕后晕倒；餐后 30 分钟服药可以避免胃肠道不适；停药需减量，这个过程可能需要 1~2 周时间，请患者谨遵医嘱，不要擅自停药。

4. 其他 ①充分认识妊娠高血压的早期排查和风险因素，了解早期预防方法和预警措施，认识到早诊断、早干预、早处理，是诊治妊娠期高血压疾病的重要临床措施，有效避免妊娠期高血压疾病相关的孕产妇死亡事件。②及时了解最新的指南和文献报道，熟悉处理方法。③制订具体用药方案时，根据药物的药动学/药效学特点，患者的病理生理状况、药物过敏史、肝肾等重要器官功能进行评估，给临床提出个体化的治疗建议。④关注药物相互作用与配伍禁忌。

例如尼卡地平与 pH 较高的注射液混合使用（包括呋塞米、氨茶碱、氨力农、利多卡因、氨甲环酸、卡络磺钠、肝素钠、尿激酶、组织型纤溶酶原激活物、阿替普酶、磷霉素、亚胺培南、头孢唑南钠、头孢替安、氟氧头孢钠、碳酸氢钠等），会出现药品析出或药品理化性质发生改变，必须加以注意；硫酸镁与硝苯地平等钙通道阻滞剂合用存在累加的药理作用，可引起明显低血压和神经肌肉阻滞，因此联合使用需谨慎，密切监测血压。

五、案例

病历摘要：

基本信息： 患者，女性，36 岁，身高 162cm，孕前体重 70kg，现体重 79kg。

入院时间： 2020 年 9 月 16 日

主诉： 停经 28⁺ 周，发现血压升高伴水肿 2 天。

现病史： 患者平素月经规律，5/35 天，LMP：2020 年 3 月 4 日，EDC：2020 年 12 月 11 日。因原发不孕，于 2020 年 3 月 22 日行体外受精胚胎移植术（IVF-ET）移植冻胚 2 枚，成活 1 枚。移植后给予黄体支持治疗（具体不详）至孕 12 周，早期无阴道出血。因 IVF-ET 行无创 DNA 提示低风险，孕 25⁺ 周 OGTT：4.85-7.60-6.73mmol/L。患者现 28 周，2 天前外院产检首次发现血压（BP）143/95mmHg，复测 BP 143/91mmHg，24 小时尿蛋白定量 2 030mg，无头晕、头痛、视物模糊等不适，无腹痛，无阴道流血，自觉胎动好，于外院住院治疗，肝胆胰脾双肾超声未见异常，子宫动脉血管检查提示右侧子宫动脉阻力增高，化验检查提示 TP 48.72g/L，ALB 29.43g/L，GLB 19.29g/L，UA 492.3μmol/L，给予硫酸镁（具体不详）解痉治疗 2 天，地塞米松（5mg i.m.）促胎肺成熟，未给予抗高血压药，血压控制基本平稳，现为进一步治疗，转诊至我院。急诊以"孕 1 产 0 孕 28 周臀位，重度子痫前期"收入院。

既往史： 2018 年因体外受精胚胎移植术后右侧输卵管妊娠行腹腔镜下输卵管切除术。

月经婚育史： 初潮 14 岁，5/35 天，量适中，无痛经，G1P0。

个人史： 无吸烟、嗜酒等不良嗜好。

家族史： 父母体健；系独生女。

过敏史： 否认药物、食物过敏史。

查体： T 36.8℃，P 70 次 /min，BP 158/97mmHg，心脏听诊律齐，无杂音，肺部听诊呼吸音清，无异常，肝肋下未及，脾肋下未及，宫高 25cm，腹围 106cm，胎心率 140 次 /min，宫缩无，臀位，先露浮，水肿（++），估计胎儿 800g。

辅助检查： 2020 年 8 月 26 日 B 超，BPD 5.7cm，FL 4.3cm，AC 19.5cm，AFI 4.3cm。

入院诊断：

1. 孕 1 产 0，孕 28 周，臀位

2. 重度子痫前期

3. 原发不孕

4. IVF-ET 史

诊治过程：

2020-09-16（入院当天）

初始治疗方案：见表 2-9。

表 2-9　初始治疗方案用药记录

药品名称	用量	用法
盐酸拉贝洛尔片	0.1g	口服，9.8h.
硫酸镁注射液	2.5g	快速静脉滴注，20 分钟
5% 葡萄糖注射液	100ml	
硫酸镁注射液	15g	静脉滴注，7.5 小时，q.d.
5% 葡萄糖注射液	200ml	
地西泮片	5mg	口服，q.n.
达肝素钠注射液	5 000IU	皮下注射，q.d.

2020-09-17（入院第 2 天）

主诉：患者一般情况良好，无头晕、头痛，无视物模糊，稍感胸闷憋气，无胃胀。

查体：T 36.9℃，P 72 次 /min，R 18 次 /min，BP 147/101mmHg，生命体征平稳，未及宫缩，无压痛，胎心率 140 次 /min，无腹痛，无阴道流液，腱反射存在，双下肢水肿（++）。昨日 12：00 入院，总入量 800ml，总出量 1 200ml。体重 79kg。

辅助检查：复查 B 超，BPD 6.7cm，FL 4.8cm，AC 22cm，AFI 11.7cm，估计体重 700g，胎盘位于左侧前壁，较厚处约 4.7cm，回声不均。子宫动脉血管超声，左侧子宫动脉收缩压与舒张压的比值（S/D）2.34，PI 1.00，RI 0.57，双侧舒张早期有切迹，右侧血流阻力增高。心电图窦性心律不齐。TP 52.40g/L，ALB 29.30g/L，CRE 63.7μmol/L，GFR 101.4ml/（min•1.73m^2），UA 466.5μmol/L，D-dimer 1.52mg/L。糖化血红蛋白 5.5%；不规则抗体筛查阴性；抗核抗体谱定量检测均正常；抗心磷脂抗体阴性、β$_2$ 糖蛋白抗体阴性；狼疮抗凝血因子试验 1.06；易栓三项，抗凝血酶Ⅲ 90.0%、蛋白 S 活性 63.5%、蛋白 C 活性 113.0%。双下肢超声未见明显血栓形成。

补充诊断: 胎儿生长受限

治疗方案:

加用:复方盐酸阿米洛利片 2.5mg:25mg p.o. q.d.

复方氨基酸注射液(18AA-Ⅱ)250ml i.v.gtt. q.d.

2020-09-18(入院第 3 天)

主诉: 患者一般情况良好,夜间睡眠良好,无头晕、头痛,无视物模糊,入院 3 天硫酸镁滴注后均出现轻微面部潮红、胃胀、胸闷等症状,停药后消失。今日调整硫酸镁滴速,症状基本消失。

查体: T 36.3℃,P 76 次/min,R 18 次/min,BP 145~162/91~101mmHg,胎心率 142 次/min,无腹痛,无阴道流液,腱反射正常,双下肢水肿(++)。查看眼底未见明显异常。昨日总入量 2 095ml,总出量 3 500ml。体重 79kg。

辅助检查: 尿蛋白定量 3 857mg/24h。血清 Mg^{2+} 2.2mmol/L。

治疗方案:

剂量调整:硫酸镁注射液 15g i.v.gtt. 1.25g/h q.d.

5% 葡萄糖注射液 200ml i.v.gtt. 1.25g/h q.d.

2020-09-19(入院第 4 天)

主诉: 患者一般情况良好,夜间睡眠好,无头晕、头痛,无视物模糊。

查体: T 36.5℃,P 76 次/min,R 18 次/min,BP 141~147/87~102mmHg,未及宫缩,子宫放松好,胎心率 142 次/min,无腹痛,无阴道流液,腱反射无亢进,双下肢水肿(++)。昨日总入量 2 225ml,总出量 3 550ml。体重 78.5kg。

辅助检查: TP 50.40g/L,ALB 27.50g/L,D-dimer 1.36mg/L,GPT 16.7U/L,GOT 13.8U/L,CRE 69.10μmol/L,UA 495.3μmol/L。

治疗方案:

停用:硫酸镁注射液

2020-09-21(入院第 6 天)

主诉: 患者一般情况良好,夜间睡眠良好,胎动好,无头晕、头痛,无视物模糊,无胸闷憋气。

查体: T 36.3℃,P 76 次/min,R 16 次/min,BP 138~142/90~97mmHg,未及宫缩,子宫放松好,胎心率 140 次/min,无腹痛,无阴道流液,腱反射无亢进,双下肢水肿(++)。体重 78.5kg。昨日总入量 1 877ml,总出量 2 950ml。

辅助检查: 超声心动示左房增大、主动脉瓣反流(轻度)、心包积液、左室舒张功能减低。双下肢血管超声示双下肢深静脉可视部分未见异常。

治疗方案:

加用:硫酸镁注射液 15g+5% 葡萄糖注射液 200ml i.v.gtt. 1.25g/h q.d.

停用:复方阿米洛利

2020-09-24（入院第 8 天）

主诉：患者一般情况良好，生命体征平稳，无头晕、眼花，无视物模糊，无其他不适。

查体：T 36.5℃，P 84 次 /min，BP 136/81mmHg，子宫放松好，无压痛，胎心率 146 次 /min，无腹痛，腱反射存在，双下肢水肿（++）。昨日总入量 1 857ml，总出量 1 950ml。体重 79.5kg。

辅助检查：复查 B 超，BPD 7.0cm，FL 5.0cm，AC 22cm，HC 25.7cm，AFI 10.1cm，S/D 3.00，PI 1.26，RI 0.67，胎盘位于左侧前壁，较厚处约 4.9cm，回声不均。尿蛋白定量 7 838mg/24h，TP 50.4g/L，ALB 27.50g/L，D-dimer 0.73mg/L。

治疗方案：

停用：复方氨基酸注射液（18AA-Ⅱ）

2020-09-26（入院第 11 天）

主诉：患者一般情况良好，生命体征平稳，无头晕、眼花，无视物模糊，无其他不适。

查体：T 36.6℃，P 86 次 /min，BP 147/96mmHg，子宫放松好，无压痛，胎心率 142 次 /min，无腹痛，腱反射存在，双下肢水肿（++）。昨日总入量 1 725ml，总出量 1 200ml。体重 80kg。

辅助检查：无。

治疗方案：

停用：硫酸镁注射液

2020-09-28（入院第 13 天）

主诉：患者一般情况良好，自觉胎动好，未诉头晕、眼花、视物模糊等症状，无其他不适。

查体：T 36.8℃，P 88 次 /min，晨起 BP 150/108mmHg，9：48 BP 186/118mmHg，心肺听诊无异常，胎心率 140 次 /min，子宫放松好，无腹痛，腱反射存在，双下肢水肿（++）。10：20 BP 159/89mmHg，10：30 BP 148/87mmHg，10：40 BP 145/85mmHg。12：00—16：00，BP 波动在 135～145/81～88mmHg，心肺听诊无异常，胎心监护正常。21：00 BP 131/82mmHg。总入量 2 060ml，总出量 1 300ml。体重 81kg。

辅助检查：B 超，头位，AFI 18.3cm，脐动脉 S/D 2.7～4.0，PI 0.93～1.25，胎儿颈部 U 型压迹，胎盘左前壁，较厚处约 5.2cm，回声不均。尿蛋白定量 7 838mg/24h，TP 50.4g/L，ALB 27.50g/L，D-dimer 0.73mg/L。

治疗方案：

调整剂量：拉贝洛尔片 0.2g　p.o.　9.8h.

加用：硝苯地平片 10mg　p.o.　s.t.

硝苯地平控释片 30mg　p.o.　q.d.

硫酸镁注射液 15g+5% 葡萄糖注射液 200ml　i.v.gtt.　1.25g/h　q.d.

复方盐酸阿米洛利片 2.5mg：25mg　p.o.　q.d.

2020-09-30（入院第 15 天）

主诉：患者一般情况良好，自觉胎动好，未诉腹痛腹紧、阴道出血及阴道流液等症状，无其他不适。

查体：T 36.6℃，BP 139/93mmHg，心肺听诊无异常，胎心率 142 次 /min，未触及宫缩，子宫放松好，膝腱反射不亢进，体重 80.5kg。昨日总入量 1 860ml，总出量 2 000ml。

辅助检查：尿白蛋白 / 尿肌酐 0.6，尿蛋白定量 6 688.65mg/24h，TP 51.50g/L，ALB 23.70g/L，BNP 175.50pg/ml，GPT 46.40U/L，GOT 37.90U/L。

治疗方案：

加用：地塞米松磷酸钠注射液 5mg　i.m.　q.12h.，连续给药 4 次

停用：复方盐酸阿米洛利片

2020-10-03（入院第 18 天）

主诉：患者一般情况好，无头晕、头痛、眼花及上腹不适，胎动好，3～4 次 /min，无腹痛、阴道流血、阴道流液等。

查体：BP 139/111mmHg，P 91 次 /min，心肺查体未见异常，腹软，未及宫缩，子宫放松好，胎心率 145 次 /min，双下肢水肿（++），双膝腱反射正常引出，不亢进。昨日至今晨总入量 1 698ml，总出量 2 550ml，体重 81kg。

辅助检查：胎心监护 NST（+）。复查 B 超，BPD 7.3cm，FL 5.6cm，AC 23cm，HC 26.9cm，AFI 10.3cm，S/D 4.29，PI 1.26，RI 0.77，胎盘位于左侧前壁，较厚处约 4.4cm，回声不均。

治疗方案：

停用：硫酸镁注射液

2020-10-08（入院第 23 天）

主诉：患者一般情况良好，夜间睡眠好，胎动如常，未诉腹痛腹紧、阴道出血及阴道流液等症状，无其他不适。

查体：T 36.6℃，BP 153/110mmHg，持续监测血压在 140～155/85～96mmHg 之间波动，心肺听诊无异常，胎心率 146 次 /min，未触及宫缩，子宫放松好，腱反射不亢进。昨日总入量 2 056ml，总出量 2 800ml。体重 81kg。

辅助检查：TP 46.5g/L，ALB 24.10g/L，LDH 229.00U/L，γ- 谷氨酰转肽酶（γ-GT）45.00U/L，BUN 8.67mmol/L，UA 541.80μmol/L，CRE 102.20μmol/L，GFR 58.77ml/（min•1.73m²）。尿微量总蛋白 TP 测定：8 314.00mg/24h。B 超示：

BPD 7.6cm，FL 5.3cm，AC 24.9cm，HC 26.4cm，AFI 9.8cm，S/D 3.59，PI 1.31，RI 0.72，胎盘位于左侧前壁，较厚处约 3.4cm，回声不均。肝胆胰脾双肾超声未见明显异常；双下肢深静脉超声未见明显血栓形成。

治疗方案：

加用：硫酸镁注射液 15g+5% 葡萄糖注射液 200ml　i.v.gtt.　1.25g/h　q.d.

2020-10-10（入院第 25 天）

主诉：患者无头痛、视物模糊，无腹部发紧、腹痛等不适。

查体：T 36.8℃，BP 142/98mmHg，心肺听诊无异常，胎心监护异常。

手术：今日 19：40 在腰硬联合麻醉下行剖宫产术，子宫下段横切口。术中见羊水清，量 800ml，以枕左前（LOA）位分娩，体重 1 200g，生后 Apgar 评分 1 分钟 10 分，5 分钟 10 分，10 分钟 10 分。20：55 手术结束。手术顺利，麻醉满意，术中出血 280ml，压底出血 20ml，术中尿量 100ml，术中补液 500ml，术毕安返病房。回室后，BP 117/80mmHg，心率 71 次 /min，SpO$_2$ 100%。

补充诊断：早产

治疗方案：

加用：头孢唑林钠 1g　i.v.gtt.　q.12h.（术前 30 分钟）

停用：达肝素钠

2020-10-12（入院第 27 天）

主诉：患者一般情况好，生命体征平稳。

查体：T 36.7℃，BP 144/101mmHg，P 84 次 /min，心肺听诊无异常，双乳不胀，乳量少，宫底高度脐耻间，恶露色红，量少，无异味，腹部切口敷料清洁干燥。

辅助检查：WBC 13.08×10^9/L，Hb 117g/L，N% 78.8%，ALB 21.30g/L，LDH 347.00U/L，BUN 4.30mmol/L，UA 456.60μmol/L，CRE 91.60μmol/L。昨日总入量 2 677ml，总出量 4 160ml。

治疗方案：

停用：硫酸镁注射液、地西泮片、头孢唑林钠

加用：五加生化胶囊 2.4g　p.o.　b.i.d.

　　　达肝素钠 5 000IU　i.h.　q.d.（术后 24 小时）

2020-10-15（入院第 30 天）

主诉：患者术后第 5 天，一般情况好，生命体征平稳。

查体：T 36℃，P 80 次 /min，BP 125/95mmHg，心肺听诊无异常，双乳不胀，乳量少，宫底高度耻上两指，恶露色红，量少，无异味，腹部切口敷料清洁干燥。Hb 109g/L，BUN 2.32mmol/L，UA 361.5μmol/L，CRE 72.2μmol/L。TP 50.40g/L，ALB 27.90g/L，LDH 236.00U/L。

今日出院。

治疗方案：

停用：五加生化胶囊、硝苯地平控释片

出院诊断：

1．孕1产1，孕31⁺周，LOA，剖宫产

2．早产

3．重度子痫前期

4．胎儿生长受限

5．原发不孕

6．IVF-ET史

出院带药：

盐酸拉贝洛尔片 200mg p.o. 9.8h. ×42天

达肝素钠注射液 5 000IU i.h. q.d. ×7天

问题（含答案要点）

问题1：结合病史，请分析患者重度子痫前期的诊断依据及降压目标是什么？

答案要点：

1．根据《妊娠期高血压疾病诊治指南（2020）》，子痫前期指妊娠20周后孕妇出现收缩压≥140mmHg和/或舒张压≥90mmHg，伴有下列任意1项：尿蛋白定量≥0.3g/24h，或尿蛋白/肌酐比值≥0.3，或随机尿蛋白≥（+）。

2．子痫前期孕妇出现下述任一表现为重度子痫前期。①血压持续升高不可控制：收缩压≥160mmHg和/或舒张压≥110mmHg。②持续性头痛、视觉障碍或其他中枢神经系统异常表现。③持续性上腹部疼痛及肝包膜下血肿或肝破裂表现。④转氨酶水平异常：血谷丙转氨酶（GPT）或谷草转氨酶（GOT）水平升高。⑤肾功能受损：尿蛋白定量>2.0g/24h；少尿（24小时尿量<400ml，或每小时尿量<17ml），或血肌酐水平>106μmol/L。⑥低蛋白血症伴腹水、胸腔积液或心包积液。⑦血液系统异常：血小板计数呈持续性下降并低于100×10⁹/L；微血管内溶血，表现有贫血、血乳酸脱氢酶（LDH）水平升高或黄疸。⑧心力衰竭。⑨肺水肿。⑩胎儿生长受限或羊水过少、胎死宫内、胎盘早剥等。

患者孕28周，首次发现BP 143/95mmHg，复测BP 143/91mmHg，24小时尿蛋白定量2 030mg（>2 000mg），诊断为重度子痫前期合理。

3．降压治疗的目的是预防心脑血管意外和胎盘早剥等严重母儿并发症。当孕妇未并发器官功能损伤，酌情将收缩压控制在130～155mmHg，舒张压控制在80～105mmHg；孕妇并发器官功能损伤，则收缩压应控制在130～139mmHg，舒张压应控制在80～89mmHg。患者被诊断为重度子痫前期，尿蛋白定量接近2.0g/24h提示肾功能受损，因此收缩压应控制在130～139mmHg，

舒张压应控制在 80～89mmHg 为宜。

4. 血压不可低于 130/80mmHg，以保证子宫胎盘血流灌注。

问题 2：请结合病史，分析该患者初始硫酸镁用药方案是否合理？

答案要点：

1. 初始硫酸镁方案合理。

2. 根据《妊娠期高血压疾病诊治指南（2020）》，硫酸镁是治疗子痫和预防抽搐复发的一线药物，也是对于重度子痫前期预防子痫发作的用药。患者诊断为重度子痫前期，使用硫酸镁预防子痫的发作，用药合理。

3. 根据《妊娠期高血压疾病诊治指南（2020）》，硫酸镁预防子痫发作时，应给予负荷剂量 2.5～5.0g，溶于 10% 葡萄糖溶液 20ml 静脉注射 15～20 分钟，或溶于 5% 葡萄糖溶液 100ml 快速静脉滴注，继而 1～2g/h 静脉滴注维持。或者夜间睡眠前停用静脉给药，改用肌内注射，用法为 25% 硫酸镁注射液 20ml+2% 利多卡因注射液 2ml 臀部深部肌内注射。24 小时硫酸镁总量为 25～30g。

4. 患者重度子痫前期，初始给予硫酸镁 2.5g 负荷剂量，于 5% 葡萄糖溶液 100ml 稀释后快速静脉滴注 20 分钟，继而 2g/h 静脉滴注维持，24 小时硫酸镁总剂量为 17.5g，用药合理。

5. 硫酸镁用于重度子痫前期预防子痫发作以及重度子痫前期的期待治疗时，为避免长期应用对胎儿（或新生儿）的血钙水平和骨质的影响，建议及时评估病情，如孕妇病情稳定，应在使用 5～7 天后停用硫酸镁。患者急诊输注硫酸镁 2 天，入院后输注 3 天，共 5 天停药合理。

问题 3：9 月 18 日患者出现轻微面部潮红、胃胀，稍有胸闷，临床处理方案是否合理？

答案要点：

1. 患者出现上述症状后，硫酸镁滴速由 2g/h 降至 1.25g/h。处理方案合理。

2. 患者初始 3 天使用硫酸镁后出现轻微面部潮红、胃胀，稍有胸闷，停药后症状消失，再次使用症状又会出现，同时硫酸镁说明书中也记载使用硫酸镁后会出现面红潮热、胸闷胸痛、胃肠不适、呼吸急促等症状，硫酸镁滴速减低后症状消失，因此可判断该症状很可能是硫酸镁不良反应。

3. 说明书记载硫酸镁在使用过程中，患者可能出现潮热、发汗、心慌等不适，减慢注射速度症状可消失。

4. 镁离子有效浓度为 1.8～3.0mmol/L，超过 3.5mmol/L 即可出现中毒症状，使用过程中若不能及时监测血药浓度，可通过监测患者症状来判断是否中毒，包括：①膝腱反射存在；②呼吸≥16 次 /min；③尿量≥25ml/h（即≥600ml/d）；④备有 10% 葡萄糖酸钙注射液，镁离子中毒时应停用硫酸镁并缓慢（5～10 分钟）静脉注射 10% 葡萄糖酸钙注射液 10ml。

5．该患者血清镁离子浓度为 2.2mmol/L,属于正常有效浓度范围,且尿蛋白升高提示病情进展,因此不需要停药,只需减慢滴速,由 2g/h 减至 1.25g/h。

问题 4:患者初始使用拉贝洛尔片,请结合病史对此方案进行评价。

答案要点:

1．拉贝洛尔使用合理。

2．拉贝洛尔为 α、β 受体拮抗剂,是目前公认的妊娠期较为安全的首选口服抗高血压药。

3．有支气管哮喘、病态窦房结综合征、心传导阻滞未安装起搏器或慢性心力衰竭病史的孕妇禁用。该患者无上述禁忌证,选药合理。

4．拉贝洛尔用法用量,口服,50～150mg/ 次,3～4 次 /d。该患者拉贝洛尔 100mg/ 次,3 次 /d,口服,总剂量 300mg/d,用法用量合理。

5．重度子痫前期降压治疗需持续至产后。孕妇产后 1 周内是产褥期血压波动的高峰期,高血压、蛋白尿等症状仍可能反复出现甚至加重,此期仍应每天监测血压,血压恢复正常后逐渐停药。产后 6 周孕妇的血压仍未恢复正常时,应于产后 12 周再次复查血压,以排除慢性高血压,必要时建议至内科诊治。

问题 5:请对患者入院后使用达肝素钠的合理性进行评价。

答案要点:

1．达肝素钠使用合理。

2．根据 2021 年中华医学会妇产科学分会产科学组发布的《妊娠期及产褥期静脉血栓栓塞症预防和诊治专家共识》,患者肥胖 +1,高龄 +1,此次妊娠患重度子痫前期 +1,静脉血栓栓塞(VTE)评分为 3 分,应给予药物预防。

3．各国指南均推荐,低分子肝素是大多数孕妇的首选抗凝血药,现有证据表明这些药物不但有效且不通过胎盘,对胎儿是安全的,不会引起胎儿的凝血异常。

4．达肝素钠属于低分子肝素的一种,预防剂量 5 000IU/d,该患者用法用量合理。

5．2021 年中华医学会妇产科学分会产科学组发布的《妊娠期及产褥期静脉血栓栓塞症预防和诊治专家共识》建议预防 VTE 在分娩前 24 小时停止抗凝,评估并排除出血风险后,于产后 24 小时启用低分子肝素。该患者术前 24 小时停药,术后 24 小时再次评估(肥胖 +1,高龄 +1,此次妊娠患重度子痫前期 +1,剖宫产 +1,VTE 4 分)给药,使用低分子肝素至产后 10 天,疗程使用合理。

问题 6:9 月 28 日患者加用硝苯地平片治疗的依据是什么?

答案要点:

1．患者单用拉贝洛尔片,100mg,3 次 /d,晨起 BP 150/108mmHg,上午 9:48

BP 186/118mmHg，收缩压>160mmHg，舒张压>110mmHg，持续 15 分钟以上，需要开始急性重度高血压的紧急降压处理，因此加用硝苯地平片。

2.《2020 ACOG 实践简报：妊娠高血压和先兆子痫》推荐，硝苯地平片为妊娠期常用的抗高血压药，妊娠期服用安全有效。

3．根据《2020 ACOG 实践简报：妊娠高血压和先兆子痫》，收缩压≥160mmHg 和 / 或舒张压≥110mmHg，为重度高血压，如急性发作、持续 >15 分钟为持续性重度高血压，也称为高血压急症。需口服速效硝苯地平 10mg，每10～20 分钟监测血压，如血压仍 >160/110mmHg，再口服 20mg；20 分钟复测血压未下降，可再口服 20mg；20 分钟复测血压仍未下降，应该用静脉抗高血压药。

4．患者上午 9：48 BP 186/118mmHg，10：20 BP 159/89mmHg，收缩压≥160mmHg，急性发作、持续 >15 分钟为持续性高血压急症，给予硝苯地平片 10mg，10 分钟后 BP 148/87mmHg，低于 160/110mmHg，20 分钟后 BP145/85mmHg，之后血压波动在 135～145/81～88mmHg，无法平稳控制血压在收缩压 130～139mm/Hg，舒张压 80～89mm/Hg，因此加用硝苯地平控释片30mg p.o. q.d.，联合拉贝洛尔降压治疗，抗高血压药调整合理。

问题 7：9 月 30 日使用地塞米松注射液的依据是什么？
答案要点：

1．地塞米松治疗目的是促胎肺成熟。糖皮质激素促胎肺成熟的机制：早产儿尤其是胎龄小于 34 周的早产儿，常因呼吸系统发育的不完善和肺表面活性物质的缺乏，导致不能顺利地建立新生儿的自主呼吸。糖皮质激素可以促进肺表面活性物质（主要成分为卵磷脂）的生成，从而影响肺表面活性物质的产生；还可加速肺抗氧化酶系统的发育成熟，减少脂质过氧化物在胎肺的积聚，增加肺的依从性和最大肺活量，减少肺血管蛋白渗漏到肺泡内，并加速液体的清除，改善肺泡功能。

2．孕周 <34 周并预计在 1 周内分娩的子痫前期孕妇，均应接受糖皮质激素促胎肺成熟治疗。产前应用糖皮质激素促胎肺成熟能减少新生儿呼吸窘迫综合征（respiratory distress syndrome，RDS）、脑室内出血（intraventricular hemorrhage，IVH）和坏死性小肠结肠炎（necrotizing enterocolitis，NEC）的发生，且不会增加母儿感染的风险。

3．促胎肺成熟的用法用量，地塞米松 5mg 或 6mg 肌内注射，每 12 小时 1次，连续 4 次；或倍他米松 12mg，肌内注射，每天 1 次，连续 2 天。

4．患者目前孕 30[+] 周，重度子痫前期，较入院血压波动明显，尿白蛋白 / 尿肌酐 0.6，尿蛋白定量 6 688.65mg/24h 均有所升高，随着病情的进展随时有终止妊娠的可能，现距离急诊予以地塞米松（5mg q.12h. i.m.）促胎肺成熟 14 天，孕周仍不足 34 周，二次促胎肺成熟，用药合理。

5．地塞米松促胎肺成熟过程中注意监测血糖水平，防止血糖过高而引起酮症。

问题 8：患者剖宫产手术预防用药使用是否合理？
答案要点：

1．选药合理，但给药剂量不合理。

2．剖宫产术为Ⅱ类手术，可能的致病菌为革兰氏阴性杆菌、肠球菌属、B 组链球菌、厌氧菌。根据《2018 ACOG 实践简报：正常分娩中预防性抗生素的应用（No.199）》和我国《抗菌药物临床应用指导原则（2015 年版）》推荐第一、二代头孢菌素±甲硝唑。头孢唑林钠为第一代头孢菌素，预防合理。

3．根据《2018 ACOG 实践简报：正常分娩中预防性抗生素的应用（No.199）》，体重≤80kg 的孕妇使用头孢唑林 1g 静脉给药预防感染是合理的，但对于 80kg 以上的患者推荐头孢唑林剂量增加至 2g。患者体重 81kg，头孢唑林剂量应调整为 2g。

4．清洁 - 污染手术和污染手术预防用药时间为 24 小时。患者预防使用药物 24 小时，预防时间合理。

（张 献 冯 欣）

参 考 文 献

[1] 谢幸，孔北华，段涛．妇产科学．9 版．北京：人民卫生出版社，2018.

[2] 赵霞，张伶俐．临床药物治疗学：妇产科疾病．北京：人民卫生出版社，2016.

[3] 中华医学会妇产科学分会妊娠期高血压疾病学组．妊娠期高血压疾病诊治指南（2020）．中华妇产科杂志，2020，55（4）：277-238.

[4] Gestational hypertension and preeclampsia: ACOG practice bulletin，number 222. Obstet Gynecol，2020，135（6）：e237-e260.

[5] KATTAH A，MILIC N，WHITE W，et al. Spot urine protein measurements in normotensive pregnancies，pregnancies with isolated proteinuria and preeclampsia.Am J Physiol Regul Integr Comp Physiol，2017，313（4）：R418-R424.

[6] 广东省药学会．围手术期血压管理医 - 药专家共识．今日药学，2019（5）：1-30.

[7] 中华医学会心血管病学分会女性心脏健康学组．妊娠期高血压疾病血压管理专家共识（2019）．中华心血管病杂志，2020，48（3）：195-204.

[8] ACOG Committee Opinion NO. 767: Emergent therapy for acute-onset，severe hypertension during pregnancy and the postpartum period. Obstet Gynecol，2019，133（2）：e174-e180.

[9] BRIGGS G G，FREEMAN R K，TOWERS C V，et al. Drugs in pregnancy and lactation. 11th ed. Philadelphia: Wolters Kluwer Health，2017.

[10] HALE T W, ROWE H E. 药物与母乳喂养. 17 版. 辛华雯, 杨勇, 译. 北京: 世界图书出版公司, 2019.

[11] 徐丛剑, 华克勤. 实用妇产科学. 4 版. 北京: 人民卫生出版社, 2018.

[12] 中华医学会妇产科学分会产科学组. 妊娠期及产褥期静脉血栓栓塞症预防和诊治专家共识. 中华妇产科杂志, 2021, 56 (4): 236-243.

[13] Committee on Practice Bulletins-Obstetrics. ACOG Practice Bulletin No. 199: Use of prophylactic antibiotics in labor and delivery. Obstet Gynecol, 2018, 132 (3): e103-e119.

[14]《抗菌药物临床应用指导原则》修订工作组. 抗菌药物临床应用指导原则 (2015 版). 北京: 人民卫生出版社, 2015.

第四节　妊娠期肝内胆汁淤积症

妊娠期肝内胆汁淤积症(intrahepatic cholestasis of pregnancy, ICP)是妊娠期特有的并发症, 发病率为 0.1%～15.6%, 有明显的地域和种族差异, 智利、瑞典及我国长江流域等地发病率较高。我国川渝地区以及长江三角洲是 ICP 的高发地区, 发病率为 4%～10%。ICP 发病具有复发性和家族聚集倾向, 有家族史的 ICP 孕妇, 复发率为 45%～70%。ICP 的发

ER-05

妊娠期肝内胆汁淤积症的诊治与药学监护(微课)

生会增加剖宫产率, 并对围产儿有严重的不良影响, 可导致羊水粪染、早产、胎死宫内、新生儿颅内出血等, 增加围产儿患病率和死亡率。本节内容参考国内外关于 ICP 的相关指南, 简述 ICP 的基本诊治流程和药学监护中需要注意的问题。

一、病因及病理生理学

ICP 的病因及发病机制目前尚不明确, 可能与环境、激素和遗传等因素有关。

(一)环境因素

流行病学研究表明, ICP 发病与季节相关, 冬季高于夏季。硒是一种微量元素, 是谷胱甘肽过氧化物酶的活性成分, 近年来智利孕妇的血硒浓度与 9 年前相比上升, 夏季孕妇的血硒水平明显升高。这可能是智利孕妇 ICP 发病率有所下降以及夏季 ICP 发病率降低的重要因素。

(二)激素因素

研究显示, ICP 多发生于妊娠晚期、多胎妊娠、卵巢过度刺激及既往服用口服避孕药者, 均为高雌激素水平状态。雌激素会使肝细胞膜中的胆固醇与磷脂比例增高, 影响细胞膜对胆汁的通透性, 使胆汁流出受阻; 雌激素可降低 Na^+,

K^+-ATP 酶活性,减少供能,影响胆汁酸的代谢;雌激素还可作用于肝细胞的雌激素受体,影响细胞蛋白质的合成,使胆汁回流增加。

(三)遗传因素

ICP 发病的种族和地域差异性、家族聚集性和再次妊娠的高复发性均说明遗传因素在 ICP 发病中起到了作用。世界各地 ICP 发病率有着明显差异,母亲或姐妹有 ICP 病史的孕妇,自身发生 ICP 的风险明显增高。

二、临床表现、分度及诊断

(一)ICP 的临床表现

1. 皮肤瘙痒 为主要的首发症状,初起为手掌、脚掌或脐周瘙痒,可逐渐加剧而延及四肢、躯干、颜面部;瘙痒程度各有不同,夜间加重,严重者甚至引起失眠。70% 以上发生在妊娠晚期,平均发病孕周为 30 周,也有少数在孕中期出现瘙痒的病例。瘙痒大多在分娩后 24~48 小时缓解,少数在 48 小时以上。

2. 黄疸 出现瘙痒后 2~4 周部分患者可出现黄疸,黄疸发生率较低,多数仅出现轻度黄疸,于分娩后 1~2 周内消退。

3. 皮肤抓痕 ICP 不存在原发皮损,但因瘙痒抓挠皮肤可出现条状抓痕,皮肤组织活检无异常发现。

4. 其他表现 少数孕妇可有恶心、呕吐、食欲减退、腹痛、腹泻、轻微脂肪痢等非特异性症状,极少数孕妇出现体重下降及维生素 K 相关凝血因子缺乏,而后者可能增加产后出血的风险。

(二)ICP 的分度和症状

对 ICP 进行分度便于临床的管理,常用指标包括瘙痒程度和起病时间、总胆汁酸(total bile acid,TBA)、肝酶、胆红素水平。目前一致公认 TBA 水平与围产结局密切相关。

ICP 分度和临床特点见表 2-10。

表 2-10　ICP 分度和临床特点

分度	TBA/(μmol/L)	症状
轻度	10≤TBA<40	皮肤瘙痒为主,无其他明显症状
重度	TBA≥40	瘙痒严重;常伴有多胎、妊娠期高血压疾病等;尚无根据发病时间的 ICP 分类,早期发病者围产儿结局更差,早发型 ICP 也应归入重度

(三)诊断

1. 妊娠期筛查

(1)ICP 高发地区:由于 ICP 在部分地区发病率较高,临床无特征性表现,因此有筛查的必要。具体推荐：①产前检查应常规询问有无皮肤瘙痒，有瘙痒者即测定并动态监测 TBA。②有 ICP 高危因素者，孕 28～30 周时测定 TBA 和肝酶水平，测定结果正常者于 3～4 周后复查。TBA 正常，但存在无法解释的肝功能异常也应密切随访，每 1～2 周复查 1 次。③无瘙痒症状者及非 ICP 高危孕妇，孕 32～34 周常规测定 TBA 水平和肝酶水平。

（2）非 ICP 高发地区：如出现皮肤瘙痒、黄疸、肝酶和胆红素水平升高，应测定 TBA 水平。

2. 诊断要点

（1）出现其他原因无法解释的皮肤瘙痒：瘙痒涉及手掌和脚掌具有 ICP 提示性。尤其需鉴别 ICP 皮肤瘙痒严重导致的皮肤抓痕与其他妊娠期皮肤疾病。

（2）空腹血总胆汁酸水平升高：TBA≥10μmol/L 可诊断为 ICP。

（3）胆汁酸水平正常者：即使胆汁酸水平正常，但有其他原因无法解释的肝功能异常，主要是 GPT 和 GOT 水平轻、中度升高，可诊为 ICP，γ-谷氨酰转肽酶（γ-glutamyl transpeptidase，γ-GT）水平也可升高，可伴血清胆红素水平升高，以直接胆红素为主。

（4）皮肤瘙痒和肝功能异常在产后恢复正常：皮肤瘙痒多在产后 24～48 小时消退，肝功能在分娩后 4～6 周恢复正常。

3. 辅助检查

（1）肝脏超声检查：ICP 患者的肝脏无特征性改变，肝脏超声检查仅用于排除孕妇有无肝脏系统基础疾病。

（2）胎盘病理检查：ICP 产后胎盘可见母体面、胎儿面和羊膜均呈不同程度的黄色或灰色斑块；羊膜和绒毛膜有胆盐沉积；滋养细胞数量增多且细胞肿胀。

三、治疗目的及原则

（一）治疗目的

ICP 的治疗目的是缓解瘙痒症状，改善肝功能，降低 TBA 水平，最终达到延长孕周、改善妊娠结局的目的。

（二）治疗原则

1. 概要　ICP 治疗的原则是及时发现和诊断，严密监测胎儿宫内情况，控制孕妇 TBA 和肝酶水平，及时发现胎儿宫内窘迫并予以处理，减少母婴并发症的发生率，改善母婴结局及预后。

2. 严重度评估和监测　在 ICP 孕妇的诊断明确后，药师如要做到选药合理，避免不良妊娠结局的发生，就需要具备评估患者病情的轻重和进展的能力。对于 ICP 的评估包括孕妇和胎儿两个方面的监测。

（1）孕妇生化指标监测：①主要筛查项目是 TBA 和肝功能。②频率：不论病情程度，每 1～2 周复查 1 次直至分娩。对程度特别严重者可适度缩短检测间隔。

（2）胎儿的宫内状况监测：至今为止，对于 ICP 孕妇的胎儿缺乏特异性监测指标，但仍建议通过胎动、胎儿电子监护及超声密切监测胎儿宫内情况。

1）胎动：评估胎儿宫内状态简便的方法。胎动减少、消失或胎动频繁、无间歇的躁动是胎儿宫内缺氧的危险信号。

2）胎儿电子监护：推荐孕 32 周起，对 ICP 孕妇每周行 1 次无应激试验（non-stress test，NST），重度 ICP 孕妇每周 2 次。但胎心监护存在局限性，ICP 孕妇有无任何预兆胎死宫内的可能。产程初期缩宫素激惹试验对围产儿预后不良的发生有良好的预测价值，对 ICP 孕妇行阴道分娩时建议在产程初期常规行宫缩负荷试验。

3）脐动脉血流分析：胎儿脐动脉血流收缩期与舒张末期最大速度比值对预测围产儿预后可能有一定意义，检测频率同 NST。

4）产科超声：在胎心监护出现不可靠的图形、难于作出确切判断时选用超声生物物理评分，但其对 ICP 胎儿宫内安危评判的敏感性、特异性有限。

3. 一般治疗　①治疗地点。门诊治疗：妊娠 <39 周，轻度 ICP，且无规律宫缩者。住院治疗：妊娠≥39 周的轻度 ICP；妊娠 >36 周的重度 ICP；ICP 伴有先兆早产者；伴有产科并发症或有其他情况需立即终止妊娠者。②健康教育。患者应情绪放松，保证充足的休息和睡眠时间，但不建议绝对卧床；低脂、易于消化饮食，保持大便通畅；适当休息，左侧卧位为主，以增加胎盘血流量，自数胎动；提高患者对 ICP 的警觉性，更好地进行早期诊断及治疗，维持病情稳定；患者需了解自身疾病的严重程度和所面临的风险，建立通过监测和治疗可以控制病情，取得良好围产结局的信心。

四、药物治疗及药学监护

（一）常用药物治疗方案

药物治疗尽可能遵循安全、有效、经济和适当的原则。至今尚无一种药物能治愈 ICP，故临床以合理延长孕周为目的。无论选用何种治疗方案，治疗前必须检查胆汁酸指标系列、肝功能、胆红素及凝血功能，治疗中及治疗后需及时监测治疗效果，观察药物不良反应，及时调整用药。

1. 降胆酸治疗　研究表明，血清 TBA 水平越高，胎儿的不良围产结局发生率越高，降胆酸治疗对于围产结局有重要意义。

（1）熊去氧胆酸（ursodeoxycholic acid，UDCA）：是治疗 ICP 的一线药物，较其他药物有明显优势，对于改善 ICP 孕妇的生化指标有较好的作用，也能在较短时间内减轻瘙痒症状，但停药后可出现反跳情况，继续使用会缓解。机制可能是改变胆汁酸池的成分，替代肝细胞膜上对细胞毒性大的有疏水性的内源性胆汁酸，并抑制肠道对疏水性胆酸的重吸收，降低血胆酸水平，改善胎儿环境。动物实验证明 UDCA 在羊水和脐带血中的蓄积量很低，对胚胎和出生的幼仔无直接损害。目前尚未发现 UDCA 造成人类胎儿毒副作用的围产儿远期不良影响的报道，妊娠中晚期使用安全性良好。

（2）S- 腺苷甲硫氨酸（S-adenosylmethionine，SAM）：可作为 ICP 临床二线用药或联合治疗。SAM 作用机制是通过依赖腺苷甲硫氨酸合成膜磷脂，降低胆固醇与磷脂的比例，恢复细胞膜的流动性和合成参与内源解毒过程的含硫化合物起作用。研究表明，SAM 在改善 ICP 瘙痒症状及生化指标、延长孕周、降低早产率等方面有效，但停药后存在反跳。SAM 的确切疗效和安全性仍需大样本、高质量的研究加以证实。尚未发现 SAM 对胎儿的不良影响和对新生儿的远期影响，也无研究表明 SAM 影响生育力，对于重度、进展性、难治性 ICP 患者可应用 UDCA 和 SAM 的联合治疗。

降胆酸药物的具体用法用量与注意事项见表 2-11。

表 2-11 降胆酸药物的用法用量与注意事项

分类	药物通用名	用法用量	注意事项
UDCA	熊去氧胆酸胶囊 熊去氧胆酸片	推荐 UDCA 作为 ICP 治疗的一线药物，建议按照 15mg/（kg·d）的剂量分 3～4 次口服，常规剂量疗效不佳，而又未出现明显不良反应时，可加大剂量为 1.5～2.0g/d	对于重度、进展性、难治性 ICP 患者可考虑两者联合治疗。UDCA 250mg 每日 3 次口服，联合 SAM 500mg 每日 2 次静脉滴注
SAM	丁二磺酸腺苷蛋氨酸肠溶片 注射用丁二磺酸腺苷蛋氨酸	推荐 SAM 作为二线用药或联合治疗，静脉滴注每日 1g，疗程 12～14 日；口服 500mg，每日 2 次	

2. 保肝治疗 研究表明，保肝治疗不能取代降胆酸治疗，其是 ICP 综合治疗的一部分。对于肝酶显著升高的 ICP 孕妇，在降胆酸治疗基础上可适当联用保肝药物。妊娠期常用的保肝药物有必需磷脂类如多烯磷脂酰胆碱、解毒保肝类如还原型谷胱甘肽、抗炎保肝类如复方甘草酸等。

（1）多烯磷脂酰胆碱：临床常用于治疗妊娠期的肝酶异常。其主要成分为人体必需的磷脂，对膜依赖性新陈代谢、细胞再生及解毒过程起着重要作用。肝脏疾病均不可避免发生肝实质细胞和细胞器的损害，同时伴有磷脂的丢失。多烯磷脂酰胆碱通过补充人体外源性磷脂成分，结合到肝细胞膜结构中，对肝细胞的再生和重构具有非常重要的作用，并且能明显改善营养物质和电解质的跨膜过程，增加磷脂依赖性酶类的活性，同时还可为肝脏提供大量能量。此外，多烯磷脂酰胆碱还可分泌入胆汁,改善胆汁中胆固醇和磷脂的比例,增加胆汁成分的水溶性。虽然说明书中不推荐将多烯磷脂酰胆碱应用于妊娠期,但已有相关研究和专家共识指出其在妊娠期应用相对安全。

(2)还原型谷胱甘肽:主要存在于细胞质中,是甘油醛磷酸脱氢酶的辅基,又是乙二醛酶及磷酸丙糖脱氢酶的辅酶,参与体内三羧酸循环及糖代谢;能促进碳水化合物、脂肪及蛋白质的代谢;还原型谷胱甘肽还可通过巯基与体内的自由基结合,促进易代谢的低毒化合物的形成,所以对部分外源性毒性物质具有减毒作用。还原型谷胱甘肽在动物实验中未见生殖毒性反应,在人类孕妇中的应用安全性尚不明确。

(3)复方甘草酸苷:本药是以甘草酸苷为主要成分,辅以甘氨酸、L- 半胱氨酸制成的强力肝细胞膜保肝药。复方甘草酸苷通过阻断花生四烯酸在起始阶段的代谢水平,保护肝细胞膜。具体机制是通过抑制磷脂酶 A_2 的活性以及抑制补体经典途径的激活而发挥抗炎作用。已有研究初步证实了复方甘草酸苷在妊娠期应用的安全性,可作为治疗妊娠合并肝脏疾病较为理想的药物。

保肝药物的用法用量与注意事项见表 2-12。

表 2-12 保肝药物的用法用量与注意事项

分类	药物通用名	用法用量	注意事项
必需磷脂类	多烯磷脂酰胆碱胶囊 多烯磷脂酰胆碱注射液	ICP 患者血清肝酶水平升高而其他指标无异常时,在降胆酸治疗基础上可使用护肝药物。多烯磷脂酰胆碱胶囊开始时每日 3 次,每次 2 粒(456mg)。每日服用量最大不能超过 6 粒(1 368mg)。一段时间后,剂量可减至每日 3 次,每次 1 粒(228mg)维持剂量。 多烯磷脂酰胆碱注射液静脉注射给药时,每日缓慢注射 1~2 支(232.5mg/支),严重病例每日注射 2~4 支,一次可同时注射 2 支。静脉滴注给药时,严重病例每天滴注 2~4 支。如需要,每天剂量可增加至 6~8 支,只能用不含电解质的葡萄糖溶液稀释。建议尽早改用口服多烯磷脂酰胆碱胶囊治疗	因多烯磷脂酰胆碱注射液辅料中含有苯甲醇,可穿透胎盘,可能对胎儿造成不良影响,建议妊娠期口服多烯磷脂酰胆碱胶囊进行治疗
解毒保肝类	注射用还原型谷胱甘肽	1.8g 溶于生理盐水或 5% 葡萄糖注射液中静脉滴注	还原型谷胱甘肽不得与维生素 B_{12}、维生素 K_3、泛酸钙、乳清酸、抗组胺制剂、磺胺药及四环素等混合使用

续表

分类	药物通用名	用法用量	注意事项
抗炎保肝类	复方甘草酸苷片	2～3片（甘草酸苷 25mg、甘草酸单铵盐 35mg、甘氨酸 25mg、DL-蛋氨酸 25mg）/次，每日 3 次，餐后口服	与含甘草的制剂联用时，容易出现假性醛固酮增多症，应予以注意；静脉用药应尽量缓慢给药，注意观察患者状态
	复方甘草酸苷注射液	40～60ml 静脉应用，每日 1 次。可依年龄、症状适当增减，增量时用药剂量限度为每日 100ml	

3. 辅助治疗 包括改善瘙痒症状、产前应用维生素 K 减少出血风险、中药制剂等。

（1）改善瘙痒症状：炉甘石类、薄荷类、抗组胺类药物对瘙痒有缓解作用。

1）局部外用药：炉甘石类的局部外用药可暂时缓解瘙痒症状，在妊娠期可安全使用。如炉甘石洗剂，具有清凉止痒、收敛保护的作用，涂抹在皮肤患处形成一层薄膜，能抑制细菌繁殖和抵抗外界的不良刺激。

2）抗组胺类药物：如患者不能耐受瘙痒症状，可适当使用抗组胺药。抗组胺药通过竞争性抑制组胺作用于组胺受体，对抗过敏反应所致的毛细血管扩张，降低毛细血管的通透性，缓解患者皮肤瘙痒症状。第一代抗组胺药包括马来酸氯苯那敏（B 类）、赛庚啶（B 类）等对中枢有明显的抑制作用，第二代抗组胺药如氯雷他定（B 类）、西替利嗪（B 类）等对中枢没有明显的抑制作用，两者均可用于妊娠期患者。

（2）维生素 K 的应用：当伴发明显的脂肪痢或凝血酶原时间延长时，为预防产后出血，应及时补充维生素 K，每日 5～10mg，口服或肌内注射。

（3）中药：如茵陈、川芎等药物治疗 ICP 有一定效果。

4. 产科处理 ICP 孕妇会发生无任何临床先兆的胎儿死亡，因此，选择最佳的分娩时机和方式、获得良好的围产结局是对 ICP 孕期管理的最终目的。关于 ICP 终止妊娠的时机，至今没有良好的循证医学证据，终止妊娠的时机及方法需综合考虑孕周、病情严重程度及治疗后的变化趋势来评估，遵循个体化评估的原则而实施。国内指南建议，轻度 ICP：妊娠 38～39 周终止妊娠；重度 ICP：妊娠 34～37 周终止妊娠，根据治疗反应、有无胎儿窘迫、双胎或合并其他母体并发症等因素综合考虑。2021 年美国母胎医学会指南建议，TBA≥100μmol/L，建议在妊娠 36 周时分娩，TBA<100μmol/L 者，建议在妊娠 36～39 周分娩；TBA<40μmol/L 者，可适当延长孕周至接近 39 周，对于 TBA 为 40～100μmol/L 者，应早点分娩；对于 TBA≥100μmol/L，且具有以下情况之一者，可考虑在妊娠 34～36 周分娩：药物难以缓解的持续性瘙痒、既往因 ICP 于孕 36 周前发生死产的复发性 ICP、肝功能恶化。

（二）药物监护要点

1. 疗效评估　药师应及时评估 ICP 的治疗效果。口服降胆酸药物 7～10 天为 1 个疗程，根据症状是否缓解及实验室检查结果综合评估，如治疗有效，则继续口服药物治疗直至 TBA 水平恢复正常。如治疗效果不佳，则及时调整用药方案。

2. 药物不良反应监测　①UDCA：不良反应较小，偶见便秘、过敏、头痛、头晕、胰腺炎和心动过速。②SAM：注射用丁二磺酸腺苷蛋氨酸刺激性较强，可引起化学炎症反应进而导致局部浅表性静脉炎。在长期使用注射用丁二磺酸腺苷蛋氨酸时应考虑更换注射部位，同时严格按照说明书用法，先用专用溶媒溶解后再稀释，且应缓慢滴注，避免不良反应的发生。③复方甘草酸苷注射液：可引起水钠潴留、低钾血症等，需注意监测患者的电解质水平，尤其是血钾水平。④注射用还原型谷胱甘肽：可能出现注射部位的轻度疼痛，偶见过敏。用药期间出现皮疹、面色苍白、血压下降、脉搏异常、口腔不良反应如黏膜白斑、眼部刺激感、一过性视物模糊等症状，应立即停药。

3. 患者用药教育　对患者进行宣教，包括治疗药物的服用方法、疗程以及妊娠期、哺乳期使用的安全性，提高用药依从性。①熊去氧胆酸片：提醒患者不宜与含铝制酸药、考来烯胺、考来替泊等合用，如果必须合用，应在服用含铝制酸药 2 小时以后服用本药。药品主要不良反应有腹泻、咳嗽、心慌、关节痛、荨麻疹等，如出现上述表现且难以忍受，需及时汇报医务人员。②丁二磺酸腺苷蛋氨酸肠溶片：必须整片吞服，不得咀嚼，为使药物更好地吸收和发挥疗效，建议在两餐之间服用。③多烯磷脂酰胆碱胶囊：应排除患者大豆过敏史，每日服用量不超过 6 粒（1 368mg），需随餐服用，以足够液体量整粒吞服，不要咀嚼。若出现胃部不适、软便和腹泻等不良反应，应及时告知医务人员。

4. 药师在药学监护的过程中应重视以下几点　①无论选择何种治疗方案，治疗前必须关注胆汁酸指标系列、肝功能、胆红素及凝血功能，治疗中及治疗后需及时监测治疗效果，观察药物不良反应，及时调整用药。②密切注意患者胎动、宫缩、阴道流血及流液、腹痛等情况。③及时了解最新的指南和文献报道，熟悉处理方法。④制订具体用药方案时，根据药物的药动学 / 药效学特点，以及患者的病理生理状况、药物过敏史、肝肾等重要器官功能进行评估，给临床提出个体化的治疗建议。⑤关注药物相互作用与配伍禁忌。例如提醒护士多烯磷脂酰胆碱注射液与注射用丁二磺酸腺苷蛋氨酸存在配伍禁忌，联合用药时应分别滴注，且需冲管或换管，冲管应使用 5% 或 10% 葡萄糖注射液、5% 木糖醇注射液等非电解质溶液。若出现药品析出或药品理化性质发生改变，必须加以注意并及时处理。

五、案例

病历摘要：

基本信息：患者，女性，26 岁，身高 159cm，孕前体重 62kg，现体重 73kg。

入院时间：2020 年 9 月 28 日

主诉：停经 34 周，发现肝功能异常 1 天。

现病史：患者停经 30$^+$ 天自测尿妊娠试验阳性，孕早期否认阴道流血、腹痛等先兆流产保胎史。2020 年 5 月 8 日于我院行经阴道宫颈环扎术。6 月 1 日外院查自身抗体阴性，右肾轻度积水，右肾结石，左肾囊肿。孕期外院定期产检，结构筛查无异常，无创 DNA 低风险，OGTT：5.84-9.45-7.41mmol/L，8 月 5 日于外院调整血糖，监测血糖控制尚可，查血红蛋白 89g/L，铁蛋白 204ng/ml，超声示脂肪肝、脾大。8 月 12 日患者至我院就诊，查 CD55/59 正常范围，直接及间接抗人球蛋白试验阴性，网织红细胞 7%，未继续其他相关检查。患者现停经 34 周，外院产检示 GPT 231U/L，总胆红素（total bilirubin, TBIL）39.4μmol/L，TBA 33μmol/L，无皮肤瘙痒，无食欲下降，患者转至我院，门诊拟"晚孕，肝功能损害"收入院。现无恶心厌油、反酸、呕吐等，无腹痛、腹胀，无阴道流血、流液，自数胎动好。

既往史：2015 年孕 5 个月余出现产兆后自然流产一次，2016 年孕 4 个月余出现产兆后自然流产一次，2020-05-08 于我院行经阴道宫颈环扎术。

月经婚育史：初潮 14 岁，平素月经规律，6/30 天，量适中，无痛经，白带正常，G3P0。

个人史：无吸烟、嗜酒等不良嗜好。

家族史：父亲健在，母亲健在。家族中无类似患者，否认家族遗传病。无静脉血栓栓塞症家族史。

过敏史：否认药物、食物过敏史。

查体：T 36.2℃，P 100 次/min，R 20 次/min，BP 114/84mmHg。神志清，精神可，全身皮肤黏膜及巩膜无黄染，浅表淋巴结未触及。颈软无抵抗，气管居中，两肺呼吸音清，未闻及干湿啰音。心率 100 次/min，律齐，各瓣膜听诊区未闻及明显杂音。腹膨隆，未及宫缩，肝脾肋下未及。脊柱及四肢无明显畸形，双下肢轻度水肿，生理反射存在，病理反射未引出。宫高 31cm，腹围 107cm，胎方位 LOA，胎心率 140 次/min，强度中，先露头，未衔接。

辅助检查：

2020 年 8 月 7 日 B 超：脂肪肝、脾大。

2020 年 9 月 28 日肝功能：GPT 231U/L，TBIL 39.4μmol/L，TBA 33μmol/L。

入院诊断：

1. 晚孕（G3P0，孕 34 周，待产，LOA）

2. 妊娠期肝内胆汁淤积症

3. 妊娠合并肝损害

诊治过程：

<u>2020-09-28（入院当天）</u>

初始治疗方案：见表 2-13。

表 2-13 初始治疗方案用药记录

药品名称	用量	用法
熊去氧胆酸胶囊	0.25g	p.o. t.i.d.
多烯磷脂酰胆碱注射液	465mg	i.v.gtt. q.d.
5% 葡萄糖注射液	250ml	

<u>2020-09-29（入院第 2 天）</u>

主诉：患者孕 34^{+1} 周，现一般情况可，无皮肤瘙痒、恶心呕吐，无腹痛、腹胀，无阴道流血、流液，自数胎动好。

查体：今晨体温正常，神志清，精神可，全身皮肤黏膜及巩膜未见黄染，浅表淋巴结未触及。颈软无抵抗，气管居中，两肺呼吸音清，未闻及干湿啰音。心律齐，各瓣膜听诊区未闻及明显杂音。腹膨隆，肝脾肋下未及。脊柱及四肢无明显畸形，生理反射存在，病理反射未引出，胎心率 140 次 /min。

辅助检查：

血常规：WBC $10.1×10^9$/L，N% 84.8%，RBC $3.17×10^{12}$/L，Hb 101g/L，PLT $132×10^9$/L。

凝血五项：PT 11.9 秒，INR 1.04，APTT 24.0 秒，TT 17.2 秒。

尿常规：亚硝酸盐阴性，尿蛋白（++），尿葡萄糖阴性，尿酮体（+），尿潜血阴性，白细胞 263 个 /μl，红细胞 17 个 /μl。

糖化血红蛋白 4.2%。

自身肝抗原谱：抗线粒体 M2 型抗体（−），抗丙酮酸脱氢酶复合物（−），抗酸性磷酸化核蛋白 100 抗体（−），抗早幼粒细胞白血病抗体（−），抗核包膜糖蛋白 210 抗体（−），抗 Ro-52 抗体（−），抗肝肾微粒体 -1 抗体（−），抗肝细胞溶质抗原 -1 抗体（−），抗可溶性肝抗原 / 肝胰抗原抗体（−）。

生化全套：GPT 267.6U/L，GOT 255.2U/L，LDH 299U/L，TBIL 33.2μmol/L，DBIL 25.5μmol/L，TP 58.2g/L，ALB 32.4g/L，GLB 25.8g/L，TBA 63.2μmol/L，葡萄糖 4.53mmol/L，BUN 4.4mmol/L，CRE 50μmol/L，UA 392μmol/L。

治疗方案：同初始治疗方案。

<u>2020-09-30（入院第 3 天）</u>

主诉：自感良好，胎动好，无腹痛、腹胀，无阴道流血、流水症状。饮食及二便正常,夜间入眠间断。

查体: 患者神志清,精神可,T 36.2℃。心肺未闻及异常,腹膨隆,无明显压痛、反跳痛,肝脾肋下未及,双下肢未及明显水肿。胎心率 150 次 /min,昨日 16∶00 血糖提示:空腹 5.8mmol/L,早餐后 2 小时 6.7mmol/L,午餐后 2 小时 9.9mmol/L,晚餐后 2 小时 8.3mmol/L。

辅助检查:

尿微量白蛋白测定:尿微量白蛋白 32.9ng/L,尿肌酐 2 693μmol/L,尿微量白蛋白 / 肌酐 108.0ng/g。

治疗方案: 同初始治疗方案。

2020-10-03(入院第 6 天)

主诉: 患者现孕 34^{+5} 周,无不适主诉,饮食睡眠可,自诉胎动好。

查体: 晨体温正常,血压 95/60mmHg。心肺未闻及异常,腹膨隆,无明显压痛、反跳痛,肝脾肋下未及,双下肢未及明显水肿。胎心率 145 次 /min,昨日四点血糖提示:空腹 5.3mmol/L,早餐后 2 小时 7.5mmol/L,午餐后 2 小时 6.5mmol/L,晚餐后 2 小时 6.4mmol/L。

辅助检查:

肝功能:GPT 336.8U/L,GOT 249.9U/L,TBIL 20.1μmol/L,DBIL 14.1μmol/L,TP 58.8g/L,ALB 33.8g/L,TBA 20.4μmol/L。

治疗方案:

加用:注射用丁二磺酸腺苷蛋氨酸 1g+0.9% 氯化钠注射液 100ml i.v.gtt. q.d.

2020-10-04(入院第 7 天)

主诉: 现孕 34^{+6} 周,昨日已将宫颈环扎线拆除。患者自诉:自感胎动好,偶发下腹不适,无阴道出血及排液。无其他不适主诉。饮食、睡眠及二便正常。

查体: 患者神志清,精神好,晨体温 36.7℃,血压 112/71mmHg。心肺未闻及异常,腹膨隆,无明显压痛、反跳痛,肝脾肋下未及,双下肢未及明显水肿。胎心率 142 次 /min。昨日四点血糖提示:空腹 5.6mmol/L,早餐后 2 小时 9.4mmol/L,午餐后 2 小时 7.2mmol/L,晚餐后 2 小时 7.2mmol/L。

辅助检查: 无。

治疗方案: 未调整,同上。

2020-10-08(入院第 11 天)

主诉: 现孕 35^{+3} 周,自感胎动好,无明显下腹不适,无阴道出血及排液。无其他不适主诉。一般情况良好,饮食、睡眠及二便正常。

查体: 晨体温正常。心肺未闻及异常,腹膨隆,无宫缩,无阴道排液症状。胎心率 148 次 /min。餐后 2 小时血糖:5.9-6.8-7.1mmol/L,空腹血糖:5.5mmol/L。

辅助检查：

生化全套：GPT 256.9U/L，GOT 205.0U/L，TBIL 16.9μmol/L，DBIL 12.3μmol/L，TP 57.7g/L，ALB 34.6g/L，TBA 29.9μmol/L，葡萄糖 4.35mmol/L，BUN 4.6mmol/L，CRE 55μmol/L，UA 440μmol/L。

治疗方案： 未调整，同上。

2020-10-09（入院第 12 天）

主诉： 现孕 35^{+4} 周，自感胎动好，无明显下腹不适，无阴道出血及排液。无其他不适主诉。一般情况良好，饮食、睡眠及二便正常。

查体： 晨体温正常。心肺未闻及异常，腹膨隆，无宫缩，无阴道排液症状。

辅助检查：

生化全套：GPT 242.5U/L，GOT 187.6U/L，TBIL 15.9μmol/L，DBIL 12.4μmol/L，TP 58.3g/L，ALB 33.1g/L，TBA 34.6μmol/L，K^{+} 3.39mmol/L，CRP 4.5mg/L。

治疗方案：

加用：10% 氯化钾注射液 20ml p.o. once

2020-10-11（入院第 14 天）

主诉： 现孕 35^{+6} 周，自感胎动好，无明显下腹不适，无阴道出血及排液。无其他不适主诉。一般情况良好，饮食、睡眠及二便正常。

查体： 晨体温正常。心肺未闻及异常，腹膨隆，无宫缩，无阴道排液症状。胎心率 148 次 /min，昨日 16：00 血糖：5.7-6.3-6.3-7mmol/L，今晨空腹血糖：6mmol/L。

辅助检查：

尿常规：尿胆原阴性（－），尿蛋白弱阳性（±），白细胞 40 个 /μl，上皮细胞 14 个 /μl。

治疗方案：

调整：熊去氧胆酸胶囊增加剂量为 0.5g p.o. b.i.d.

2020-10-15（入院第 18 天）

主诉： 现孕 36^{+3} 周，自感胎动好，无明显下腹不适，无阴道出血及排液。无其他不适主诉。一般情况良好，饮食、睡眠及二便正常。

查体： 晨体温正常。心肺未闻及异常，腹膨隆，无宫缩，无阴道排液症状。胎心率 140 次 /min。

辅助检查：

网织红细胞计数 5.37%。

血细胞形态学分析：中性中幼粒细胞 1%，中性晚幼粒细胞 1%，中性杆状核粒细胞 4%，中性分叶核粒细胞 66%，嗜碱性粒细胞 1%，淋巴细胞 25%，单核细胞 2%。细胞形态分析：成熟红细胞检查未见异常，染色好。

生化全套：GPT 177.9U/L，GOT 129.1U/L，TBA 25.1μmol/L，TG 7.31mmol/L，TC 8.75mmol/L。

治疗方案：

多烯磷脂酰胆碱注射液调整为多烯磷脂酰胆碱胶囊 456mg p.o. t.i.d.

注射用丁二磺酸腺苷蛋氨酸调整为丁二磺酸腺苷蛋氨酸肠溶片 0.5g p.o. b.i.d.

2020-10-19（入院第 22 天）

主诉：现孕 37 周，自感胎动好，无明显下腹不适，无阴道出血及排液。无其他不适主诉。一般情况良好，饮食、睡眠及二便正常。

查体：晨体温正常。心肺未闻及异常，腹膨隆，无宫缩，无阴道排液症状。胎心率 142 次/min。

辅助检查：

凝血五项：FIB 6.5g/L，D-dimer 1.09mg/L。

血常规：RBC $3.04×10^{12}$/L，Hb 95g/L，HCT 29.1%，PLT $123×10^9$/L。

生化全套：GPT 127.1U/L，GOT 82.1U/L，TBA 24.0μmol/L。

治疗方案：未调整，同上。

2020-10-22（入院第 25 天）

主诉：现孕 37^{+3} 周，自感胎动好，无明显下腹不适，无阴道出血及排液。无其他不适主诉。一般情况良好，饮食、睡眠及二便正常。

查体：晨体温、血压正常。心肺未闻及异常，腹膨隆，无宫缩，无阴道排液症状。胎心率 140 次/min。

辅助检查：

血常规：WBC $10.0×10^9$/L，N% 82.6%，RBC $3.19×10^{12}$/L，Hb 98g/L，HCT 29.7%，PLT $130×10^9$/L。

尿常规：尿酮体（−），尿蛋白（+）。

凝血五项：APTT 24.9 秒，FIB 5.7g/L，D-dimer 1.12mg/L。

生化全套：GPT 56.4U/L，GOT 38.4U/L，TP 59.3g/L，TBA 14.6μmol/L，CRE 53μmol/L，UA 387μmol/L，TG 7.58mmol/L，TC 7.92mmol/L。

治疗方案：停所有医嘱，出院。

出院诊断：

1. 妊娠期肝内胆汁淤积症

2. 妊娠合并肝损害

3. 晚孕（G3P0，孕 37^{+3} 周，待产，LOA）

出院带药：

熊去氧胆酸胶囊 500mg p.o. b.i.d.

多烯磷脂酰胆碱胶囊 456mg p.o. t.i.d.

丁二磺酸腺苷蛋氨酸肠溶片 0.5g p.o. b.i.d.

问题（含答案要点）

问题 1：结合病史，请分析患者妊娠期肝内胆汁淤积症的诊断依据及治疗目标是什么？

答案要点：

1. 根据《妊娠期肝内胆汁淤积症诊疗指南（2015）》，ICP 的诊断要点为：①出现其他原因无法解释的皮肤瘙痒，瘙痒涉及手掌和脚掌具有 ICP 提示性。尤其需鉴别 ICP 皮肤瘙痒严重导致的皮肤抓痕与其他妊娠期皮肤疾病。②空腹血 TBA 水平升高，TBA≥10μmol/L 可诊断为 ICP。③胆汁酸水平正常者，即使 TBA 水平正常，但有其他原因无法解释的肝功能异常，主要是 GPT 和 GOT 水平轻、中度升高，可诊为 ICP，γ-GT 水平也可升高，可伴血清胆红素水平升高，以直接胆红素为主。④皮肤瘙痒和肝功能异常在产后恢复正常，皮肤瘙痒多在产后 24～48 小时消退，肝功能在分娩后 4～6 周恢复正常。

2. 对 ICP 严重程度的判断 ①轻度：10μmol/L≤TBA<40μmol/L；临床症状以皮肤瘙痒为主，无明显其他症状。②重度：TBA≥40μmol/L；临床症状：瘙痒严重；伴有其他情况，如多胎妊娠、妊娠期高血压疾病、复发性 ICP、曾因 ICP 致围产儿死亡者；早发型 ICP：国际上尚无基于发病时间的 ICP 分度，但早期发病者其围产儿结局更差，也应该归入重度 ICP 中。

3. 患者入院时 TBA 为 33μmol/L，无皮肤瘙痒、恶心呕吐等症状，符合轻度 ICP 诊断。治疗目标为缓解瘙痒症状，改善肝功能，降低 TBA 水平，最终达到延长孕周、改善妊娠结局的目的。

问题 2：结合病史，分析该患者初始熊去氧胆酸胶囊和多烯磷脂酰胆碱注射液用药方案是否合理？

答案要点：

1. 根据《妇产科学》（第 9 版）和《妊娠期肝内胆汁淤积症诊疗指南（2015）》，UDCA 是治疗 ICP 的一线药物，较其他药物有明显优势，对于改善 ICP 孕妇的生化指标有较好的作用，也能在较短时间内减轻瘙痒症状，在妊娠中晚期使用安全性良好。推荐剂量为 15mg/（kg·d），分 3～4 次口服，常规剂量疗效不佳，而又未出现明显不良反应时，可加大剂量为每日 1.5～2.0g。

2. 根据 2017 年《多烯磷脂酰胆碱在肝病临床应用的专家共识》，治疗 ICP 时，在常规药物治疗基础上加用多烯磷脂酰胆碱可进一步改善肝脏生化指标，改善妊娠结局，多烯磷脂酰胆碱可用于治疗妊娠期合并肝酶异常。虽然说明书不建议将其在妊娠期应用，但已有研究证实了多烯磷脂酰胆碱在妊娠期应用生物安全性，该专家共识对此进行了总结。多烯磷脂酰胆碱注射液不可用电解质溶液（生理氯化钠溶液、林格液等）稀释，若要配置静脉输液，只能用不含电解质的葡萄糖溶液稀释（如 5%/10% 葡萄糖溶液）。其中注射剂型的多烯磷脂酰胆碱因辅料中含有苯甲醇，不建议用于孕妇。

3. 患者体重为 73kg，根据 15mg/（kg•d）的 UDCA 用法用量，每日可用熊去氧胆酸胶囊为 1 095mg，初始应用熊去氧胆酸胶囊 0.25g p.o. t.i.d.，观察疗效，合理。患者应用多烯磷脂酰胆碱注射液 465mg+5% 葡萄糖注射液 250ml i.v.gtt. q.d.，符合 2017 年《多烯磷脂酰胆碱在肝病临床应用的专家共识》推荐，考虑到多烯磷脂酰胆碱注射液的妊娠期应用安全性，不宜长期应用，短期用于紧急降肝酶合理。

问题 3：该患者 2020 年 10 月 11 日增加熊去氧胆酸胶囊剂量是否合理？

答案要点：

1. 根据《妊娠期肝内胆汁淤积症诊疗指南（2015）》，UDCA 推荐剂量为 15mg/（kg•d），分 3～4 次口服，常规剂量疗效不佳，而又未出现明显不良反应时，可加大剂量为每日 1.5～2.0g。

2. 患者 2020 年 9 月 28 日入院 TBA 33μmol/L，应用熊去氧胆酸胶囊 0.25g p.o. t.i.d. 降胆酸治疗。9 月 29 日 TBA 63.2μmol/L，10 月 3 日 TBA 20.4μmol/L，10 月 8 日 TBA 29.9μmol/L，10 月 9 日 TBA 34.6μmol/L，经 13 天的降胆酸治疗，TBA 仍未恢复至正常水平，且 10 月份以来呈上升趋势。于 10 月 11 日增加熊去氧胆酸胶囊为 0.5g p.o. b.i.d.，每日剂量为 1g，未超过 2g 的最大剂量，合理。

问题 4：评价该患者 2020 年 10 月 15 日将多烯磷脂酰胆碱注射液调整为多烯磷脂酰胆碱胶囊 456mg p.o. t.i.d.，注射用丁二磺酸腺苷蛋氨酸调整为丁二磺酸腺苷蛋氨酸肠溶片 0.5g p.o. b.i.d. 的给药方案调整。

答案要点：

1. 根据 2017 年《多烯磷脂酰胆碱在肝病临床应用的专家共识》和药品说明书，多烯磷脂酰胆碱注射液辅料中含有苯甲醇，可能穿过胎盘屏障，对胎儿造成不良影响，不宜长期应用。患者 10 月 9 日 GPT 242.5U/L，GOT 187.6U/L，TBA 34.6μmol/L，10 月 15 日 GPT 177.9U/L，GOT 129.1U/L，TBA 25.1μmol/L，肝酶和 TBA 呈下降趋势，及时将多烯磷脂酰胆碱注射液更换为多烯磷脂酰胆碱胶囊口服，多烯磷脂酰胆碱胶囊安全性较好，偶有消化道症状，极罕见过敏。剂型的改变有利于规避多烯磷脂酰胆碱注射液辅料中苯甲醇对胎儿造成不良影响的风险。

2. 根据 2017 年《多烯磷脂酰胆碱在肝病临床应用的专家共识》和药品说明书，多烯磷脂酰胆碱胶囊的用法用量为 12 岁以上儿童、青少年和成年人 456mg t.i.d.。每日服用量不能超过 1 368mg。服用一段时间后，可减至 228mg t.i.d. 的维持剂量。需随餐服用，以足够量液体整粒吞服，不要咀嚼。患者 2020 年 10 月 15 日将多烯磷脂酰胆碱注射液调整为多烯磷脂酰胆碱胶囊 456mg p.o. t.i.d.，用法用量均合理。

3. 根据《妊娠期肝内胆汁淤积症诊疗指南（2015）》，建议 SAM 作为 ICP 临床二线用药或联合治疗。剂量为：静脉滴注每日 1g，疗程 12～14 天；口服 500mg b.i.d.。尚未发现 SAM 存在对胎儿的毒副作用和对新生儿远期的不良影响。患者 2020 年 10 月 3 日至 10 月 14 日应用注射用丁二磺酸腺苷蛋氨酸 1g+0.9% 氯化钠注射液 100ml i.v.gtt. q.d.，疗程已满 12 天。2020 年 10 月 15 日 TBA 较前有所改善，调整为口服剂型的丁二磺酸腺苷蛋氨酸肠溶片 0.5g p.o. b.i.d. 合理，便于患者用药。

问题 5：请从用药指导、生活方式干预及监测随访几个方面介绍，在该患者出院时，应对其进行哪些出院教育？

答案要点：

1. 用药指导

（1）交代患者多烯磷脂酰胆碱胶囊需随餐服用，用足够量的液体整粒吞服，不能咀嚼；丁二磺酸腺苷蛋氨酸肠溶片必须整片吞服，不得嚼碎，为使本品更好地吸收和发挥疗效，建议在两餐之间服用。

（2）不良反应方面，关注熊去氧胆酸胶囊可能造成稀便、腹泻等胃肠道紊乱，出现胆结石钙化的肝胆功能紊乱；多烯磷脂酰胆碱胶囊可能造成胃肠道紊乱，例如胃部不适的主诉、软便和腹泻；丁二磺酸腺苷蛋氨酸肠溶片偶可引起昼夜节律紊乱，其他主要不良反应有头晕、恶心、腹痛、腹泻、过敏反应、焦虑、血管性水肿和皮肤变态反应等。

2. 生活方式干预及监测随访

（1）生活上选择低脂、易于消化饮食，尽可能选择低血糖指数的碳水化合物，实行少量多餐制，适量活动，适当休息。

（2）左侧卧位为主，以增加胎盘血流量，自数胎动。

（3）定期产检，每周 1 次，定期胎心监护，复查生化指标，关注 TBA 和肝酶水平。

（梅洪梁 葛卫红）

参 考 文 献

[1] 谢幸,孔北华,段涛. 妇产科学. 9 版. 北京：人民卫生出版社,2018.

[2] MUEHLENBERG K, WIEDMANN K, KEPPELER H, et al. Recurrent intrahepatic cholestasis of pregnancy and chain-like choledocholithiasis in a female patient with stop codon in the ABDC4-gene of the hepatobiliary phospholipid transporter. Z Gastroenterol,

2008，46（1）：48-53.

[3] 中华医学会妇产科学分会产科学组. 妊娠期肝内胆汁淤积症诊疗指南（2015）. 中华妇产科杂志，2015，50（7）：481-485.

[4] 赵霞，张伶俐. 临床药物治疗学：妇产科疾病. 北京：人民卫生出版社，2016.

[5] ESTIÚ M C，FRAILUNA M A，OTERO C，et al. Relationship between early onset severe intrahepatic cholestasis of pregnancy and higher risk of meconium-stained fluid. PLoS One，2017，12（4）：e0176504.

[6] 肝内胆汁积症诊治专家委员会. 肝内胆汁淤积症诊治专家共识. 中华临床感染病杂志，2015（5）：402-406.

[7] 多烯磷脂酰胆碱肝病临床应用专家委员会. 多烯磷脂酰胆碱在肝病临床应用的专家共识. 临床消化病杂志，2017，29（6）：331-338.

[8] WOOD A M，LIVINGSTON E G，HUGHES B L，et al. Intrahepatic cholestasis of pregnancy：a review of diagnosis and management. Obstet Gynecol Surv，2018，73（2）：103-109.

[9] BRIGGS G G，FREEMAN R K，TOWERS C V，et al. Drugs in pregnancy and lactation. 11th ed. Philadelphia：Wolters Kluwer Health，2017.

[10] GIRLING J，KNIGHT C L，CHAPPELL L. Royal College of Obstetricians and Gynaecologists. Intrahepatic cholestasis of pregnancy：Green-top Guideline No. 43 June 2022. BJOG，2022，00：1-20.

[11] CHAPPELL L C，BELL J L，SMITH A，et al. Ursodeoxycholic acid versus placebo in women with intrahepatic cholestasis of pregnancy（PITCHES）：a randomized controlled trial. Lancet，2019，394（10201）：849-860.

[12] SMITH D D，ROOD K M. Intrahepatic Cholestasis of Pregnancy. Clin Obstet Gynecol，2020，63（1）：134-151.

[13] LEE R H，GREENBERG M，METZ T D，et al. Society for Maternal-Fetal Medicine Consult Series #53：Intrahepatic cholestasis of pregnancy：replaces Consult #13，April 2011. Am J Obstet Gynecol，2021，224（2）：B2-B9.

[14] 陈鹏，刘兴会，吴琳. 妊娠期肝内胆汁淤积症指南解读. 实用妇产科杂志，2019，35（2）：103-105.

[15] WALKER K F，CHAPPELL L C，HAGUE W M，et al. Pharmacological interventions for treating intrahepatic cholestasis of pregnancy. Cochrane Database Syst Rev，2020，7（7）：CD000493.

[16] 中华医学会感染病学分会，肝脏炎症及其防治专家共识专家委员会. 肝脏炎症及其防治专家共识. 中华临床感染病杂志，2014，7（1）：4-12.

第五节 胎 膜 早 破

胎膜早破（premature rupture of membranes，PROM）是指胎膜在临产前发生自发性破裂。一般认为胎膜早破发生率为 10%，大部分在满 37 周后发生。若妊娠 37 周前发生 PROM，这种情况称为未足月 PROM（preterm premature rupture of membranes，PPROM）。在一般产科人群中 PPROM 的发生率为 2%。本节内容参考国内外关于 PROM 的相关指南，简述 PROM 的基本诊治流程和药学监护中需要注意的问题。

一、病因

PROM 是多种因素影响的结果，常见的因素有：

1. 生殖道感染　常见病原体如厌氧菌、衣原体、B 族链球菌（group B *Streptococcus*，GBS）和淋病奈瑟球菌等。这些细菌上行侵袭宫颈内口局部胎膜，使胎膜局部张力下降从而导致 PROM，是 PROM 的主要原因。

2. 羊膜腔压力升高　子宫腔压力过高易引起 PROM。如双胎妊娠、羊水过多等。

3. 胎膜受力不均　如胎位异常、头盆不称、宫颈功能不全、前羊膜囊锲入等均可使胎膜受压不均匀，从而导致 PROM。

4. 创伤　以下创伤可导致 PROM。如羊膜腔穿刺不当、性生活刺激、撞击腹部等。

5. 营养因素　孕妇微量元素及维生素等缺乏也容易引起 PROM。

二、临床表现及诊断

（一）PROM 的临床表现及并发症

1. 临床症状和体征　孕妇主诉突然出现阴道流液或无控制的"漏尿"，少数孕妇仅感觉到外阴较平时湿润，窥阴器检查见混有胎脂的羊水自子宫颈口流出，即可作出诊断。值得注意的是，要应用消毒的窥阴器进行检查，并且避免指检以防止上行性感染。

2. PROM 的并发症

（1）足月 PROM 的常见并发症：足月 PROM 常常是即将临产的先兆，50% 的孕妇在胎膜破裂后 12 小时内自行临产，20% 的孕妇在 12~24 小时内临产，25% 的孕妇在 24~72 小时内临产，5% 的孕妇 72 小时内仍不能临产。足月 PROM 的主要并发症是宫内感染。破膜时间越长，临床绒毛膜羊膜炎的风险越大,进而导致母体的产褥感染、新生儿感染、败血症等。

（2）PPROM 的常见并发症：PPROM 最主要的并发症是早产,由于早产儿不成熟及宫内感染导致的各种并发症,包括新生儿呼吸窘迫综合征（respiratory distress syndrome, RDS）、脑室内出血（intraventricular hemorrhage, IVH）、坏死性小肠结肠炎（necrotizing enterocolitis, NEC）、败血症等。尽管积极保胎等处理仍有约 50% 的早产 PROM 在破膜后 1 周内分娩,是早产的主要原因。其他常见的并发症有胎儿窘迫、胎盘早剥。PROM 导致羊水过少、脐带受压甚至脐带脱垂,从而发生胎儿窘迫甚至胎死宫内。PPROM 有 15%～25% 者合并有临床症状的绒毛膜羊膜炎。孕周越早,绒毛膜羊膜炎的风险越大。

（二）诊断

胎膜破裂通常由常规的临床评估作出诊断：羊水经阴道流出,阴道液 pH 测试结果升高,以及显微镜下观察阴道液可见羊齿状结晶。

1. 阴道酸碱度测定 正常阴道液 pH 为 4.5～6.0,羊水 pH 为 7.0～7.5。胎膜破裂后,阴道液 pH 升高（pH≥6.5）。pH 诊断 PROM 的敏感度为 90%,假阳性率为 17%。

2. 阴道液涂片 取阴道液涂于玻片上,干燥后显微镜下观察,出现羊齿状结晶提示为羊水。其诊断 PROM 的敏感度为 51%～98%,假阳性率为 6%。通常,在上述检查不能确定 PROM 时使用。

3. 生化指标检测 对于上述检查方法仍难确定的可疑 PROM 孕妇,可采用生化指标检测。临床最多是针对胰岛素样生长因子结合蛋白 1（insulin like growth factor binding protein-1, IGFBP-1）、胎盘 α 微球蛋白 1（placental alpha microglobulin-1, PAMG-1）。主要应用于难确诊且无规律宫缩的可疑 PROM 孕妇。

4. 超声检查 对于可疑 PROM 孕妇,超声检测羊水量可能有一定帮助,如果超声提示羊水量明显减少,同时孕妇还有过阴道排液的病史,在排除其他原因导致的羊水过少的前提下,应高度怀疑 PROM,可以结合上述生化指标检测手段诊断 PROM。超声检查羊水量有一定提示作用,但不能用于诊断。

若经全面评估后仍不能确诊,权衡利弊后可在超声引导下经腹注射靛蓝胭脂红染料至羊膜腔,若蓝染液流入阴道,则可诊断 PROM。

三、治疗目的及原则

（一）治疗目的

足月 PROM 的治疗目的是及时终止妊娠,以降低母体和新生儿感染风险,减少治疗花费。

PPROM 的治疗目的是进行综合评估后决定是否期待治疗,期待保胎过程中促胎肺成熟和预防感染,尽可能延长孕周,改善母儿结局。

（二）治疗原则

1. 概要

（1）足月 PROM 孕妇宜适时引产，有明确剖宫产指征时宜行剖宫产终止妊娠；无明确剖宫产指征者，宜在破膜后 2～12 小时内积极引产。良好的规律宫缩引产至少 12～18 小时，如仍在潜伏期阶段才可考虑诊断引产失败行剖宫产分娩。对于子宫颈条件成熟的足月 PROM 孕妇，行缩宫素静脉滴注是首选的引产方法。对子宫颈条件不成熟同时无促宫颈成熟及阴道分娩禁忌证者，可应用前列腺素制剂以促进子宫颈成熟，但要注意预防感染，密切监测宫缩情况和胎儿情况。阴道用前列腺素制剂与缩宫素滴注引产效果类似，但绒毛膜羊膜炎的发生率较高。破膜后 12 小时，可给予抗菌药物预防感染。预防性使用抗菌药物可能会降低感染的发生率，但在没有 GBS 感染预防指征的情况下，尚无足够证据支持足月 PROM 时常规使用预防性抗菌药物。对于 GBS 阳性的孕妇，在分娩前应及时给予抗菌药物以预防 GBS 传播，而且建议立即引产而不是期待治疗。

（2）PPROM 应根据孕周、母胎状况、当地新生儿救治水平及孕妇和家属的意愿进行综合决策，权衡终止妊娠与期待治疗利弊。期待治疗包括一般处理、促胎肺成熟、预防感染、抑制宫缩和胎儿神经系统保护等。

2. 严重度评估和监测

（1）足月 PROM 明确诊断后，应立即住院，评估母胎状况，排除胎儿窘迫、绒毛膜羊膜炎、胎盘早剥、胎位异常、母体合并症等。随着破膜时间延长，宫内感染的风险显著增加。如无明确剖宫产指征，则宜在破膜后 2～12 小时内积极引产。

（2）对 PPROM 应进行全面评估。①准确核对孕周：依据月经周期、受孕时间、早中孕期超声测量数据等；②评估有无感染；③评估胎儿状况：胎儿大小、胎方位、羊水指数、有无胎儿窘迫、有无胎儿畸形；④评估母体有无其他合并症或并发症，如胎盘早剥等。确定处理方案依据孕周、母胎状况、当地的医疗水平及孕妇和家属意愿 4 个方面进行决策：放弃胎儿，终止妊娠；期待保胎治疗；如果终止妊娠的益处大于期待延长孕周，则积极引产或有指征时行剖宫产术分娩。

（3）监测：期待治疗过程中，动态监测孕妇体温、母胎心率、宫缩、有无子宫压痛、阴道流液量和性状，定期复查血常规、胎心监护和超声监测胎儿生长、羊水量等，确定有无绒毛膜羊膜炎、胎儿窘迫和胎盘早剥等并发症。避免不必要的阴道检查。卧床期间注意预防孕妇卧床过久可能导致的一些并发症，如血栓形成、肌肉萎缩等。行宫颈分泌物培养和中段尿培养及时发现绒毛膜羊膜炎。急性临床绒毛膜羊膜炎的主要表现为孕妇体温升高（体温≥37.8℃）、脉搏增快（≥100 次/min）、胎心率增快（≥160 次/min）、宫底有压痛、阴道分泌物异味、外周血白细胞计数升高（≥15×10^9/L 或核左移）。孕妇体温升高同时伴有上述 2 个或以上的症状和体征可诊断为临床绒毛膜羊膜炎，应注意识别和预防。出现宫内感染、胎盘早剥、频发胎心率减速或脐带脱垂时需及时终止妊娠。

3. 一般治疗　期待治疗患者，应住院卧床休息，可采取臀高位以减少羊水流出；注意外阴清洁，避免不必要的肛门检查和阴道检查。保证充足的蛋白质和热量饮食，营养均衡。

四、药物治疗及药学监护

（一）足月PROM引产的药物

足月PROM在引产时会使用缩宫素和前列腺素制剂。缩宫素能直接兴奋子宫平滑肌，刺激其节律性收缩，从而用于引产、催产等。前列腺素制剂如地诺前列素等，阴道给药，可以使宫颈变软，有利于宫颈扩张，同时也能作用于子宫平滑肌，刺激妊娠的子宫平滑肌产生类似的足月临产的子宫收缩。具体用法及使用注意事项见表2-14。

表2-14　足月PROM引产时缩宫素和前列腺素制剂使用列表

分类	药物通用名	用法用量	注意事项
缩宫素	缩宫素注射液	静脉滴注，引产或催产：一次2.5~5U。用氯化钠注射液稀释至0.01U/ml。静脉滴注开始时不超过0.001~0.002U/min，每15~30分钟增加0.001~0.002U，至达到宫缩与正常分娩相似，最快不超过0.02U/min，通常为0.002~0.005U/min	对于子宫颈条件成熟的足月PROM孕妇，缩宫素静脉滴注是首选的引产方法。用药前后及用药时应当检查或监测：①子宫收缩的频率、持续时间及强度；②孕妇脉搏及血压；③胎儿心率；④静止期间子宫肌张力；⑤胎儿成熟度；⑥骨盆大小及胎先露下降情况；⑦出入液量的平衡，尤其是长时间使用本药者
前列腺素类	地诺前列酮栓	外阴消毒后将可控释地诺前列酮栓置于阴道后穹隆深处，并旋转90°，使栓剂横置于阴道后穹隆，易于保持原位。在阴道口外保留2~3cm终止带以便于取出。在药物置入后，嘱孕妇平卧20~30分钟以利于栓剂吸水膨胀；2小时后复查，栓剂仍在原位后孕妇可下地活动。不推荐使用本品的第2枚药物，因为尚无关于使用第2枚药物的效果的研究	对于子宫颈条件不成熟同时无促宫颈成熟及阴道分娩禁忌证的足月PROM孕妇，可选用此类药物引产。①应用本药之前，应停用非甾体抗炎药，包括阿司匹林；②本药栓剂适用于妊娠38周后宫颈Bishop评分≤6分，单胎头先露，有引产指征且无母婴禁忌证的孕妇；③在分娩后应常规检查宫颈，及时发现宫颈裂伤，并予以修补；④本药栓剂自冰箱取出后应立即使用；⑤如果在24小时内仍未达到充分的宫颈成熟，也应该取出本品；⑥对于取出本药后使用缩宫素，推荐的给药间隔为至少30分钟

（二）PPROM 在期待治疗过程中使用的药物

PPROM 在期待治疗过程中使用的药物主要有促胎肺成熟用药、预防感染用药、抑制宫缩用药和胎儿神经保护药等。

1. 促胎肺成熟用药 产前应用糖皮质激素不仅能促进胎肺成熟，还能促进胎儿其他组织的发育。此外还能减少新生儿 RDS、IVH、NEC 的发生，且不会增加母儿感染的风险。<34 孕周无期待保胎治疗禁忌证者，均应给予糖皮质激素治疗。但孕 26 周前给予糖皮质激素的效果不肯定，建议达孕 26 周后再给予糖皮质激素。孕 34～34^{+6} 周的 PPROM 孕妇，依据其个体情况和当地的医疗水平来决定是否给予促胎肺成熟的处理，但如果孕妇合并妊娠糖尿病，建议进行促胎肺成熟处理。结合我国围产医学水平的地区差异大的国情，胎龄 <37 周，7 天内有早产风险的有生机儿，以及之前未接受糖皮质激素治疗且在 24 小时至 7 天内将分娩或引产的孕妇，均推荐常规使用地塞米松。若无法完成 1 个疗程，也应当给药。

2. 预防感染用药 应及时预防使用抗菌药物，可有效延长孕周，减少绒毛膜羊膜炎和新生儿感染的发生率。推荐先静脉滴注氨苄西林联合红霉素，随后口服阿莫西林和红霉素，总疗程为 7 天。胎儿具备存活能力的 PPROM 孕妇，均应行分娩期 GBS 预防治疗，以防止垂直传播。

3. 抑制宫缩用药 PPROM 引起的宫缩多由于临床感染诱发前列腺素大量合成及分泌有关，如果有规律宫缩，建议应用宫缩抑制剂 48 小时，完成糖皮质激素促胎肺成熟的处理，减少新生儿 RDS 的发生，或及时转诊至有新生儿重症监护室的医院，完成上述处理后，如果仍有规律宫缩应重新评估绒毛膜羊膜炎和胎盘早剥的风险，如有明确感染或已经进入产程不宜再继续保胎，临产者应用宫缩抑制剂不能延长孕周。此外，长时间使用宫缩抑制剂对于 PPROM 者不利于母儿结局。对妊娠 34～36^{+6} 周的 PPROM 孕妇不推荐使用宫缩抑制剂治疗。常用的宫缩抑制剂有钙通道阻滞剂、前列腺素抑制剂、β 受体激动剂、缩宫素受体拮抗剂等。个体化选择宫缩抑制剂，同时应注意对孕妇及胎儿带来的不良反应。宫缩抑制剂避免两种联合使用：因两种或以上宫缩抑制剂联合使用可能增加不良反应的发生。

4. 胎儿神经保护药 妊娠小于 32 周有即将分娩风险的 PPROM 孕妇，应考虑使用硫酸镁对胎儿进行神经保护治疗。随机对照研究提示，孕 32 周前有分娩风险孕妇应用硫酸镁可以降低存活儿的脑瘫率。所以对于孕周 <32 周的 PPROM 孕妇，有随时分娩风险者可考虑应用硫酸镁保护胎儿神经系统，但无最佳的统一方案。

各类药物用法用量及注意事项见表 2-15。

表 2-15　PPROM 期待治疗过程中药物使用列表

作用	分类	药物通用名	用法用量	注意事项
促胎肺成熟用药	糖皮质激素	地塞米松、倍他米松	地塞米松 6mg 肌内注射（国内常用剂量为 5mg），1 次 /12h，共 4 次，或倍他米松 12mg 肌内注射，1 次 /d，共 2 次。给予首剂后，24～48 小时内起效并能持续发挥作用 ≥7 天	孕 34 周前使用了单疗程糖皮质激素治疗，孕妇尚未分娩，在应用 1 个疗程 2 周后，孕周仍不足 34 周，估计短期内终止妊娠者可再次应用 1 个疗程，但总疗程≤2 次
预防感染用药	预防绒毛膜羊膜炎的抗菌药物	青霉素类 + 红霉素	氨苄西林 2g+ 红霉素 250mg，1 次 /6h，静脉滴注 48 小时，阿莫西林 250mg 联合肠溶红霉素 333mg，1 次 /8h，口服，连续 5 天。青霉素过敏的孕妇，可单独口服红霉素 10 天	应避免使用氨苄西林 + 克拉维酸钾类抗菌药物，因其有增加新生儿发生坏死性小肠结肠炎的风险
	预防 B 族溶血性链球菌上行性感染的抗菌药物	青霉素或头孢唑林或红霉素	①青霉素首次剂量 480 万 U 静脉滴注，然后 240 万 U/4h 直至分娩；或氨苄西林，负荷量 2g 静脉滴注，然后 1g/4h 的剂量静脉滴注直至分娩。②对青霉素过敏者则选用头孢唑林，以 2g 作为起始剂量静脉滴注，然后 1g/8h 直至分娩。③对头孢菌素类过敏者则用红霉素 500mg，1 次 /6h，静脉滴注；或克林霉素 900mg 静脉滴注，1 次 /8h	
抑制宫缩用药	钙通道阻滞剂	硝苯地平	起始剂量为 20mg 口服，然后每次 10～20mg，每天 3～4 次，根据宫缩情况调整，可持续 48 小时	服药中注意观察血压，防止血压过低
	前列腺素抑制剂	吲哚美辛	起始剂量为 50～100mg 经阴道或直肠给药，也可口服，然后每 6 小时给 25mg，可维持 48 小时	在胎儿方面妊娠 32 周前使用或使用时间不超过 48 小时，则不良反应较小；否则可引起胎儿动脉导管提前关闭，也可因减少胎儿肾血流量而使羊水量减少，因此，妊娠 32 周后用药，需要监测羊水量及胎儿动脉导管宽度。当发现胎儿动脉导管狭窄时立即停药

续表

作用	分类	药物通用名	用法用量	注意事项
抑制宫缩用药	β₂受体激动剂	利托君	起始剂量 50～100μg/min 静脉滴注，每 10 分钟可增加剂量 50μg/min，至宫缩停止，最大剂量不超过 350μg/min，共 48 小时	使用过程中应密切观察心率和主诉，如心率超过 120 次/min，或诉心前区疼痛则停止使用。为预防由腔静脉综合征引起的低血压，滴注时应保持左侧卧位。持续滴注时需定期进行血液检查
	缩宫素受体拮抗剂	阿托西班	起始剂量为 6.75mg 静脉注射 1 分钟，继之 18mg/h 维持 3 小时高速静脉滴注，接着 6mg/h 持续 45 小时低速静脉滴注	用药期间应监测子宫收缩和胎儿心率。监测产后失血量
胎儿神经保护药		硫酸镁	SOGC 建议：应以 4g 负荷剂量给药，静脉滴注超过 30 分钟，或继续给予 1g/h 维持剂量滴注直至出生；最长不超过 24 小时 ACOG 建议：4～5g 快速静脉注射或滴注，随后 1～2g/h 缓慢滴注 12 小时，最长不超过 48 小时 中国早产儿相关指南建议：24 小时总量不超过 30g	使用硫酸镁的必备条件：①膝腱反射存在；②呼吸≥16 次/min；③尿量≥25ml/h（即≥600ml/d）；④备有 10% 葡萄糖酸钙注射液。应用硫酸镁注射液前须查肾功能。保胎治疗时，不宜与 β 受体激动剂（如利托君）同时使用，否则容易引起血管的不良反应。如出现急性镁中毒现象，可用钙剂静脉注射解救，常用的为 10% 葡萄糖酸钙注射液 10ml 缓慢（5～10 分钟）静脉注射

（三）药学监护

1. 疗效评估

（1）对宫缩抑制情况的评估，需要每日关注患者有无宫缩、腹痛、阴道出血，阴道流液量和性状，动态监测羊水量。

（2）抗菌药物预防感染的监护应当关注阴道分泌物培养结果，及时调整预防感染治疗方案；同时注意患者有无出现子宫压痛、体温升高、分泌物异味等绒毛膜羊膜炎症状；动态监测患者体温，每 3 日监测白细胞和中性粒细胞计数、C 反应蛋白（CRP）、血小板压积（PCT）等。

（3）存在肾损害时，参考国内外硫酸镁预防子痫的经验，监测血中镁离子浓度是否在治疗范围 1.8～3.5mmol/L。

（4）密切观察胎心率、胎动、胎儿生长情况等，关注电子胎心监护和胎儿超声结果等。

2. 不良反应的监测

（1）糖皮质激素类药物：①可引起血糖升高，许多女性会发生一过性高血糖，类固醇效应于第一剂药物后大约 12 小时开始，且可持续 5 日。必要时，应该在皮质类固醇治疗前或在给予第一剂药物后至少 5 日进行妊娠糖尿病筛查。因此对于糖尿病合并妊娠或妊娠糖尿病孕妇处理上无特殊，但要注意监测血糖水平，防止血糖过高而引起酮症。②对血常规白细胞产生影响，一般会引起白细胞轻微升高，主要是中性粒细胞增多，需与感染性疾病鉴别。③产前使用可能会引起一过性胎心率和胎动改变，一般到治疗后 4～7 日恢复至基线水平，如出现给予地塞米松 2 日或 3 日内评估结果显示胎儿状况不良，如无应激试验无反应型或生物物理评分得分低，则应考虑一过性药物相关改变的可能，应密切监测胎儿情况。④在地塞米松静脉注入人体时，会出现全身瘙痒的症状，但是数分钟后症状即可减轻或者消失，因此在患者注射前应提前告知。

（2）抗菌药物使用需警惕常见的不良反应包括：静脉注射后可发生血栓性静脉炎，过敏反应如皮疹、荨麻疹、瘙痒、嗜酸性粒细胞增多、药物热、呼吸困难、间质性肾炎、血管神经性水肿等；也可有腹泻、肠炎、恶心、呕吐等消化道反应，高血压、重症肌无力患者症状加重；实验室异常可见血细胞减少、贫血、骨髓抑制，一过性肝酶、乳酸脱氢酶、胆红素、尿素氮和血肌酐升高。注意定期监测患者肝肾功能、血常规、血压等。

（3）宫缩抑制剂使用时可能会引起患者血压下降、恶心、胃酸反流、胃炎、头痛、鼻塞、低钾血症、心动过速、胸痛、气短、高血糖、肺水肿等。

（4）硫酸镁使用时应注意心慌、口干、潮红，偶可引起眼球震颤等不适，尤其是快速滴注时，减慢滴速症状缓解。用药剂量大，血镁浓度达 5mmol/L 时，可出现肌肉兴奋性受抑制，感觉反应迟钝，膝腱反射消失，呼吸开始受抑制；血镁浓度达 6mmol/L 时可发生呼吸停止和心律失常，心脏传导阻滞；浓度进一步升高，可致心脏停搏、昏迷。

3. 患者教育

（1）入院沟通时，了解患者血糖、血压是否正常。孕妇使用糖皮质激素时，可能会出现害怕或拒绝使用的心理，需与患者进行充分的用药沟通，告知患者短期内使用相对安全，主要用于促胎肺成熟治疗，对胎儿利大于弊。

（2）在使用其他药物时，也要充分告知药物使用的必要性，以及可能出现的不良反应等。在用药过程中如果出现发热、颜面潮红、头痛、恶心、呕吐、肌无力、皮疹、瘙痒、注射部位血管疼痛等不适情况应及时告诉医生或护士。

（3）PROM 在期待治疗过程中使用的大多数为静脉用药，注意交代患者静脉给药期间不要随意调整滴速，如出现明显不适及时告知医护人员。

五、案例

病历摘要：

基本信息：患者，女性，27 岁，身高 168cm，体重 93kg。

入院时间：2020 年 12 月 23 日

主诉：停经 32^{+4} 周，阴道流水 4 小时余。

现病史：平素月经规律，5/30 天，LMP：2020-05-05，EDC：2020-02-12，早孕反应轻，否认孕早期有病毒感染史，停经 18 周自觉胎动，孕期内按期产检，胎心率、胎动、血压、血糖均无明显异常。自诉外院 OGTT 无异常（报告未见）。入院前 4 小时（19：00）孕妇打喷嚏后出现阴道流水，色清，量不详，外院急诊，转至我院，拟"胎膜早破"收住入院。现孕妇有不规则宫缩，无不规则腹痛，无阴道流血，无胎动异常等特殊主诉。否认近日有房事史及腹部外伤史。

既往史：既往体健，否认有慢性疾病史，否认疫区、疫水接触史，否认肝炎等传染病史，无手术外伤史，否认输血史。

月经婚育史：初潮 14 岁，5/30 天，量中，适龄结婚，G2P1，2016 年因"胎儿窘迫"于外院行剖宫产分娩一活男婴，3 500g，体健。

个人史：无吸烟、嗜酒等不良嗜好。

家族史：无特殊。

过敏史：否认药物、食物过敏史。

查体：T 36.7℃，P 92 次/min，BP 128/75mmHg，R 18 次/min，神清，发育好，无病容，全身巩膜、皮肤无黄染，浅表淋巴结未及明显肿大，双侧瞳孔等大等圆，胸廓对称无畸形，心肺听诊未闻及明显异常，妊娠腹，肝脾肋下未及，脊柱、四肢无畸形，活动度好，双下肢无水肿。宫高 27cm，腹围 102cm，先露头，LOA 位，胎心率（FHR）140 次/min，腹壁可及宫缩，胎膜破，羊水清，量多，pH 试纸变色，宫口未扩张，骨盆外测量：疤痕子宫未测。

辅助检查：

B 超（2020-12-22，外院）：BPD 86mm，AC 311mm，FL 62mm，脐动脉 S/D 2.50，羊水 43/37/5/0mm；胎盘位置：前壁；下缘距宫颈内口 >20mm，提示：左枕前，单活胎。

入院诊断：

1. 胎膜早破
2. 先兆早产
3. 疤痕子宫
4. G2P1，孕 32^{+4} 周
5. LOA 待产

诊治过程：

2020-12-23（入院当天）

初始治疗方案：见表 2-16。

表 2-16　初始治疗方案用药记录

药品名称	用量	用法
地塞米松磷酸钠注射液	6mg	肌内注射，q.12h.
注射用头孢西丁 +0.9% 氯化钠注射液（NS）100ml	2g	静脉滴注，q.8h.
硫酸镁注射液 +NS 100ml	5g	静脉滴注，1h
硫酸镁注射液 +NS 500ml	10g	静脉滴注，6～8h
呋喃西林溶液	100ml	外用，q.d.

2020-12-24（入院第 2 天）

主诉：诉胸闷、胎动减少、左腹部针刺感，监测体温、脉搏、血压、呼吸等无异常，未予以处理，后患者不适好转。

查体：T 36.5℃，BP 114/73mmHg，R 18 次 /min，入院 4 小时尿量 500ml，胎心率 145 次 /min。神清，精神可，心肺检查无殊，妊娠腹，腹壁未及宫缩，无压痛、反跳痛。

辅助检查：

血常规：WBC $11.77×10^9$/L，N% 90.2%，RBC $3.43×10^{12}$/L，Hb 108g/L，PLT $236×10^9$/L。

凝血系列：PT 11.9 秒，FIB 5.75g/L，APTT 23.8 秒，AT Ⅲ 103%。

生化全套：总胆红素 5.9μmol/L，谷丙转氨酶 11U/L，谷草转氨酶 15U/L，乳酸脱氢酶 125U/L，血糖 6.15mmol/L，尿素 2.5mmol/L，肌酐 43μmol/L，尿酸 288μmol/L，Na^+ 139mmol/L，K^+ 4.51mmol/L，Ca^{2+} 2.05mmol/L，Mg^{2+} 1.62mmol/L，肌酸激酶 26U/L，甘油三酯 2.28mmol/L，血清总胆固醇 4.56mmol/L，总蛋白 60.1g/L，白蛋白 33.78g/L。

尿常规、心酶谱、NT-proBNP 及心电图（2020-12-23）：无异常。

产科彩超：BPD 89mm，HC 320mm，AC 320mm，FL 62mm；胎盘（前壁，Ⅰ级，43mm）；羊水 16/10/0/25mm；胎盘下缘距宫颈内口 >20mm；FHR 152 次 /min，S/D 2.53，RI 0.60。诊断：左枕前，单活胎，AFI 51。

治疗方案：同初始治疗方案。

2020-12-25（入院第 3 天）

主诉：患者一般情况良好，无明显腹痛、腹胀，无恶心、呕吐、皮疹、瘙痒等其他异常不适。少许阴道流液，无阴道流血，自数胎动 11～12 次 /2h。

查体：T 36.5℃，BP 110/77mmHg，R 18 次 /min，生命体征平稳，FHR 140～

145 次/min，胎心监护满意，腹壁偶及宫缩，无压痛、反跳痛。

辅助检查： 生殖道分泌物培养阴性。

治疗方案：

停用：地塞米松注射液、硫酸镁

加用：盐酸利托君注射液 100mg+5% 葡萄糖注射液（GS）持续静脉滴注（0.05mg/min）s.t.

2020-12-28（入院第 6 天）

主诉： 偶有腹痛、腹胀，无阴道流血，少量阴道流液，色清，自数胎动减少，胎心率正常，无其他不适，二便、饮食正常。

查体： T 36.8℃，BP 114/73mmHg，R 18 次/min，心肺检查无殊，妊娠腹，腹壁未及明显宫缩。停用利托君注射液改口服利托君片，停静脉利托君约 4 小时后患者出现宫缩，宫缩持续时间约 10 秒，间隔时间 3～4 分钟，伴阴道流液增多，色清，查宫口未开。

辅助检查： WBC 9.84×10⁹/L，N% 79.0%，RBC 3.13×10⁹/L，Hb 97g/L，PLT 214×10⁹/L，hs-CRP<0.5mg/L。

治疗方案：

停用：利托君注射液、头孢西丁

加用：盐酸利托君片 10mg p.o. q.4h. 约 4 小时后患者出现宫缩，再次加用盐酸利托君注射液 100mg+NS 500ml 持续静脉泵入（0.05mg/min—0.067mg/min—0.083mg/min）st.

2020-12-31（入院第 9 天）

主诉： 偶有腹胀，无阴道流血，少量阴道流液，色清，自数胎动无异常。

查体： T 36.8℃，P 73 次/min，R 18 次/min，BP 118/74mmHg，FHR 140 次/min，心肺听诊无异常，妊娠腹，未触及明显宫缩，无压痛、反跳痛。

辅助检查：

血常规+CRP：WBC 9.21×10⁹/L、N% 85.6%、RBC 3.48×10⁹/L、Hb 107g/L、PLT 226×10⁹/L、hs-CRP 2.67mg/L。

产科彩超：BPD 89mm，HC 327mm，AC 330mm，FL 66mm；胎盘（前壁，Ⅰ级+，32mm）；羊水 19/24/28/0mm；胎盘下缘距宫颈内口>20mm；FHR 148 次/min，S/D 2.32，RI 0.58。诊断：左枕前，单活胎，羊水偏少（AFI 71）。

治疗方案：

同前：盐酸利托君注射液 100mg+NS 500ml 静脉泵入（0.083mg/min—0.067mg/min）s.t.

2021-01-02（入院第 11 天）

主诉： 偶有腹胀，无腹痛，少量阴道流液，色清，无阴道流血；自数胎动无异常。

查体：T 36.3℃，皮肤、巩膜无黄染，心肺听诊未及异常，腹软，未及明显压痛、反跳痛，胎心率正常。

辅助检查：

血常规 +CRP：WBC 9.49×10^9/L，N% 84.4%，RBC 3.69×10^9/L，Hb 111g/L，PLT 225×10^9/L，hs-CRP 2mg/L。

肝、肾功能 + 电解质：总胆红素 7.06μmol/L，白蛋白 31.3g/L，谷丙转氨酶 26U/L，谷草转氨酶 25U/L，乳酸脱氢酶 403U/L，尿素 4.38mmol/L，肌酐 41μmol/L，尿酸 247.2μmol/L，Na$^+$ 132mmol/L，K$^+$ 4.18mmol/L，Ca^{2+} 2.34mmol/L，Mg^{2+}0.71mmol/L。

尿常规：尿隐血 +，尿白细胞酶 ±，WBC 66 个 /μl。

治疗方案：

同前：继续盐酸利托君注射液 100mg+NS 500ml 静脉泵入（0.067mg/min—0.077mg/min—0.067mg/min）s.t.

2021-01-04（入院第 13 天）

主诉：耻骨联合处疼痛，少量阴道出血、流液，夜间出现不规则宫缩。

查体：T 36.5℃，P 82 次 /min，BP 127/76mmHg，妊娠腹，腹软，未及明显宫缩，FHR 141 次 /min。夜间出现宫缩，宫缩持续时间约 30 秒，间隔时间 2～3 分钟，伴阴道流液较前偏多，色清，查宫口开 1cm，考虑临产，入产房待产。

辅助检查：WBC 13.73×10^9/L，N% 87.3%，RBC 3.71×10^9/L，Hb 111g/L，PLT 234×10^9/L，hs-CRP 19.77mg/L。

治疗方案：

加用：注射用头孢西丁 2g+NS 100ml i.v.gtt. q.8h.

停用：利托君注射液

2021-01-05（入院第 14 天，分娩日）

主诉：无不适主诉。

患者病情：该孕妇孕 34^{+4} 周，因"胎膜早破，先兆早产，瘢痕子宫，G2P1 孕 32^{+4} 周，LOA 待产"入院。昨日夜间出现不规律宫缩，加剧，宫口开 1cm，入产房待产。待产中规律宫缩，宫口开全时因出现胎心率频发减速，予以侧切帮助胎儿娩出，今凌晨 3：35 平产分娩一女，重 3 250g，Apgar 评分：1min 10 分，5min 10 分，胎盘娩出，宫缩较好，予以会阴切开处缝合，产程中共出血 230ml；安返病房，生命体征平稳，体温正常，侧切伤口干燥，恶露暗红色，量正常，少量泌乳，未解尿。

查体：T 36.8℃，P 88 次 /min，侧切伤口干燥，恶露暗红色，量正常，少量泌乳，未解尿。

辅助检查：WBC 20.16×10^9/L，N% 89.0%，RBC 3.67×10^9/L，Hb 114g/L，PLT

$259 \times 10^9/L$，hs-CRP 23.48mg/L。

治疗方案：

加用：缩宫素注射液 20U+NS 250ml i.v.gtt. s.t.（产后）

缩宫素注射液 10U i.m. b.i.d.

红核妇洁洗液 30ml 外洗 b.i.d.

产后康膏 10ml p.o. t.i.d.

2021-01-08（入院第 17 天，出院日）

主诉：患者一般情况良好，无其他不适。

查体：患者现恶露色暗红，量正常，无臭，侧切伤口干燥，奶量正常，饮食、二便正常，体温正常，心肺听诊无异常，子宫复旧好，宫底脐下两指。现患者产后恢复良好，予出院休养。

辅助检查：

血常规 +CRP：WBC $10.49 \times 10^9/L$，N% 82.9%，RBC $3.34 \times 10^9/L$，Hb 99g/L，PLT $224 \times 10^9/L$，hs-CRP 19.20mg/L。

子宫 + 附件 + 盆腔肿块 B 超：子宫腔内见厚 18mm 稍增强回声，CDFI 示未见明显彩色血流信号。子宫腔内回声，请结合临床。

治疗方案：

停用：注射用头孢西丁、缩宫素注射液

出院诊断：

1. 胎膜早破

2. 早产

3. 疤痕子宫

4. G2P2，孕 34^{+4} 周

5. LOA 平产

出院带药：

红核妇洁洗液 30ml 外洗 b.i.d.

产后康膏 10ml p.o. t.i.d.

问题（含答案要点）

问题 1：患者入院时 32^{+4} 周，对于这个孕周的胎膜早破请简述一般治疗策略。

答案要点：

1. 根据 2020 ACOG 指南和《胎膜早破的诊断与处理指南（2015）》，24～34 周属于早期未足月胎膜早破，若有羊膜腔感染，需立即治疗并尽快分娩。若无禁忌证可以期待治疗，24～28 周须告知患者及家属保胎风险，如最大羊水深度 <20mm 考虑终止。

2. 期待治疗中推荐使用抗生素预防感染，延长孕周，减少宫内感染和新生儿感染发生率。

3. 该患者32^{+4}周，建议产前给予糖皮质激素促胎肺成熟，并予以硫酸镁保护胎儿脑神经，可予以宫缩抑制剂，降低48小时内的早产风险，为完成糖皮质激素促胎肺成熟赢得时间。

4. 接诊的第一时间筛查B族链球菌（GBS），如GBS阳性，可在临产后给予抗生素预防，首选青霉素。

问题2：请结合病史，分析该患者初始用药使用头孢西丁是否合理？
答案要点：

1. 初始用头孢西丁钠预防感染，品种选择欠合理。

2. 根据《妇产科学》（第9版）和《胎膜早破的诊断与处理指南（2015）》，导致PPROM的主要原因是感染，多数为亚临床感染，30%～50%的PPROM羊膜腔内可以找到感染的证据。即使当时没有感染，在期待保胎过程中也因破膜容易发生上行性感染。对于PPROM预防性应用抗菌药物的价值是肯定的，可有效延长PPROM的潜伏期，减少绒毛膜羊膜炎的发生率，降低破膜后48小时内和7天内的分娩率，降低新生儿感染率以及新生儿头颅超声检查的异常率。目前发现GBS与大肠埃希菌是导致新生儿细菌感染的主要病原菌，在预防性用药时要特别注意这两种致病菌的预防。大量研究表明，诊断为PPROM的患者入院后预防性使用广谱抗菌药物可降低孕产妇及新生儿发病率。在抗菌药物的选择上我国指南推荐的是ACOG的方案：氨苄西林联合红霉素静脉序贯口服治疗，疗程为1周。其中氨苄西林可以覆盖生殖道常见病原菌，如GBS、需氧革兰氏阴性杆菌以及部分厌氧菌，红霉素除对常见病原菌有效，主要用于加强覆盖支原体、淋病奈瑟球菌等性传播性致病菌；但《胎膜早破的诊断与处理指南（2015）》同时指出，在参考ACOG的方案时要根据细菌耐药状况以及个体情况选择用药。

3. 此外，PROM是GBS上行性感染的高危因素，是导致孕妇产时及产褥期感染、胎儿感染及新生儿感染的重要病原菌；若之前有过筛查并且GBS阳性则在发生胎膜破裂后立即使用抗菌药物治疗，若未行GBS培养，足月PROM破膜时间>18小时或孕妇体温≥38℃也应考虑启动抗菌药物的治疗；对PPROM孕妇有条件者建议行阴道下1/3及肛周分泌物的GBS培养。GBS培养阳性者，即使之前已经应用了广谱抗菌药物，一旦临产，应重新给予抗菌药物治疗。青霉素为首选药物，对青霉素过敏者则选用头孢唑林，对头孢菌素类过敏者则用红霉素或克林霉素。

4. 综合以上分析，虽头孢西丁可对GBS、大肠埃希菌有效，对常见的革兰氏阳性、阴性需氧及厌氧致病菌敏感，但是头孢西丁使用的循证医学证据不足，而且头霉素类抗菌药物容易产生耐药性，需要更多的研究。同时建议使用循证证据确凿的治疗方案即氨苄西林联合红霉素，或单独红霉素，可用阿奇霉素替换红霉素。

问题3：患者初始方案中使用硫酸镁，请结合病史对此方案进行评价。

答案要点：

1. 该患者硫酸镁使用合理。

2.《胎膜早破的诊断与处理指南（2015）》提出对于妊娠<32周的PROM孕妇，有早产风险时，应考虑使用硫酸镁进行胎儿神经保护。SOGC指南建议对<孕34周即将早产的，有下面两种情况的，在产前使用硫酸镁保护胎儿神经：①宫颈扩张≥4cm，伴或不伴未足月临产前胎膜早破；②胎儿或母体指征所致的计划性早产。对于计划性早产，推荐尽可能在接近分娩前4小时使用硫酸镁；对于早产不会即将发生或已使用24小时最大剂量的患者应停用硫酸镁；不建议重复疗程，如果最后一次使用硫酸镁在12～24小时之前，那么对即将早产的妇女进行再次治疗是合理的。患者目前是孕32^{+4}周的胎膜早破伴不规则宫缩，早产风险大，所以使用硫酸镁是有指征的。

3. 目前硫酸镁脑保护的最佳治疗方案尚不清楚，SOGC建议是应以4g负荷剂量给药，静脉滴注超过30分钟，或继续给予1g/h维持剂量滴注直至出生；最长不超过24小时。ACOG建议为短期延长妊娠时间（最多48小时），使7天内可能早产的妇女能够完成产前皮质激素的情况下可使用硫酸镁。一般也是建议4～5g快速静脉注射或滴注，随后1～2g/h缓慢滴注12小时，最长不超过48小时。中国早产指南建议硫酸镁24小时总用量不超过30g。该患者未足月胎膜早破，具备硫酸镁脑保护的指征，先给予负荷剂量5g，再给予维持剂量10g/6～8h，用药时间48小时。硫酸镁的用法用量合理。

问题4. 请简述该患者硫酸镁使用的注意事项。

答案要点：

1. 目前硫酸镁脑保护的使用时机和使用剂量尚无一致意见，SOGC建议是应以4g负荷剂量给药，静脉滴注超过30分钟，或继续给予1g/h维持剂量滴注直至出生；最长不超过24小时。ACOG建议4～5g快速静脉注射或滴注，随后1～2g/h缓慢滴注12小时，最长不超过48小时。中国早产指南建议硫酸镁24小时总用量不超过30g。

2. 使用硫酸镁的必备条件 ①膝腱反射存在；②呼吸≥16次/min；③尿量≥25ml/h（即≥600ml/d）；④备有10%葡萄糖酸钙注射液。该患者入院时查体呼吸、尿量、膝腱反射均正常，诊断胎膜早破，先兆流产，孕周<34周，有使用硫酸镁保护胎儿神经指征。

3. 可能引起的不良反应 ①常见潮红、出汗、口干等；②偶有恶心、呕吐、心慌、头晕等反应；③长期用药可能导致便秘；④少数孕妇出现肺水肿；⑤如镁中毒时会出现膝腱反射消失、呼吸抑制、心搏骤停等。因此需密切关注患者不适主诉及体征，及时发现不良反应。

问题 5：该患者入院后使用地塞米松注射液的依据是什么？

答案要点：

1. 地塞米松治疗目的是促胎肺成熟。糖皮质激素促胎肺成熟的机制：早产儿尤其是胎龄小于 34 周的早产儿，常因呼吸系统发育的不完善和肺表面活性物质的缺乏，导致不能顺利地建立新生儿的自主呼吸。糖皮质激素可以促进胎儿肺泡Ⅰ型、Ⅱ型上皮细胞的生长发育，从而增加肺表面活性物质（主要成分为卵磷脂）的生成和分泌；还可加速肺抗氧化酶系统的发育成熟，减少脂质过氧化物在胎肺的积聚，增加肺的依从性和最大肺活量，减少肺血管蛋白渗漏到肺泡内，并加速液体的清除，改善肺泡功能。产前应用糖皮质激素不仅能促进胎肺成熟，还能促进胎儿其他组织的发育。此外还能减少新生儿呼吸窘迫综合征、脑室内出血、坏死性小肠结肠炎的发生，且不会增加母儿感染的风险。

2. 糖皮质激素的应用指征　<34 孕周无期待保胎治疗禁忌证者，均应给予糖皮质激素治疗。但孕 26 周前给予糖皮质激素的效果不肯定，建议达孕 26 周后再给予糖皮质激素。≥34 孕周分娩的新生儿中，仍有>5% 的 RDS 发生率，鉴于我国当前围产医学状况和国内的指南，建议对孕 34～34^{+6} 周的 PPROM 孕妇，依据其个体情况和当地的医疗水平来决定是否给予促胎肺成熟的处理，但如果孕妇合并妊娠糖尿病，建议进行促胎肺成熟处理。结合我国国情：围产医学水平的地区差异大，胎龄 <37 周，7 天内有早产风险的有生机儿均推荐常规使用地塞米松。若无法完成 1 个疗程，也应当给药。

3. 具体用法地塞米松 6mg 肌内注射（国内常用剂量为 5mg），1 次 /12h，共 4 次，或倍他米松 12mg 肌内注射，1 次 /d，共 2 次。给予首剂后，24～48 小时内起效并能持续发挥作用≥7 天。即使估计不能完成 1 个疗程的孕妇也建议使用，能有一定的作用，但不宜缩短使用间隔时间。孕 32 周前使用了单疗程糖皮质激素治疗，孕妇尚未分娩，在应用 1 个疗程 2 周后，孕周仍不足 32^{+6} 周，估计短期内终止妊娠者可再次应用 1 个疗程，但总疗程≤2 次。

4. 该患者现孕 32^{+4} 周，无用药禁忌，地塞米松有用药指征。

问题 6：该患者入院第 3 天加用利托君治疗，请简述该患者是否有用药指征并说明理由。

答案要点：

1. 胎膜早破发生后会出现不同程度的宫缩，PPROM 引起的宫缩多与亚临床感染诱发前列腺素大量合成及分泌有关，如果有规律宫缩，建议应用宫缩抑制剂 48 小时,完成糖皮质激素促胎肺成熟的处理,为胎儿宫内转运提供足够的时间;已使用宫缩抑制剂 48 小时后如果仍有规律宫缩应重新评估绒毛膜羊膜炎和胎盘早剥的风险,如有明确感染或已经进入产程不宜再继续保胎。

2. 患者入院第 3 天,患者出现宫缩,宫缩持续时间约 10 秒,间隔时间 10 分钟,有使用抑制宫缩延长孕周保胎的用药指征。

3. ACOG 指南推荐的一线药物是钙通道阻断剂硝苯地平、β_2 肾上腺素受体激动剂利托君和前列腺素抑制剂吲哚美辛,但推荐没有优先次序。吲哚美辛应用于妊娠 32 周前,最常用的给药方法为阴道或直肠给药,对于未足月胎膜早破患者而言,可能增加感染风险。RCOG 指南的 A 级证据表明:硝苯地平更有效,最长延长 7 天左右的妊娠,且与利托君相比,硝苯地平可以改善新生儿结局,然而目前尚无新生儿远期预后的数据。故针对本例患者,初始治疗选择硝苯地平与利托君相比可能更符合循证学证据推荐。

问题 7:该患者静脉连续使用利托君达 10 天,请结合病史对该抑制宫缩方案进行简要评价。

答案要点:

1. 中国《胎膜早破的诊断与处理指南(2015)》建议,如果有规律宫缩,建议应用宫缩抑制剂 48 小时,完成糖皮质激素促胎肺成熟的处理,为胎儿宫内转运提供足够的时间。

2. 有分析显示持续使用宫缩抑制剂对预防早产和改善新生儿结局无效,ACOG 指南不推荐 48 小时的短期治疗后继续使用宫缩抑制剂,同时基于利托君潜在的严重母体不良反应,如肺水肿、粒细胞缺乏症和横纹肌溶解症等,不推荐长期使用。

3. 但临床实际操作中长期使用的现象不少见,国内有长期使用利托君的报道,最长连续使用 32 天,未发生明显不良反应。日本一项回顾长期利托君治疗的研究,涉及 134 959 名参与者,约 30% 接受利托君治疗超过 28 天,治疗超过 28 天的不良反应明显增加,约为治疗小于 48 小时的 5 倍;主要的不良反应是妊娠糖尿病、血栓栓塞,较少发生肺水肿、横纹肌溶解症及粒细胞缺乏症。

4. 另有文献报道长期使用利托君可能引起的不良反应主要是增加产妇肺水肿的风险,以及远期毒性,如新生儿低血糖风险增加 8 倍和新生儿出生后至 8 岁患自闭症的风险增加 1 倍。

5. 在患者长期使用过程中需要监测产妇心率、呼吸、血糖、血常规等,监测胎儿的心率和出生后血糖。尤其在调整滴速时,监护患者有无胸闷、心慌等表现。如产妇心率持续升高达到 120 次/min,提醒医生可以在满足抑制宫缩的前提下调慢滴速,如心率达到 140 次/min,肺水肿可能性大,建议医生停药,可更换其他一线宫缩抑制剂如硝苯地平或二线宫缩抑制剂如阿托西班。

问题 8：请结合本例患者病史，简述在使用利托君期间需要做好哪些监护措施？

答案要点：

1. 利托君滴注期间应保持左侧姿势，以减少低血压危险。密切观察滴速，最开始滴速为 5 滴 /min，每 10 分钟增加 5 滴 /min，直至达到预期效果，通常保持在 15～35 滴 /min，待宫缩停止，继续滴注至少 12～18 小时；配制超过 48 小时，不得使用。

2. 使用期间要密切监测子宫收缩频率、心率、血压和胎儿的心率。可引起孕妇和胎儿心率增加，使孕妇心率不超过 140 次 /min，FHR 不超过 170 次 /min，必要时减慢滴速或停药。常引起震颤、心慌、头痛等不适，可引起低钾血症、高血糖，停药 24 小时后可恢复正常，必要时监测电解质及血糖情况。观察有无胸闷、胸痛、呼吸急促等肺水肿征象，同时避免补液过多 / 过快，必要时予以心电监护、影像学检查。观察有无肌肉疼痛、无力感等横纹肌溶解征象，必要时监测肌酸激酶（CK）；长时间使用可增加心脏负担引起心肌梗死。长时间使用定期监测血钾、血糖、肝功能及超声心动图。

3. 观察输液部位是否有血管痛、静脉炎症状。不建议与其他宫缩抑制剂联用，以免增加不良反应发生。若有胎盘早剥、绒毛膜羊膜炎等发生风险，不宜继续使用。同时注意鉴别不良反应与疾病进展，利托君可引起心率加快，注意鉴别是否是绒毛膜羊膜炎感染征象引起的心率加快。

问题 9：结合该患者病史，简述其产后使用缩宫素的目的及注意要点。

答案要点：

1. 使用缩宫素是为了预防产后出血。

2. 根据 2018 年 12 月 WHO 发布的应用子宫收缩剂预防产后出血的建议，推荐所有的产妇在第三产程首选静脉或肌内注射 10U 缩宫素作为子宫收缩剂预防产后出血。缩宫素肌内注射在 3～5 分钟起效，作用持续 30～60 分钟，24 小时内总量控制在 60U 内；目前并未规定使用次数及疗程，产后 2 小时内为产后出血高危时间，产后多次肌内注射使用缩宫素预防产后出血合理。

3. 缩宫素肌内注射在 3～5 分钟起效，作用持续 30～60 分钟；静脉滴注立即起效，15～60 分钟内子宫收缩的频率与强度逐渐增加，然后稳定，滴注完毕后 20 分钟，其效应渐减退。半衰期一般为 1～6 分钟，代谢较快，需多次给药才能较好地预防产后出血。缩宫素用于预防产后出血可 10～20U 溶于 500ml 晶体溶液中静脉滴注。产后常规给予缩宫素可减少产后出血，减少恶露排出时间，延长宫缩，促进产后恢复，目前未规定产后使用疗程，常规是使用 2～3 天。

4. 使用缩宫素剂量较大可导致血压升高、水钠潴留等不良反应，要观察患者产后出血情况，监测患者生命体征。排空膀胱，新生儿早日接触、吸吮乳头可刺激宫缩，减少出血，促进子宫恢复。

问题 10：请从用药指导、生活方式干预及监测随访几个方面介绍，在该患者出院时，应对其进行哪些出院教育？

答案要点：

1. 红核妇洁洗液为外用制剂，禁止口服。不宜未稀释而直接使用，一般取适量药液，按 1∶9 加温开水稀释后外洗或坐浴；产后不建议冲洗阴道，冲洗外阴即可。用药后注意观察有无局部瘙痒、刺痛或烧灼感等不适症状，必要时及时洗净，停止使用。

2. 产后康膏用于改善产后贫血，促进恶露排出，促进产后恢复。每次 10ml，每日 3 次，开水冲服。发热期间暂停服用。

3. 保持外阴清洁干燥。观察恶露情况，有无量多、异味等，必要时监测体温。观察有无明显阴道出血情况。必要时及时到医院进行治疗。

4. 多下床活动，可促进恶露排出，预防血栓，补充水分，避免脱水。

（虞燕霞）

参 考 文 献

[1] 中华医学会妇产科学分会产科学组. 胎膜早破的诊断与处理指南（2015）. 中华妇产科杂志，2015，50（1）：3-8.

[2] JAMES D K, STEER P J, WEINER C P, et al. 高危妊娠. 段涛，杨慧霞，译. 北京：人民卫生出版社，2008.

[3] 谢幸，孔北华，段涛. 妇产科学. 9 版. 北京：人民卫生出版社，2018.

[4] Prelabor rupture of membranes: ACOG practice bulletin, number 217. Obstet Gynecol, 2020, 135（3）: e80-e97.

[5] 中华医学会妇产科学分会产科学组. 妊娠晚期促子宫颈成熟与引产指南（2014）. 中华妇产科杂志，2014，49（12）：881-885.

[6] Prevention of group B Streptococcal early-onset disease in newborns: ACOG committee opinion, number 797. Obstet Gynecol, 2020, 135（2）: e51-e72.

[7] 徐丛剑，华克勤. 实用妇产科学. 4 版. 北京：人民卫生出版社，2018.

[8] 中华医学会妇产科学分会产科学组. 早产临床诊断与治疗指南（2014）. 中华围产医学杂志，2015，18（4）：241-245.

[9] 赵霞，张伶俐. 临床药物治疗学：妇产科疾病. 北京：人民卫生出版社，2016.

[10] 国家卫生健康委合理用药专家委员会. 国家抗微生物治疗指南（第 3 版）. 北京：人民卫生出版社，2023.

[11] 曹泽毅. 中华妇产科学. 3 版. 北京：人民卫生出版社，2014.

[12] MAGEE L, SAWCHUCK D, SYNNES A, et al. SOGC clinical practice guideline. Magnesium sulphate for fetal neuroprotection. J Obstet Gynaecol Can, 2011, 33（5）: 516-529.

[13] REEVES S A，GIBBS R S，CLARK S L. Magnesium for fetal neuroprotection. American Journal of Obstetrics and Gynecology，2011，204（3）：202.e1-e4.

[14] Queensland Health. Queensland clinical guidelines：preterm labour and birth.［2023-04-15］. https://www.health.qld.gov.au/__data/assets/pdf_file/0019/140149/g-ptl.pdf.

[15] 中华医学会妇产科学分会妊娠期高血压疾病学组. 妊娠期高血压疾病诊治指南（2020）. 中华妇产科杂志. 2020，55（4）. 227-238.

[16]（美）加里·坎宁根. 威廉姆斯产科学. 杨慧霞，漆洪波，郑勤田. 等译. 北京：人民卫生出版社，2020.

[17] SHIGEMI D，ASO S，YASUNAGA H. Inappropriate use of ritodrine hydrochloride for threatened preterm birth in Japan：a retrospective cohort study using a national inpatient database. BMC pregnancy and childbirth，2019，19（1）：204.

[18] WHO.WHO recommendations：uterotonics for the prevention of postpartum haemorrhage ［EB/OL］.［2023-04-15］. https://www.who.int/publications-detail-redirect/9789241550420.

第六节 早 产

目前关于早产（preterm birth，PTB）定义的上限孕周全球比较统一，即妊娠不足 37 周。但对于早产的下限孕周目前各国并不统一，主要和各国对于新生儿的治疗水平相关。我国把妊娠达 28 周但不足 37 周的分娩定义为早产。在美国，大约 12% 的新生儿属于早产儿，约 70% 的新生儿死亡和 36% 的婴儿死亡是由于早产导致的，25%～50% 的儿童长期神经功能损害也是由早产导致的。美国每年早产的治疗费用为 262 亿美元，平均每个早产儿花费超过 51 000 美元。由此可见，早产不仅威胁新生儿的健康，治疗费用还会给社会和家庭带来沉重的经济负担。本节内容参考国内外关于早产的相关指南，简述早产的基本诊治流程和药学监护中需要注意的问题。

早产的诊治与药学监护（微课）

一、病因及病理生理学

目前的研究证据表明，患者出现早产症状，主要和以下几种因素相关：①子宫的过度扩张，如多胎妊娠及羊水过多的患者，都会因宫腔压力大而造成子宫的过度扩张；②炎症反应、感染及生殖道微生物群的改变，如患有细菌性阴道病的患者，病原体可以经宫颈管逆行到胎膜，引起胎膜早破进而导致早产；③母胎的应激反应，在母体受到精神或心理压力过大的时候，会导致胎盘-胎儿肾上腺-内分泌轴紊乱，过早分泌肾上腺皮质激素和雌激素，进而导致宫颈过早成熟并诱发宫缩。尽管每种机制都有独特的流行病学、遗传和临床特征，但它们并不相互排斥。它们最终都会导致子宫收缩和生成某些影响胎膜和宫颈的蛋白酶物质，最终导致早产。

二、分类、高危因素、临床表现及诊断

（一）早产的分类和临床表现

1. 早产的分类 根据造成早产的原因不同，可以把早产分为自发性早产和治疗性早产两大类。自发性早产根据胎膜的完整性又可以分为胎膜完整早产和胎膜早破性早产。而治疗性早产主要是因为妊娠并发症，出于对母儿安全性考虑而提前终止妊娠造成的早产。本章我们讨论的药物治疗与药学监护主要是针对自发性早产患者来讲的。

2. 综合了我国、昆士兰的早产指南评估早产的高危因素，以下患者容易发生早产。

（1）有晚期流产史或早产史。

（2）孕中期阴道超声检查宫颈长度小于 25mm。

（3）宫颈功能不全或有子宫颈手术史者，如宫颈锥切术、环形电极切除术等。

（4）年龄：小于 17 岁或高于 35 岁。

（5）妊娠间隔时间短、多胎妊娠。

（6）体重指数（body mass index，BMI）过低（<19kg/m^2）者。

（7）辅助生殖技术助孕者。

（8）胎儿及羊水量异常者：胎儿结构畸形或染色体异常，羊水量过多或过少都可能导致早产风险增加。

（9）有妊娠合并症者：如胎膜早破、子痫前期、子痫、阴道出血、妊娠期肝内胆汁淤积、妊娠糖尿病、感染性疾病、严重的心肺合并疾病、甲状腺疾病等都可能会导致早产风险增加。

（10）产检：不规律产检者。

（11）工作时间长或体力劳动强度大。

（12）经济条件不好、营养状况差者。

3. 早产的临床表现 早产患者最主要的临床表现为宫缩，最初一般为不规律宫缩，部分患者会伴有腰痛或阴道流血、流液，随着病情进展，会发展为规律宫缩，过程与足月临床类似。

（二）诊断

1. 病史

（1）晚期流产病史或者早产史：有晚期流产史或早产史的孕妇其早产的复发风险较普通孕妇高，而且上次早产的孕周越小，复发风险越高。但是对于上

次妊娠是足月分娩的早产史患者,其本次妊娠不属于早产高危人群。

(2)宫颈外科手术病史:研究显示,既往进行过宫颈外科手术的患者如宫颈锥切术或电极切除术其妊娠后早产风险增加。

(3)宫颈功能不全。

2. 宫颈长度　研究显示,宫颈长度和早产关系密切,宫颈长度越短,发生早产的概率越高,所以目前各国早产指南都推荐测量宫颈长度来预测早产。我国指南建议对早产高风险人群在妊娠24周前阴道超声测量宫颈长度(CL),若CL<25mm,提示患者早产风险高,应采取预防措施进行干预。

3. 胎儿纤连蛋白(fetal fibronectin,fFN)　是纤维连接蛋白的一种亚型,是构成羊膜囊的细胞膜细胞外基质的组成部分。Deshpande 等汇总了 27 项临床研究数据显示,fFN 对 7～10 天 PTB 预测的敏感性和特异性分别为 76.7% 和 82.7%。所以昆士兰指南和欧洲指南都推荐把 fFN 定量检测作为预测早产的一个指标,fFN 水平≥50ng/ml 为阳性结果,fFN 水平 <50ng/ml 为阴性结果。fFN 水平 <50ng/ml 时,对早产的预测并没有意义,所以 fFN 的定性检测在早产风险预测中并不是推荐的方式。

4. 临床诊断

(1)先兆早产:妊娠满 28～<37 周;出现规律宫缩(20 分钟 4 次或 60 分钟 8 次);宫颈尚未扩张;经阴道超声测 CL≤20mm。

(2)早产临产:妊娠满 28～<37 周;出现规律宫缩(20 分钟 4 次或 60 分钟 8 次);宫颈管进行性缩短(宫颈缩短≥80%),同时伴有宫口扩张。

三、治疗目的及原则

(一)治疗目的

推迟早产的时间,延长孕龄,为完成胎儿促肺成熟及把孕妇转运到具备新生儿抢救条件的医疗机构争取时间。

(二)治疗原则

1. 概要　依据患者情况评估早产风险,在患者没有出现先兆早产症状时及时识别高风险患者,采取相应的预防措施:孕激素预防性使用,有指征地使用抗菌药物预防或治疗感染,预防性地进行宫颈环扎术。对于已经诊断先兆早产或早产临产的患者,在没有保胎禁忌证的情况下,尽可能采取措施延长孕周以提高新生儿的存活能力:宫缩抑制剂抑制宫缩,硫酸镁进行胎儿脑神经保护,糖皮质激素促胎肺成熟,密切监测母儿情况以评估病情进展及发现药物不良反应,必要时及时更换治疗方案。

2. 严重度评估和监测　早产的风险和宫颈长度及 fFN 定量检测的值关系密切,法国指南指出 CL≤1.5cm 时 48 小时内分娩概率大。昆士兰早产指南推荐根据 fFN 的定量检测值对患者进行分层管理：fFN 水平 >200ng/ml 时，PTB 阳性预测值可达到 38%，建议入院治疗。需要注意的是，fFN 定量检测值容易受到性交、阴道检查、阴道出血等的干扰，应根据具体情况进行分析。

3. 一般治疗 适当休息。对于仅仅只是宫缩频繁而宫颈长度无明显改变的先兆早产患者，不建议卧床休息，因为卧床不会改善早产的发生率，且会增加患者血栓风险，可适当减少活动的强度，避免长时间站立；对宫颈长度已明显改变的先兆早产患者，可住院并注意休息；诊断早产临产的患者，需住院治疗，并卧床休息。

四、药物治疗及药学监护

（一）常用药物治疗方案

1. 促胎肺成熟 糖皮质激素可促进 I 型和 II 型肺泡上皮细胞发育，生成肺表面活性物质，还能促进胎儿肺液的清除以及促进胎肺成熟，从而改善肺力学和气体交换。临床常用的药物为倍他米松和地塞米松，具体用法见表 2-17，用于促胎肺成熟属于超说明书用药。我国早产指南和教科书推荐用药的孕周上限为 34 周，如果用药 2 周后，患者孕周仍不足 34 周，且仍存在早产可能，可重复给予 1 个疗程。

表 2-17 促胎肺成熟药物的用法用量与注意事项

分类	药物通用名	用法用量	注意事项
糖皮质激素受体	地塞米松	肌内注射，6mg/ 次，1 次 /12h，共 4 次	药物使用疗程为 48 小时；用法属超说明书用药
	倍他米松	肌内注射，12mg/ 次，1 次 /24h，共 2 次	

2. 抑制宫缩 对于没有保胎禁忌证的患者，使用宫缩抑制剂是为了适当延长孕龄，为促胎儿成熟和把孕妇转运到有新生儿抢救条件的医疗机构争取时间。我国早产指南推荐的宫缩抑制剂主要有 4 类，分别为钙通道阻滞剂、前列腺素抑制剂、β_2 受体激动剂和缩宫素受体拮抗剂，代表药物见表 2-18。硫酸镁可抑制运动神经 - 肌肉接头乙酰胆碱的释放，阻断神经肌肉连接处的传导，降低或解除肌肉收缩作用，对子宫平滑肌有舒张作用，可抑制子宫收缩，过去曾在临床作为宫缩抑制剂使用。但是 2014 年的一篇 Meta 分析比较硫酸镁与不治疗 /安慰剂对照组对早产患者的治疗效果，结果显示，给予硫酸镁并不能使纳入试验后 48 小时内的分娩出现有统计学意义的减少，也不能改善新生儿和母体结局。所以我国 2014 年的早产指南未把硫酸镁作为宫缩抑制剂进行推荐，美国 2016 版早产指南虽然把硫酸镁列入宫缩抑制剂，但是在文中提示硫酸镁作为宫缩抑制剂来延长孕周有局限性，如果硫酸镁作为胎儿脑神经保护剂使用时患者存在宫缩，可以使用另外一种宫缩抑制剂来抑制宫缩。

表 2-18 常见的宫缩抑制剂

分类	药物通用名	用法用量	注意事项
钙通道阻滞剂	硝苯地平	口服，起始 20mg，然后每次 10～20mg，每日 3～4 次	低血压或前负荷依赖性心脏病变者禁用
前列腺素抑制剂	吲哚美辛	口服、阴道或直肠给药，起始剂量 50～100mg，以后每 6 小时维持给予 25mg，可维持 48 小时	血小板功能障碍、出血、肝功能障碍、胃肠道溃疡病、肾功能不全和哮喘患者禁用；可引起胎儿动脉导管狭窄，在孕 32 周前且羊水量正常的情况下使用
β_2 受体激动剂	盐酸利托君	口服，初始 24 小时每 2 小时 10mg，此后每 4～6 小时 10～20mg，每日总量不超过 120mg；静脉滴注，起始剂量 50～100μg/min，每 10 分钟可增加 50μg/min，最大剂量 350μg/min	禁用于心动过速性心脏病、控制不良的甲亢或糖尿病患者；使用中进行心肺听诊及母胎心率、血糖、血钾等监测
缩宫素受体拮抗剂	阿托西班	首先单剂量静脉注射 6.75mg，然后 18mg/h 静脉滴注 3 小时，接下来 6mg/h 静脉滴注 45 小时	给药方法复杂，关注药物配置浓度

3. 胎儿脑神经保护 早期观察性研究表明，产前暴露于硫酸镁与随后神经系统疾病发生率较低之间存在关联。2007 年研究者对硫酸镁用于胎儿脑神经保护的研究进行汇总分析发现，产前给予硫酸镁可以减少脑瘫的发生。硫酸镁对胎儿脑神经保护的作用机制可能与镁离子可以提高孕妇和胎儿血红蛋白的亲和力，改善氧代谢相关。目前关于硫酸镁用于胎儿脑神经保护的使用时机和给药方法尚不统一，SOGC 指南推荐孕 32 周之前使用，而昆士兰早产指南则推荐对妊娠 30～33^{+6} 周的早产女性给予硫酸镁。SOGC 指南推荐的给药方法为给予负荷剂量 4g，30 分钟快速滴完，然后给予 1g/h 的维持剂量持续滴注，疗程 ACOG 指南推荐不超过 48 小时。

（二）药学监护要点

1. 疗效评估 监护患者宫缩频次及每次宫缩时长，评估宫缩抑制剂使用后患者宫缩是否改善。

2. 药物不良反应监测

（1）促胎肺成熟药物：糖皮质激素的使用会引起母体血糖变化，一般会在药物使用 12 小时后出现血糖升高，并持续约 5 日。所以在使用糖皮质激素促进胎肺成熟后，尤其是合并孕期血糖异常的患者，应监测其血糖，必要时添加 / 增加胰岛素进行血糖控制。对于血糖控制不佳的妊娠糖尿病患者，可以采用羊膜腔注射给药方式给药。糖皮质激素可以掩盖感染迹象，对于胎膜早破的患者，应加强体征和感染指标监测，以免贻误感染的发现。

（2）抑制宫缩药物：硝苯地平可以影响母体血压、心率和胎心率，应监测母体血压和进行胎心监护；吲哚美辛可以导致胎儿动脉导管狭窄或关闭、肾损害、坏死性结肠炎、肺动脉高压、大脑血流改变等，对胎儿肾脏的影响可以表现在母体羊水量的减少，所以该药用于抑制宫缩时，尽量应选择在孕 32 周之前且羊水量正常的情况下使用，使用过程中应监测羊水量和胎儿动脉导管的宽度；盐酸利托君禁用于心动过速性心脏病、控制不良的甲亢或糖尿病患者，主要的不良反应体现在母、胎心率增加，而且该药可引起母体血糖升高、肺水肿、低钾血症等，使用中应监测母体心率和胎心率，进行心肺听诊，当患者心率超过 120 次 /min 或患者诉心前区疼痛时应及时停药；阿托西班目前是所有宫缩抑制剂中不良反应报告最少的，没有明确的禁忌证。

（3）胎儿脑神经保护药物：硫酸镁在产科的使用目前主要有 3 个目的。①用于妊娠期高血压疾病患者的解痉；②用于 32 周前早产患者的胎儿脑神经保护；③用于分娩时宫缩过频患者，避免强直宫缩。目前临床实践中硫酸镁用于胎儿脑神经保护的用法和用于妊娠期高血压疾病基本相同，所以药物不良反应监护同妊娠期高血压疾病，需要监护患者膝腱反射是否存在、呼吸频次是否大于 14～16 次 /min、尿量是否大于 25～30ml/h 或 600ml/24h，为避免硫酸镁中毒，必要时应监测镁离子浓度，同时配备葡萄糖酸钙注射液进行中毒解救。

3. 用药教育 ①对患者的用药教育：应包括治疗药物给药方法、剂量、疗程及注意事项、常见不良反应及超说明书用药等。给药方法、剂量、疗程、常见不良反应等参阅前面内容。在早产患者的药物治疗用药中，促胎肺成熟药地塞米松、倍他米松及宫缩抑制剂硝苯地平、吲哚美辛等都属于超说明书用药，在进行用药教育中应向患者告知以提高药物使用的依从性。因盐酸利托君、硫酸镁的不良反应和滴注速度相关，在非使用静脉泵进行静脉滴注的过程中，应告知患者不可随意调整滴注速度，药物滴注过程中出现可能相关不良反应症状时及时联系医务人员进行处理。②对护士药物配制的指导：宫缩抑制剂阿托西班药品说明书中的给药方法比较复杂，只有在药物配制浓度正确的情况下才能保证正确的给药剂量，在用药监护过程中发现，偶有护士配制浓度错误导致给药剂量不足。正确的药物配制浓度为 75mg/100ml（75mg 药液加入 90ml 溶媒中配制出的浓度）。为保证药物配制浓度正确，药师可以把正确的药物配制方法制作成纸版文件，张贴到药物配制室醒目位置进行提示。

4. 早产的预防 在孕早期详细询问患者病史，识别早产高风险患者，及时采取措施预防早产，主要预防措施为健康宣教、药物干预及手术措施。

（1）健康宣教：孕期每周工作小于 35 小时，避免高强度工作；怀孕期间定期运动和锻炼；多吃水果、蔬菜和全谷类食物；卧床休息与早产减少没有关系，而且卧床会增加血栓风险，在无禁忌证的情况下不建议卧床。

（2）药物干预：①孕激素的使用。研究提示，低水平孕酮有助于子宫收缩，分娩启动与孕酮水平下降与有关，临近分娩时，孕酮活性都会功能性下降；高水平孕酮可抑制子宫收缩，维持子宫静息状态，还可防止胎膜外植体发生细胞凋亡，从而预防未足月胎膜早破，进而预防早产。2015 年 NICE 指南推荐孕 16～24 周子宫颈长度小于 2.5cm，伴或不伴早产病史的患者，可使用孕激素预防早产，使用时机推荐从孕 16～24 周开始，至少持续至孕 34 周。我国早产指南和 SOGC 指南建议持续到孕 36 周。在药物选择方面，以孕酮阴道制剂为主，给药剂量上，SOGC 指南推荐单胎患者给予阴道用孕酮胶囊 200mg/d，多胎患者给予 200mg/ 次，2 次 /d 的剂量，我国指南则推荐阴道用孕酮凝胶 90mg/d。②抗菌药物的使用。研究提示，细菌性阴道病、无症状菌尿、胎膜早破的患者早产的发病率明显提高，对这些患者给予抗菌药物治疗可降低早产发病率。欧洲指南不建议常规筛查细菌性阴道病，既往在 34 周前因感染因素出现早产的患者应在本次妊娠 20 周前进行筛查，阳性者应进行治疗。目前多国指南推荐在孕早期对孕妇进行无症状菌尿的筛查，诊断无症状菌尿的患者应予以药物治疗来预防早产。

（3）手术干预：对于孕前诊断子宫颈功能不全，既往晚期流产或早产病史，本次为单胎妊娠，且无宫颈环扎术禁忌证的患者可以行宫颈环扎术预防早产。对于既往有子宫颈功能不全妊娠丢失病史的患者，可以考虑在本次妊娠 12～14 周行宫颈环扎术来预防早产；对于前次有早产或晚期流产史者，此次为单胎妊娠，妊娠 24 周前 CL<25mm，无宫颈环扎术禁忌证，可在超声引导下行应急性宫颈环扎术。

由于大多数由非整倍体导致的自然流产发生在早期妊娠的早期和中期，所以一般不在妊娠 12 周前实施宫颈环扎术，孕 28 周后早产分娩很可能有相当好的结局，通常也不建议再进行环扎手术，孕 24～28 周分娩的新生儿的并发症发病率和死亡率均值较高，是否在此孕龄行环扎术有争议。在进行宫颈环扎术时，是否需要使用抗菌药物预防感染目前并不明确。

五、案例

病历摘要：

基本信息：患者，女性，30 岁，身高 156cm，体重 64kg，BMI 21.36kg/m²。

主诉：停经 31 周，偶有宫缩，发现子宫颈缩短 1 天。

现病史：末次月经 2018 年 6 月 8 日，于停经 42 天查尿 hCG 阳性，早期无阴道出血，预产期 2019 年 3 月 15 日。孕期平顺，血压、OGTT 均未见异常。孕

18 周超声示子宫颈长 2.3cm，内口闭合，口服地屈孕酮治疗。孕 23⁺ 周超声示子宫颈长 2.7cm，内口闭合，未予以处理。孕 31 周超声示子宫颈长 1.5cm，内口闭合，无阴道出血、流液。急诊以"孕 1 产 0 孕 31 周头位，先兆早产，宫颈 LEEP 术史"收入院。

既往史：因宫颈上皮内瘤变 2 级行宫颈环形电切术史 10 余年，否认高血压、糖尿病、心脏病、肝肾疾病、输血史等。

月经婚育史：初潮 13 岁，平素月经规律，8/35 天，月经量中，无痛经，末次月经 2018 年 6 月 8 日。结婚年龄 26 岁，孕 1 产 0。

个人史：久居北京，否认疫区接触史，否认嗜烟、嗜酒，否认治游史。

家族史：父母体健，否认家族遗传病史。

过敏史：无。

入院查体：体温 36.5℃，脉搏 80 次/min，血压 125/70mmHg，呼吸 18 次/min，心肺听诊无杂音。腹部膨隆，宫高 29cm，腹围 94cm，胎心率 142 次/min，经腹可及宫缩，头位，先露浮，估计胎儿大小 1 600g。内诊查：子宫颈软，未消，开大 0cm，胎膜未破；骨盆测量：（－）。

辅助检查：

2019-01-11 腹部 B 超：BPD 7.8cm，FL 5.8cm，AC 25.7cm，AFI 10.2cm，经会阴超声探查子宫颈长 1.5cm，提示单活胎，头位。2019-01-11 血常规：WBC 9.85×10^9/L，Hb 111g/L；新生化全项：GOT 9.90U/L，GPT 18.40U/L，CRE 43.2μmol/L，血糖 4.12mmol/L；凝血五项：FIB 3.68g/L，D-dimer 2.06mg/L。

入院诊断：

1. 孕 1 产 0，孕 31 周，头位
2. 先兆早产
3. 宫颈 LEEP 术史

诊治过程：

2019-01-11（入院当天）

辅助检查：BV 滴虫白念抗原联测（－），支原体（－），沙眼衣原体（－），GBS（－），子宫颈分泌物细菌培养无菌生长。

治疗过程：嘱孕妇调高床尾，卧床休息。

治疗方案：

地屈孕酮片 10mg p.o. q.8h.

地塞米松磷酸钠注射液 6mg i.m. q.12h.×48 小时

硫酸镁注射液 15g+0.9% 氯化钠注射液 500ml i.v.gtt. q.d.，滴注 7～8 小时

2019-01-12（入院第 2 天）

主诉：自觉胎动好，无腹痛，无阴道出血及阴道流液。排便困难，无其他不适。

查体：体温 36.4℃，脉搏 76 次 /min，血压 112/70mmHg，心肺听诊无异常，胎心率 145 次 /min，经腹未及明显宫缩，子宫放松好。双侧膝腱反射正常引出。昨日 24 小时总入量：1 350ml，总出量：990ml。

治疗过程：继续目前治疗方案；给予乳果糖口服溶液治疗。嘱今日开始监测血糖。

治疗方案：

地屈孕酮片 10mg　p.o. q.8h.

地塞米松磷酸钠注射液 6mg　i.m. q.12h.×48 小时

硫酸镁注射液 15g+0.9% 氯化钠注射液 500ml i.v.gtt. q.d.，滴注 7～8 小时

加用：乳果糖口服溶液 15ml b.i.d. p.o.

2019-01-13（入院第 3 天）

主诉：排便困难缓解，今晨出现下腹隐痛 1 小时，后缓解，疼痛程度轻，未诉其他不适，自觉胎动好，无阴道出血及阴道流液。昨日监测血糖：7.3/7.0-5.8/7.0-7.1/8.5-5.9mmol/L。今日空腹血糖 5.8mmol/L。

查体：体温 36.4℃，血压 120/69mmHg，脉搏 79 次 /min，心肺听诊无异常，胎心率 142 次 /min，经腹未及明显宫缩，子宫放松好。双侧膝腱反射正常引出。昨日 24 小时总入量 1 520ml，总出量 1 390ml。

治疗过程：停用地塞米松磷酸钠注射液、硫酸镁注射液，继续口服药物治疗。

治疗方案：

地屈孕酮片 10mg p.o. q.8h.

乳果糖口服溶液 15ml p.o. b.i.d.

停用：地塞米松磷酸钠注射液

硫酸镁注射液

2019-01-16（入院第 6 天）

主诉：诉不规律宫缩，3～4 次 /h，持续 10 秒，偶有下腹疼痛，阴道少量流血，无阴道流液，自觉胎动好。

查体：体温 36.9℃，血压 121/89mmHg，脉搏 78 次 /min，呼吸 19 次 /min，心肺听诊无异常，胎心率 146 次 /min，经腹可及宫缩，子宫放松尚可。

治疗过程：加用利托君注射液开始以 5 滴 /min 静脉滴注，然后根据患者宫缩情况调整滴速，以 8 滴 /min 静脉滴注用药 2$^+$ 小时，患者诉有心慌、胸闷，测心率 120 次 /min，胎心率 155 次 /min，后改 5 滴 /min 静脉滴注，用药半小时左右，诉症状无缓解，停药。更换醋酸阿托西班注射液以 24ml/h 静脉滴注。

治疗方案：

地屈孕酮片 10mg p.o. q.8h.

乳果糖口服溶液 15ml p.o. b.i.d.

加用：盐酸利托君注射液 100mg+0.9% 氯化钠注射液 500ml i.v.gtt.

加用：醋酸阿托西班注射液 75mg+0.9% 氯化钠注射液 90ml i.v.gtt.，滴注 48 小时

2019-01-17（入院第 7 天）

主诉：仍偶有宫缩，但较前缓解，自觉胎动好，无腹痛，无阴道流血及流液。

查体：体温 36.4℃，血压 128/87mmHg，脉搏 72 次 /min，心肺听诊无异常，胎心率 140 次 /min，经腹未及宫缩，子宫放松好。

治疗过程：继续静脉滴注阿托西班注射液，现以 8ml/h 滴注。继续口服药物治疗。

治疗方案：

地屈孕酮片 10mg p.o. q.8h.

乳果糖口服溶液 15ml p.o. b.i.d.

醋酸阿托西班注射液 75mg+0.9% 氯化钠注射液 90ml i.v.gtt.，滴注 48 小时

2019-01-18（入院第 8 天）

主诉：一般情况好，自数胎动好，无腹痛，无阴道流血及流液，无明显宫缩。

查体：体温 36.3℃，血压 122/81mmHg，脉搏 76 次 /min，心肺听诊无异常，胎心率 145 次 /min，经腹未及宫缩。

治疗过程：阿托西班注射液用满 48 小时予以停用。继续口服药物治疗。

治疗方案：

地屈孕酮片 10mg p.o. q.8h.

乳果糖口服溶液 15ml p.o. b.i.d.

停用：醋酸阿托西班注射液

2019-01-19（入院第 9 天）

主诉：一般情况好，无头晕、头痛、眼花，无腹紧、腹痛，无阴道流血及流液，自觉胎动好。

查体：体温 36.6℃，血压 121/71mmHg，心肺听诊无异常，胎心率 146 次 /min，经腹未触及宫缩。

辅助检查：复查腹部超声示，AFI 13.0cm，脐动脉 S/D 2.29，PI 0.81，RI 0.56，经会阴超声探查子宫颈长 2.1cm，内口闭合。提示单活胎，头位，脐带绕颈可能。

治疗过程：患者目前病情平稳，无明显宫缩，无腹紧、腹痛，无阴道流血、流液，嘱回家待产，今日出院。

出院诊断：

1. 孕 1 产 0，孕 32⁺ 周，头位，先兆早产

2. 宫颈 LEEP 术史

出院带药：

地屈孕酮片 10mg p.o. q.8h.×7 天

乳果糖口服溶液 15ml p.o. b.i.d.×7 天

问题（含答案要点）

问题 1：结合患者情况，分析其先兆早产的高危因素有哪些？

答案要点：

1. 中国医学会《早产临床诊断与治疗指南（2014）》先兆早产的高危因素：有晚期流产及／或早产史者；孕中期阴道超声检查 CL<25mm；有子宫颈手术者；孕妇年龄过大或过小者；妊娠间隔过短的孕妇；过度消瘦的孕妇；多胎妊娠者；辅助生殖技术助孕者；胎儿及羊水量异常者；有妊娠合并症或并发症者；异常嗜好（烟酒、吸毒等）。

2. 胎儿纤连蛋白（fFN）试验评估早产高风险的方法阳性预测值低，2012 年 ACOG 指南不推荐使用该方法预测早产或作为早产用药的依据。

3. 患者 10 余年前宫颈 LEEP 术史，是早产的高危人群（孕前存在早产高危因素）。

4. 患者孕 18 周发现宫颈缩短，入院宫颈长度为 1.5cm，小于 2.0cm，提示早产风险高（孕期出现的危险因素）。

5. 入院查体有宫缩（孕期出现的危险因素）。

问题 2：结合患者病情，简述该孕妇的治疗原则。

答案要点：

1. 患者入院 31 周，有不规律宫缩伴宫颈长度缩短，诊断为先兆早产成立。

2. 针对该患者病情，治疗包括：①适当休息；②胎儿中枢神经系统保护治疗：硫酸镁可降低妊娠 32 周前早产儿的脑瘫风险和严重程度；③促胎肺成熟治疗：地塞米松或倍他米松；④宫缩抑制剂使用：若患者宫缩加强，可使用宫缩抑制剂。

问题 3：结合该患者的入院情况，初始治疗方案应作哪些药学监护计划？

答题要点：

1. 监护患者基本生命体征，宫缩和宫颈长度的变化，有无阴道流血、流液等。

2. 监护胎儿在母体中的状态，每日观察并记录胎动、胎心监护及胎儿发育情况。硫酸镁用药期间应注意监测：肾功能、膝腱反射、呼吸频率、尿量及血镁浓度，配备 10% 葡萄糖酸钙注射液进行中毒解救。

3. 关注地塞米松使用疗程，同时监测血糖，必要时应用胰岛素。

4. 进行患者用药教育，告知患者每种药物的治疗目的、用法用量、常见的不良反应及不良反应的处理办法,提高患者用药依从性。

问题4:该患者入院给予硫酸镁的作用是什么?

答案要点:

1．硫酸镁作用机制 ①刺激血管内皮细胞合成前列环素,抑制内皮素合成,减少机体对血管紧张素Ⅱ的反应,从而缓解血管痉挛状态;②通过阻止钙离子内流,解除血管痉挛;③提高孕妇和胎儿血红蛋白对氧的亲和力,改善氧代谢。

2．硫酸镁产科的用药包括以下情况 ①防治子痫前期或子痫的抽搐;②保护胎儿神经系统,预防脑瘫;③抑制宫缩,短期延长孕周,以协助完成产前糖皮质激素的治疗。

3．该患者入院时妊娠31周,存在早产高危因素,入院给予硫酸镁注射液保护胎儿脑神经。

4．用法用量 硫酸镁注射液4～5g静脉注射或快速滴注,随后1～2g/h缓慢滴注,一般用药不超过48小时。

问题5:患者接受硫酸镁治疗期间,临床药师需对患者进行哪些用药监护?

答题要点:

1．了解患者是否存在用药禁忌,如孕妇同时合并肾功能不全、心肌病、重症肌无力等,或体重较轻者,则硫酸镁应慎用或减量使用。

2．不良反应监测 使用硫酸镁的必备条件:①膝腱反射存在;②呼吸≥16次/min;③尿量≥25ml/h;④备有10%葡萄糖酸钙注射液。镁离子中毒时停用硫酸镁并缓慢(5～10分钟)静脉注射10%葡萄糖酸钙注射液10ml。用药期间监测血清镁离子浓度。

3．硫酸镁应用的疗程 由于胎儿宫内长期暴露于硫酸镁,可能造成骨骼发育异常。ACOG建议硫酸镁进行胎儿脑神经保护时应用时间≤48小时。24小时总用量不超过30g。

4．用药教育 告知患者可能出现不良反应及处理方法,孕妇静脉滴注硫酸镁的过程中常见不良反应包括潮红、多汗、口干、恶心、呕吐、心悸、头晕等,一般可耐受或通过减慢注射速度症状可消失。若硫酸镁应用过程中突然出现胸闷、胸痛、呼吸急促或呼吸困难、尿量减少应及时通知医生。

5．硫酸镁不宜作为宫缩抑制剂,若宫缩加强,可考虑加用其他宫缩抑制剂。

问题6:结合该患者病情,分析地塞米松注射液使用的合理性。

答题要点:

1．地塞米松注射液使用合理。

2．该患者有用药指征。《早产临床诊断与治疗指南(2014)》推荐对妊娠28～34^{+6}周内有7天内早产风险的孕妇予以糖皮质激素促胎肺成熟治疗,改善早产儿预后。

3．该患者现妊娠 31 周，无未控制的糖尿病、绒毛膜羊膜炎、全身感染等禁忌。

4．用法用量　指南对地塞米松注射液的推荐用法用量为 6mg q.12h. i.m.×48h 为一个疗程。

5．用药疗程　一般推荐单疗程促胎肺成熟治疗。如用药后超过 2 周，仍存在<34 周早产可能者，可重复一个疗程，总疗程不能超过 2 次。

问题 7：患者入院后地塞米松促胎肺成熟致血糖出现异常，使用乳果糖口服溶液是否会加重血糖异常？

答案要点：

1．乳果糖口服溶液不会加重血糖异常。

2．乳果糖是一种双糖类渗透性泻药，它在结肠中被消化道菌群转化成有机酸，导致肠道内 pH 下降，并通过保留水分，增加粪便体积。上述作用刺激结肠蠕动，保持大便通畅，缓解便秘，同时恢复结肠的生理性节律。

3．乳果糖口服溶液口服后几乎不被吸收，可以原型到达结肠，继而被肠道菌群分解代谢，在 25～50g（40～75ml）剂量下可完全代谢，超过该剂量时，则部分以原型排出。

4．乳果糖口服溶液的使用方法为起始剂量 30ml/d，维持剂量 10～25ml/d。

5．注意事项　该药宜在早餐时一次服用，一般 1～2 天可取得临床效果，如 2 天后仍未有明显效果，可考虑加量。若出现腹痛或腹泻，应减量。故此患者的用法不合理。

问题 8：该患者 1 月 16 日出现心率异常的原因是什么？

答题要点：

1．患者心率异常可能是利托君注射液引起的。

2．利托君作用机制　本品为子宫平滑肌 β_2 受体激动剂，抑制子宫平滑肌的收缩频率和强度，用于预防妊娠 20 周以后的早产。但其并非特异性作用于 β_2 受体，兴奋 β_2 受体的同时也兴奋 β_1 受体，导致心率加速。

3．利托君注射液说明书明确记载的不良反应　①孕妇：恶心、头痛、心率加速、低钾血症、高血糖、胸痛、肺水肿等；②胎儿：胎儿心动过速、新生儿低血糖反应等。

4．结合该患者病情，该患者在使用利托君注射液后出现心率加快，停药后心率恢复正常，说明书明确记载心率加速是利托君注射液常见的不良反应，排除地屈孕酮、乳果糖导致心率加速的可能性，现患者处于特殊的生理时期，考虑母胎安全性，停药心率恢复正常后未重新启用，替换其他药物后未再出现心率加速的症状，综合以上分析，患者心率异常是利托君注射液引起的。

5. 监护　用药过程中密切观察孕妇主诉及心率、血压、宫缩变化，并限制静脉输液量（每日不超过 2 000ml）以防肺水肿。如患者心率>120 次 /min，应减少滴速；如患者心率>140 次 /min，应停药；如出现胸痛，应立即停药并行心电图监护。长期用药应监测血钾、血糖、肝功能和超声心动。

问题 9：评价醋酸阿托西班注射液使用的合理性。

答题要点：

1. 选药合理，但给药方法不合理。

2. 更换药物的指征　患者入院第 6 天宫缩加强，用利托君注射液以 8 滴 /min 滴注 2$^+$ 小时后出现心慌、胸闷症状，测心率 120 次 /min，胎心率 155 次 /min，后改 5 滴 /min 静脉滴注，用药半小时左右，诉症状并没有缓解，患者不耐受，孕妇继续用药可能会出现肺水肿，有更换药物的指征。患者现孕 31$^+$ 周，说明书推荐醋酸阿托西班注射液适用于妊娠 24～33 足周的早产，有使用醋酸阿托西班注射液的适应证。

3. 阿托西班注射液的有效性与安全性　阿托西班注射液是缩宫素受体拮抗剂，降低 48 小时内和 7 天内的早产率与 β 受体激动剂相似，呼吸困难、心动过速较 β$_2$ 受体激动剂发生率低，显著降低因母体不良反应而需要停止治疗的风险。

4. 阿托西班注射液正确的给药方法　首先首次单剂量 6.75mg 静脉注射 1 分钟，随即将 2 支阿托西班 +90ml 生理盐水的溶液以 24ml/h 的高剂量连续滴注 3 小时，随后以 8ml/h 的低剂量连续滴注，持续 45 小时，共 48 小时，本例患者未给予负荷剂量。

5. 不良反应有恶心、呕吐、呼吸困难，缺点是价格昂贵、医保不能报销、使用方法复杂。

问题 10：请从用药指导、生活方式干预及监测随访几方面介绍，在该患者出院时，应对其进行哪些出院教育？

答题要点：

1. **地屈孕酮**　药品作用为保胎；用法为每次 1 片，每日 3 次，口服，用药过程中可能会出现恶心、呕吐、头痛、嗜睡等，严重时应来院就诊。

2. **乳果糖口服液**　药品作用为通便；用法为每次 1 袋，早餐前一次性服用，便秘不能缓解，可改为 2 袋空腹一起服用。用药可能出现腹胀、恶心、呕吐等，若出现腹痛或腹泻，应停药，必要时随诊。

3. **生活方式教育**　孕妇出院后需保持平静的心情；适当休息，卧床时以左侧卧位为宜，以保证胎儿的氧供；适量运动，预防静脉血栓发生；加强营养，合理膳食，多食新鲜蔬菜、水果，缓解便秘。

4. **出院自我监测**　出院后继续观察宫缩情况，记录宫缩性质和间隔时间；

注意有无阴道出血,记录出血性质、颜色、量;观察胎动有无异常。如有异常,立即就诊。

(刘小艳 冯 欣)

参 考 文 献

[1] 谢幸,孔北华,段涛. 妇产科学. 9版. 北京:人民卫生出版社,2018.

[2] TORCHIN H, ANCEL P Y. Epidemiology and risk factors of preterm birth. J Gynecol Obstet Biol Reprod(Paris), 2016, 45(10): 1213-1230.

[3] 中华医学会妇产科学分会产科学组. 早产临床诊断与治疗指南(2014). 中华妇产科杂志, 2014, 49(7): 481-484.

[4] American College of Obstetricians and Gynecologists; Committee on Practice Bulletins—Obstetrics. ACOG practice bulletin no. 127: management of preterm labor. Obstet Gynecol, 2012, 119(6): 1308-1317.

[5] CELIK E, TO M, GAJEWSKA K, et al. Cervical length and obstetric history predict spontaneous preterm birth: development and validation of a model to provide individualized risk assessment. Ultrasound Obstet Gynecol, 2008, 31(5): 549-554.

[6] DESHPANDE S N, VAN ASSELT A D, TOMINI F, et al. Rapid fetal fibronectin testing to predict preterm birth in women with symptoms of premature labour: a systematic review and cost analysis. Health Technol Assess, 2013, 17(40): 1-138.

[7] Queensland Health. Queensland clinical guidelines: preterm labour and birth.[2023-04-15]. https://www.health.qld.gov.au/__data/assets/pdf_file/0019/140149/g-ptl.pdf.

[8] DI RENZO G C, CABERO ROURA L, FACCHINETTI F, et al. Preterm labor and birth management: recommendations from the European Association of Perinatal Medicine. J Matern Fetal Neonatal Med, 2017, 30(17): 2011-2030.

[9] SENTILHES L, SÉNAT M V, ANCEL P Y, et al. Prevention of spontaneous preterm birth: guidelines for clinical practice from the French College of Gynaecologists and Obstetricians (CNGOF). Eur J Obstet Gynecol Reprod Biol, 2017, 210: 217-224.

[10] HEZELGRAVE N L, SHENNAN A H. Quantitative fetal fibronectin to predict spontaneous preterm birth: a review. Womens Health(Lond), 2016, 12(1): 121-128.

[11] BONANNO C, WAPNER R J. Antenatal corticosteroid treatment: what's happened since DrsLiggins and Howie? Am J Obstet Gynecol, 2009, 200(4): 448-457.

[12] CROWTHER C A, BROWN J, MCKINLAY C J, et al. Magnesium sulphate for preventing preterm birth in threatened preterm labour. Cochrane Database Syst Rev, 2014(8): CD001060.

[13] American College of Obstetricians and Gynecologists' Committee on Practice Bulletins-

Obstetrics. Practice bulletin no. 171: management of preterm labor. Obstet Gynecol, 2016, 128(4): e155-e164.

[14] SCHENDEL D E, BERG C J, YEARGIN-ALLSOPP M, et al. Prenatal magnesium sulfate exposure and the risk for cerebral palsy or mental retardation among very low-birth-weight children aged 3 to 5 years. JAMA, 1996, 276(22): 1805-1810.

[15] DOYLE L W, CROWTHER C A, MIDDLETON P, et al. Magnesium sulphate for women at risk of preterm birth for neuroprotection of the fetus. Cochrane Database Syst Rev, 2007(3): CD004661.

[16] 谢幸, 苟文丽. 妇产科学. 8 版. 北京: 人民卫生出版社, 2014.

[17] SOGC clinical practice guidline. Magnesium sulfate for fetal neuroprotection. J Obstet Gynaecol Can, 2011, 33(5): 516-529.

[18] MATHIESEN E R, CHRISTENSEN A B, HELLMUTH E, et al. Insulin dose during glucocorticoid treatment for fetal lung maturation in diabetic pregnancy: test of an algorithm [correction of analgoritm]. Acta ObstetGynecol Scand, 2002, 81(9): 835-839.

[19] 赵霞, 张伶俐. 临床药物治疗学: 妇产科疾病. 北京: 人民卫生出版社, 2016.

[20] CSAPO A. Progesterone block. Am J Anat, 1956, 98(2): 273-291.

[21] National Institute for Health and Care Excellence. Preterm labour and birth(NICE Guideline, No. 25). (2021-06-07)[2023-04-15]. https://www.ncbi.nlm.nih.gov/books/NBK553008/.

[22] JAIN V, MCDONALD S D, MUNDLE W R, et al. Guideline no. 398: progesterone for prevention of spontaneous preterm birth. J Obstet Gynaecol Can, 2020, 42(6): 806-812.

[23] ESCHENBACH D A. Bacterial vaginosis: emphasis on upper genital tract complications. Obstet Gynecol Clin North Am, 1989, 16(3): 593-610.

[24] ROMERO R, OYARZUN E, MAZOR M, et al. Meta-analysis of the relationship between asymptomatic bacteriuria and preterm delivery/low birth weight. Obstet Gynecol, 1989, 73(4): 576-582.

[25] MERCER B M, GOLDENBERG R L, MOAWAD A H, et al. The preterm prediction study: effect of gestational age and cause of preterm birth on subsequent obstetric outcome. Am J Obstet Gynecol, 1999, 181(5 Pt 1): 1216-1221.

第七节 过 期 妊 娠

过期妊娠(postterm pregnancy)指平时月经周期规则, 妊娠达到或超过 42 周(≥294 日)尚未分娩的妊娠状态, 其发生率占妊娠总数 3%～15%, 平均为

10% 左右,过期妊娠也未必始终伴随着胎儿的过度成熟。近年来由于对妊娠超过 41 周孕妇的积极处理,过期妊娠的发生率明显下降。

一、病因及病理生理学

(一)病因

大多数过期妊娠病因不明,目前观察到的与过期妊娠相关的因素有遗传因素、既往过期妊娠史、胎儿畸形、孕妇肥胖、高龄妊娠、男性胎儿、初产妇等。

(二)病理生理

1. 胎盘 过期妊娠的胎盘病理有两种类型:一种是胎盘功能正常,除重量略有增加外,胎盘外观和镜检均与足月妊娠胎盘相似;另一种是胎盘功能减退,例如可见胎盘绒毛内的血管床减少,间质内纤维化增加以及合体细胞结节形成增多,胎盘表面有梗死和钙化,组织切片显示绒毛表面有纤维蛋白沉淀、绒毛内有血管栓塞等。

2. 羊水 正常妊娠 38 周后,羊水量随妊娠推迟逐渐减少,妊娠 42 周后羊水迅速减少,约 30% 减至 300ml 以下;羊水粪染率明显增高,是足月妊娠的 2～3 倍,若同时伴有羊水过少,羊水粪染率可达 71%。

3. 胎儿 过期妊娠胎儿生长模式与胎盘功能有关,可分为以下三种。

(1)正常生长及巨大胎儿:胎盘功能正常者,能维持胎儿继续生长,约 25% 成为巨大胎儿,其中 5.4% 胎儿出生体重 >4 500g。

(2)胎儿过熟综合征:过熟儿表现出过熟综合征的特征性外貌,与胎盘功能下降、胎盘血流灌注不足、胎儿缺氧及营养缺乏等有关。典型表现为皮肤干燥、松弛、脱皮(尤以手心和脚心明显);身体瘦长,胎脂消失,皮下脂肪减少,表现为消耗状;头发浓密,指(趾)甲长;新生儿睁眼、异常警觉和焦虑,容貌似"小老人"。因为羊水减少和胎粪排出,胎儿皮肤黄染,羊膜和脐带呈黄绿色。

(3)胎儿生长受限:小样儿可与过期妊娠共存,后者更增加胎儿的危险性,约 1/3 过期妊娠死产儿为生长受限小样儿。

二、诊断

过期妊娠是引起胎儿窘迫、胎粪吸入综合征、胎儿过熟综合征、新生儿窒息、围产儿死亡及巨大儿的重要原因,还可导致产程延长和难产率增高,使手术率及母体产伤明显增加。准确核实妊娠周数,判断胎儿安危状况是诊断的关键。

1. 核实妊娠周数

(1)病史:①以末次月经第 1 日计算,平时月经规则、周期为 28～30 日的孕妇停经≥42 周尚未分娩，可诊断为过期妊娠。若月经周期超过 30 日，应酌情顺延。②根据排卵日推算，月经不规则、哺乳期受孕或末次月经记不清的孕妇，可根据基础体温提示的排卵期推算预产期，若排卵日后≥280 日仍未分娩者可诊断为过期妊娠。③根据性交日期推算预产期。④根据辅助生殖技术（如人工授精、体外受精胚胎移植术）的日期推算预产期。

（2）临床表现：早孕反应开始出现时间、胎动开始出现时间以及早孕期妇科检查发现的子宫大小，均有助于推算妊娠周数。

（3）辅助检查：①根据超声检查确定妊娠周数，妊娠 20 周内，超声检查对确定妊娠周数有重要意义，早期妊娠以胎儿冠 - 臀长（CRL）推算妊娠周数最为准确，中期妊娠则综合胎儿双顶径、腹围和股骨长度推算预产期较好；②根据妊娠早期血、尿 hCG 增高的时间推算妊娠周数。

2. 判断胎儿安危状况

（1）胎动情况：通过胎动自我监测，如胎动明显减少提示胎儿宫内缺氧。

（2）电子胎心监护：如无应激试验（NST）为无反应型则需进一步作缩宫素激惹试验（OCT），若多次反复出现胎心率晚期减速，提示胎盘功能减退，胎儿明显缺氧。出现胎心率变异减速，常提示脐带受压，多与羊水过少有关。

（3）超声检查：观察胎动、胎儿肌张力、胎儿呼吸运动及羊水量。另外，多普勒脐动脉血流检查，有助于判断胎儿安危状况。

三、治疗目的及原则

妊娠 40 周后胎盘功能逐渐下降，42 周后明显下降，因此，在妊娠 42 周后，应考虑终止妊娠，尽量避免过期妊娠。若妊娠 41 周后无任何并发症（妊娠期高血压疾病、妊娠糖尿病、胎儿生长受限、羊水过少等），也可密切观察，继续等待。一旦妊娠过期，则应终止妊娠。终止妊娠的方式应根据胎儿安危状况、胎儿大小、宫颈成熟度综合分析，恰当选择。

四、药物治疗及药学监护

（一）常用药物治疗方案

1. 促宫颈成熟 促宫颈成熟的目的是促进宫颈变软、变薄并扩张，降低引产失败率，缩短从引产到分娩的时间。若引产指征明确但宫颈条件不成熟，应采取促宫颈成熟的方法。对于宫颈不成熟而实施引产的初产妇，剖宫产的风险会提高 2 倍。此外，引产的产程进展明显较自然临产慢，应对宫颈成熟度进行评价，以决定适合的引产方式并预测成功概率。评估宫颈成熟度最常用的方法是 Bishop 评分，评分≥6 分提示宫颈成熟，评分越高，引产的成功率越高；评分 <6 分提示宫颈不成熟，需要促宫颈成熟。目前，常用的促宫颈成熟的方法主要

有前列腺素阴道制剂和宫颈扩张球囊。

（1）前列腺素阴道制剂：常用药物见表2-19。

表2-19 常用前列腺素阴道制剂

药品名称	地诺前列酮栓	米索前列醇片
药品简介	是一种可控制释放的前列腺素 E_2（PGE_2）栓剂，含有10mg地诺前列酮，以0.3mg/h的速度缓慢释放，需低温保存	是一种人工合成的前列腺素 E_1（PGE_1）制剂，有100μg和200μg两种片剂；中华医学会妇产科学分会产科学组认为，米索前列醇用于妊娠晚期未破膜而宫颈不成熟的孕妇，是一种安全有效的引产方法
优点	可以控制药物释放，在出现宫缩过频时能方便取出	价格低、性质稳定、易于保存、作用时间长
使用方法及注意事项	外阴消毒后将地诺前列酮栓置于阴道后穹隆深处，并旋转90°，使栓剂横置于阴道后穹隆，易于保持原位。在阴道口外保留2~3cm终止带以便于取出。在药物置入后，嘱孕妇平卧20~30分钟以利于栓剂吸水膨胀；2小时后复查，栓剂仍在原位后孕妇可下地活动	每次阴道放药剂量为25μg，放药时不要将药物压成碎片。如6小时后仍无宫缩，在重复使用米索前列醇前应行阴道检查，重新评价宫颈成熟度，了解原放置的药物是否溶化、吸收，如未溶化和吸收则不宜再放。每日总量不超过50μg，以免药物吸收过多。如需加用缩宫素，应在最后1次放置米索前列醇后4小时以上，并行阴道检查证实米索前列醇已经吸收才可以加用
取出指征	药物使用后应在产房观察，出现以下情况时应及时将药物取出：①出现规律宫缩（每3分钟1次的宫缩）并同时伴随有宫颈成熟度的改善，宫颈Bishop评分≥6分；②自然破膜或行人工破膜术；③子宫收缩过频（每10分钟5次及以上的宫缩）；④置药24小时；⑤有胎儿出现不良状况的证据：胎动减少或消失、胎动过频、电子胎心监护结果分级为Ⅱ类或Ⅲ类；⑥出现不能用其他原因解释的母体不良反应，如恶心、呕吐、腹泻、发热、低血压、心动过速或者阴道流血增多。取出至少30分钟后方可静脉滴注缩宫素	
禁忌证	哮喘、青光眼、严重肝肾功能不全等；有急产史或有3次以上足月产史的经产妇；瘢痕子宫妊娠；有宫颈手术史或宫颈裂伤史；已临产；Bishop评分≥6分；急性盆腔炎；前置胎盘或不明原因阴道流血；胎先露异常；可疑胎儿窘迫；正在使用缩宫素；对地诺前列酮或米索前列醇或任何赋形剂成分过敏者	

（2）机械性促宫颈成熟：该方法包括低位水囊、Foley 导管、海藻棒等，需要在阴道无感染及胎膜完整时才可使用。主要是通过机械刺激宫颈管，促进宫颈局部内源性前列腺素合成与释放，从而促进宫颈软化、成熟。

优点：与前列腺素制剂相比，成本低，室温下稳定，宫缩过频的风险低。

缺点：有潜在的感染、胎膜早破、宫颈损伤的可能。

在宫颈条件不成熟的引产孕妇中，研究已经证实了机械性宫颈扩张器促宫颈成熟的有效性，与单独使用缩宫素相比，可降低剖宫产率。在宫颈不成熟的孕妇中，使用缩宫素引产前放置 Foley 导管可显著缩短临产时间，降低剖宫产率。目前，尚无足够的研究进行机械方法与前列腺素制剂促宫颈成熟有效性的比较，与 Foley 导管相比，应用前列腺素制剂可能增加宫缩过频（伴或不伴胎心率改变）的风险。

2. 引产 宫颈成熟即可行引产术，小剂量静脉滴注缩宫素为安全、常用的引产方法，诱发宫缩直至临产；缩宫素半衰期为 5～12 分钟，可随时调整用药剂量，保持生理水平的有效宫缩，一旦发生异常可随时停药。胎头已衔接者，通常先人工破膜，1～2 小时后开始滴注缩宫素引产。人工破膜既可诱发内源性前列腺素的释放，增加引产效果，又可观察羊水性状，排除胎儿窘迫。

（1）缩宫素使用方法：静脉滴注缩宫素推荐使用低剂量，有条件者最好使用输液泵。具体应用方法：①静脉滴注中缩宫素的配制方法，应先用乳酸钠林格注射液 500ml，配合 7 号针头行静脉滴注，按每分钟 8 滴调好滴速，再向输液瓶中加入 2.5U 缩宫素，将其摇匀后继续滴入。切忌先将 2.5U 缩宫素溶于乳酸钠林格注射液中直接穿刺行静脉滴注，因此法初调时不易掌握滴速，可能在短时间内使过多的缩宫素进入体内，增加不良反应的发生风险。②合适的浓度与滴速，因缩宫素个体敏感度差异极大，静脉滴注缩宫素应从小剂量开始循序增量，起始剂量为 2.5U 缩宫素溶于乳酸钠林格注射液 500ml 中即 0.5% 缩宫素浓度，以每毫升 15 滴计算相当于每滴液体中含缩宫素 0.33mU。从每分钟 8 滴开始，根据宫缩、胎心率情况调整滴速，一般每隔 20 分钟调整 1 次。应用等差法，即从每分钟 8 滴（2.7mU/min）调整至 16 滴（5.4mU/min），再增至 24 滴（8.4mU/min）；为安全起见也可从每分钟 8 滴开始，每次增加 4 滴，直至出现有效宫缩。有效宫缩的判定标准为 10 分钟内出现 3 次宫缩，每次宫缩持续 30～60 秒，伴有宫颈的缩短和宫口扩张。最大滴速不得超过每分钟 40 滴即 13.2mU/min，如达到最大滴速，仍不出现有效宫缩时可增加缩宫素浓度，但缩宫素的用量不变。增加浓度的方法是以乳酸钠林格注射液 500ml 中加 5U 缩宫素变成 1% 缩宫素浓度，先将滴速减半，再根据宫缩情况进行调整，增加浓度后，最大增至每分钟 40 滴（26.4mU），原则上不再增加滴数和缩宫素浓度。

缩宫素的不良反应主要与剂量相关，最常见的是宫缩过频和胎心率异常，宫缩过频则会导致胎盘早剥或子宫破裂；小剂量给药和低频率加量可减少伴胎心率改变的宫缩过频的发生；大剂量给药和高频率加量可能缩短临产时间，减少绒毛膜羊膜炎和因难产而导致的剖宫产，但可能增加伴胎心率变化的宫缩过频。

（2）缩宫素使用的注意事项：①应有专人观察宫缩强度、频率、持续时间及胎心率变化并及时记录，调好宫缩后行胎心监护。破膜后要观察羊水量及有无胎粪污染及其程度。②警惕过敏反应。③禁止肌内、皮下、穴位注射及鼻黏膜用药。④输液量不宜过大，以防止发生水中毒。⑤宫缩过强应及时停用缩宫素，必要时使用宫缩抑制剂。⑥引产失败：缩宫素引产成功率与宫颈成熟度、孕周、胎先露高低有关，如连续使用 2～3 天，仍无明显进展，应改用其他引产方法。

（二）药学监护要点

1. 疗效评估 过期妊娠以在必要或适宜的时机终止妊娠为主要治疗方法，当选择阴道分娩为终止妊娠的方式时，宫颈成熟度评估是疗效评估的重要指标；宫颈成熟后行引产术时，诱发生理水平的有效宫缩是疗效评估的另一重要指标。

2. 药物不良反应监测

（1）使用米索前列醇发生的不良反应多与每次用药量超过 $25\mu g$ 相关，因此使用米索前列醇促宫颈成熟时应严格控制每次用量。

（2）使用前列腺素阴道制剂促宫颈成熟时，应警惕出现子宫收缩过频（每10 分钟 5 次及以上的宫缩）以及胎儿出现不良状况，包括胎动减少或消失、胎动过频、电子胎心监护结果分级为Ⅱ类或Ⅲ类。

（3）使用缩宫素时应注意观察是否出现宫缩过频和胎心率异常等不良反应。

3. 用药教育

（1）地诺前列酮栓置入后，平卧 20～30 分钟以利栓剂吸水膨胀；2 小时后复查，栓剂仍在原位可下地活动。

（2）使用缩宫素时切忌擅自调整滴速。

4. 其他

（1）了解过期妊娠终止妊娠的指征，若无禁忌证，对妊娠 41 周以后的孕妇可考虑引产；根据胎儿情况选择分娩方式，宫颈未成熟者引产前应先促宫颈成熟。

（2）明确并熟悉促宫颈成熟药物与使用缩宫素必需的用药间隔。

（黄　桦　张　峻）

参 考 文 献

[1] 谢幸, 孔北华, 段涛. 妇产科学. 9版. 北京: 人民卫生出版社, 2018.

[2] 徐丛剑, 华克勤. 实用妇产科学. 4版. 北京: 人民卫生出版社, 2018.

[3] 中华医学会妇产科学分会产科学组. 妊娠晚期促子宫颈成熟与引产指南(2014). 中华妇产科杂志, 2014, 49(12): 881-885.

第三章

妊娠合并内科疾病

第一节　妊娠合并糖尿病

　　妊娠合并糖尿病是妊娠期最常见的内科并发症之一，妊娠合并糖尿病有两种情况：一种为孕前糖尿病（pregestational diabetes mellitus，PGDM）的基础上合并妊娠；另一种为妊娠前糖代谢正常，妊娠期才出现的糖尿病，称为妊娠糖尿病（gestational diabetes mellitus，GDM）。妊娠合并糖尿病中90%以上为GDM，PGDM患者不足10%。GDM患者的糖代谢

妊娠期糖尿病全程化
健康管理及案例分享
（微课）

异常大多于产后能恢复正常，但将来患2型糖尿病机会增加。妊娠合并糖尿病对母儿均有较大危害，需引起重视。妊娠合并糖尿病对母儿的影响及其程度取决于糖尿病病情及血糖控制水平，病情较重或血糖控制不良者，对母儿的影响极大，母儿的近、远期并发症较高。高血糖可使胚胎发育异常甚至死亡，流产发生率达15%～30%；发生妊娠期高血压疾病的可能性较非糖尿病孕妇高2～4倍；羊水过多发生率较非糖尿病孕妇高10倍；GDM再次妊娠时，复发率高达33%～69%；巨大儿发生率高达25%～42%；胎儿生长受限发生率约21%。研究显示，妊娠合并糖尿病将增加子代先天畸形风险，如无脑儿、小头畸形、先天性心脏病和尾骨退化异常等，这些风险与妊娠前10周糖化血红蛋白（HbA1c）数值成正相关，在无低血糖风险时，若HbA1c持续稳定地低于6.5%，子代先天畸形发生风险将降至最低。

一、病因及病理生理学

　　糖尿病是由遗传和环境等多种因素相互作用而引起的一组代谢综合征，其机制是胰岛素合成或分泌总量不足、活性不足、胰岛素受体数目或受体结构异常、胰岛素与胰岛素受体结合异常等因素引起的糖、蛋白质、水和电解质代谢紊乱，长期慢性高血糖为其主要临床特征。妊娠期随着体内雌激素、孕激素及人

类胎盘催乳素等激素的分泌，导致周围组织对胰岛素反应的敏感性下降而抗胰岛素的作用增加，出现妊娠期胰岛素抵抗。妊娠糖尿病的发病机制与 2 型糖尿病的发病机制相似，包括胰岛素抵抗、胰岛素分泌异常及胰岛素敏感性下降等原因。

二、分类、临床表现及诊断

（一）妊娠合并糖尿病的分类和临床表现

妊娠合并糖尿病包括两种类型：PGDM 指在孕前已确诊或在妊娠期首次被诊断；另一种是 GDM，是由于妊娠中、晚期机体代谢发生变化而导致的糖代谢异常。

妊娠期有三多症状（多饮、多食、多尿），妊娠并发羊水过多或巨大胎儿者，应警惕合并糖尿病的可能，但大多数 GDM 患者无明显的临床表现。

（二）诊断

1. PGDM 符合以下 2 项中任意一项者，可确诊为 PGDM。

（1）妊娠前已确诊为糖尿病的患者。

（2）妊娠前未进行过血糖检查的孕妇，尤其存在糖尿病高危因素者，首次产前检查时需明确是否存在糖尿病，妊娠期血糖升高达到以下任何一项标准应诊断为 PGDM：①空腹血浆葡萄糖（fasting plasma glucose，FPG）≥7.0mmol/L；②75g 口服葡萄糖耐量试验（oral glucose tolerance test，OGTT），服糖后 2 小时血糖≥11.1mmol/L；③伴有典型的高血糖症状或高血糖危象，同时随机血糖 >11.1mmol/L；④糖化血红蛋白（glycohemoglobin）HbA1c>6.5%。

2. GDM GDM 指妊娠期发生的糖代谢异常，GDM 诊断标准：推荐医疗机构对所有尚未被诊断为 PGDM 或 GDM 的孕妇，在妊娠 24～28 周以及 28 周后首次就诊时行 OGTT。75g OGTT 的诊断标准：服糖前及服糖后 1 小时、2 小时血糖值应分别低于 5.1mmol/L、10.0mmol/L、8.5mmol/L，任何一项血糖值达到或超过上述标准即诊断为 GDM。

三、治疗目的及原则

（一）治疗目标

妊娠期血糖控制目标：GDM 患者妊娠期血糖控制在空腹血糖 <5.3mmol/L，餐后 1 小时血糖 <7.8mmol/L，餐后 2 小时血糖 <6.7mmol/L；夜间血糖不低于 3.3mmol/L。PGDM 患者妊娠期血糖控制应达到下述目标：妊娠期间餐前、夜间血糖及空腹血糖宜控制在 3.3～5.6mmol/L，餐后峰值血糖 5.6～7.1mmol/L。

（二）治疗原则

1. 概要 GDM 孕妇高血糖导致胎儿高胰岛素血症、巨大儿以及新生儿低血糖和红细胞增多症等发生率增加。PGDM 孕期或妊娠早期血糖控制不满意的孕妇,其自然流产和胎儿畸形的发生率增加。妊娠合并糖尿病的孕产妇并发症包括自然流产、妊娠期高血压疾病、早产、感染、羊水过多等增加。治疗妊娠糖尿病可改善妊娠结局。对于妊娠合并糖尿病的患者,贯穿整个妊娠期的一个关键治疗目标是避免孕妇出现高血糖,否则会增加多种妊娠不良事件的风险。

2. 严重度评估和监测 妊娠合并糖尿病严重程度与患者发生糖尿病的年龄、病程以及是否存在血管并发症等有关,根据以上因素进行分期,有助于判断病情的严重程度。

A 级:妊娠期诊断的糖尿病。A1 级:经饮食控制,空腹血糖<5.3mmol/L,餐后 2 小时血糖<6.7mmol/L。A2 级:经饮食控制,空腹血糖≥5.3mmol/L,餐后 2 小时血糖≥6.7mmol/L。

B 级:显性糖尿病,20 岁以后发病,病程<10 年。

C 级:发病年龄 10～19 岁,或病程达 10～19 年。

D 级:10 岁前发病,或病程≥20 年,或合并单纯性视网膜病。

F 级:糖尿病肾病。

R 级:眼底有增生性视网膜病变或玻璃体积血。

H 级:冠状动脉粥样硬化性心脏病。

T 级:有肾移植史。

对于妊娠合并糖尿病的监测包括以下几个方面。

(1)血糖监测:血糖控制稳定或不需要胰岛素治疗的 GDM 妇女,每周至少测定 1 次全天四点(空腹和三餐后 2 小时)血糖。其他患者酌情增加测定次数。新诊断的高血糖孕妇、血糖控制不良或不稳定者以及妊娠期应用胰岛素治疗者,应每日监测血糖 7 次,包括三餐前 30 分钟、三餐后 2 小时和夜间血糖。

(2)孕妇一般情况监测:①肾功能检查,每 1～2 个月复查 1 次,包括血尿素氮、肌酐、尿酸、肌酐清除率、24 小时尿蛋白定量、尿培养,以及时了解肾功能的损害、泌尿系感染,每次检查时应行尿常规检测;②监测血压,了解基础血压,及早发现妊娠期高血压疾病。

(3)体重监测:孕前肥胖及孕期体重增加过多均是 GDM 的高危因素。需从孕早期即制订孕期增重计划,结合基础体重指数(BMI),了解孕期允许增加的体重。孕期规律产检,监测体重变化,保证合理的体重增长。

(4)胎儿的监测:胎儿电子监护、超声监测胎儿生长发育、羊水量等,及时发现巨大胎儿或羊水过多。

3. 一般治疗

(1)医学营养治疗:医学营养治疗是糖尿病的基础治疗措施,80% 以上的 GDM 通过合理的饮食指导及适量的运动疗法,血糖可达到理想状态。医学营养治疗的目的：维持孕妇体重合理增长；保证母体的营养需要、胎儿的生长发育；糖尿病孕妇的饮食控制不能过分严格，在血糖保持平稳的基础上，避免出现低血糖和反复尿酮体；配合其他治疗，预防并发症的发生。

（2）饮食控制：妊娠期间的饮食原则为既能保证孕妇和胎儿营养需要，又能维持血糖在正常范围，而且不发生饥饿性酮症。根据医学、生活方式及个人因素为糖尿病患者制订膳食计划，强调避免或至少减少摄入含糖甜味饮料（如软饮料、果汁饮料）的益处。尽可能选择血糖生成指数不高的食物。应实行少量多餐制，每日分 5~6 餐，主食的 1/3~1/2 分餐到加餐有助于餐后血糖的控制。随孕周调整每日热量摄入，孕中晚期需增加 200~300kcal/d 的热量。

（3）运动疗法：妊娠期的运动疗法是配合饮食疗法治疗妊娠合并糖尿病的另一种措施，运动疗法可改善妊娠期胰岛素抵抗，运动通过增加组织对碳水化合物的利用和产生乳酸的能力使血糖下降。鼓励孕期适当运动，包括有氧运动及抗阻运动，每次运动时间控制在 30~40 分钟，运动后休息 30 分钟，每周至少运动 3~5 天。在运动期间特别注意：若血糖<3.3mmol/L、血糖>13.9mmol/L 或出现低血糖症状、宫缩、阴道出血、头晕眼花等要停止运动治疗。

四、药物治疗及药学监护

（一）常用药物治疗方案

当糖尿病孕妇经过医学营养治疗和运动疗法治疗 3~5 天后，妊娠期血糖仍不达标时，应及时加用胰岛素或口服降血糖药进一步控制血糖，避免不良妊娠结局。应首选胰岛素治疗，如果患者的营养治疗失败，且不愿接受或不能依从胰岛素治疗，可选择口服降血糖药。

1. 胰岛素治疗 胰岛素是大分子蛋白，不通过胎盘，不会对胎儿造成不良影响，胰岛素是目前妊娠合并糖尿病患者的标准治疗药物。应根据血糖监测结果，选择个体化的胰岛素治疗方案。妊娠期胰岛素治疗方案包括：基础胰岛素治疗、餐前超短效或短效胰岛素治疗、胰岛素联合治疗。其中最符合生理要求的胰岛素治疗方案为：基础胰岛素联合餐前超短效或短效胰岛素。基础胰岛素的替代作用可持续 12~24 小时，而餐前胰岛素起效快，持续时间短，有利于控制餐后血糖。胰岛素初始使用应从小剂量开始，0.3~0.8U/(kg·d)。每天计划应用的胰岛素总量应分配到三餐前使用，分配原则是早餐前最多，中餐前最少，晚餐前用量居中。每次调整后观察 2~3 天判断疗效，每次以增减 2~4U 或不超过胰岛素每天用量的 20% 为宜，直至达到血糖控制目标。

胰岛素治疗期间清晨高血糖的处理：夜间胰岛素作用不足、黎明现象和 Somogyi 现象均可导致高血糖的发生。前两种情况必须在睡前增加中效胰岛素用量，而出现 Somogyi 现象时应减少睡前中效胰岛素的用量。妊娠过程中机体对胰岛素需求的变化:妊娠中、晚期对胰岛素需要量有不同程度的增加;妊娠32~36周胰岛素需要量达高峰,妊娠36周后稍下降,应根据个体血糖监测结果,不断调整胰岛素用量。常用胰岛素的种类及特点见表3-1。

表3-1 常用胰岛素的种类及特点

分类	代表药物	起效时间	达峰时间	作用持续时间	妊娠期使用
短效/超短效胰岛素及其类似物	门冬胰岛素	10~20分钟	30~90分钟	3~5小时	可以使用
	赖脯胰岛素	10~20分钟	30~90分钟	3~5小时	可以使用
中效胰岛素	中性鱼精蛋白锌胰岛素(NPH)	2.5~3小时	5~7小时	13~16小时	权衡利弊
长效胰岛素类似物	地特胰岛素	2~3小时	平稳,无显著峰值	24小时	可以使用
	甘精胰岛素	2~3小时	平稳,无显著峰值	30小时	权衡利弊

常用的胰岛素制剂及其特点:①超短效人胰岛素类似物,门冬胰岛素、赖脯胰岛素,其特点是起效迅速,药效维持时间短。具有最强或最佳的降低餐后血糖的作用,不易发生低血糖,用于控制餐后血糖水平。②短效胰岛素,其特点是起效快,剂量易于调整,可皮下、肌内和静脉注射使用。静脉注射胰岛素后能使血糖迅速下降,半衰期5~6分钟,故可用于抢救糖尿病酮症酸中毒(diabetic ketoacidosis,DKA)。③中效胰岛素,是含有鱼精蛋白、短效胰岛素和锌离子的混悬液,只能皮下注射而不能静脉使用。注射后必须在组织中蛋白酶的分解作用下,将胰岛素与鱼精蛋白分离,释放出胰岛素再发挥生物学效应。其特点是起效慢,药效持续时间长,其降低血糖的强度弱于短效胰岛素。④长效胰岛素类似物,地特胰岛素也已经被国家药品监督管理局(NMPA)批准应用于妊娠期,可用于控制夜间血糖和餐前血糖。

2. 口服降血糖药 大多数GDM孕妇通过生活方式的干预即可使血糖达标,不能达标的GDM孕妇应首先推荐应用胰岛素控制血糖。而对于部分胰岛素用量较大、拒绝应用胰岛素或其他不适宜使用胰岛素的孕妇,可在知情同意的基础上,慎用口服降血糖药。目前研究较多的口服降血糖药为二甲双胍和格列本脲,但这两种口服降血糖药药品说明书适应证均未包括妊娠期糖尿病。2021年美国糖尿病协会(American Diabetes Association,ADA)糖尿病医学诊疗标准明确指出,二甲双胍和格列本脲均可透过胎盘,不推荐为一线用药,其他口服或非胰岛素注射的降血糖药都缺乏长期安全评价资料,不推荐用于孕妇。ADA声明二甲双胍不可用于伴有高血压、子痫前期或存在胎儿宫内生长受限风险的患者，因为该药可能在胎盘功能不全的情况下导致生长受限或酸中毒。口服降血糖药的用法用量与注意事项见表3-2。

表3-2 常用口服降血糖药的用法用量与注意事项

分类	药物通用名	用法用量	注意事项
双胍类	二甲双胍	口服：初始剂量一次0.5g，一日2次，或0.85g，一日1次，随餐服用。可每周增加0.5g，或每2周增加0.85g，逐渐加至每日2g，分2～3次服用。成人最大推荐剂量为每日2.55g	每日剂量超过2g时，为了更好地耐受，药物最好随三餐分次服用。开始使用二甲双胍前，应检测肾功能，中度（3b级）和严重肾衰竭或肾功能不全[Ccr<45ml/min或eGFR<45ml/(min·1.73m^2)]禁用本品
磺酰脲类	格列本脲	口服：初始剂量一次2.5mg，早餐前或早餐及午餐前各1次；轻症者1.25mg，一日3次，三餐前服，7日后递增每日2.5mg。一般用量为一日5～10mg，最大用量每日不超过15mg	葡萄糖-6-磷酸脱氢酶（G6PD）缺乏可导致溶血性贫血

（二）药物监护要点

1. 疗效评估 药师评估降糖效果的前提为明确目标血糖值。妊娠糖尿病血糖控制目标：餐前及餐后2小时血糖值分别≤5.3mmol/L、6.7mmol/L，特殊情况下可测餐后1小时血糖≤7.8mmol/L；夜间血糖≥3.3mmol/L；妊娠期HbAlc宜<5.5%。妊娠合并糖尿病患者妊娠期血糖控制目标：妊娠期餐前、夜间血糖及FPG宜控制在3.3～5.6mmol/L，餐后峰值血糖5.6～7.1mmol/L，HbAlc<6.0%。

2. 药物不良反应监测 ①胰岛素：在使用胰岛素的过程中，最常见的不良反应是低血糖，临床上表现为出汗、伴有饥饿感、心悸、焦虑、面色苍白、浑身软弱无力、头晕等，需及时检测血糖，当血糖低于3.9mmol/L，应尽快食用含糖的食物；常见注射部位出现局部不适，如红肿、瘙痒等，这些反应常常在几天到几周后自然消失。②口服降血糖药：二甲双胍常见不良反应包括腹泻、恶心、呕吐、胃胀、乏力、消化不良、腹部不适及头痛，发生于治疗早期，多数患者可耐受。摄入二甲双胍轻微中毒时表现为恶心、呕吐、腹痛、不适和肌痛，超过25g后，会产生致命性的乳酸中毒。格列本脲常见不良反应包括皮肤过敏、视物模糊、胃灼热或恶心。格列本脲过量时，容易发生低血糖，如果出现出汗、饥饿、心慌、颤抖、面色苍白，应及时口服葡萄糖并调整药物剂量。

3. 患者用药教育 ①胰岛素应避免高温和阳光直射，未启封的胰岛素应储藏在2～10℃的冷藏环境中；已经启封的胰岛素可在25℃的室温中保存4～

6周,注明开启时间。二甲双胍应从小剂量开始使用,逐渐增加剂量,分次随餐服用,可减轻不良反应。格列本脲注意调节饮食,以防止孕产妇低血糖,餐前30～60分钟服药,以提高疗效。葡萄糖-6-磷酸脱氢酶(G6PD)缺乏可导致溶血性贫血,考虑应用非磺酰脲类药物。②需要每周监测1～2天的血糖情况,监测的时间点包括三餐前及餐后2小时、睡前,并详细记录监测的日期、时间、与进餐的关系、血糖测定结果和可能影响血糖的因素,并在复诊时提供给医师。为了能够定期了解疾病的治疗情况,应每3个月检测糖化血红蛋白,每6个月检测肝功能、肾功能、血脂,每年检测眼底、下肢血管和心电图。

4. 药师在药学监护的过程中应重视以下几点 ①充分认识妊娠糖尿病的风险因素,了解早期预防方法和预警措施,认识到早诊断、早干预、早处理,有效避免妊娠糖尿病相关的孕产妇及胎儿不良结局。②随时追踪最新的诊疗指南和文献报道,熟悉妊娠糖尿病的诊治方法的变化和趋势。③制订具体用药方案时,根据药物的药动学/药效学特点,患者的病理生理状况、药物过敏史、肝肾等重要器官功能进行评估,给临床提出个体化的治疗建议。④关注药物相互作用与配伍禁忌。例如部分药物会影响葡萄糖代谢,从而影响胰岛素的使用。如口服降血糖药、非选择性β受体拮抗剂、水杨酸盐、乙醇、合成代谢类固醇可能会减少胰岛素需要量;而噻嗪类利尿药、糖皮质激素、甲状腺激素等可能会增加胰岛素用量。二甲双胍与西咪替丁合用,二甲双胍血液中药物含量增加;与华法林合用,有增加华法林的抗凝血倾向。格列本脲与β受体拮抗剂(如拉贝洛尔)合用,可能会掩盖低血糖的症状,使发生低血糖风险增加。

五、案例

病历摘要:

基本信息: 患者,女性,35岁,身高160cm,孕前体重52kg,现体重65kg。

入院时间: 2020年2月23日

主诉: 停经27^{+3}周,发现血压升高10$^+$周,发现血糖升高2$^+$周。

现病史: 患者平素月经规律,末次月经2020-08-15,推算预产期2021-05-22。本次受孕为自然受孕。孕8周在我院开始产检,产检4次,产检无异常。患者于2020-12-08日孕16$^+$周开始监测血压升高,最高140/82mmHg,遂开始口服拉贝洛尔50mg q.d.及阿司匹林150mg q.d.至今,监测血压控制好,近期血压波动在116～130/67～80mmHg。患者2021-02-01孕24$^+$周于我院行空腹血糖示6.62mmol/L,糖化血红蛋白示6.3%。门诊随诊妊娠糖尿病,现胰岛素使用方案为三餐前门冬胰岛素4U及睡前地特胰岛素12U皮下注射,空腹血糖波动在5.4～6.9mmol/L,餐前血糖波动在4.4～7.1mmol/L,餐后2小时血糖波动在4.9～7.8mmol/L,睡前血糖波动在5.8～6.6mmol/L。患者近来无腹痛,无阴道流血、流水,无白带增多,孕期无畏寒、发热，无头晕，无视物模糊，无心悸、胸闷，无呼吸困难等不适。孕晚期精神食欲佳，睡眠好，大小便正常。今至我院门诊产检，门诊拟"妊娠糖尿病，妊娠合并慢性高血压，孕8产3孕27^{+3}周单活胎妊娠状态"收入院。

既往史： 2012年孕32周合并重度子痫前期、妊娠糖尿病、胎儿生长受限、胎儿窘迫在外院行剖宫产术，术程顺利，出血不多，新生儿因重度窒息于出生后1周内夭折，产后监测血压恢复正常；2014年孕32周合并重度子痫前期、胎盘早剥在外院行剖宫产术分娩1女，现体健，产后患者监测血压恢复正常；2018年孕30周合并胎盘早剥、胎死宫内在外院行剖宫产术，术中出血多予以输血治疗，术后恢复好，监测血压正常。分别于2008年、2013年、2014年、2015年各人工流产1次。

月经婚育史： 初潮12岁，6/36天，月经量中等，无痛经。G8P3。

个人史： 无吸烟、嗜酒等不良嗜好。

家族史： 母亲有高血压，父亲及2个妹妹均体健。

过敏史： 有青霉素及破伤风抗毒素过敏史，表现为全身起皮疹，需口服抗过敏药治疗。

入院查体： T 36.2℃，P 76次/min，BP 120/83mmHg，发育正常，营养良好，面容无异常，表情自如，神志清楚，自主体位，步行入室，查体合作。下腹部可见一长约12cm纵行陈旧性手术切口疤痕，及一长约10cm横行陈旧性手术切口疤痕。宫高26cm，腹围96cm，先露头，胎方位LOA，未衔接。胎心率142次/min，胎心率规则，律齐。宫体无压痛，未扪及宫缩。估计胎儿体重1 000g。

辅助检查：

2021-02-09产科B超：BPD 57mm，FL 44.6mm，AC 200.3mm，AFV 30mm。

入院诊断：

1．妊娠期糖尿病A2级
2．妊娠合并慢性高血压
3．孕8产3孕27^{+3}周单活胎妊娠状态
4．瘢痕子宫3次剖宫产史
5．不良孕产个人史

诊治过程：

2021-02-23（入院当天）

初始治疗方案：见表3-3。

表3-3　初始治疗方案用药记录

药品名称	用量	用法
门冬胰岛素针（特充）	4U	早餐前胰岛素皮下注射，q.d.
门冬胰岛素针（特充）	4U	午餐前胰岛素皮下注射，q.d.

续表

药品名称	用量	用法
门冬胰岛素针（特充）	4U	晚餐前胰岛素皮下注射，q.d.
地特胰岛素注射液（特充）	12U	睡前胰岛素皮下注射，q.d.
拉贝洛尔片	50mg	口服，q.d.
阿司匹林肠溶片	150mg	口服，q.d.
地西泮片	5mg	口服，q.n.

2021-02-24（入院第 2 天）

主诉：患者今孕 27⁺⁴ 周，一般情况良好，无头晕，无头痛，无视物模糊，无眼花，无胸闷、心悸、气促，无发热，无畏寒，无恶心，无呕吐，无腹痛，无腹泻，精神可，睡眠可，胃纳可，大小便无异常。

查体：T 36.4℃，P 75 次/min，R 20 次/min，BP 130/71mmHg，生命体征平稳，神清，双肺呼吸音清，未闻及干湿啰音，腹软，无压痛及反跳痛，双下肢无肿胀，未扪及明显宫缩，胎心率 145 次/min。

辅助检查：昨日复查产科 B 超，宫内妊娠，单活胎，胎重 906g，BPD 60.7mm，AC 219.3mm，FL 47.8mm，AFV 32mm，胎盘位于子宫后壁。提示宫内妊娠，孕 27⁺ 周。晚餐餐前血糖 5.7mmol/L，餐后 2 小时血糖 9.6mmol/l，22：00 血糖 7.1mmol/L，今晨空腹血糖 6.6mmol/L。今日总胆汁酸 1.8μmol/L；血常规组合：白细胞 9.01×10⁹/L，中性粒细胞百分数 75.20%，血红蛋白 119g/L；凝血常规/D-dimer：纤维蛋白原 5.60g/L↑；NT-ProBNP<10.00pg/ml↓；尿液分析：蛋白阴性，尿红细胞 225 个/μl↑，尿白细胞 15 个/μl↑。

治疗方案：

拉贝洛尔片	50mg	口服，q.d.
阿司匹林肠溶片	150mg	口服，q.d.
地西泮片	5mg	口服，q.n.

胰岛素剂量调整：

门冬胰岛素针（特充）	6U	早餐前胰岛素皮下注射，q.d.
门冬胰岛素针（特充）	6U	午餐前胰岛素皮下注射，q.d.
门冬胰岛素针（特充）	6U	晚餐前胰岛素皮下注射，q.d.
地特胰岛素注射液（特充）	15U	睡前胰岛素皮下注射，q.d.

2021-02-26（入院第 4 天）

主诉：患者今孕 27⁺⁶ 周，诉近 2 日尿频尿急，伴尿道灼热感，现无头晕，无头痛，无视物模糊，无眼花，无胸闷、心悸、气促，无发热，无畏寒，无恶心，无呕吐，无腹痛，无腹泻，精神可，睡眠可，胃纳可。

查体：T 36.8℃，P 68 次 /min，R 20 次 /min，BP 116/64mmHg，生命体征平稳，神清，双肺呼吸音清，未闻及干湿啰音，腹软，无压痛及反跳痛，双下肢无肿胀，未扪及明显宫缩，胎心率 145 次 /min。

辅助检查：昨日血糖，餐前血糖 4.1～6.4mmol/L，餐后 2 小时血糖 7.1～8.3mmol/L，22：00 血糖 7.0mmol/L，凌晨 03：00 血糖 6.1mmol/L，今晨空腹血糖 6.3mmol/L。2021-02-25 24 小时尿液生化：尿蛋白 0.09g/24h；尿液分析：比重 ≥1.030↑，白细胞酯酶 +，潜血（+++），尿红细胞 285 个 /μl↑，尿白细胞 31 个 /μl↑。予以完善中段尿培养，排查泌尿系感染及血尿原因。

治疗方案：

拉贝洛尔片	50mg	口服，q.d.
阿司匹林肠溶片	150mg	口服，q.d.
地西泮片	5mg	口服，q.n.
门冬胰岛素针（特充）	6U	早餐前胰岛素皮下注射，q.d.
门冬胰岛素针（特充）	6U	午餐前胰岛素皮下注射，q.d.
门冬胰岛素针（特充）	6U	晚餐前胰岛素皮下注射，q.d.

胰岛素剂量调整：

地特胰岛素注射液（特充）	18U	睡前胰岛素皮下注射，q.d.

2021-03-01（入院第 7 天）

主诉：患者今孕 28^{+2} 周，诉尿道灼热感，尿频尿急好转，今无头晕，无头痛，无视物模糊，无眼花，无胸闷、心悸、气促，无发热，无畏寒，无恶心，无呕吐，无腹痛，无腹泻，精神可，睡眠可，胃纳可，余无异常。

查体：T 36.6℃，P 72 次 /min，R 20 次 /min，BP 120/86mmHg，生命体征平稳，神清，双肺呼吸音清，未闻及干湿啰音，腹软，无压痛及反跳痛，双下肢无肿胀，未扪及明显宫缩，胎心率 145 次 /min。

辅助检查：昨日血糖，餐前血糖 4.9～7.8mmol/L，餐后 2 小时血糖 4.9～5.6mmol/L，22：00 血糖 6.9mmol/L，今晨空腹血糖 6.2mmol/L。泌尿系彩超未提示泌尿系结石，不排除泌尿系感染可能。

治疗方案：

拉贝洛尔片	50mg	口服，q.d.
阿司匹林肠溶片	150mg	口服，q.d.
地西泮片	5mg	口服，q.n.
门冬胰岛素针（特充）	6U	早餐前胰岛素皮下注射，q.d.
门冬胰岛素针（特充）	6U	午餐前胰岛素皮下注射，q.d.
门冬胰岛素针（特充）	6U	晚餐前胰岛素皮下注射，q.d.

胰岛素剂量调整：

地特胰岛素注射液（特充）	20U	睡前胰岛素皮下注射，q.d.

加用：

地塞米松	6mg	肌内注射，q.12h.
硫酸镁注射液	5g	快速静脉滴注，20分钟
0.9%氯化钠注射液	100ml	
硫酸镁注射液	15g	静脉滴注，1g/h，q.d.
0.9%氯化钠注射液	500ml	

2021-03-02（入院第8天）

主诉：患者今孕 28^{+3} 周，诉尿道灼热感好转，无尿频尿急，无头晕，无头痛，无视物模糊，无眼花，无胸闷、心悸、气促，无发热，无畏寒，无恶心，无呕吐，无腹痛，无腹泻，精神可，睡眠可，胃纳可，余无异常。

查体：T 36.6℃，P 92 次/min，R 20 次/min，BP 117/72mmHg，生命体征平稳，神清，双肺呼吸音清，未闻及干湿啰音，腹软，无压痛及反跳痛，双下肢无肿胀，未扪及明显宫缩，胎心率 140 次/min。

辅助检查：昨日血糖，餐前血糖 5.9～10.1mmol/L，餐后 2 小时血糖 6.5～9.4mmol/L，22：00 血糖 9.4mmol/L，今晨空腹血糖 7.6mmol/L。

治疗方案：

拉贝洛尔片	50mg	口服，q.d.
阿司匹林肠溶片	150mg	口服，q.d.
地西泮片	5mg	口服，q.n.
地塞米松	6mg	肌内注射，q.12h.
硫酸镁注射液	5g	快速静脉滴注，20分钟
0.9%氯化钠注射液	100ml	
硫酸镁注射液	15g	静脉滴注，1g/h，q.d.
0.9%氯化钠注射液	500ml	

胰岛素调整剂量：

门冬胰岛素针（特充）	8U	早餐前胰岛素皮下注射，q.d.
门冬胰岛素针（特充）	8U	午餐前胰岛素皮下注射 q.d.
门冬胰岛素针（特充）	8U	晚餐前胰岛素皮下注射，q.d.
地特胰岛素注射液（特充）	20U	睡前胰岛素皮下注射，q.d.

2021-03-03（入院第9天）

主诉：患者今孕 28^{+4} 周，今无头晕，无头痛，无视物模糊，无眼花，无胸闷、心悸、气促，无发热，无畏寒，无恶心，无呕吐，无腹痛，无腹泻，精神可，睡眠可，胃纳可，大小便无异常。

查体： T 36.5℃，P 71 次 /min，R 20 次 /min，BP 128/72mmHg，生命体征平稳，神清，双肺呼吸音清，未闻及干湿啰音，腹软，无压痛及反跳痛，双下肢无肿胀，未扪及明显宫缩，胎心率 140 次 /min。

辅助检查： 昨日血糖，餐前血糖 7.6～9.2mmol/L，餐后 2 小时血糖 8.7～10.0mmol/L，22∶00 血糖 8.9mmol/L，今晨空腹血糖 9.2mmol/L。中段尿培养、菌落计数：无菌生长，未检出真菌。涂片找细菌 + 真菌（尿）：未发现细菌，未发现真菌。尿液分析：蛋白阴性，尿白细胞 26 个 /μl↑，上皮细胞 13 个 /μl↑，尿红细胞 5 个 /μl。

治疗方案：

拉贝洛尔片	50mg	口服，q.d.
阿司匹林肠溶片	150mg	口服，q.d.
地西泮片	5mg	口服，q.n.

胰岛素剂量调整：

门冬胰岛素针（特充）	10U	早餐前胰岛素皮下注射，q.d.
门冬胰岛素针（特充）	10U	午餐前胰岛素皮下注射，q.d.
门冬胰岛素针（特充）	10U	晚餐前胰岛素皮下注射，q.d.
地特胰岛素注射液（特充）	22U	睡前胰岛素皮下注射，q.d.

停用：

地塞米松	6mg	肌内注射，q.12h.
硫酸镁注射液	5g	快速静脉滴注，20 分钟
0.9% 氯化钠注射液	100ml	
硫酸镁注射液	15g	静脉滴注，1g/h，q.d.
0.9% 氯化钠注射液	500ml	

2021-03-04（入院第 10 天）

主诉： 患者今孕 28^{+5} 周，今无头晕，无头痛，无视物模糊，无眼花，无胸闷、心悸、气促，无发热，无畏寒，无恶心，无呕吐，无腹痛，无腹泻，精神可，睡眠可，胃纳可，大小便无异常。

查体： T 36.5℃，P 90 次 /min，R 20 次 /min，BP 126/80mmHg，生命体征平稳，神清，双肺呼吸音清，未闻及干湿啰音，腹软，无压痛及反跳痛，双下肢无肿胀，未扪及明显宫缩，胎心率 142 次 /min。

辅助检查： 昨日血糖，餐前血糖 6.3～9.2mmol/L，餐后 2 小时血糖 4.9～7.3mmol/L，22∶00 血糖 7.5mmol/L，今晨空腹血糖 5.9mmol/L。产科 B 超，宫内妊娠，单活胎，胎位骶右横位（RST），胎重 1 041g，双顶径 64.5mm，头围

231.9mm，腹围230.3mm，股骨长52.0mm。胎盘位于子宫后壁，羊水最大区2.1cm，羊水指数7.1cm，颈后脐带影0周，提示宫内妊娠，孕28周，单活胎。

治疗方案：

拉贝洛尔片	50mg	口服，q.d.
阿司匹林肠溶片	150mg	口服，q.d.
地西泮片	5mg	口服，q.n.

胰岛素剂量调整：

门冬胰岛素针（特充）	8U	早餐前胰岛素皮下注射，q.d.
门冬胰岛素针（特充）	8U	午餐前胰岛素皮下注射，q.d.
门冬胰岛素针（特充）	8U	晚餐前胰岛素皮下注射，q.d.
地特胰岛素注射液（特充）	22U	睡前胰岛素皮下注射，q.d.

2021-03-05（出院）

患者今孕28^{+6}周，无特殊不适，一般情况好，T 36.5℃，P 82次/min，R 20次/min，BP 122/70mmHg，生命体征平稳，腹软，未扪及明显宫缩，胎心率142次/min。今晨空腹血糖5.2mmol/L。再次指导规律饮食，今可予出院。

治疗方案：

门冬胰岛素针（特充）	8U	早餐前胰岛素皮下注射，q.d.
门冬胰岛素针（特充）	8U	午餐前胰岛素皮下注射，q.d.
门冬胰岛素针（特充）	8U	晚餐前胰岛素皮下注射，q.d.
地特胰岛素注射液（特充）	22U	睡前胰岛素皮下注射，q.d.

停用：

拉贝洛尔片	50mg	口服，q.d.
阿司匹林肠溶片	150mg	口服，q.d.
地西泮片	5mg	口服，q.n.

出院诊断：

1. 妊娠期糖尿病A2级
2. 妊娠合并慢性高血压
3. 孕8产3，孕28^{+6}周，臀位，单活胎，妊娠状态
4. 瘢痕子宫3次剖宫产史
5. 不良孕产个人史
6. 臀先露

出院带药：

门冬胰岛素针（特充）	8U	早餐前胰岛素皮下注射，q.d.

门冬胰岛素针(特充)	8U	午餐前胰岛素皮下注射,q.d.
门冬胰岛素针(特充)	8U	晚餐前胰岛素皮下注射,q.d.
地特胰岛素注射液(特充)	22U	睡前胰岛素皮下注射,q.d.
拉贝洛尔片	50mg	口服,q.d.
阿司匹林肠溶片	150mg	口服,q.d.

问题(含答案要点)

问题1:结合病史,请分析患者妊娠糖尿病的诊断依据及血糖控制目标是什么?

答案要点:

1. GDM 指妊娠期发生的糖代谢异常,妊娠期首次发现且血糖升高已经达到糖尿病标准。GDM 诊断方法和标准如下:①75g OGTT 的诊断标准,服糖前及服糖后 1 小时、2 小时三项血糖值应分别低于 5.1mmol/L、10.0mmol/L、8.5mmol/L(92mg/dl、180mg/dl、153mg/dl)。任何一项血糖值达到或超过上述标准即诊断为 GDM。②孕妇具有 GDM 高危因素或者医疗资源缺乏地区,建议妊娠 24～28 周首先检查 FPG。FPG≥5.1mmol/L,可以直接诊断 GDM,不必行 OGTT;FPG<4.4mmol/L(80mg/dl),发生 GDM 可能性极小,可以暂时不行 OGTT。FPG≥4.4mmol/L 且<5.1mmol/L 时,应尽早行 OGTT。③孕妇具有 GDM 高危因素,首次 OGTT 结果正常,必要时可在妊娠晚期重复 OGTT。④妊娠早、中期随孕周增加 FPG 水平逐渐下降,尤以妊娠早期下降明显,因此妊娠早期 FPG 水平不能作为 GDM 的诊断依据。⑤未定期检查者,如果首次就诊时间在妊娠 28 周以后,建议首次就诊时或就诊后尽早行 OGTT 或 FPG 检查。

2. 最佳血糖水平目标是 FPG 5.3mmol/L(95mg/dl)和餐后 1 小时血糖 7.8mmol/L(140mg/dl)或餐后 2 小时血糖 6.7mmol/L(120mg/dl),夜间血糖≥3.3mmol/L(60mg/dl)。理想情况下妊娠期糖化血红蛋白的靶点是 5.5%。

而该患者 2021-02-01 孕 24[+] 周于我院行空腹血糖示 6.62mmol/L,糖化血红蛋白示 6.3%,诊断为妊娠糖尿病合理。

问题2:简述 GDM 血糖控制药物的选择。

答案要点:

1. GDM 患者,首选医学营养治疗和运动疗法,达到控制血糖的目的。如果血糖控制仍欠佳则需要药物治疗。

2. 而对于 GDM,目前多数的研究资料认为胰岛素对于母儿都是安全的,因此建议胰岛素作为治疗 GDM 的首选用药。目前除了人胰岛素外,通过 NMPA 批准可用于妊娠期的有门冬胰岛素以及地特胰岛素。门冬胰岛素为超短效人胰岛素类似物,起效迅速,药效维持时间短,具有最强或最佳的降低餐后血糖的作用，不易发生低血糖，用于控制餐后血糖水平。地特胰岛素为长效胰岛素类似物，用于控制夜间血糖和餐前血糖。而 ACOG 指南推荐 GDM 可用的胰岛素及其类似物有常规胰岛素、鱼精蛋白锌胰岛素、门冬胰岛素、甘精胰岛素、赖脯胰岛素和地特胰岛素。

3. 口服降血糖药（如二甲双胍、格列本脲）在妊娠期应用缺乏充足的安全证据，目前仅作为权衡利弊下的次选方案。

问题 3：简述胰岛素用药时机。

答案要点：

糖尿病孕妇经饮食治疗 3～5 天后，测定 24 小时的末梢血糖（血糖轮廓试验），包括夜间血糖、三餐前 30 分钟及三餐后 2 小时血糖及尿酮体。如果空腹或餐前血糖≥5.3mmol/L（95mg/dl），或餐后 2 小时血糖≥6.7mmol/L（120mg/dl），或调整饮食后出现饥饿性酮症，增加热量摄入后血糖又超过妊娠期标准者，应及时加用胰岛素治疗。

问题 4：GDM 患者胰岛素给药方案是否合理？

答案要点：

1. 目前研究认为最符合生理要求的胰岛素治疗方案为基础胰岛素联合餐前超短效或短效胰岛素。对于空腹血糖控制不佳的孕妇，采用基础胰岛素治疗，即选择中效胰岛素睡前皮下注射；对于睡前注射中效胰岛素后空腹血糖已经达标但晚餐前血糖控制不佳者，可选择早餐前和睡前两次注射，或者睡前注射长效胰岛素；对于餐后血糖升高的孕妇，进餐时或餐前 30 分钟注射超短效或短效人胰岛素。而目前应用最普遍的 GDM 治疗方案为基础＋餐时方案，即三餐前注射短效胰岛素，睡前注射中效胰岛素。

2. 该患者采用睡前地特胰岛素皮下注射作为基础胰岛素治疗，同时采用门冬胰岛素三餐前注射作为餐前胰岛素治疗。胰岛素治疗方案合理。

问题 5：该患者胰岛素用药剂量如何调整？

答案要点：

1. 该患者门诊随诊妊娠糖尿病，现胰岛素使用方案为三餐前门冬胰岛素 4U 及睡前地特胰岛素 12U 皮下注射，空腹血糖波动在 5.4～6.9mmol/L，餐前血糖波动在 4.4～7.1mmol/L，餐后 2 小时血糖波动在 4.9～7.8mmol/L，睡前血糖波动在 5.8～6.6mmol/L。提示空腹血糖及餐后 2 小时血糖控制不佳。

2. FPG 优先调整基础胰岛素达标，再调整餐时胰岛素，根据 FPG 值，增加基础剂量 1～4U 或 10%～20%，根据下一餐前血糖值，增加餐时剂量 1～2U 或 10%。患者入院当天晚餐餐前血糖 5.7mmol/l，餐后 2 小时血糖 9.6mmol/l，22：00 血糖 7.1mmol/l，第 2 天空腹血糖 6.6mmol/l，考虑血糖控制不佳，将原本治疗方案：三餐前门冬胰岛素 4U 及睡前地特胰岛素 12U 皮下注射改为三餐前门冬胰岛素 6U 及睡前地特胰岛素 15U 皮下注射。第 4 天患者空腹血糖 6.3mmol/L,调整患者睡前地特胰岛素 18U 皮下注射,后患者血糖控制平稳。该患者胰岛素用量调整合理。

问题 6:3 月 1 日患者血糖波动的原因是什么?产前糖皮质激素治疗时如何调整胰岛素用量?

答案要点:

1. 目前,产前糖皮质激素治疗是改善早产新生儿结局最重要的干预措施之一。2019 年《欧洲新生儿呼吸窘迫综合征管理指南》建议,对所有存在早产风险的孕妇(34 周前)分娩前至少 24 小时使用糖皮质激素(A1)。倍他米松和地塞米松是常用药物,初始治疗或重复治疗量均为倍他米松 12mg 肌内注射,24 小时重复 1 次,共 2 次,或地塞米松 6mg 肌内注射,12 小时重复 1 次,共 4 次。接受产前糖皮质激素治疗的孕妇常常会发生一过性高血糖;类固醇效应于第 1 剂药物后大约 12 小时开始,且可能持续 5 日。而这种现象在糖尿病女性中可能更为严重,因此建议在糖皮质激素使用前后密切监测血糖水平,避免出现血糖巨大波动,避免因糖皮质激素治疗所带来的严重并发症。

2. 根据 2019 年《加拿大妇产科医师协会妊娠糖尿病指南》推荐:①对于需要使用产前糖皮质激素治疗的 GDM 孕妇,依据与非糖尿病孕妇相同指征和孕周,采用相同剂量的产前糖皮质激素治疗(Ⅲ-B)。②建议对既往患有糖尿病或血糖控制不佳的孕妇使用糖皮质激素时,应密切监测血糖,同时需要调整胰岛素使用剂量(Ⅲ-B)。首次使用糖皮质激素后,第 1 天:增加夜间胰岛素剂量 25%;第 2 天和第 3 天:将所有胰岛素剂量增加 40%;第 4 天:所有胰岛素剂量增加 20%;第 5 天:将所有胰岛素剂量增加 10%～20%;第 6 天和第 7 天:逐渐减少胰岛素剂量至糖皮质激素前剂量。对于接受产前糖皮质激素治疗的孕妇采取调整后的胰岛素剂量可避免严重低血糖、酮症酸中毒和严重高血糖的发生。

本例患者 3 月 1 日前胰岛素使用剂量为三餐前门冬胰岛素 6U 及睡前地特胰岛素 18U。据此分析患者胰岛素用量不足,造成患者血糖波动。

日期	血糖值/(mmol/l)	胰岛素实际用量	指南推荐胰岛素调整用量
3 月 1 日	空腹血糖:6.2 早餐后:6.5 午餐后:7.1 晚餐后:9.4	睡前地特胰岛素 20U	睡前地特胰岛素 22.5U
3 月 2 日	空腹血糖:7.6 早餐后:9.8 午餐后:8.7 晚餐后:10.0	三餐前门冬胰岛素 8U 及睡前地特胰岛素 20U	三餐前门冬胰岛素 8U 及睡前地特胰岛素 25U

续表

日期	血糖值/(mmol/l)	胰岛素实际用量	指南推荐胰岛素调整用量
3月3日	空腹血糖: 9.2 早餐后: 4.9 午餐后: 7.3 晚餐后: 6.9	三餐前门冬胰岛素 10U 及睡前地特胰岛素 22U	三餐前门冬胰岛素 8U 及睡前地特胰岛素 25U
3月4日	空腹血糖: 5.9 早餐后: 3.8 午餐后: 5.8 晚餐后: 5.9	三餐前门冬胰岛素 8U 及睡前地特胰岛素 22U	三餐前门冬胰岛素 7U 及睡前地特胰岛素 21U
3月5日 出院	空腹血糖: 5.2 早餐后: — 午餐后: — 晚餐后: —	实际为三餐前门冬胰岛素 8U 及睡前地特胰岛素 22U	三餐前门冬胰岛素 6～7U 及睡前地特胰岛素 20～21U

问题 7: 妊娠期胰岛素应用的注意事项有哪些?

答案要点:

1. 胰岛素初始使用应从小剂量开始, 0.3～0.8U/(kg•d)。每天计划应用的胰岛素总量应分配到三餐前使用, 分配原则是早餐前最多, 中餐前最少, 晚餐前用量居中。每次调整后观察 2～3 天判断疗效, 每次以增减 2～4U 或不超过胰岛素每天用量的 20% 为宜, 直至达到血糖控制目标。

2. 胰岛素治疗期间清晨或空腹高血糖的处理 夜间胰岛素作用不足、黎明现象和 Somogyi 现象均可导致高血糖的发生。黎明现象指糖尿病患者在夜间血糖控制良好, 亦无低血糖的情况下, 于黎明时分由各种激素间不平衡分泌所引起的一种清晨高血糖状态。Somogyi 现象一般认为是由升血糖激素水平升高触发的, 引起葡萄糖从肝脏快速动员, 而糖尿病患者胰岛素敏感性下降, 使外周组织对葡萄糖的摄取减少, 出现反跳性高血糖。前两种情况必须在睡前增加中效胰岛素用量, 而出现 Somogyi 现象时应减少睡前中效胰岛素的用量。

3. 妊娠过程中机体对胰岛素需求的变化 妊娠中、晚期对胰岛素需要量有不同程度的增加; 妊娠 32～36 周胰岛素需要量达高峰, 妊娠 36 周后稍下降, 应根据个体血糖监测结果, 不断调整胰岛素用量。

问题 8: 请分析该患者使用阿司匹林的合理性。

答案要点:

1. 目前研究认为, 妊娠糖尿病与先兆子痫风险增加有关。2021 ADA 糖尿病医学诊疗标准建议, 患有 1 型或 2 型糖尿病的女性应从妊娠 12～16 周开始, 每天服用低剂量阿司匹林 100～150mg, 以降低先兆子痫的风险。我国《妊娠期高血压疾病诊治指南(2020)》推荐, 对存在子痫前期复发风险, 如存在子痫前期史，尤其是较早发生的子痫前期史或重度子痫前期史的孕妇，对有胎盘疾病史，如胎儿生长受限、胎盘早剥病史，对存在肾脏疾病及高凝状况等子痫前期高危因素者，可以在妊娠早中期（妊娠 12~16 周）开始每天服用小剂量阿司匹林（50～150mg），依据个体因素决定用药时间，预防性应用可维持到妊娠 26～28 周。

2. 该患者具有多项子痫前期高危因素，包括高血压、糖尿病、既往子痫前期史等，阿司匹林使用合理。

问题 9：请分析该患者使用硫酸镁的合理性。

答案要点：

1. 该患者硫酸镁使用不合理。

2. 2019 年《SOGC 硫酸镁对胎儿的神经保护作用指南》建议，从胎儿具有存活能力至孕 33^{+6} 周之间即将早产的孕妇，均应考虑产前使用硫酸镁以达到胎儿神经保护的目的，对于早产不再进展或硫酸镁已使用 24 小时最大剂量的患者应停用硫酸镁。而此处即将早产至少包含以下 1 种情况：①宫颈扩张≥4cm，伴或不伴未足月临产前胎膜早破；②胎儿或母体指征所指的计划性早产。

而该患者不符合以上临床指征，无使用硫酸镁指征。

3. 硫酸镁用于胎儿脑保护推荐的用法用量为 30 分钟内静脉给予负荷剂量 4g，维持剂量每小时 1g，治疗时间不超过 24 小时。

而该患者首剂使用硫酸镁 5g，而后连续两日使用硫酸镁 15g/d 作为维持剂量，累计治疗时间和剂量均超 24 小时最大剂量。用法用量不合理。

问题 10：请从用药指导、生活方式干预及监测随访几个方面介绍，在该患者出院时，应对其进行哪些出院教育？

答案要点：

1. 用药指导

（1）拉贝洛尔片用于降低血压，200mg 口服，一日 3 次。用药期间需监测血压。

（2）门冬胰岛素用于控制餐后血糖，地特胰岛素用于控制空腹血糖，目前使用剂量为三餐前门冬胰岛素 8U 及睡前地特胰岛素 22U。用药期间需监测血糖，并按时门诊复诊，调整胰岛素剂量。

2. 生活方式

（1）妊娠期高血压疾病鼓励健康的饮食和生活习惯，如规律的体育锻炼、控制食盐摄入（<6g/d）等。控制体重至 BMI 为 18.5～25.0kg/m^2。

（2）妊娠糖尿病饮食方面：每日摄入的总能量，妊娠早期≥1 500kcal/d（1kcal=4.184kJ），妊娠晚期≥1 800kcal/d，其中饮食碳水化合物摄入量占总能量的 50%～60% 为宜，避免食用蔗糖等精制糖；饮食蛋白质摄入量占总能量的

15%～20% 为宜；饮食脂肪摄入量占总能量的 25%～30% 为宜；膳食纤维摄入量 25～30g/d；少量多餐，定时定量进餐，早、中、晚三餐的能量应控制在每日摄入总能量的 10%～15%、30%、30%，每次加餐的能量可以占 5%～10%。

妊娠糖尿病运动方面：每餐 30 分钟后进行低至中等强度的有氧运动（如步行），每周 3～4 次，运动时应随身携带饼干或糖果，有低血糖征兆时可及时食用，避免清晨空腹未注射胰岛素之前进行运动。如有不适及时就医。

3. 监测随访

（1）监测血压：2021 ADA 糖尿病医学诊疗标准建议，对于患有糖尿病和慢性高血压的孕妇，将血压目标定为 110～135/85mmHg，以降低孕妇高血压风险，并尽量减少胎儿发育受损。注意出现头痛、眼花、胸闷、上腹部不适或疼痛及其他消化系统症状、下肢和 / 或外阴明显水肿时及时就医。

（2）监测血糖：GDM 患者妊娠期血糖应控制在餐前及餐后 2 小时血糖值分别≤5.3、6.7mmol/L（95、120mg/dl），特殊情况下可测餐后 1 小时血糖≤7.8mmol/L（140mg/dl）；夜间血糖≥3.3mmol/L（60mg/dl）；妊娠期 HbA1c 宜<5.5%。孕妇出现不明原因恶心、呕吐、乏力等不适或者血糖控制不理想时应及时监测尿酮体。血糖控制不稳定者，应监测血糖 7 次 /d，包括三餐前 30 分钟、三餐后 2 小时和夜间血糖，根据血糖监测结果及时调整胰岛素用量。

（3）胎儿监测：注意自数胎动，胎动计数<10 次 /2h 或减少 50% 时提示胎儿缺氧，及时就医。定期产检，超声检查评估胎儿发育。

（梅峥嵘　严鹏科）

参 考 文 献

[1] 中华医学会妇产科学分会产科学组，中华医学会围产医学分会妊娠合并糖尿病协作组. 妊娠合并糖尿病诊治指南. 中华妇产科杂志，2014，49（8）：561-569.

[2] 谢幸，孔北华，段涛. 妇产科学. 9 版. 北京：人民卫生出版社，2018.

[3] GUERIN A，NISENBAUM R，RAY J G，et al. Use of maternal GHb concentration to estimate the risk of congenital anomalies in the off-spring of women with prepregnancy diabetes. Diabetes Care，2007，30（7）：1920-1925.

[4] JENSEN D M，KORSORSHOLM L，OVESEN P，et al. Peri-conceptional A1C and risk of serious adverse pregnancy outcome in 933 women with type 1 diabetes.Diabetes Care，2009，32（6）：1046-1048.

[5] NIELSEN G L，MOLLER M，SORENSEN H T，et al. HbA1c in early diabetic pregnancy and pregnancy outcomes：a Danish population based cohort study of 573 pregnancies in women with type 1 diabetes. Diabetes Care，2006，29（12）：2612-2616.

[6] American College of Obstetricians and Gynecologists.ACOG Practice Bulletin No. 190：

Gestational diabetes mellitus.Obstet Gynecol，2018，131（2）：e49-e64.

[7] SWEET D G，CARNIELLI V，GREISEN G，et al. European consensus guidelines on the management of respiratory distress syndrome. Neonatology，2019，115（4）：432-450.

[8] BERGER H，GAGNON R，SERMER M. Guideline no. 393-diabetes in pregnancy. J Obstet Gynaecol Can，2019，41（12）：1814-1825.

[9] American Diabetes Association. 14. Management of diabetes in pregnancy：standards of medical care in diabetes. Diabetes Care，2021，44（Suppl 1）：S200-S210.

[10] 中华医学会妇产科学分会妊娠期高血压疾病学组. 妊娠期高血压疾病诊治指南（2020） 中华妇产科杂志，2020，55（4）：227-238.

[11] MAGEE L A，DE SILVA D A，SAWCHUCK D，et al.No. 376-Magnesium sulphate for fetal neuroprotection. J Obstet Gynaecol Can，2019，41（4）：505-522.

第二节　妊娠合并甲状腺疾病

一、妊娠合并甲状腺功能亢进

　　甲状腺功能亢进，简称甲亢，是指甲状腺腺体不适当地持续合成和分泌过多甲状腺激素而引起的内分泌疾病。妊娠期甲亢患病率为 1%，其中临床甲亢占 0.4%，亚临床甲亢占 0.6%。分析病因，Graves 病占 85%，包括妊娠前和新发 Graves 病；妊娠一过性甲状腺毒症（gestational transient thyrotoxicosis，GTT）占 10%，其他包括甲状腺高功能腺瘤、结

妊娠合并甲状腺疾病的诊治与药学监护（微课）

节性甲状腺肿、甲状腺破坏以及外源性甲状腺激素过量应用等。妊娠期甲状腺功能状态与妊娠结局直接相关。妊娠合并甲亢可导致流产、早产、胎儿畸形、胎儿生长受限、妊娠期高血压疾病、产前子痫、胎盘早剥、心力衰竭和甲状腺危象等。另外母体甲状腺激素水平高，能够通过胎盘进入胎儿体内，进而抑制胎儿垂体，导致胎儿甲亢、新生儿生后一过性中枢性甲减。而母体甲状腺刺激性抗体通过胎盘到达胎儿，刺激胎儿甲状腺引起甲亢。因此新生儿可能发生甲状腺功能亢进或甲状腺功能减退。

（一）病因及病理生理学

　　妊娠期甲状腺除受下丘脑 - 垂体 - 甲状腺轴调控外，还受胎盘 - 甲状腺轴的调控。首先妊娠后肾脏排碘能力增强，增加了碘的清除排泄，而孕中晚期胚胎正常发育的优先需要又加强了母体向胚胎转运碘的能力，母体更易产生缺碘现象。再则胎盘细胞可合成大量人绒毛膜促性腺激素（human chorionic gonadotrophin，hCG），hCG 与促甲状腺激素（thyroid stimulation hormone，TSH）具有相同的 α 亚基，可刺激 TSH 受体，导致游离甲状腺素（free thyroxine，FT_4）升高和 TSH 下降，以妊娠早期为著。另外胎盘产生大量雌激素，可刺激母体肝脏大量合成甲状腺素结合球蛋白（thyroxine binding globulin，TBG），并使 TBG 半衰期显著延长，从而影响甲状腺激素（thyroid hormone，TH）血池的容量，产生高 TH 血症。

（二）分类、临床表现及诊断

1. 妊娠期合并甲亢的分类和临床表现

（1）GTT 发生在妊娠前半期，呈一过性，与 hCG 产生增多、过度刺激甲状腺激素产生有关。临床表现是妊娠 8～10 周发病，出现心悸、焦虑、多汗等高代谢症状。患者的甲亢表现常轻重不一，往往随血 hCG 的变化而变化。症状一般都不太严重，对母儿影响较小，多数能自行缓解。

（2）Graves 病患者甲状腺多呈弥漫性肿大，质地软或坚韧，无压痛，上、下极可触及震颤，闻及血管杂音。典型的临床表现为乏力、怕热、多汗、皮肤温暖潮湿、低热、体重下降等高甲状腺素代谢综合征。神经系统可出现易激惹、失眠、紧张、焦虑、烦躁、常常注意力不集中。伸舌或双手平举可见细震颤、腱反射活跃。眼部可表现为单纯性和浸润性突眼。

2. 妊娠期合并甲亢的诊断　大多数妊娠期甲亢患者，妊娠前有甲亢病史。而在妊娠期出现的甲亢，其临床表现不易与妊娠期高代谢综合征相鉴别。妊娠期甲亢的诊断需慎重。妊娠期合并甲亢的诊断应结合临床症状、体征和实验室检查。

GTT 一般在妊娠 8～10 周发病，出现心悸、焦虑、多汗等高代谢症状。GTT 比 Graves 病更易引起高甲状腺素血症，血清 FT_4 和 TT_4 升高，血清 TSH 降低或者检测不到，甲状腺自身抗体阴性。本病与妊娠剧吐相关，30%～60% 妊娠剧吐者发生 GTT。妊娠早期血清 TSH< 妊娠期特异性参考范围下限（或 0.1mIU/L），提示可能存在甲状腺毒症。应当详细询问病史、体格检查，进一步测定 T_4、T_3、促甲状腺激素受体抗体（TSH receptor antibody，TRab）和甲状腺过氧化物酶抗体（thyroid peroxidase antibody，TPO-ab）。禁忌 [131]I 摄取率和放射性核素扫描检查。GTT 需与 Graves 病相鉴别，如同时伴有浸润性突眼、弥漫性甲状腺肿伴局部血管杂音和震颤、血清 TRab 阳性可诊断为 Graves 病。

由于妊娠期的生理变化，孕期甲状腺功能试验的检测值与非孕期有所不同。且不同种族、不同的检测方法以及不同公司的试剂均会使 TSH 的正常参考值有所不同，建议制订本地区本实验室的不同孕期特异性甲状腺指标参考范围。若无条件获得不同孕期 TSH 特异性参考范围，可考虑使用美国甲状腺学会（America Thyroid Association，ATA）指南中标准：早孕期 0.1～2.5mIU/L，孕中期 0.2～3.0mIU/L，孕晚期 0.3～3.0mIU/L。

（三）治疗目的及原则

1. 治疗目的　控制症状，恢复甲状腺功能，同时避免母儿并发症的发生，改善妊娠结局。

2. 治疗原则

（1）妊娠前

1）Graves 病甲亢孕龄妇女如计划妊娠，建议最好在甲状腺功能正常且病情平稳的情况下开始妊娠，即在治疗方案不变的情况下，2 次间隔至少 1 个月的甲状腺功能测定结果在正常参考范围内，提示病情平稳。

2）如果 Graves 病患者选择甲状腺手术切除或者 ^{131}I 治疗，患者 TRab 高滴度，计划在 2 年内妊娠者，应当选择甲状腺手术切除。因为应用 ^{131}I 治疗后，TRab 保持高滴度持续数月之久，可能影响胎儿。甲状腺手术或者 ^{131}I 治疗后 6 个月再妊娠，目的是使甲状腺功能正常且稳定。

3）如果 Graves 病患者选择抗甲状腺药（antithyroid drug, ATD）治疗，甲巯咪唑（methimazole, MMI）和丙硫氧嘧啶（propylthiouracil, PTU）对母亲和胎儿都有风险，PTU 相关畸形发生率与 MMI 相当，但是程度较轻。所以建议计划妊娠前停用 MMI，换成 PTU。

（2）妊娠期

1）GTT 以对症治疗为主。妊娠剧吐需要控制呕吐，纠正脱水，维持水电解质平衡。不主张给予 ATD 治疗。如病情需要，可以考虑应用 β 受体拮抗剂。

2）Graves 病

①ATD：常用的 ATD 有 2 种，MMI 和 PTU。MMI 致胎儿发育畸形已有报告，主要是皮肤发育不全和"甲巯咪唑相关的胚胎病"，包括鼻后孔闭锁、食管闭锁、颜面畸形等。妊娠 6～10 周是 ATD 导致出生缺陷的危险窗口期，MMI 和 PTU 均有影响，PTU 相关畸形发生率与 MMI 相当，只是程度较轻。所以在妊娠前和妊娠早期优先选择 PTU，MMI 为二线选择。美国 FDA 报告，PTU 可能引起肝脏损害，甚至导致急性肝衰竭，建议仅在妊娠早期使用 PTU，以减少造成肝脏损伤的概率。在 PTU 和 MMI 转换时应当注意监测甲状腺功能变化及药物不良反应，特别是血常规和肝功能。ATA 指南建议，在 ATD 治疗期间，应每 2～6 周监测 FT_4、TSH 和 TRab 水平，FT_4 目标值维持于非妊娠期正常参考值 1/3。

②甲状腺手术：妊娠期原则上不采取手术治疗甲亢。如果确实需要，行甲状腺切除术的最佳时机是妊娠中期。妊娠期甲亢行甲状腺切除术的适应证：对 ATD 过敏或存在药物禁忌证；需要大剂量 ATD 才能控制甲亢；患者不依从 ATD 治疗。

③^{131}I 治疗：由于放射性物质有致畸风险，妊娠期甲亢患者禁用。

（3）哺乳期：我国《妊娠和产后甲状腺疾病诊治指南（第 2 版）》指出，服用低至中等剂量 PTU 和 MMI 对母乳喂养儿是安全的。然而，考虑到研究人群规模相对较小，建议最大剂量为 MMI 20mg/d 或 PTU 300mg/d。正在哺乳的甲亢患者如需使用 ATD，应权衡用药利弊。ATD 应当在每次哺乳后服用。《临床药物治疗学：妇产科疾病》推荐，由于 PTU 可能会对母儿产生严重肝毒性，哺乳期甲亢患者首选 MMI 治疗，且应在哺乳后服药。

（四）药物治疗及药学监护

1. 常用药物治疗方案

（1）妊娠期 GTT 的治疗：GTT 以对症治疗为主。妊娠剧吐需要控制呕吐，纠正脱水，维持水电解质平衡。不主张给予 ATD 治疗，一般在妊娠 14～18 周血清甲状腺激素水平可以恢复正常。当 GTT 与 Graves 病甲亢鉴别困难时，如果症状明显以及 FT_4、游离三碘甲状腺原氨酸（free triiodothyronine，FT_3）升高明显，可以短期使用 ATD（如 PTU）。否则可以观察，每 1～2 周复查甲状腺功能指标，GTT 随 hCG 下降逐渐缓解。如需对症治疗，可短时小剂量使用 β 受体拮抗剂（如普萘洛尔），需要密切随访。

（2）妊娠期 Graves 病的治疗：ATD 治疗是妊娠期合并甲亢最主要的治疗手段，常用的药物主要包括 PTU 和 MMI。PTU 和 MMI 作用机制均是通过抑制甲状腺内过氧化物酶，从而阻碍吸聚到甲状腺内碘化物的氧化及酪氨酸的偶联，阻碍甲状腺素（T_4）和三碘甲状腺原氨酸（T_3）的合成。

妊娠早期首选 PTU，如果不能应用 PTU，MMI 可以作为第二选择用药。ATD 的剂量取决于 T_4 升高的程度和症状的严重程度。MMI 与 PTU 的等效剂量比为 1 :（10～20），PTU 每天 2～3 次，分开服用。如果在妊娠早期之后需要继续 ATD 治疗，目前尚无证据支持应该继续应用 PTU 还是转换成 MMI。因为两种药物均可能有不良反应，而且转换药物可能导致甲状腺功能变化。

控制妊娠期甲亢，不推荐 ATD 与左甲状腺素片（L-thyroxine，L-T_4）联合用药，除外单纯胎儿甲亢这种少见情况。因为这样会增加 ATD 的治疗剂量，导致胎儿出现甲状腺肿和甲减。

2. 药学监护要点

（1）疗效评估

1）评估患者甲亢的高代谢症状改善情况，如乏力、怕热、多汗、皮肤温暖潮湿、低热、易激惹、失眠、紧张、焦虑、烦躁、常常注意力不集中等症状的改善。

2）实验室检查指标的评估：临床评价甲状腺功能的关键性指标为 TSH、FT_4、总甲状腺素（TT_4）。Graves 病或既往有 Graves 病治疗史的患者还需测定血清 TRab。还可根据患者合并疾病情况增加其他监护指标，包括总三碘甲状腺原氨酸（TT_3）、TBG 等指标。ATD 对母婴都有一定的损害，为了避免 ATD 对胎儿的不良影响，应当使用最小有效剂量实现控制目标，即孕妇血清 FT_4 或 TT_4 水平接近或者轻度高于参考范围上限。在妊娠早期，建议每 1～2 周监测 1 次甲状腺功能,及时调整 ATD 用量,避免 ATD 的过度治疗,减少胎儿甲状腺肿及甲减的可能性。妊娠中、晚期每 2~4 周监测 1 次,达到目标值后每 4~6 周监测 1 次。需要注意的是,患者转换治疗方案后短期内应更频繁地进行甲状腺功能检测。

3)用药期间定期进行胎儿监护和 B 超随访。

(2)药物不良反应监测

1)MMI 致皮疹、皮肤瘙痒、白细胞及粒细胞减少,还可能使患者出现恶心、呕吐、厌食、上腹部不适、头晕头痛等,并有潜在致畸作用。建议患者在治疗初期前 3 个月,每周作 1 次血常规检查。维持治疗期间每月作 1 次血常规检查。并提醒患者出现口腔炎、咽炎、发热等症状时,应马上就诊。如果诊为粒细胞缺乏症,那么必须停药。建议患者在治疗初期前 3 个月,每月作 1 次肝功能检查。肝损害多发生在治疗开始后的 12 周内,应提醒患者如出现厌食、恶心、上腹部疼痛、尿黄、皮肤或巩膜黄染等症状时,应立即就诊。

2)PTU 常见不良反应包括头痛、眩晕、关节痛、胃肠道反应及皮疹、药物热等过敏反应,此外还需特别关注 PTU 相关肝功能损害和粒细胞缺乏症,定期监测血常规、肝功能和血脂指标。

3)β 受体拮抗剂如普萘洛尔对控制甲亢高代谢症状有帮助。应用 β 受体拮抗剂长期治疗与胎儿宫内生长受限、胎儿心动过缓和新生儿低血糖有关。应密切监测母婴心率、血糖,以及 B 超随访。

(3)用药教育:对患者进行宣教,包括治疗药物的服用方法、疗程以及妊娠期、哺乳期使用的安全性,提高用药依从性。

(4)其他:①充分认识妊娠期甲亢的早期排查和风险因素,了解妊娠各时期甲亢的危害,认识到妊娠前早期筛查、筛查出甲亢患者合理选择妊娠时机、妊娠期选择合理的治疗方案是诊治妊娠期甲状腺疾病的重要临床措施,有效避免不良妊娠结局;②及时了解最新的指南和文献报道,熟悉处理方法;③制订具体用药方案时,根据药物的药动学 / 药效学特点,患者的病理生理状况、药物过敏史、肝肾等重要器官功能进行评估,给临床提出个体化的治疗建议;④关注药物相互作用与配伍禁忌。

常用药物治疗方案见表 3-4。

表 3-4　妊娠期甲亢治疗药物用法用量与注意事项

分类	药物通用名	用法用量	注意事项
硫脲类	丙硫氧嘧啶	口服,开始剂量依据病情轻重,一般为每次 100mg,每日 3 次;用药 4~12 周,病情控制后可减量 1/3,以后每 4~6 周递减 1/3~1/2;维持剂量 50~150mg/d	治疗初期,标示的剂量应分次服用。维持剂量可在早餐前一次服用。本品有肝毒性,仅建议妊娠早期使用

续表

分类	药物通用名	用法用量	注意事项
咪唑类	甲巯咪唑	口服，一般开始用量每日30mg，分3次服用；病情控制后，4～8周开始减量，每4周减递1/3～1/2；维持剂量5～15mg/d	本品可在餐后用适量液体整片送服，本品妊娠早期有致畸性，妊娠早期禁用
β受体拮抗剂	普萘洛尔	口服：30～50mg，每6～8小时1次 静脉注射：1mg经稀释后缓慢静脉注射，视需要可间歇给药3～5次	β受体拮抗剂长期治疗与胎儿宫内生长受限、胎儿心动过缓和新生儿低血糖相关，使用时应权衡利弊，且避免长期使用

（五）案例

病历摘要：

基本信息： 患者，女性，38岁，身高160cm，体重56kg，BMI 21.9kg/m^2，腰围78cm，臀围92cm，腰臀比0.85。

主诉： 甲亢5年，孕6周。

现病史： 患者甲亢5年，一直服用MMI 5mg p.o. q.d.。平素月经规律，未常规避孕，停经34天，血hCG（+），有明显恶心、呕吐等早孕反应。现复查甲状腺功能，调整抗甲状腺药就诊。

既往史： 5年前体检发现甲亢，一直服用甲巯咪唑。

月经婚育史： 平素月经规律，初潮13岁，5～6/28天，月经量中，无痛经。25岁结婚，G2P1。

个人史： 生于当地，无不良嗜好，无传染病及治游史，无高血压等病史。

家族史： 否认家族遗传史。

过敏史： 否认药物、食物过敏史。

查体： 生命体征平稳，妇科检查无异常。

2020-11-27（第1次门诊记录）

辅助检查： 血hCG（+）；甲状腺功能，TSH 0.12mIU/L，FT$_4$ 20.62pmol/L；血常规，无明显异常；肝功能，无明显异常；其余检查无明显异常。

诊断： 孕6周，G2P1，甲亢合并妊娠

诊治过程： 患者甲亢5年，一直口服MMI治疗，定期复查甲状腺功能尚可，今复查甲状腺功能控制在正常范围内。患者现孕6周，考虑MMI的孕早期潜在的致畸作用，建议将MMI换成PUT继续甲亢的治疗，2周后复查甲状腺功能以调整用药剂量。

治疗方案：

停用MMI 5mg

PTU 50mg p.o. q.d.

2020-12-11（第2次门诊记录）

患者甲亢5年,孕8周,复查甲状腺功能：TSH 0.15mIU/L,FT$_4$ 19.13pmol/L；血清促甲状腺激素受体抗体（+）；生化：GPT 17U/L,GOT 30U/L；血常规：无特殊；尿常规、凝血功能：无特殊；B超：宫内妊娠单活胎

治疗方案： 继续PTU 50mg p.o. q.d. 抗甲亢治疗,建议治疗期间每4～6周监测1次FT$_4$和TSH。

2021-01-18（第3次门诊记录）

患者甲亢5年,孕13^{+3}周,复查甲状腺功能：TSH 0.12mIU/L,FT$_4$ 20.13pmol/L；生化：GPT 47U/L（↑）,GOT 22U/L；血常规：无特殊；尿常规、凝血功能：无特殊；NT检查正常。

治疗方案： 继续PTU 50mg p.o. q.d.。

2021-02-08（第4次门诊记录）

患者甲亢5年,孕16^{+3}周,复查甲状腺功能：TSH 0.15mIU/L,FT$_4$ 18.30pmol/L；生化：GPT 167U/L（↑）,GOT 152U/L（↑）；血常规：无特殊；尿常规、凝血功能：无特殊。

治疗方案： 停用PTU,改为MMI 5mg p.o. q.d. 抗甲亢治疗,加用多烯磷脂酰胆碱胶囊2粒 t.i.d.。

问题（含答案要点）

问题1：患者孕期抗甲状腺药的调整是否合理并说明原因。

答案要点：

1. 患者初次就诊,诊断为孕6周,甲亢病史5年。根据2019年《妊娠和产后甲状腺疾病诊治指南（第2版）》,既往应用MMI的孕妇,若在妊娠早期需要继续治疗,如可以应用PTU,应该尽快转换成PTU。MMI和PTU的剂量转换比例为1：（10～20）。

2. 本例患者初次就诊,停经6周,血hCG（+）,甲状腺功能控制在正常范围内,将MMI调整为PTU合理。

3. 如果在妊娠早期之后需要继续ATD治疗,目前尚无证据支持应该继续应用PTU还是转换成MMI。因为两种药物均可能有不良反应,而且转换药物可能导致甲状腺功能变化。

4. 但考虑PTU较MMI具有更强的肝毒性,通常临床会建议换用PTU,建议换药后的初期应加强监测,建议每两周复查甲状腺功能。

5. 因PTU肝毒性较大,孕16^{+3}周出现转氨酶升高,根据我国2015年《药物性肝损伤诊治指南》应停用可能导致肝损伤的药物,停用PTU,考虑已孕中期,换成MMI安全性较好。

问题 2：患者首次使用 PTU，临床药师应给予患者哪些用药指导？

答案要点：

1. 服药时间无特殊要求，在餐前、餐后、餐时均可。

2. 用药期间定期检查血常规，白细胞低于 $4×10^9/L$ 或中性粒细胞低于 $1.5×10^9/L$，应按医嘱调整用药或停用本品。

3. 服用本品期间应密切监测肝损伤的症状和体征，定期监测肝功能。若出现乏力、黄疸、恶心、呕吐、食欲减退、尿深染等症状，警惕 PTU 引起的肝损伤，及时就诊。

4. 服用本品期间应避免摄入高碘食物或含碘药物。

二、妊娠合并甲状腺功能减退

妊娠期甲状腺功能减退（简称甲减）包括临床甲减和亚临床甲减。妊娠期临床甲减可以造成胎儿甲状腺激素减少，不仅会影响胎儿的智力发育，同时也会影响神经反应能力和运动能力，而且在怀孕期间还会增加不良的妊娠结局，比如流产、死胎、胎儿畸形、先天性缺陷，还会出现胎儿生长受限。最近中华医学会内分泌学分会完成的《中国十城市甲状腺疾病和碘营养状况调查》显示，育龄妇女的临床甲减、亚临床甲减和 TPO-ab 阳性的患病率分别为 0.77%、5.32% 和 12.96%；妊娠前半期妇女筛查临床甲减、亚临床甲减和 TPO-ab 的患病率分别为 0.6%、5.27% 和 8.6%。本节内容参考国内外关于妊娠期甲减的相关指南，简述妊娠期甲减的基本诊治流程和药学监护中需要注意的问题。

（一）病因及病理生理学

发生甲减的常见原因有碘缺乏、甲状腺炎、甲亢行手术或放射碘治疗等。妊娠期临床甲减最常见的原因是甲状腺本身的疾病，即原发性甲状腺功能减退，以慢性自身免疫性甲状腺炎（以桥本甲状腺炎为主）最常见，还可发生于甲亢 ^{131}I 放射性核素治疗后或手术治疗后、良性甲状腺结节性疾病手术治疗后、甲状腺癌即头颈部恶性肿瘤的手术和 / 或放射治疗后；罕见的原因是源自下丘脑、垂体病变的继发性甲减。另外，一些影响甲状腺激素吸收和转化，加速其清除的药物也可引起甲减。妊娠对甲状腺及其功能具有明显影响，孕期甲状腺腺体增大、血供增加、功能增强；妊娠对甲状腺激素的生理需求量也增加（增加 50%）。这些生理变化可导致妊娠早期甲状腺功能正常的碘缺乏妇女在妊娠晚期发生甲减。

（二）临床表现及诊断

1. 临床常见症状　甲减可导致复杂的多系统临床综合征，其严重程度取决于甲状腺功能紊乱程度和持续时间，但大部分临床症状及体征常是非特异性的，且容易为妊娠所掩盖，故明确甲减和亚临床甲减通常需要实验室检查。

临床甲减主要症状包括乏力、懒言、嗜睡、畏寒、体温降低、皮肤干燥粗糙、腹胀、便秘、食欲缺乏但体重不降或反增、头发稀疏或脱落等；还可出现反应迟钝、表情淡漠、思维缓慢、注意力不集中、记忆力减退、精神抑郁等神经精神症状；严重者可出现黏液性水肿、眼睑肿胀下垂等。亚临床甲减多数无任何临床症状。

2. 诊断 由于妊娠期甲减可对母婴产生不良影响，关于妊娠期甲减的诊治一直受到密切关注，相继有美国内分泌学会（The Endocrine Society，TES）、美国甲状腺学会（America Thyroid Association，ATA）、中华医学会内分泌学分会（Chinese Society of Endocrinology，CSE）等专家组织撰写并发表了妊娠和产后甲状腺疾病诊治指南。目前国内外指南均建议采用本地区或本实验室所建立的妊娠期 TSH 和 FT_4 妊娠早、中、晚期特异参考值范围，通过测定正常妊娠妇女的 TSH 和 FT_4，选择95% 可信区间，建立妊娠期参考范围，即第2.5 百分位数为下限和第97.5 百分位数为上限，条件有限情况下，可以采用 4.0mIU/L 作为妊娠早期妇女 TSH 上限的切点值。根据相关指南，妊娠期临床甲减诊断标准为：血清 TSH>妊娠期特异性参考范围上限（或 4.0mIU/L）且血清 FT_4<妊娠期特异性参考范围下限；妊娠期亚临床甲减的诊断标准为：血清 TSH>妊娠期特异性参考范围上限，而 FT_4 在参考值范围之内。2011 年 ATA 指南提出不同孕期 TSH 正常参考值范围为妊娠早期 0.1～2.5mIU/L、妊娠中期 0.2～3.0mIU/L、妊娠晚期 0.3～3.0mIU/L。

（三）治疗目的及原则

1. 治疗目的 妊娠期甲减的治疗目的是及时足量补充外源性 TH，纠正母体 TH 不足，保证妊娠过程母体对胎儿 TH 供应，以改善围产结局。

2. 治疗原则

（1）妊娠期临床甲减一旦确诊，立即开始规范化治疗，选择 L-T_4 治疗，L-T_4是治疗妊娠期甲减和亚临床甲减的首选药物。

（2）针对妊娠期亚临床甲减，根据血清 TSH 水平和 TPO-ab 是否阳性选择不同治疗方案：①TSH> 妊娠期特异性参考范围上限（或 4.0mIU/L），无论 TPO-ab 是否阳性，均推荐 L-T_4 治疗；②TSH>2.5mIU/L 且低于妊娠期特异性参考范围上限（或 4.0mIU/L），伴 TPO-ab 阳性，考虑 L-T_4 治疗；③TSH>2.5mIU/L 且低于妊娠期特异性参考范围上限（或 4.0mIU/L）、TPO-ab 阴性，不考虑 L-T_4 治疗；④TSH<2.5mIU/L 且高于妊娠期特异性参考范围下限（或 0.1mIU/L），不推荐 L-T_4 治疗。TPO-ab 阳性，需要监测 TSH；TPO-ab 阴性，无须监测。

（3）妊娠期低甲状腺素血症（FT_4 水平低于妊娠期特异参考值的第 10 或者第 5 百分位点，TSH 正常），若 TPO-ab 阴性，称为单纯性低甲状腺素血症，不推荐给予 L-T_4 治疗。

（4）单纯 TPO-ab 阳性者（不伴有血清 TSH 升高和 FT$_4$ 降低），不推荐也不反对给予 L-T$_4$ 治疗，妊娠期需要定期监测血清 TSH，每 4～6 周检测 1 次，26～32 周应至少检测 1 次，一旦 TSH 超过正常参考值范围，应该给予 L-T$_4$ 治疗。

3. 一般治疗及产科处理

（1）妊娠前：建议对计划妊娠妇女开展甲状腺功能指标的筛查，已患临床甲减妇女计划妊娠，需要将 TSH 控制在<2.5mIU/L 再妊娠。

（2）妊娠期：建议有条件的医院对早孕妇女开展甲状腺疾病筛查，筛查时机宜在 8 周以前，筛查指标包括 TSH、FT$_4$、TPO-ab。如果孕早期筛查血 TSH<2.5mIU/L，TPO-ab 阴性，并且无甲状腺疾病史或碘缺乏史，则不需要进一步处理和观察。如果需要 L-T$_4$ 治疗，应规范用药，并根据 TSH 水平及时调整剂量。

（3）产褥期：临床甲减继续 L-T$_4$ 治疗，并于产后 6 周复查 TSH，根据结果调整剂量。服用 L-T$_4$ 可以母乳喂养，早餐前半小时空腹服用，早餐后可以哺乳。

（四）药物治疗及药学监护

1. 药物治疗

（1）妊娠期临床甲减

1）治疗药物：妊娠期临床甲减可增加妊娠期并发症的发生，增加胎儿出现神经智力发育障碍的风险。补充 TH 可降低母婴发病风险。L-T$_4$ 含有的合成左甲状腺素与甲状腺自然分泌的 TH 相同，它与内源性激素一样，在外周器官中被转化为 T$_3$，通过与 T$_3$ 受体结合发挥其特定作用。

2）药物用法用量与注意事项：见表 3-5。

表 3-5 妊娠期临床甲减治疗药物用法用量与注意事项

分类	代表药物 （妊娠安全分级）	用法用量	注意事项
甲状腺激素类药	左甲状腺素片 （A 级）	口服：起始剂量为 50～100μg/d，根据孕妇 TSH 监测值，调整给药剂量	（1）L-T$_4$ 应于早餐前半小时服用，空腹将一日剂量一次性给予；从低剂量开始，每 2～4 周逐渐加量，直至到达足剂量，定期检测甲状腺功能。 （2）含铝药物（抗酸药、硫糖铝）可能降低左甲状腺素的作用。因此，应在服用含铝药物至少 2 小时后服用 L-T$_4$。含铁药物和碳酸钙与含铝药物情况相同。 （3）L-T$_4$ 可降低抗糖尿病药的降糖作用；能取代抗凝血药与血浆白蛋白的结合，使抗凝血药的作用增强，易引起出血，因此，联用时需检测孕妇的血糖水平和凝血指标

（2）妊娠期亚临床甲减

1）治疗药物：妊娠期亚临床甲减可增加妊娠期并发症的发生率，增加胎儿出现神经智力发育障碍的风险。与临床甲减相比，针对亚临床甲减的研究结论尚存争议。其治疗药物、治疗目标和监测频度与妊娠期临床甲减相同。L-T$_4$的治疗剂量可能小于妊娠期临床甲减，可以根据TSH升高程度，给予不同剂量的L-T$_4$起始治疗。

2）药物用法用量与注意事项：妊娠期初诊的亚临床甲减患者要根据TSH升高的程度决定治疗剂量。TSH>妊娠特异参考值上限，L-T$_4$的起始剂量50μg/d；TSH>8.0mIU/L，L-T$_4$的起始剂量75μg/d；TSH>10.0mIU/L，L-T$_4$的起始剂量100μg/d。TSH控制目标与妊娠期临床甲减相同。

2. 药学监护要点

（1）疗效评估：2011年ATA指南提出不同孕期TSH正常参考值范围为妊娠早期0.1～2.5mIU/L、妊娠中期0.2～3.0mIU/L、妊娠晚期0.3～3.0mIU/L。每4周测定1次甲状腺功能，根据结果调整剂量。

（2）药物不良反应监测：少数患者由于对剂量不耐受或用药过量，特别是由于治疗开始时剂量增加过快，可能出现心动过速、心悸、心律不齐、心绞痛、头痛、肌肉无力、发热等症状。

（3）用药教育：对患者进行宣教，包括治疗药物的服用方法、疗程以及妊娠期、哺乳期使用的安全性，提高用药依从性。注意交代患者口服L-T$_4$应于早餐前半小时服用，空腹将一日剂量一次性给予；从低剂量开始，每2～4周逐渐加量，直至到达足剂量，定期检测甲状腺功能。相关文献报道，含铝药物（抗酸药、硫糖铝）可能降低左甲状腺素的作用。因此，应在服用含铝药物至少2小时后服用含有左甲状腺素的药物。含铁药物和碳酸钙与含铝药物情况相同。并且L-T$_4$可降低抗糖尿病药的降糖作用；能取代抗凝血药与血浆白蛋白的结合，使抗凝血药的作用增强，易引起出血，因此，联用时需检测孕妇的血糖水平和凝血指标。请患者谨遵医嘱不要擅自停药。

（五）案例

病历摘要：

基本信息：患者，女性，31岁，身高174cm，孕前体重86kg（入院体重95kg），BMI 28.41kg/m^2。

主诉：甲减复诊。

现病史：无明显不适主诉，左甲状腺素钠片治疗100μg/d，无怕冷、心悸症状。否认乏力，体重近期无变化。

既往史：2年前诊断为甲亢，予以^{131}I治疗半年后为甲减，现口服左甲状腺素钠片100μg q.d.。

个人史: 生于当地,无不良嗜好,无传染病及冶游史,无高血压等病史。

婚育史: 已婚,不明原因流产 1 次。

家族史: 否认家族遗传史。

过敏史: 否认药物、食物过敏史。

查体: 体温 36.3℃,脉搏 99 次 /min,呼吸 18 次 /min,血压 134/87mmHg,心率 99 次 /min,律齐,双下肢无水肿。

辅助检查: 2021-05-05 甲状腺功能检测,血清促甲状腺激素 4.734mIU/L,血清游离甲状腺素 4.69pmol/L,血清游离三碘甲状腺原氨酸 3.63pmol/L。

诊断: 孕 18^{+4} 周,G2P0 ROA,妊娠合并甲减,贫血

治疗方案:

左甲状腺素钠片 125μg p.o. q.d.

琥珀酸亚铁片 0.1g p.o. t.i.d.

维生素 C 片 0.1g p.o. t.i.d.

问题(含答案要点)

问题 1: 患者使用左甲状腺素钠片治疗是否合理并说明原因。

答案要点:

1. 患者继发性甲减。根据《甲状腺功能减退症基层诊疗指南(2019 年)》,甲减患者药物治疗主要采用 L-T_4 单药替代治疗,一般需要终身用药,故患者有使用左甲状腺素指征。

2. 根据复查 TSH 高于参考范围,应增加甲状腺素剂量,方案可选择每周增加 2 次给药(每周有 2 天变为给药 2 次)或增加单次给药量(12～25μg/d),在更改用药方案 4 周后复查甲状腺功能并及时调整。

3. L-T_4 禁忌证包括对本品及其辅料高度敏感者、未经治疗的肾上腺功能不足、垂体功能不足和甲状腺毒症。应用本品治疗不得从急性心肌梗死期、急性心肌炎和急性全心炎时开始。本例患者无 L-T_4 禁忌,可以使用。

问题 2: 患者使用左甲状腺素钠片,临床药师应给予患者哪些用药指导?

答案要点:

1. 应于早餐前半小时,空腹将一日剂量一次性用适当液体(例如半杯水)送服。

2. 左甲状腺素片应避免与含铝或铁或碳酸钙药物同服,至少间隔 2～4 小时以上。药师建议一日 3 次服用的琥珀酸亚铁换成一日 1 次服用的多糖铁复合物,有利于提高患者依从性且避免相互作用。

3. 如果治疗开始时剂量增加过快,可能出现下列甲亢的临床症状,包括心动过速、心悸、心律不齐、心绞痛、头痛、肌肉无力和痉挛、潮红、发热、呕吐、假脑瘤、震颤、坐立不安、失眠、多汗、体重下降和腹泻。出现上述情况时,应该减

少患者的每日剂量或停药几日。一旦上述症状消失后，患者应小心地重新开始药物治疗。

4. L-T$_4$替代治疗后4～8周监测血清 TSH，治疗达标后，每6～12 个月复查1 次，或根据临床需要决定监测频率。

（吴颖其　沈爱宗）

参 考 文 献

[1] 赵霞，张伶俐. 临床药物治疗学：妇产科疾病. 北京：人民卫生出版社，2016.

[2] ALEXANDER E K, PEARCE E N, BRENTEY G A, et al. 2017 Guidelines of the American Thyroid Association for the diagnosis and managment of thyroid disease during pregnaney and the postpartum. Thyroid，2017.27（3）：315-389.

[3] 《妊娠和产后甲状腺疾病诊治指南》（第 2 版）编撰委员会，中华医学会内分泌学分会，中华医学会围产医学分会. 妊娠和产后甲状腺疾病诊治指南（第 2 版）. 中华内分泌代谢杂志，2019，35（8）：636-665.

[4] 中华医学会，中华医学会杂志社，中华医学会全科医学分会，等. 甲状腺功能亢进症基层诊疗指南（2019 年）. 中华全科医师杂志，2019，18（12）：1118-1128.

[5] 王萌萌，庞艳玉，杨振宇，等. 探索妊娠合并甲状腺功能减退或亢进患者药学监护流程. 中国药学杂志，2018，53（7）：561-564.

[6] KRASSAS G E, POPPE K, GLINOER D. Thyroid function and human reproductive health. Endocr Rev，2010，31（5）：702-755.

[7] COOPER D S, LAURBERG P. Hyperthyroidism in pregnancy. Lancet Diabetes Endocrinol，2013，1（3）：238-249.

[8] KAHALY G J, BARTALENA L, HEGEDÜS L, et al. 2018 European Thyroid Association guideline for the management of Graves' hyperthyroidism. Eur Thyroid J, 2018, 7（4）：167-186.

[9] 温滨红，滕卫平，单忠艳，等. 妊娠一过性甲状腺毒症的临床研究. 中华内科杂志，2008，47（12）：1003-1007.

[10] 汤静，吴越. 妇产科临床药师实用手册. 上海：复旦大学出版社，2021.

[11] 中华医学会肝病学分会药物性肝病学组. 药物性肝损伤诊治指南. 临床肝胆病杂志，2015，31（11）：1752-1769.

[12] SHAN Z, CHEN L, LIAN X, et al. The iodine status and prevalence of thyroid disorders after introduction of mandatory universal salt iodization for 16 years in China: a cross-sectional study in 10 cities. Thyroid, 2016, 26（8）：1125-1130.

[13] 中华医学会，中华医学会杂志社，中华医学会全科医学分会，等. 甲状腺功能减退症基层诊疗指南（2019 年）. 中华全科医师杂志，2019，18（11）：1022-1028.

[14] 中华医学会内分泌学分会. 成人甲状腺功能减退症诊治指南. 中华内分泌代谢杂志，2017, 33（2）：167-180.

[15] 林果为, 王吉耀, 葛均波. 实用内科学. 15版. 北京：人民卫生出版社, 2017.

[16] 葛均波, 徐永健, 王辰. 内科学. 9版. 北京：人民卫生出版社, 2018.

第三节　妊娠期感染性疾病

一、B 组链球菌感染

B 组链球菌（group B *Streptococcus*, GBS）又称无乳链球菌，是一种常定植于人类泌尿生殖道和胃肠道的革兰氏阳性球菌，属于条件致病菌。GBS 定植于 15%～40% 孕妇的胃肠道和生殖道，是造成孕产妇胎膜早破、生殖道感染、胎儿窘迫、新生儿窒息等不良妊娠结局的主要致病菌之一。本节内容参考国内外关于 B 组链球菌感染的相关指南，简述孕妇 GBS 感染与治疗和药学监护中需要注意的问题。

（一）B 组链球菌的致病机制

GBS 为革兰氏阳性链状球菌，是 Lancefield 分类 B 组的唯一成员，其识别要点包括狭窄的 β 溶血环、可生成 B 型链球菌成孔蛋白 CAMP 因子、马尿酸水解试验阳性以及胆汁七叶苷琼脂水解试验阳性。GBS 的毒力与荚膜多糖、C 反应蛋白和菌毛蛋白等有关，具有抗吞噬作用或增强细菌对组织细胞的黏附作用发挥其侵袭力。侵袭相关基因（*iagA*）和部分菌株的高毒力 GBS 黏附蛋白可能有助于 GBS 对中枢神经系统的侵袭。

（二）B 组链球菌致感染性疾病

GBS 可以引起母体泌尿道感染、宫内感染以及产后子宫内膜炎，并增加早产或死胎风险。GBS 还能够垂直传播导致新生儿感染，引起新生儿肺炎、败血症甚至脑膜炎等。

1. 泌尿道感染　泌尿道感染是妊娠期常见的感染，约 10% 是由 GBS 引起的，最常见的是无症状菌尿。未经治疗的无症状菌尿，30%～40% 会在妊娠期进展为膀胱炎、肾盂肾炎，并且与低出生体重或早产有关。妊娠期 GBS 菌尿提示生殖系统 GBS 重度定植，由此可能导致上生殖道感染及产后子宫内膜炎的风险增加。无论孕妇是否有临床症状，尿培养 GBS 菌落计数 $\geq 10^5$ CFU/ml，均应立即给予抗菌药物治疗，并在整个妊娠期间定期开展尿培养筛查，以检测是否复发。即使对 GBS 菌尿进行充分治疗，GBS 仍可持续定植于生殖系统，因此分娩中也应预防性应用抗菌药物。如果临床症状为尿频、尿急、排尿困难而无发热，尿培养结果为阳性,则可诊断为膀胱炎,GBS 膀胱炎患者在分娩时应接受抗菌药物以防止新生儿感染。如果临床表现为发热、尿频尿急尿痛、恶心、呕吐或腰痛,并且尿培养结果阳性,则可诊断为妊娠期肾盂肾炎。如果确认 GBS 为肾盂肾炎的致病菌,则可给予青霉素治疗,总疗程 10 天,并根据临床症状改善情况来调整治疗方案。对于感染 GBS 肾盂肾炎的孕妇,应在分娩时给予抗菌药物以防止新生儿感染。

2. 羊膜腔感染 羊膜腔感染是多种微生物感染,阴道菌群通过宫颈管上行引起胎盘感染。引起羊膜腔感染的病原微生物复杂,主要细菌包括阴道加德纳菌、梭菌、链球菌、大肠埃希菌等,其中 GBS 和大肠埃希菌是引起羊膜腔感染最常见的需氧菌。GBS 所致羊膜腔感染是指可以从胎盘、羊水或羊膜中培养分离出 GBS,或从妊娠丢失的胎儿组织中分离出 GBS。临床症状包括发热、子宫压痛、母体及胎儿心动过速、脓性羊水及母体白细胞增多。GBS 羊膜腔感染除了引起母体感染并发症,还可能降低子宫平滑肌收缩力,引起临产异常、宫缩乏力和产后出血,并且增加剖宫产率以及伤口感染的风险。

3. 子宫内膜炎 在临产和分娩过程中,宫颈、阴道内源性菌群有可能进入子宫腔,从而污染子宫内膜。GBS 定植会显著增加产后子宫内膜炎发生风险。有关子宫内膜炎的研究发现 GBS 单独感染占 2%~14%,但更常见的是 GBS 合并多种微生物感染。临产时长、胎膜破裂持续时间、阴道检查和侵入性操作次数均是促使感染发生的危险因素。临床症状包括产后发热、子宫压痛、寒战、中性粒细胞计数持续升高伴杆状核细胞数量增加。子宫内膜炎的治疗目的是缓解症状及避免后遗症,针对 GBS 定植患者,宜选择氨苄西林进行抗感染治疗。

4. 菌血症 菌血症通常没有明确的感染源,致病菌除了 GBS 以外,还包括多种需氧、厌氧的革兰氏阳性及阴性菌。一项对围产期菌血症分离株的研究发现,GBS 占血培养分离株的 4%,大肠埃希菌及肠球菌占 50% 以上,厌氧菌占13%,因此治疗时必须采用可覆盖厌氧菌的广谱疗法。

5. 新生儿 B 组链球菌感染 孕妇 GBS 定植是新生儿 GBS 感染的重大危险因素,新生儿在出生后第 1 周内发生 GBS 感染称为早发型 B 组链球菌病(GBS early-onset disease,GBS-EOD),多由分娩过程中或破膜后母婴垂直传播所致,常表现为败血症、肺炎及脑膜炎。接触 GBS 的新生儿中 1%~2% 将发展为 GBS-EOD,患病足月儿的死亡率约为 2.1%,而早产儿死亡率则高达 19.2%。如果感染发生在出生后 1 周至 2~3 个月则称为晚发型 B 组链球菌病(GBS late-onset disease,GBS-LOD),多由于母婴水平传播或院内外其他传染源接触感染,最常见的疾病表现为无局限病灶的菌血症,也可表现为脑膜炎或少见器官及软组织感染,患儿死亡率在足月及早产儿中分别为 3.4% 及 7.8%。因此,降低新生儿 GBS 感染率是 GBS 妊娠期筛查与产时抗菌药物应用的重要目标。

(三) 孕妇 GBS 常规筛查

分娩前 5 周内进行 GBS 筛查能够准确反映分娩时的 GBS 定植状态,而超过 5 周后筛查结果的意义则显著下降。无论计划采用何种分娩方式,孕妇应在妊娠 36^{+0}～37^{+6} 周之间进行 GBS 培养法筛查。若本次妊娠已明确诊断 GBS 菌尿,或既往分娩的新生儿有早发型 GBS 感染,则不需要筛查,只需要分娩时给予抗菌药物。GBS 培养的样本采集:用棉签在阴道的下段和直肠内(肛门括约肌上)取得分泌物,一般用 1 个棉签,先取阴道内标本,再取直肠标本。采样时不使用阴道窥器,不能单独行宫颈或阴道取样,以防漏检。阴道和直肠 GBS 筛查阳性者并不需要马上给予抗菌药物预防。

(四) GBS 感染的预防

预防性应用抗菌药物的目的:①减少母体 GBS 感染,降低母婴垂直传播风险;②减少胎儿 GBS 感染,降低新生儿败血症风险。对于抗菌药物的选择和剂量的建议需要基于上述用药目的,规范临床抗菌药物的应用。

1. 抗菌药物预防性应用的指征

(1) 本次妊娠 GBS 筛查阳性。

(2) 妊娠期 GBS 菌尿。

(3) 既往分娩婴儿有早发型 GBS 感染。

(4) GBS 定植状态未知且合并以下任一情况:①早产;②胎膜破裂时间 >18 小时;③产时发热≥38℃;④产程中核酸扩增试验提示 GBS 阳性;⑤既往妊娠期 GBS 阳性。

2. 无须抗菌药物预防性应用的情况

(1) 本次妊娠阴道和直肠 GBS 筛查阴性,无预防 GBS 的指征,但发热的患者可能需要广谱抗菌药物治疗感染。

(2) 无论孕周或 GBS 培养结果,临产前且胎膜完整时行剖宫产,无须预防 GBS 感染。

3. GBS 预防性抗菌药物治疗方案 静脉滴注青霉素能够有效降低新生儿 GBS 的感染率和严重程度,是首选药物。青霉素抗菌谱窄,对 GBS 有针对性,不易诱导其他病原体耐药,并且能够快速通过胎盘屏障到达胎儿血液循环中,给药后 1 小时即可达到峰值浓度。此外,也可以选择静脉滴注氨苄西林作为替代。若孕妇对青霉素过敏,首先判断过敏程度,对于过敏低风险人群(仅出现皮疹,无水肿和荨麻疹)可选用头孢唑林,而对于过敏高风险人群(出现血管神经性水肿、呼吸窘迫或荨麻疹)则应选用克林霉素或万古霉素。考虑克林霉素的耐药率已经接近 20% 或更高,因此只有当已知定植 GBS 分离株对克林霉素敏感时方可选用。对于 GBS 阳性产妇,临产或破膜后应及时预防 GBS 感染,至少在出生前 4 小时即开始给予抗菌药物。如果有产科紧急指征，应尽早终止妊娠，无须等待 4 小时。另外，择期剖宫产发生胎膜早破或临产，需改为急诊剖宫产时，若产前筛查 GBS 阳性，抗菌药物选择应同时考虑 GBS 感染和手术切口感染，建议选择更加广谱的抗菌药物（如头孢唑林、头孢呋辛）。常见 GBS 预防性抗菌药物的用法用量见表 3-6。

表 3-6   GBS 预防性抗菌药物的用法用量

分类	药物通用名	用法用量	备注
β- 内酰胺类	青霉素	首剂量 480 万 U 静脉滴注，然后 240 万 U q.4h.，直至分娩	首选药物
β- 内酰胺类	氨苄西林	负荷量 2g 静脉滴注，然后 1g q.4h.，直至分娩	替代药物
β- 内酰胺类	头孢唑林	首剂量 2g 静脉滴注，然后 1g q.8h.，直至分娩	对青霉素过敏
林可霉素类	克林霉素	900mg q.8h. 静脉滴注直至分娩	对克林霉素敏感
糖肽类	万古霉素	20mg/kg q.8h. 直至分娩，单剂不超过 2g，静脉滴注不少于 1 小时	对克林霉素耐药

（1）未足月胎膜早破的管理：未足月胎膜早破是 GBS 上行性感染的高危因素，是导致孕妇产时及产褥期感染、胎儿感染及新生儿感染的重要病原菌。妊娠 34 周前的胎膜早破患者，建议期待治疗，使用能够覆盖 GBS 的广谱抗菌药物。妊娠 34 周以后的胎膜早破患者应当终止妊娠，尽早分娩，GBS 筛查阳性或者不明者给予抗菌药物预防 GBS 感染。期待治疗时抗菌药物方案尚无最优推荐，ACOG 推荐氨苄西林联合红霉素静脉滴注 48 小时（氨苄西林 2g q.6h.+ 红霉素 250mg q.6h. i.v.gtt.），其后序贯口服阿莫西林联合肠溶红霉素 5 天（阿莫西林 250mg q.8h.+ 肠溶红霉素 333mg q.8h. p.o.）。鉴于红霉素在某些地区不可得，并且耐药率不断增加，可以用阿奇霉素代替红霉素，具体用量为阿奇霉素 1g 单次口服。若青霉素过敏，可根据情况选用其他种类抗菌药物。当然，我们也应该结合本地区或医院 GBS 耐药情况和药敏试验结果，选择合适的抗菌药物预防 GBS 感染。具体管理流程如图 3-1 所示。

（2）早产的管理：对于早产难以避免的孕妇，可在预计分娩前 5 周内进行 GBS 筛查。若 GBS 筛查阳性或不明，给予抗菌药物预防 GBS 感染；GBS 筛查阴性者无须预防性应用抗菌药物。具体管理流程见图 3-2。

（3）GBS 菌尿：清洁中段尿培养 GBS 菌落计数≥10^5CFU/ml，无论患者是否有症状，均应给予抗菌药物治疗泌尿系统 GBS 感染，降低孕妇肾盂肾炎、早产、低出生体重儿风险；同时，需在产程中预防性应用抗菌药物。若菌落计数

<10⁵CFU/ml，且患者无症状时，无须立即予以抗菌药物治疗，但在产程中需应用抗菌药物预防 GBS 感染。考虑克林霉素仅 10% 给药量以活性成分从尿中排出，对于青霉素过敏者发生妊娠期 GBS 菌尿时，不建议使用克林霉素抗泌尿系统感染。

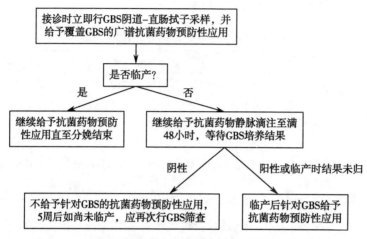

图 3-1　未足月胎膜早破孕妇 GBS 预防性抗菌药物用药方案

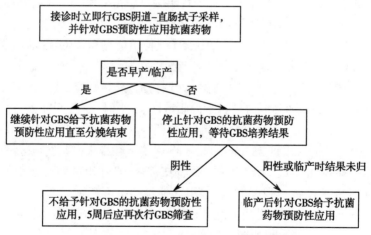

图 3-2　早产孕妇 GBS 预防性抗菌药物用药方案

（五）药学监护要点

1. 疗效评估　药师评估治疗效果，首先需要明确是否有应用抗菌药物指征。青霉素是对 GBS 活性最强的药物，GBS 分离株通常对青霉素类、头孢菌素类和万古霉素敏感，而对红霉素和克林霉素耐药率呈上升趋势。因此，对于青霉素和头孢菌素过敏者，需要结合药敏试验结果和本医院 GBS 耐药情况进行合理用药。

2. 不良反应评估 ①患者在应用青霉素类药物前,需进行青霉素皮试。②应用抗菌药物过程中需关注患者是否出现过敏反应(如皮疹、荨麻疹、血管神经性水肿或过敏性休克),若出现过敏反应应马上停药。③万古霉素耳、肾毒性和皮疹不良反应发生率较高,如出现上述症状,应及时告知医务人员。快速静脉注射或短时间内静脉滴注万古霉素可使组胺释放出现红人综合征(面部、颈、躯干红斑性充血、瘙痒等)、低血压等不良反应,所以每次滴注应在60分钟以上。

3. 用药教育

(1)对患者进行宣教,包括 GBS 的母婴危害,GBS 筛查与治疗方法,治疗药物的服用方法、疗程,以及妊娠期、哺乳期使用的安全性,提高用药依从性。帮助患者了解常见过敏反应和过敏性休克的表现,知晓在用药过程中若有不适,应及时联系医护人员。

(2)使用前医护人员应详细询问患者家族史、过敏史和既往病史。青霉素类药物使用前均要求进行青霉素皮试,但不推荐常规进行头孢菌素类药物皮试,除非该药品说明书提出皮试的要求。若患者对青霉素过敏,应询问患者发生过敏的时间、致敏药品、是皮试过敏还是用药过程中过敏,从而了解患者过敏情况。对于过敏低风险人群(如仅发生皮疹),若头孢菌素类皮试阴性,建议选择头孢菌素类药物;对于过敏高风险人群(如发生喉头水肿、过敏性休克等),则建议选择克林霉素或万古霉素。

(六)案例

病历摘要:

基本信息:患者,女性,28 岁,身高 160cm,体重 48kg。

入院时间:2021 年 5 月 3 日

主诉:停经 20$^+$ 周,阴道流液 3$^+$ 天。

现病史:患者平素月经规律,2~3/37~45 天,LMP:2020 年 12 月 11 日,EDC:2021 年 10 月 1 日。孕期外院定期产检,未有明显异常。2021 年 4 月 30 日无明显诱因下腹胀伴阴道流液,当日出现发热,最高体温 38℃,于外院住院治疗,静脉滴注克林霉素、口服退热药治疗(具体不详),治疗后体温降至正常。患者要求放弃本次妊娠,遂于 2021 年 5 月 1 日至 5 月 2 日静脉滴注缩宫素引产,引产两日患者无明显产兆。5 月 3 日凌晨患者出现发热,最高体温 39℃,外院给予左氧氟沙星 + 奥硝唑联合抗感染治疗(具体不详),并分别于 8:00、12:00 阴道用米索前列醇 200μg 促进排胎,效果不佳。患者仍有发热、头晕,遂转我院继续治疗。

既往史:2011 年足月顺产单活胎,2012 年人工流产 1 次,2015 年稽留流产 1 次。

月经婚育史： 初潮 14 岁，5/35 天，量适中，无痛经，G4P1。

个人史： 无吸烟、嗜酒等不良嗜好。

家族史： 父母体健，系独生女。

过敏史： 对青霉素、氨曲南过敏，表现为晕厥。

查体： T 38.8℃，P 120～145 次/min，R 20 次/min，BP 96/65mmHg，胎心率 178 次/min。心脏听诊律齐，听诊无杂音，肺部听诊呼吸音清，听诊无异常，肝肋下未及，脾肋下未及。腹部无压痛，宫体有压痛，无反跳痛，宫底脐下三横置。阴道后穹隆可见淡黄色分泌物和少量胎膜组织，轻微异味。宫颈长约 2.0cm，质硬，容 1 指尖，胎膜已破。

辅助检查：

2021 年 4 月 30 日血常规：WBC 11.6×10^9/L，N% 85.8%；肝功能：GPT 125U/L。

2021 年 5 月 3 日血常规：CRP 55.82mg/L，PCT 0.151ng/ml，SAA 208.24mg/L。

2021 年 5 月 3 日产科急诊超声：BPD 47mm，AC 156mm，FL 30mm，羊水暗区 0mm。胎盘厚 22mm，成熟度 0 度，HR 178 次/min。

入院诊断：

1. 孕 4 产 1 宫内妊娠 20^+ 周，不完全自然流产并发生殖道感染

2. 妊娠合并羊膜腔感染？

3. 不良孕产史

诊治过程：

2021-05-03（入院当天）

初始治疗方案： 见表 3-7。

表 3-7 初始治疗方案用药记录

药品名称	用量	用法
奥硝唑注射液	100ml	静脉滴注，b.i.d.
左氧氟沙星注射液	0.2g	静脉滴注，b.i.d.
0.9% 氯化钠注射液	250ml	
还原型谷胱甘肽冻干粉	1g	静脉滴注，q.d.
5% 葡萄糖注射液	250ml	
氯化钾缓释片	1g	口服，b.i.d.
米索前列醇片	400μg	餐前口服

2021-05-04（入院第 2 天）

主诉： 患者反复发热，无畏寒、寒战，诉下腹胀痛，伴少量阴道流血，色暗红，无臭味；轻微头晕，无头痛，无胸闷、气促，无尿频、尿急、尿痛及其他不适。

查体：T 37.9～39.7℃，P 117～141 次 /min，R 19～28 次 /min，BP 98～120/63～72mmHg，可扪及不规则宫缩，宫颈质中、宫颈管长约 1.5cm，容 1 指，胎膜已破，未见羊水流出，可见少量暗红血液。患者于 5 月 4 日 12：18 娩出一死胎，体重 0.4kg，死胎娩出后 30 分钟胎盘不能排出，考虑胎盘粘连，在超声引导下行清宫术，清除组织物约 130g。

辅助检查：PCT 0.151ng/ml，WBC 22.98×10⁹/L，N% 87.8%，Hb 106g/L，PLT 156×10⁹/L；B 型尿钠肽 76.7ng/L。

补充诊断：难免流产并发生殖道感染，胎盘粘连

治疗方案：

加用：缩宫素注射液 20U i.m.

缩宫素注射液 20U+NS 500ml i.v.gtt.

2021-05-05（入院第 3 天）

主诉：患者一般情况良好，偶有下腹胀痛，伴少量阴道流血，无头痛，无胸闷、气促等不适。

查体：T 37.8℃，P 101 次 /min，R 17 次 /min，BP 93/57mmHg。下腹轻压痛，可疑反跳痛，双肾区无叩击痛。会阴少许暗红色血污，未行内诊。昨日总入量 4 960ml，总出量 3 780ml。

辅助检查：血常规，PCT 8.47ng/ml，WBC 16.76×10⁹/L，N% 89.2%，Hb 92g/L，PLT 132×10⁹/L；凝血四项，FIB 4.14g/L；呼吸道八项病原体检测，流感病毒 IV-B-IgM（+）；宫颈分泌物 UU 培养（+）；尿常规未见异常。

补充诊断：妊娠合并中度贫血

治疗方案：

加用：阿奇霉素片 0.5g p.o. q.d.

益气维血片 2.28g 餐后口服 t.i.d.

奥司他韦胶囊 75mg 餐时口服 b.i.d.

2021-05-06（入院第 4 天）

主诉：患者一般情况良好，偶有阵发性下腹胀痛，轻微头晕，少量阴道流血，仍有发热。

查体：T 38.5℃，P 96 次 /min，R 20 次 /min，BP 92/58mmHg。腹软，下腹轻压痛，可疑反跳痛，双肾区无叩击痛，双下肢无水肿。昨日总入量 4 465ml，总出量 4 647ml。

辅助检查：血常规，PCT 7.04ng/ml，WBC 15.45×10⁹/L，N% 87.2%，Hb 96g/L，PLT 155×10⁹/L；细菌培养（胎膜），B 组链球菌（+）：青霉素（S）、万古霉素（S）、左氧氟沙星（S）、克林霉素（R）；大肠埃希菌（+）：美罗培南（S）、左氧氟沙星（I）。胎盘病理检查提示羊绒炎Ⅲ期 3 级。血培养，B 组链球菌（+）：青霉素（S）、万古

霉素（S）、克林霉素（R）。

补充诊断：羊绒炎Ⅲ期3级，菌血症

治疗方案：

停用：左氧氟沙星注射液、奥硝唑注射液、氯化钾缓释片

加用：万古霉素粉针 1g+NS 250ml i.v.gtt. q.12h.

美罗培南粉针 1g+NS 250ml i.v.gtt. q.8h.

2021-05-07（入院第5天）

主诉：患者一般情况良好，诉双侧乳房胀痛，下腹痛较前明显缓解，伴少量阴道流血，无头痛、头晕，无畏寒、寒战，无胸闷、气促等情况。

查体：T 36.6～38.0℃，P 96～108 次 /min，R 20～28 次 /min，BP 95～109/62～74mmHg，下腹轻压痛较前明显缓解，无反跳痛，会阴干洁。昨日总入量 3 558ml，总出量 4 051ml。

辅助检查：血常规，PCT 2.69ng/ml，WBC 10.08×10^9/L，N% 76.4%，Hb 98g/L，PLT 170×10^9/L。

治疗方案：同上，加用中药回乳。

2021-05-09（入院第7天）

主诉：患者一般情况良好，双侧乳房未有胀痛，下腹痛较前明显缓解，无头痛、头晕，无畏寒、寒战，无胸闷、气促等情况。但患者诉有尿频、尿急不适。

查体：T 36.8℃，P 106 次 /min，BP 110/81mmHg，子宫脐下 4 横指，下腹轻压痛较前明显缓解，无反跳痛，双肾区无叩击痛。会阴干洁，未见血污。

辅助检查：血、宫颈分泌物培养未见病菌，尿常规未见异常。

治疗方案：

停用：阿奇霉素片、奥司他韦胶囊

加用：热淋清颗粒 8g p.o. t.i.d.

2021-05-11（入院第9天）

主诉：患者一般情况良好，生命体征平稳，无尿频、尿急不适，无尿痛、腹痛、头晕不适。

查体：T 36.6℃，P 86 次 /min，BP 110/74mmHg，心肺听诊无异常，双乳不胀，宫底高度耻上三指，下腹无压痛、反跳痛，双肾区无叩击痛。

今日出院。

辅助检查：血常规，PCT 0.04ng/ml，WBC 6.21×10^9/L，N% 41.9%，Hb 116g/L，PLT 150×10^9/L。

治疗方案：

停用：美罗培南、万古霉素、益气维血片

出院诊断：

1. 完全性流产并发生殖道感染

2. 菌血症

3. 羊膜腔感染，羊膜炎Ⅲ期3级

4. 胎膜炎

5. 不良孕产个人史

6. 胎盘粘连

7. 妊娠合并轻度贫血

出院带药：

左氧氟沙星片 0.5g p.o. q.d.×7 天

问题（含答案要点）

问题1：结合病史，请分析患者羊膜腔感染的诊断依据。根据该患者的情况分析，有哪些发生羊膜腔感染的高危因素？

答案要点：

1. 羊膜腔感染也称绒毛膜羊膜炎、羊膜炎等，根据《2017 ACOG 委员会意见：羊膜腔感染分娩时管理（No.712）》，建议羊膜腔感染分为单纯发热、疑似感染、确诊感染。①单纯发热：单次口腔温度≥39℃或间隔 30 分钟的两次测量口腔温度为 38～38.9℃。②疑似感染：基于患者临床表现推定，包括发热、母体白细胞增多（≥15×10^9/L）、宫颈排脓、胎儿心动过速（胎心率≥160 次/min）。③确诊感染：以上表现加上以下至少一项实验室检查结果，a. 羊水革兰氏染色阳性；b. 羊水低葡萄糖水平；c. 羊水培养阳性；d. 在羊水穿刺没有血污染情况下，羊水中白细胞计数升高；e. 胎盘病理证实胎盘、胎膜或脐带有感染。

2. 高危因素　患者入院时胎膜早破（患者阴道流液 3 天，胎膜已破），生殖道存在病原体定植和感染（宫颈分泌物培养出解脲支原体，胎盘培养出 GBS 和大肠埃希菌），临床表现有体温达 39℃、母体白细胞 22.98×10^9/L、胎心率 178 次/min、母体心率 120～145 次/min、阴道分泌物淡黄色并伴有异味，因此结合病理结果，该患者诊断为羊膜腔感染Ⅲ期3级。

问题2：请结合病史，分析该患者初始使用左氧氟沙星＋奥硝唑抗感染是否合理？

答案要点：

1. 初始左氧氟沙星＋奥硝唑抗感染方案合理。

2. 引起羊膜腔感染的病原菌复杂，主要细菌包括阴道加德纳菌、梭菌、链球菌、大肠埃希菌等，其中 GBS 和大肠埃希菌是引起羊膜腔感染最常见的需氧菌。羊膜腔感染一经诊断，应开始广谱抗菌药物治疗，ACOG 建议首选氨苄西林 2g q.6h.＋庆大霉素首剂 2mg/kg，随后每 8 小时给予 1.5mg/kg，或 5mg/kg

q.d.。对青霉素轻度过敏者可选用头孢唑林替代氨苄西林。对严重青霉素过敏者,选用克林霉素或万古霉素替代氨苄西林。氨苄西林＋庆大霉素的替代药物可选氨苄西林舒巴坦、哌拉西林他唑巴坦、头孢替坦、头孢西丁或厄他培南。

3. 奥硝唑对厌氧菌有抑制或杀灭作用,特别是梭菌、加德纳菌。奥硝唑为浓度依赖性抗菌药物,但由于奥硝唑的抗生素后效应(PAE)相对于其他浓度依赖性抗微生物药来说时间较短,蛋白结合率低(<15%),且不良反应发生率较高,不能1次剂量过大,宜将一日剂量分2次给药。

4. 左氧氟沙星对大多数肠杆菌科(如大肠埃希菌)、革兰氏阳性球菌和支原体、衣原体有较好的抗菌作用。根据左氧氟沙星注射液说明书,用法用量为每日0.4g,分2次静脉滴注。结合说明书,该患者左氧氟沙星的使用严格掌握适应证及用法用量,是合理的。然而左氧氟沙星是浓度依赖性抗菌药物(强APE,半衰期6～8小时,蛋白结合率24%～38%),《抗菌药物药代动力学／药效学理论临床应用专家共识(2018年)》和国外药品说明书推荐左氧氟沙星注射液一天1次给药。因此,临床药师向医师提出左氧氟沙星的优化方案:0.4g q.d.。结合患者青霉素过敏情况,初始选用左氧氟沙星和奥硝唑联合应用合理。但值得注意的是,国内生殖道和尿路感染的主要病原菌大肠埃希菌耐药株已达半数以上,2020年我国大肠埃希菌对左氧氟沙星耐药率达55.4%,因此可以继续监测患者体温、血象,追踪病原学检查和药敏试验结果来选药。

问题3:结合患者情况,请评价抗感染方案更改为美罗培南＋万古霉素是否合理?

答案要点:

1. 使用美罗培南＋万古霉素抗感染合理。

2. 患者初始3天使用左氧氟沙星＋奥硝唑抗感染治疗,症状未有改善,仍有反复发热、血象升高,代表治疗效果不佳。胎盘培养:B组链球菌(+)、大肠埃希菌(+);血培养提示B组链球菌(+),诊断菌血症。药敏试验结果:B组链球菌对青霉素、万古霉素敏感,克林霉素耐药;大肠埃希菌对美罗培南敏感,左氧氟沙星中介。根据细菌培养和药敏试验结果以及抗微生物治疗指南推荐,对克林霉素耐药或青霉素过敏者,可予以万古霉素治疗GBS感染,美罗培南治疗大肠埃希菌感染。该患者选用万古霉素和美罗培南合理。

3. 万古霉素杀菌模式属时间依赖性,PAE较长,用法用量为:每天2g,可分为每6小时500mg或每12小时1g,每次静脉滴注在60分钟以上。该患者万古霉素每次1g,每12小时静脉滴注1次。美罗培南杀菌模式属时间依赖性,基本无或仅有较短的PAE,用法用量为:成人每次1g,每8小时静脉滴注1次,该患者用法用量与此一致。因此患者使用万古霉素和美罗培南的用法用量合理。

问题4：试述如何对患者开展药学监护？

答案要点：

1. 观察患者心率、血压、体温变化情况，监测血常规、C反应蛋白、降钙素原、实验室细菌培养结果等。

2. 注意监测药物不良反应，常见不良反应为过敏及胃肠道反应，包括腹泻、恶心、呕吐、皮疹等，如出现上述症状，请及时告知医务人员。特别关注万古霉素耳、肾毒性和皮疹，快速静脉滴注可发生类似过敏反应，宜减慢滴速。左氧氟沙星常见不良反应有皮肤光敏反应、关节病变、肌腱炎、中枢神经系统反应等。

3. 关注药物相互作用，避免左氧氟沙星与制酸剂及含钙、镁、铝等金属离子的药物一起使用。万古霉素尽量避免与含有耳、肾毒性药物联合使用。

问题5：在该患者出院时，请从用药指导、生活方式干预及监测随访几个方面对其进行出院教育。

答案要点：

1. 左氧氟沙星片，0.5g口服，一日1次，出院后共用7天。

2. 用药注意事项

（1）服药期间，每天要饮用足量的水。

（2）避免同时并服用铝、钙、镁、铁或锌的制剂，如必须服用，应先服用左氧氟沙星，隔2小时以后再服用其他制剂。

（3）服用左氧氟沙星片期间，避免太阳直射，可以使用防晒装备，避免光敏反应。

3. 生活中注意事项

（1）注意产褥期卫生和营养。

（2）注意饮食清淡，多食用新鲜绿叶蔬菜、水果等。

（3）产褥期应注意营养均衡多样化，保持充足的睡眠和愉悦的心情。

（4）适当运动，避免血栓。

（5）注意室内通风。

二、泌尿系统感染

尿路感染（urinary tract infection，UTI）是指病原微生物侵及尿路（肾脏、输尿管、膀胱和尿道）引起的炎症。UTI是女性常见的感染性疾病之一，全球年发病率近10%。妊娠期UTI是指妊娠期间发生的特殊类型UTI，可能会严重影响母婴健康，如增加母亲绒毛膜羊膜炎、脓毒血症、先兆子痫、流产、早产以及胎儿出生低体重、宫内感染甚至胎死宫内的风险。本节内容参考国内外相关指南，阐述妊娠期间UTI基本诊治流程和药学监护中需要注意的问题。

（一）病因及病理生理学

与非妊娠期 UTI 相似，妊娠期 UTI 的病原微生物主要来源于粪便菌群中的泌尿系统致病菌（细菌、真菌和非典型病原体），通过尿路上行所致，主要致病菌为革兰氏阴性杆菌，包括大肠埃希菌（最常见）、肺炎克雷伯菌、肠杆菌、变形杆菌，以及革兰氏阳性球菌（B 组链球菌占 10%）等。

由于怀孕导致的尿路生理、结构和功能性改变，尿液的生化变化，以及伴随的免疫功能相对低下等因素，孕妇更加容易罹患 UTI，UTI 同样也是妊娠期间最常见的妇产科并发症之一。

（二）分类、临床表现及诊断

1. 妊娠期 UTI 的分类和临床表现　根据临床表现，UTI 可分为单纯性、复杂性、反复发作的、无症状性菌尿（asymptomatic bacteriuria，ASB）以及尿道综合征。根据解剖部位，UTI 可分为上 UTI（肾盂肾炎）和下 UTI（膀胱炎和尿道炎）。

妊娠期 UTI 主要表现为 ASB（感染局限于尿液中的细菌繁殖）以及急性膀胱炎和急性肾盂肾炎（细菌侵犯尿路组织产生炎症反应）。

（1）无症状性菌尿：ASB 是首个被明确的与围产期不良结局密切相关的亚临床感染之一。妊娠期 ASB 的发病率为 2%～7%，约 3/4 发生于妊娠早期。患者往往无 UTI 的症状和体征，仅清洁中段尿培养病原菌菌落计数 $\geq 10^5$ CFU/ml（B 组链球菌 $\geq 10^4$ CFU/ml）。30%～40% 未经治疗的 ASB 可能进展为有症状的 UTI，包括急性肾盂肾炎，后者是孕妇最主要的感染性住院原因，可能产生潜在的围产期不良结局。对妊娠期 ASB 的筛查和治疗可使妊娠期急性肾盂肾炎的发病率从 20%～35% 降至 1%～4%。B 组链球菌导致的 ASB 详见上一节阐述。妊娠期女性 ASB 的复发较非妊娠期健康女性常见。

（2）急性膀胱炎：妊娠期急性膀胱炎发病率为 1%～2%，患者往往伴有尿频、尿急、尿痛、排尿不畅等典型尿路刺激征，部分伴有尿道烧灼感、下腹痛、耻骨上膀胱区痛或会阴区不适等；单纯性膀胱炎通常体温正常或仅有低热。实验室检查尿常规可提示血尿和脓尿。

（3）急性肾盂肾炎：80%～90% 发生于妊娠中晚期。妊娠期急性肾盂肾炎同样具有典型的急性肾盂肾炎的表现，如腰痛、发热、寒战、恶心、呕吐、肾区叩击痛、肋脊角压痛等，但不一定有上述膀胱炎的症状。实验室检查常伴有白细胞计数和中性粒细胞比值的升高、红细胞沉降率增快等典型的感染征象，尿常规结果大多提示脓尿存在。

2. 诊断　妊娠期 UTI 的诊断标准同非妊娠期健康女性 UTI，根据患者的病史、症状、体征，结合实验室检查如尿常规、尿培养等大多可以临床诊断。如怀疑肾盂肾炎或考虑存在尿路结构和 / 或功能异常，可行泌尿系超声、MRI 等影像学检查辅助诊断,必要时可参考血常规、血培养、阴道甚至宫颈分泌物培养等实验室检查结果。目前大多数指南支持清洁中段尿培养是 UTI 诊断的"金标准"。妊娠期 UTI 需同时评估胎儿状况。

(1)无症状性菌尿:孕妇无 UTI 症状,清洁中段尿培养病原菌菌落计数 $\geq10^5$CFU/ml(B 组链球菌 $\geq10^4$CFU/ml)即可确诊 ASB。所有孕妇均需要在妊娠早期进行 ASB 的筛查,多在第一次产检时进行。若无高危因素,初筛正常的孕妇通常不需要复查。若存在高危因素,如既往有 UTI 病史、尿路结构和 / 或功能异常、糖尿病等可以复查。

(2)急性膀胱炎:患者多数有明显的膀胱刺激征。值得注意的是,多数孕妇在妊娠期间会出现尿频、尿急的临床症状,这属于妊娠期正常生理变化,因此尿频、尿急对于妊娠期急性膀胱炎的诊断意义有限。若孕妇主诉尿痛,应高度怀疑急性膀胱炎。实验室检查完善尿常规和尿培养,若清洁中段尿培养提示细菌生长,可确诊急性膀胱炎;尿常规大多存在脓尿,若无脓尿强烈提示其他诊断。

(3)肾盂肾炎:孕妇具有上述典型的急性肾盂肾炎的临床表现,同时清洁中段尿培养提示细菌生长即可确诊。因尿培养出结果需要一定时间,未经治疗的肾盂肾炎可引起并发症和导致不良妊娠结局,临床实际诊疗工作中医生根据患者病史、临床症状和血、尿常规的结果大多可下临床诊断并及时给予抗菌药物治疗。急性肾盂肾炎患者尿常规大多提示脓尿,如无脓尿同样应考虑其他诊断或尿路完全梗阻的可能性;血常规大多提示白细胞计数及中性粒细胞比值升高。若患者有严重基础疾病,或病情严重不能排除脓毒血症,其他的检查项目如 C 反应蛋白、降钙素原等感染指标,血培养、肾脏影像学检查等可用于辅助评估。肾脏超声是急性肾盂肾炎孕妇首选的影像学检查方法。若超声不能明确病因,优先考虑磁共振(亦无电离辐射)。

(三)治疗目的及原则

1. 治疗目的　妊娠期 UTI 的治疗目的是控制孕妇 UTI 的症状,根除病原微生物,去除诱因,预防或减少复发。

2. 治疗原则　在保证治疗目标的前提下,妊娠期的用药原则一般是尽量少用药物,尽量单用药物,尽量避免在孕早期用药,尽量使用循证证据充足、兼顾母婴安全的药物(详见第一章第三节)。

妊娠期 UTI 的治疗,除了与非妊娠期 UTI 治疗相似的一般性治疗及抗菌药物治疗外,应有特殊的产科因素考量。

(1)一般性治疗:综合考虑妊娠期的特殊生理状态,积极寻找病因,尽可能去除或改善尿路结构和功能的异常;合理调整生活方式(注意休息、多饮水、勤排尿等);若孕妇出现发热,应及时使用退热药物,目前循证证据较多的药物为对乙酰氨基酚,发热时的支持治疗还包括降低室温、减少衣物和按需补液等;无明显膀胱刺激征的患者，目前没有足够的证据支持碱化尿液作为常规治疗。

（2）抗菌药物治疗：妊娠期 UTI 的抗菌药物方案同样要兼顾母婴安全和治疗的有效性。抗菌药物对母婴安全的影响同样主要取决于妊娠时期、抗菌药物的妊娠分级以及孕妇自身状态。妊娠前 3 个月，即通常所说的器官形成期、高敏感期，使用抗菌药物必须特别考虑药物对胚胎、胎儿的致畸作用，对母体的危害，以及潜在的未知风险，需要权衡利弊。抗菌药物本身的妊娠分级也是抗菌药物方案选择必须要考虑的因素，国内目前仍较多沿用美国 FDA 的原五分类法（并非所有国内上市的抗菌药物均有 FDA 分类，如头孢哌酮舒巴坦、奥硝唑等）。FDA 自 2014 年 12 月开始建议采用怀孕与哺乳期标示规则（Pregnancy and Lactation Labeling Rule，PLLR），在药品说明书中通过详细的文字资料将药物的妊娠期相关安全性信息进行阐述，对 FDA 原五分类法是一个很好的补充，但目前并非所有的药品说明书已经完成修订。

治疗的有效性体现在应综合考虑孕妇病史、自身情况、致病菌、尿路感染部位，以及抗菌药物本身的药动学特征，实现个体化治疗。妊娠期 UTI 抗菌药物的品种选择、用法用量、疗程等需遵循前述抗菌药物的合理使用章节（第一章第三节）的规则。临床药师需特别关注的是治疗 UTI 抗菌药物所需的特殊药动学特征：上 UTI，因不能除外血流感染，所选用的抗菌药物不仅需要在尿液中有高浓度，也需要保证较高的有效血药浓度；而下 UTI，应选择能够在尿液中达到有效浓度的抗菌药物，如果尿液中药物浓度不足，即使体外药敏试验结果敏感，临床应用效果仍可能欠佳。孕妇自身情况（病情程度、肝肾功能、合并疾病、是否存在其他导致免疫抑制的高危因素等）、发病场所（社区/医院）、既往和目前用药情况等；当地细菌耐药性监测数据、尿培养结果（有/无，阳性/阴性，药敏试验结果等）；感染部位（上尿路/下尿路）等均会影响抗菌药物方案的制订。

（3）产科管理：急性肾盂肾炎与早产有关，但急性肾盂肾炎本身并非终止妊娠的指征。急性肾盂肾炎诱发早产临产时，无论孕周大小临床均应认真考虑是否保胎，一般妊娠 34 周后不予保胎。若急性肾盂肾炎女性在妊娠 34 周前出现早产临产，则在积极抗菌药物治疗的同时应给予宫缩抑制剂和类固醇（如地塞米松）以延长孕周。但若患者存在脓毒血症，建议终止妊娠。

（四）药物治疗及药学监护

1. 常用抗菌药物治疗方案

（1）妊娠期 ASB：目前包括美国感染病学会在内的各大权威指南仍然推荐对妊娠期 ASB 进行筛查和积极的抗菌药物治疗。一旦孕妇尿培养阳性，即需要根据药敏试验结果进行针对性治疗。若菌尿持续存在或者复发，需要再次抗菌药物治疗，必要时可预防性或抑制性使用抗菌药物。

妊娠期 ASB 的抗菌药物选择和疗程目前并无统一意见，优选短疗程以减少胎儿抗菌药物的暴露。常用的抗菌药物包括青霉素类和头孢菌素类，如阿莫西林 500mg p.o. q.8h., 3～5 天；阿莫西林克拉维酸钾 500mg p.o. q.12h., 3～5 天；头孢氨苄 500mg p.o. q.8h., 3～5 天。优选蛋白结合力低的药物（如头孢氨苄），蛋白结合力高的药物（如头孢曲松）不建议在分娩前一日使用，因为它可以从血浆蛋白中置换出胆红素，从而诱发新生儿黄疸甚至胆红素脑病。最佳疗程取决于抗菌药物的种类，如 β- 内酰胺类抗菌药物和呋喃妥因（孕早期及孕晚期慎用；国外指南推荐，国内较少使用）多为 5～7 天方案；磷霉素氨丁三醇 3g 单剂口服可以有效清除尿液中的细菌。

B 组链球菌 ASB 的孕妇在分娩时或者破膜时预防性静脉使用负荷剂量的抗菌药物（如青霉素）可以预防新生儿早发型 GBS 疾病。

其他可用的抗菌药物：UpToDate 认为呋喃妥因以及磺胺甲噁唑 / 甲氧苄啶（SMZ-TMP）在孕中晚期（因可致游离胆红素增高，不在分娩前最后一周使用）使用相对安全，即使在孕早期，若无其他合适的替代抗菌药物可用时，也可以考虑使用呋喃妥因或 SMZ-TMP。但使用这两种药物需要对孕妇更多的监测，如 SMZ 是叶酸拮抗剂，使用 SMZ-TMP 期间都必须考虑监测血清叶酸的浓度以及给予叶酸的额外补充，特别是妊娠前 3 个月；对于葡萄糖 -6- 磷酸脱氢酶（G6PD）缺乏症的孕妇，呋喃妥因理论上来说可能导致其胎儿或新生儿发生溶血性贫血。

（2）急性膀胱炎：因有明显膀胱刺激征，妊娠期急性膀胱炎多为经验性使用抗菌药物，其后根据治疗反应和尿培养药敏试验结果（如果有）进行调整。妊娠期急性膀胱炎的抗菌药物方案同 ASB，其后的随访及持续性和复发性菌尿的处理也与 ASB 相同。

（3）急性肾盂肾炎：我国目前建议妊娠期急性肾盂肾炎需要住院接受治疗，推荐初始经验治疗即静脉滴注广谱青霉素或第三代头孢菌素。症状改善后 48 小时，可考虑更换为口服给药以继续完成 10～14 天的总疗程。根据病情轻重，推荐的静脉使用抗菌药物方案不同。具体可见表 3-8。

表 3-8　妊娠期急性肾盂肾炎经验性胃肠外给药方案

疾病程度	抗菌药物	给药方案
轻中度急性肾炎肾炎	头孢曲松	1g q.24h.
	头孢吡肟	1g q.12h.
	氨曲南	1g q.8h.
重度急性肾盂肾炎	哌拉西林他唑巴坦	3.375g q.6h.
	美罗培南	1g q.8h.
	厄他培南	1g q.24h.
	多尼培南	0.5g q.8h.

（4）合并尿路结构和功能异常的妊娠期 UTI：初始经验治疗可选用氨基青霉素加酶抑制剂、第二／三代头孢菌素；初始治疗失败或病情严重的病例可选用哌拉西林加酶抑制剂、第三代头孢菌素或者碳青霉烯类等。考虑到阿莫西林、阿莫西林克拉维酸钾以及 SMZ-TMP 的高耐药率，指南不推荐用于该人群的初始经验性治疗。在产超广谱 β- 内酰胺酶（ESBL）细菌检出率较高的地区，建议经验性用药时应使用可覆盖 ESBL 阳性菌的抗菌药物。

（5）妊娠期反复发生的尿路感染（recurrent urinary tract infection，rUTI）：rUTI 特指一年内至少发生 3 次或者近 6 个月出现两次及以上 UTI，分为复发和重新感染。复发定义为前一次 UTI 治愈后 2 周内再次发生同种致病菌感染。重新感染则是前一次 UTI 治愈后 2 周后发生的同一种细菌感染或前一次 UTI 治愈后任何时间发生的其他致病菌的感染。孕妇在 rUTI 无症状间期，可长期低剂量预防性使用抗菌药物（3～6 个月），如睡前口服头孢氨苄 125～250mg 或头孢克洛 250mg q.d.；对孕前即有 rUTI 病史的孕妇应考虑性交后的单次预防用药。这两种方式均可以有效降低 rUTI 的发病率。一旦查出菌尿，则转换为治疗用药。

2. 药学监护要点

（1）疗效评估：治愈，孕妇无 UTI 临床症状，清洁中段尿培养阴性，且本次治疗完成后 1 周复查尿培养阴性。治疗失败，孕妇仍有清洁中段尿培养阳性；或本次治疗完成后 1 周复查尿培养复阳，且为同一菌株。

（2）药物不良反应监测：妊娠期 UTI 所用抗菌药物多为 β- 内酰胺类，此类药物最常见的不良反应为各种类型的过敏反应，最严重的为过敏性休克，尤以青霉素类抗菌药物多见。其他常见不良反应有皮疹、荨麻疹、恶心、呕吐、腹痛、腹泻、头晕、心悸、心慌、注射部位疼痛、水肿等。β- 内酰胺类抗菌药物之间存在交叉过敏反应，交叉过敏可以发生于母核，也可以发生于支链相同或相似，需加强监测。

（3）用药教育

1）医护人员：使用前仔细询问患者家族史、过敏史和既往病史；青霉素类药物使用前均要求进行青霉素皮试，但不推荐常规进行头孢菌素类抗菌药物的皮试，除非该品种药品说明书明确规定需进行皮试，或患者既往有明确的青霉素或头孢菌素 I 型过敏史；因单环 β- 内酰胺类氨曲南的侧链结构与头孢他啶 C_7 位侧链结构相同，已有文献报道两者之间存在交叉过敏，故建议头孢他啶过敏史患者应尽量避免使用氨曲南；包括皮试在内，β- 内酰胺类抗菌药物的给药有导致严重过敏反应甚至过敏性休克的可能，给药区应常规备有相关抢救设备及药品，且医护人员应掌握过敏性休克抢救的标准操作规程。在开具和执行医嘱时，医护人员应注意头孢曲松不能加入哈特曼氏以及林格氏等含钙的溶液中使用，两者联用可能导致死亡。

2）孕妇及家属：应详细告知医护人员和临床药师孕妇近期一直使用的药物或特殊物质，有助于医药护人员了解既往用药情况和可能的干扰因素从而正确诊断并选用最合适的治疗方案。门诊患者应遵守医嘱服药，临床药师应指导孕妇正确使用药品，包括用药时间、用药剂量和用药方法等。尽管孕妇饮酒的比例不高，临床药师也应常规告知孕妇在使用头孢菌素期间以及停药后 5～7 天内不可饮酒或服用含乙醇成分的物质（如酒酿、酒心巧克力、藿香正气水等）。对于住院孕妇及家属，临床药师除了对其进行口服药物的用药指导外，应告知不可随意调整静脉用抗菌药物的滴速，帮助孕妇及家属了解常见过敏反应和过敏性休克的表现，知晓在用药过程若有不适，应及时联系医护人员。

（五）案例

病历摘要：患者，女性，31 岁，身高 160cm，孕前体重 70kg，现体重 59.5kg。

入院时间：2019 年 3 月 10 日

主诉：孕 35 周，下腹痛半天。

现病史：患者平素月经周期规则。LMP：2018-07-03，患者因"男方精子因素"于 2018-07-24 我院生殖科移植 2 枚鲜胚，存活 1 枚，根据早期 NT 超声推算 EDC：2019-04-14。停经 40$^+$ 天开始出现恶心、呕吐等早孕反应，孕 4$^+$ 个月自觉胎动至今。孕期在我院定期产检，NT 超声正常，早期唐氏筛查低风险，中期唐氏筛查示 AFPMOM 值偏低，行无创低风险。地贫基因、G6PD、Ⅲ级超声未见明显异常。OGTT 异常，诊断妊娠糖尿病，未监测血糖。孕期无头痛、头晕、胸闷、心悸等不适。现孕 35 周，今日中午无明显诱因开始下腹胀痛，无伴阴道流血、流液等不适，自觉胎动正常，拟"先兆早产"收入院。

既往史：2015 年行宫腹腔镜检查（不详）。

月经婚育史：初潮 12 岁，7/27～28 天，平素月经规则。G1P0。

个人史、家族史、过敏史：无特殊。

查体：T 36.6℃，P 112 次 /min，R 20 次 /min，BP 129/73mmHg，心肺未及明显异常，腹软，膨隆，下肢无水肿。产科检查：宫高 31cm，腹围 90cm，胎位 ROP，胎心率 140 次 /min，腹软，扪及不规律宫缩，宫体无压痛，无拒按。阴道检查：宫颈中位，质中，宫颈管长约 0.5cm，胎膜未破，宫颈评分 5 分。

辅助检查：2019 年 3 月 3 日我院 B 超，胎位头位 ROP。因胎头位置低，非标准平面测量 BPD 83mm，HC 297mm，AC 286mm，FL 68mm。羊水暗区 45mm，羊水指数 121mm。胎盘位于子宫后壁，厚 31mm，成熟度Ⅰ度。因胎体回声遮挡，脐带胎盘附着处显示不清。脐动脉 S/D 1.98，胎心率 149 次 /min。孕妇宫颈内口闭合，宫颈管长 28mm。宫内妊娠，单活胎。脐动脉血流频谱正常范围。注意宫颈情况，请结合临床。OGTT：4.47-10.19-7.82mmol/L。

入院诊断：

1. 孕 1 产 0，宫内妊娠，35 周，单活胎，ROP 先兆早产
2. 妊娠糖尿病
3. 试管婴儿妊娠状态

诊治过程：

2019-03-10（入院当天）

完善相关检查、母胎监护，与患者及其家属交代病情，患者及家属签字要求阴道试产。

2019-03-11（入院第 2 天）

主诉：偶有下腹胀痛，无阴道流血、流液等不适。追问患者病史，患者诉排尿不适，有尿黄、尿痛症状。

查体：宫高 31cm，腹围 90cm，胎位 ROP，胎心率 140 次 /min，腹软，扪及不规律宫缩，宫体无压痛，无拒按。阴道检查：宫颈中位，质中，宫颈管长约 0.5cm，胎膜未破，宫颈评分 5 分。

辅助检查：

03-10 尿常规：尿蛋白（+），尿红细胞 299.64 个 /μl，尿白细胞 3 535.49 个 /μl。

血常规：WBC 16.29×10^9/L，N 13.96×10^9/L，N% 85.6%。

补充诊断：妊娠合并泌尿道感染

治疗方案：

加用：头孢曲松粉针 2g+NS 100ml i.v.gtt. q.d.

2019-03-12（入院第 3 天）

主诉：患者诉尿痛较前减轻，右侧腰背疼痛，无下腹胀痛、阴道流血流液等不适，自觉胎动正常。患者自诉昨日静脉滴注头孢曲松时出现臀部皮疹伴瘙痒，停止滴注后逐渐消失。

查体：右侧肾区轻度叩击痛，未扪及明显宫缩，胎心率 139 次 /min。

辅助检查：

3-11 复查尿常规：尿白细胞 56.43 个 /μl。余检验检查结果未见明显异常。

3-11 血糖大轮廓：4.6-4.8-4.5-7.2-6.8-6.6-5.8mmol/L。

治疗方案：

加用：阿奇霉素粉针 0.5g+NS 500ml i.v.gtt. q.d.

停用：头孢曲松粉针 2g+NS 100ml i.v.gtt. q.d.

2019-03-14（入院第 5 天）

主诉：患者诉右侧腰背疼痛较前缓解，无明显尿痛，尿色较黄，无下腹痛，无阴道流血、流液等不适，自觉胎动正常。

查体：血压 113/56mmHg，心肺未及异常，腹软，未扪及宫缩。

辅助检查：

03-13 血糖大轮廓：5.0-7.9-4.2-5.8-4.4-6.6-4.2mmol/L。

尿常规：潜血（+++），尿红细胞 236.28 个 /µl，尿白细胞 469.26 个 /µl。

血常规：WBC 14.90×10⁹/L，N 12.22×10⁹/L，N% 82.0%。

泌尿系超声：右肾积液声像；右侧输尿管上段扩张，左侧上段未见扩张。左肾、膀胱未见异常。

1 小时尿红细胞 66×10⁴/h，1 小时尿白细胞 6 014.3×10⁴/h。

治疗方案： 继续原治疗方案。

2019-03-15（入院第 6 天）

主诉： 患者诉无明显尿痛、尿色正常，无明显腰痛等不适。自觉胎动正常。

辅助检查：

03-15 中段尿细菌培养：缓症链球菌，红霉素（R），氯霉素（S），克林霉素（R），四环素（R），万古霉素（S），左氧氟沙星（R），利奈唑胺（S），喹奴普汀 / 达福普汀（S），青霉素（其他链球菌）（I），头孢噻肟（仅用于甲型溶血性链球菌）（S）。

血常规：WBC 7.39×10⁹/L；N 5.29×10⁹/L；N% 71.5%。

03-14 泌尿系超声：肾盂可见液性分离暗区，宽约 11mm。肾盏未见扩张。右肾肾盂可见液性分离暗区，宽约 22mm。肾盏未见扩张。左侧输尿管上段未见扩张。右侧输尿管上段扩张，内径约 15mm。

治疗方案：

加用：哌拉西林他唑巴坦 3.375g+NS 250ml i.v.gtt. q.6h.

停用：阿奇霉素粉针 0.5g+NS 500ml i.v.gtt. q.d.

2019-03-17（入院第 8 天）

主诉： 患者诉无明显尿痛，尿色正常，无明显腰痛、下腹痛、阴道流血等不适，自觉胎动正常。

查体： 生命体征平稳，心肺听诊无异常，腹软，无压痛、反跳痛，未及明显宫缩。

辅助检查： 尿常规，尿白细胞 6.93 个 /µl。

治疗方案： 患者及家属坚决要求出院，予办理。

出院诊断：

1. 妊娠合并泌尿系感染（好转）

2. 孕 1 产 0，宫内妊娠，36 周，单活胎，ROP 先兆早产

3. 妊娠糖尿病

4. 试管婴儿妊娠状态

出院带药：

阿莫西林胶囊 0.5g p.o. q.8h.×7 天

问题（含答案要点）

问题1：结合病史，请分析患者初始抗菌药物方案是否合理？

答案要点：

1. 该患者初始抗菌药物方案并非首选。

2. 患者妊娠糖尿病，有排尿不适、尿频、尿痛和下腹痛，结合尿常规结果，临床考虑不能排除妊娠期UTI的诊断。患者的先兆早产征象也可能与泌尿系感染有关。病情轻中度的UTI，推荐的经验性用药包括头孢曲松，但具体到该患者，头孢曲松不是首选方案。

3. 根据我院细菌耐药监测数据，我院头孢曲松对大肠埃希菌的耐药率为50%～70%，故头孢曲松不应作为首选的抗UTI抗菌药物；且该孕妇处于孕晚期，有先兆早产征象。头孢曲松作为蛋白结合力极高的药物，不建议在分娩前日使用。

4. 根据指南推荐和我院药物的可获得性，建议该孕妇可经验性选用其他敏感的第三代头孢菌素，如头孢他啶等，必要时根据病情也可使用哌拉西林他唑巴坦（需皮试）、美罗培南等。

问题2：患者使用头孢曲松发生过敏反应，抗菌药物改为阿奇霉素是否合理？

答案要点：该患者改用阿奇霉素不是最佳选择。妊娠期UTI的主要致病菌为革兰氏阴性菌，如大肠埃希菌、肺炎克雷伯菌、肠杆菌属等。根据阿奇霉素的抗菌谱（革兰氏阳性菌为主）和药动学特点（主要经胆汁排泄），UTI的首选抗菌药物并不包括阿奇霉素。该患者使用头孢曲松出现瘙痒和皮疹等皮肤附件的不良反应，考虑妊娠期特殊的生理状态以及可能存在的交叉过敏，建议首选氨曲南作为替代药物。因我院氨曲南的不可获得性，结合患者病情和过敏史，可考虑使用其他敏感的青霉素类抗菌药物，如复合酶抑制剂哌拉西林钠他唑巴坦等，使用前必须要进行青霉素皮试。

问题3：患者中段尿培养示缓症链球菌，临床根据药敏试验结果调整抗菌药物为哌拉西林他唑巴坦是否合理？

答案要点：该患者调整抗菌药物的指征不明确。缓症链球菌属于甲型溶血性链球菌之一，为条件致病菌。患者经验性使用阿奇霉素后UTI的症状、体征好转，血常规等感染指标逐步下降至正常，考虑临床治疗有效。此时即使尿培养结果提示红霉素（R），也不建议换用抗菌药物。建议复查尿培养。

问题4：请问该患者胃肠外使用阿奇霉素的用药监护内容有哪些？

答案要点：

1. 阿奇霉素不建议静脉注射或肌内注射，因其局部刺激性大。

2. 静脉滴注阿奇霉素的速度不宜过快，0.5g/500ml（浓度1mg/ml）的滴注时间宜以3小时为宜，0.5g/250ml（浓度2mg/ml）的滴注时间宜以1小时为宜。阿奇霉素的血清蛋白结合率随血药浓度的增加而降低，故在阿奇霉素较低血药浓度时，为使其从结合状态游离出来再被吸收分布到组织中去发挥抑菌作用，就需要减慢静脉滴注速度。另外静脉短时间内接触高浓度阿奇霉素反而不易发生静脉炎，高浓度高滴速与低浓度低滴速导致不良反应的发生率相似。

3. 阿奇霉素的常见不良反应为腹痛、恶心、呕吐等胃肠系统反应和注射部位疼痛等局部反应。

问题 5：β- 内酰胺类抗菌药物之间存在交叉过敏，如何评价该患者使用头孢曲松发生过敏反应后又使用哌拉西林他唑巴坦？

答案要点：第三代头孢菌素与青霉素之间的交叉过敏反应率非常低（<1%）。头孢曲松与哌拉西林不具有相同或相似的侧链结构，理论上发生交叉过敏的可能性极低。该患者使用头孢曲松发生的过敏反应并非 I 型超敏反应，在其他药物不可获得的情况下（如氨曲南），可以谨慎进行青霉素皮试，皮试阴性后使用青霉素类药物，加强监护，备好急救措施。另外，哌拉西林他唑巴坦属于时间依赖性抗菌药物，比较严谨的使用频次应表述为 q.6h.。

问题 6：在该患者出院时，请从用药指导、生活方式干预及监测随访几个方面对其进行出院教育。

答案要点：

1. 患者出院带药阿莫西林胶囊，为青霉素类抗菌药物，使用方法为一次两粒（0.5g），每 8 小时口服 1 次，温水送服。

2. 用药注意事项

（1）阿莫西林为时间依赖性抗菌药物，每日尽量按照时间间隔给药以保证疗效，但不建议单纯为服药而影响夜间睡眠。

（2）不可打开阿莫西林胶囊服药。

（3）食物不影响阿莫西林的吸收，为减轻胃肠道不良反应可选择餐后服用。

（4）皮疹、恶心、呕吐是阿莫西林最常报道的不良反应。

3. 生活中注意事项

（1）患者已孕 36 周，抗菌药物疗程未足，不排除出院后双肾积液进一步增多，泌尿系感染反复、加重，导致急腹症、急性或慢性肾功能不全、早产可能，出院后应注意观察自身情况，及时返院复查。

（2）多饮水，勤排尿，注意休息等。

三、生殖系统感染

（一）淋病

淋病（gonorrhoea）是由淋病奈瑟球菌（简称淋球菌）感染所致的以泌尿生殖

系统化脓性感染为主要表现的性传播疾病。淋球菌为革兰氏阴性双球菌，感染的主要部位有尿道、宫颈、直肠，也可发生其他部位如咽部和结膜感染，严重时甚至是播散性感染。淋病主要通过性传播，偶可通过间接接触感染，目前为我国发病率第二位的性传播疾病。孕妇常见的表现是子宫颈炎和尿道炎，严重时淋球菌经血行传播引起母婴播散性淋球菌感染。

1. 临床表现

（1）无并发症淋病：感染多出现在宫颈、尿道、尿道旁腺和前庭大腺等下生殖道，有些症状轻微或没有症状而难以确定潜伏期，更多的女性感染者表现为阴道脓性分泌物增多，子宫颈水肿、充血等子宫颈炎；或排尿困难、尿道脓性分泌物等尿道炎表现；或前庭大腺炎、肛周炎等。

（2）有并发症淋病：常表现为盆腔炎，包括子宫内膜炎、输卵管炎、输卵管卵巢囊肿、盆腔腹膜炎、盆腔脓肿以及肛周炎等。

（3）严重时可经血行引起关节炎、心内膜炎或脑膜炎等播散性淋球菌感染。

2. 妊娠结局影响

（1）妊娠早期淋球菌宫颈炎可致感染性流产和流产后感染；妊娠晚期易发生绒毛膜羊膜炎、胎儿窘迫、胎儿生长受限、死胎、胎膜早破和早产等；分娩后产妇抵抗力低，可引起淋球菌性子宫内膜炎和输卵管炎等产褥感染，严重者可致播散性淋病。

（2）约 1/3 胎儿通过未经治疗产妇软产道时感染淋球菌，引起新生儿淋球菌性结膜炎、肺炎，甚至败血症，使围产儿死亡率增加。

3. 诊断

（1）病史：有不安全性行为、多性伴侣或性伴侣感染史，或与淋病患者密切接触史，新生儿母亲有淋病史。

（2）临床表现：见上文。

（3）实验室检查：①显微镜检查，仅用于尿道分泌物涂片；②淋球菌培养，适用于除尿液外的其他临床标本的淋球菌检查；③核酸检测，检测的敏感性高于细菌培养，适用于各种类型临床标本的检测。

（4）疑似病例，符合流行病学史，以及临床表现中任一项者；确诊病例，同时符合疑似病例的要求，以及实验室检查中任何一项者。

4. 治疗目的及原则

（1）治疗目的：治愈淋病，预防并发症的发生，降低母胎围产期病死率，改善母婴预后。

（2）治疗原则：①选择敏感药物，及时、足量、规范化用药；②坚持定期复查和随访；③夫妻或性伴侣双方应同时接受检查和治疗；④同时建议进行衣原体和梅毒感染检测；⑤妊娠期禁用氟喹诺酮类和四环素类药物。

5. 药物治疗

（1）常用药物治疗方案：见表3-9。

表 3-9　淋球菌性感染药物治疗方案

感染类型	药物治疗方案	不排除衣原体感染	不排除厌氧菌感染	替代方案
无并发症	头孢曲松 1g，单次给药	阿奇霉素首日 1g，顿服，第 2～3 日 0.5g q.d.，疗程 3 日；或阿莫西林 0.5g q.8h.，疗程 7 日	—	头孢噻肟 1g，肌内注射，单次给药；或其他证实有效的第三代头孢菌素；或庆大霉素 24 万 U，肌内注射，单次给药
有并发症	头孢曲松 1g q.d.；或头孢替坦 2 g i.v.gtt. q.12h.；或头孢西丁 2g i.v.gtt. q.6h.；疗程 14 日	同无并发症	甲硝唑 400mg p.o. q.12h. 或 0.5g i.v.gtt. q.12h.，疗程 14 日	克林霉素 900mg i.v.gtt. q.8h.，加庆大霉素（2mg/kg 负荷剂量），静脉滴注或肌内注射，随后庆大霉素维持量 1.5mg/kg q.8h. 或 7mg/kg q.d.，加克林霉素 450mg p.o. q.i.d.，连续 14 日为一疗程
淋球菌性结膜炎	头孢曲松 1g q.d.，连续 3 日	—	—	—
淋球菌性咽炎	头孢曲松 1g，单次给药	同无并发症	—	头孢噻肟 1g i.m.，单次给药
播散性淋病（建议住院治疗）	头孢曲松 1g q.d.，10 日或以上，其中淋球菌性脑膜炎，治疗疗程约需 2 周，心内膜炎疗程需 4 周以上	同无并发症	—	—
产时新生儿淋球菌感染	头孢曲松 25～50mg/kg（总量不超过 125mg）q.d.，连续 3；若出现播散性淋病，疗程 7～10 日；如有脑膜炎疗程延长为 14 日	—	—	—

注：头孢曲松可肌内注射或静脉注射；甲硝唑妊娠前 3 个月禁用。

（2）特殊情况用药

1）应密切注意药物治疗的耐药情况，对于治疗失败，需甄别再次感染和耐药菌感染，尽可能获得药敏试验数据，及时调整治疗方案；如果治疗失败且头孢曲松仍敏感时，可考虑增加头孢曲松剂量再次治疗，如为单纯的淋球菌宫颈炎，可使用头孢曲松 1～2g，连用 3 天。

2）询问患者的既往过敏史，若无过敏史，在治疗时仍应监测可能发生的过敏反应并及时对症治疗；若有头孢过敏史，建议首先进行脱敏头孢治疗；无法脱敏治疗或重度过敏，才考虑替代方案。

3）由于盆腔炎常为包括淋球菌在内的多种病原体引起的混合感染，若为淋球菌性并发盆腔炎性感染，应选择覆盖淋球菌、沙眼衣原体和厌氧菌感染的药物治疗方案进行经验性治疗，同时由于可能增加孕产妇死亡、早产等风险，建议住院静脉药物治疗，临床症状有所改善后 24 小时可改为口服治疗，并最终完成 2 周的治疗疗程。

6. 药学监护与用药教育

（1）药学监护

1）头孢曲松注射液不可与含钙静脉输液同时给予，有产生头孢曲松 - 钙沉淀物的风险，患者在治疗的时候也应摄入足够的水分，以防在泌尿道中形成头孢曲松钙沉淀物，引起尿石症、肾衰竭等，治疗期间应监测肾功能。

2）头孢曲松肌内注射时宜选择相对较大的肌肉，不推荐同一处肌肉肌内注射 1g 以上的药物。静脉注射时间为 2～4 分钟，滴注时间至少 30 分钟。新生儿应超过 60 分钟，以降低发生胆红素脑病的风险。

3）头孢曲松注射液治疗时可导致血液系统异常，如血小板减少、溶血性贫血、维生素 K 缺乏等，必要时可补充维生素 K；长期用药建议监测全血细胞计数；注意监测肝胆功能，头孢曲松钙盐可能在胆囊中沉积，导致胆囊疾病。

4）庆大霉素注射液治疗时应监测患者的血药浓度，并据以调整剂量，减少对胎儿造成可能的伤害，监测出生后的新生儿肾功能和听力。

5）克林霉素静脉或口服可出现严重腹泻，用药期间应留意患者的大便情况，如出现水样便或血便，应停药并对症处理，另外应监测肝功能和可能发生的过敏反应，与庆大霉素联合可增加神经肌肉阻滞的不良反应。

6）使用阿奇霉素治疗时，注意监测其心脏毒性、肝毒性、听力损害、胃肠道不良反应等。

7）淋球菌性结膜炎，可以辅助生理氯化钠溶液冲洗眼部，1 次 /h；新生儿出生后可尽快使用 0.5% 红霉素眼膏预防淋球菌性结膜炎。

8）播散性淋球菌感染中的淋球菌性关节炎者，禁止关节腔内注射抗菌药物；使用非糖皮质激素的抗炎药可缓解疼痛和有助于防止反复性关节渗液。

（2）用药教育

1）为了成功治疗和保护胎儿，应尽早开始治疗；对于长疗程口服抗菌药物治疗，应告知患者足量、足疗程、规范化用药对治疗结局的重要性。

2）患者采用头孢曲松方案治疗时，应避免饮酒或服用含乙醇的食物，防止发生双硫仑样反应。

3）嘱咐患者在治疗后进行复查，治疗结束后 5 天内进行淋球菌培养或治疗结束后 3 周进行核酸扩增试验，以确定是否治愈。

4）嘱咐患者在治疗期间禁止性行为，直至完成治疗，症状消退，且要求性伴侣接受评估和治疗。

（二）梅毒

梅毒是由梅毒螺旋体感染引起的慢性、系统性性传播疾病。主要经性接触传播，偶可经接触间接感染或少数经输血感染。根据病程分为早期梅毒和晚期梅毒，根据其传播途径分为后天梅毒和先天梅毒。

1. 分类、临床表现和诊断　见表 3-10。

2. 妊娠结局影响　未经治疗或治疗失败的孕妇，80% 可经胎盘母婴传播导致流产、早产、死胎、死产、低出生体重儿或先天梅毒，即使幸存病情也较重。晚期先天梅毒多出现在 2 岁以后，病死率和致残率均明显升高。因此建议孕妇首次产检时（最好在妊娠前 3 个月）筛查梅毒；若在梅毒高发区或高危孕妇，建议在妊娠 28～32 周和临产前再次筛查。

3. 治疗目的及原则

（1）治疗目的：杀灭梅毒螺旋体和抑制其增殖，控制局部感染，阻断母婴传播。

（2）治疗原则：①尽早明确诊断，及时、足量、规范治疗，任何时刻只要发现未经正规治疗的孕妇梅毒，均需及时治疗；②妊娠期梅毒患者只需 1 个疗程的抗梅毒治疗；③已接受正规的治疗和随诊，一般不需要再治疗，若检查发现有梅毒活动征象，建议再接受 1 个疗程治疗；④性伴侣应同时接受检查和治疗。

4. 药物治疗及监护

（1）常用药物治疗方案：见表 3-11。

（2）治疗监护

1）治疗后每月需做 1 次非梅毒螺旋体血清学定量试验，观察有无复发及再感染；若治疗后非梅毒螺旋体抗体滴度未降至 1/4 或以下，或确证在起初降低后升高至 4 倍，则认为治疗失败或复发，建议再接受 1 个疗程的治疗。

2）血清固定状态：少数患者在经过正规治疗后非梅毒螺旋抗体滴度下降至一定程度后不再下降，且长期维持在某一滴度范围，在排除感染的可能后，暂时无须治疗，定期检查和随访。

表3-10　梅毒的分期、临床表现和诊断

感染类型	潜伏期或病程	病史	临床表现	实验室检查				诊断
				① 显微镜检查	② 非梅毒螺旋体血清学	③ 梅毒螺旋体血清学	④ 脑脊液检查	
一期梅毒	2~4周	不安全性行为、多性伴侣或性伴侣感染梅毒史	硬下疳，腹股沟等局部淋巴结肿大	阳性	可为阴性（感染6周后复查）	可为阴性（感染4周后复查）	—	疑似病例：符合病史、临床表现和实验室检查②项或③项。确诊病例：符合病史、临床表现和同时实验室检查①②③中任两项
二期梅毒	2年内，可有一期梅毒史（后4~6周）	不安全性行为、多性伴侣或性伴侣感染梅毒史或输血史	皮肤黏膜损害，全身淋巴结可肿大，可出现骨关节、眼、内脏及神经系统损害等	阳性	阳性	阳性	—	疑似病例：符合病史、临床表现和实验室检查②项或③项。确诊病例：符合病史、临床表现和同时实验室检查①②③中任两项
三期梅毒	2年以上，可有一期或二期梅毒史	同上	①晚期良性梅毒：皮肤黏膜永久性损害；②骨梅毒和其他内脏梅毒；③心血管梅毒	—	阳性、极少数晚期可呈阴性	阳性	—	疑似病例：符合病史、临床表现和实验室检查②项或③项。确诊病例：符合病史、临床表现和同时实验室检查②③项

续表

感染类型	潜伏期或病程	病史	临床表现	实验室检查 ① 显微镜检查	② 非梅毒螺旋体血清学	③ 梅毒螺旋体血清学	④ 脑脊液检查	诊断
神经梅毒	不同类型的神经梅毒可存在于各时期	同上	①无症状神经梅毒；②脑脊膜神经梅毒；③脑实质梅毒；④脑膜血管梅毒；⑤眼梅毒；⑥耳梅毒；⑦其他部位等。梅毒侵犯不同部位有不同的临床表现	—	阳性，极少数晚期可呈阴性	阳性	常规检查异常和抗体阳性	疑似病例：符合病史、临床表现，实验室检查②③④项中的常规检查异常。确诊病例：符合病史、临床表现，实验室检查②③④项
隐性梅毒（潜伏梅毒）	早期隐性：2年以内	同上	无梅毒相关的明显症状与体征	—	阳性	阳性	常规检查异常常规检查异常和抗体阳性（用于诊断隐性神经梅毒）	疑似病例：符合病史、实验室检查②项或③项。确诊病例：符合病史、实验室检查②③项均为阳性
	晚期隐性：2年以上或无法判断病程	同上	无梅毒相关的明显症状与体征	—	阳性	阳性		
胎传梅毒	早期胎传梅毒：2岁以内发病	生母为梅毒者	类似二期梅毒	阳性	抗体滴度母亲的4倍以上，或随访3个月呈上升趋势	阳性	—	疑似病例：所有未经有效治疗的梅毒母亲所生的婴儿，或所发生的死胎、流产病例。确诊病例：符合病史、临床表现和实验室检查①②③任何一项
	晚期胎传梅毒：2岁或以后发病	同上	类似于获得性三期梅毒					
	隐性胎传梅毒	同上	无临床症状					

注：神经梅毒中，脑脊液的检查中，常规检查异常常为：白细胞计数>5×10^6/L（如果合并HIV，白细胞计数>20×10^6/L）且无其他原因。

表 3-11 梅毒的药物治疗方案

感染类型		药物治疗方案	脱敏无效的替代方案
早期梅毒	包括一期、二期及早期隐性梅毒	苄星青霉素 240 万 U,分两边臀部肌内注射,q.w.,共 1~2 次;或普鲁卡因青霉素 80 万 U i.m. q.d.,连用 15 日	红霉素 0.5g p.o. q.i.d.,连用 14 日;或头孢曲松 1g i.m./i.v.gtt. q.d.,连用 10~14 日;或阿奇霉素 2g 顿服
晚期梅毒	包括三期、晚期隐性或不确定病程的隐性梅毒	苄星青霉素 240 万 U i.m. q.w.,连用 3 周;或普鲁卡因青霉素 80 万 U i.m. q.d.,连用 20 日	红霉素 0.5g p.o. q.4h.,连用 30 日
神经梅毒	—	青霉素 300 万~400 万 U i.v. q.4h.,连用 10~14 日,必要时继以苄星青霉素每周 240 万 U i.m.,共 3 次;或普鲁卡因青霉素 240 万 U,两侧肌内注射,q.d.,加丙磺舒 0.5g p.o. q.i.d.,连用 10~14 日	头孢曲松 2g q.d.,静脉给药,连用 10~14 日
梅毒暴露后的预防	性伴侣疑诊或确诊	苄星青霉素 240 万 U,单次肌内注射	—
早期胎传梅毒	—	首选水剂青霉素 5 万 U/kg i.v.gtt.,出生 7 日内,q.12h.,出生 7 日后,q.8h.,连用 10~14 日;或普鲁卡因青霉素 5 万 U/(kg•d) i.m. q.d.,连用 10~14 日	头孢曲松 125(脑脊液正常)~250mg(脑脊液异常或晚期胎传梅毒)i.m./i.v.gtt. q.d.,连用 10~14 日

(3)药学监护

1)吉海反应:梅毒治疗可能会促进一种急性发热反应,多发生于首剂抗梅毒药物治疗后数小时,全身反应似流感样,并在 24 小时内消退,妊娠期可能诱发子宫收缩、胎动减少等反应,严重可能导致孕妇早产或胎儿宫内窒息,因此早期梅毒孕妇的驱梅治疗应在医生的监护下进行,并告知患者可能出现的吉海反应,必要时给予对症治疗和处理。

2)询问患者的过敏史,若为青霉素过敏者,建议脱敏青霉素治疗,无法脱敏时才考虑使用非青霉素的替代治疗方案;使用头孢曲松替代治疗时,应注意监测交叉过敏反应。

3)选择红霉素和阿奇霉素替代方案时,应监测药物的耐药情况,确保孕妇对其敏感时使用。

4)妊娠期间接受红霉素或阿奇霉素方案治疗,由于该类药物不能完全通过胎盘屏障,出生的婴儿应尽快接受青霉素治疗。红霉素治疗梅毒的疗效差,母亲停止哺乳后要用多西环素复治。

5）苄星青霉素，不推荐大腿前外侧肌内注射，可能导致四头肌纤维化和萎缩，仅可在臀部外上象限或侧臀内深部肌内注射。

6）接受红霉素或阿奇霉素方案治疗时，应注意监测其心脏毒性、肝毒性、听力损害、胃肠道不良反应等。

（三）支原体感染

生殖泌尿道支原体感染是一类性传播疾病，常见的支原体有解脲支原体（*Ureaplasma urealyticum*，UU）、人型支原体（*Mycoplasma hominis*，MH）和生殖支原体（*Mycoplasma genitalium*，MG），多存在于阴道、宫颈外口、尿道口及尿液中，主要经性接触传播。

1. 临床表现　支原体在泌尿生殖道有定植现象，多与宿主共存，通常不表现感染症状，仅在某些条件下引起感染，如免疫力下降或外源性传播大量支原体时，且常与其他致病原共同致病。若有感染症状，一般 UU 多表现为非淋球菌性尿道炎，MH 感染主要引起阴道炎、子宫颈炎和输卵管炎，MG 多引起子宫颈炎、子宫内膜炎、盆腔炎。

2. 妊娠结局的影响　支原体感染是否与不良妊娠结局相关尚存争议。有研究显示支原体感染可引起早产和产褥感染，可引起母婴垂直传播，导致新生儿支原体感染。

3. 诊断

（1）病史：有无不洁性生活接触史。

（2）临床表现：见上文。

（3）实验室检查：①支原体培养，国内目前主要手段；②血清学检查，无症状者血清特异性抗体水平低，再次感染者可显著升高；③PCR 技术。

4. 治疗目的及原则

（1）治疗目的：减少孕期并发症，降低母婴垂直传播。

（2）治疗原则：支原体阳性、无其他合并感染和无症状的孕妇无须干预和治疗。

5. 药物治疗及药学监护

（1）药物治疗方案：见表 3-12。

表 3-12　生殖泌尿道支原体感染药物治疗方案

感染类型	药物治疗方案	替代方案
妊娠期支原体感染（有症状者）	阿奇霉素 1g，顿服或阿奇霉素首日 500mg，第 2～5 日 250mg，总剂量 1.5g	红霉素 0.5g p.o. b.i.d.，连用 14 日
新生儿支原体感染	红霉素 5～40mg/（kg·d），分 4 次静脉滴注，或口服红霉素，连用 7～14 日	—

（2）药学监护要点

1）妊娠期生殖系统支原体感染治疗后，应常规进行治愈检测；治疗失败或持续性症状未改善，应考虑是否是耐药问题或合并其他感染，及时调整治疗方案。

2）接受红霉素或阿奇霉素方案治疗时，应注意监测其心脏毒性、肝毒性、听力损害、胃肠道不良反应等，阿奇霉素偶可引起过敏反应，发生过敏反应时应立即停药并给予对症治疗，同时过敏症状可能会复发，应适当延长对症治疗和观察期。

3）红霉素注射液输注浓度 1～5mg/ml，输注速度应足够慢，以减少静脉刺激性和注射部位的疼痛。

（四）沙眼衣原体感染

沙眼衣原体感染是一类常见的性传播疾病，主要以泌尿生殖道感染为主要表现，也可累及眼、直肠、咽部等其他部位，妊娠期感染可导致母婴传播。

1. 分类和临床表现 孕妇感染多无症状或症状轻微，有症状者常表现为阴道分泌物异常、出血，下腹部不适，宫颈充血水肿等子宫颈炎表现，以及尿频、尿急、尿痛，黏液性脓性分泌物溢出等尿道炎表现。若未经治疗或治疗不当，部分患者可上行感染导致盆腔炎。新生儿可经孕产妇传染，导致新生儿结膜炎或新生儿肺炎。

2. 妊娠结局影响 妊娠期间沙眼衣原体感染是否与不良妊娠结局有关尚存争议。有报道称围产期感染沙眼衣原体与早产、胎膜早破、低出生体重儿、胎儿窘迫等有关；孕妇感染后可发生宫内感染、产道感染或产褥感染，主要经产道引起新生儿感染，垂直传播率为30%～50%；产褥期可引起子宫内膜炎。

3. 诊断

（1）病史：有不安全性行为，多性伴侣或性伴侣感染史，新生儿母亲泌尿生殖道衣原体感染史。

（2）临床表现：见上文。

（3）实验室检查：①核酸检测，敏感性和特异性高，首选；②抗原检测；③培养法检测；④抗体检测。

（4）诊断标准：①确诊病例，同时符合病史、临床表现及实验室检查中任意一项者；②无症状感染，符合实验室检查中的任意一项且无症状者。

4. 治疗目的及原则

（1）治疗目的：改善症状，减少并发症，预防相关复杂感染和后遗症，降低母婴传播风险。

（2）治疗原则：①早期诊断，早期治疗；及时、足量、规范用药。②建议常规治疗后作判愈检测。③性伴侣应同时接受治疗。④建议同时检测其他可能存在的性传播疾病病原体并给予相应的治疗。

5. 药物治疗及药学监护

（1）常用药物治疗方案：见表 3-13。

表 3-13　沙眼衣原体感染药物治疗方案

感染类型	药物治疗方案	替代方案
妊娠期沙眼衣原体感染	阿奇霉素首日 1g，第 2～3 日 0.5g q.d.，疗程 3 天	阿莫西林 0.5g p.o. q.8h.，共 7 天
婴儿沙眼衣原体眼炎和肺炎	红霉素干糖浆粉剂 30～50mg/（kg·d），分 4 次口服，共 14 天；如有效，疗程再延长 1～2 周	—

（2）药学监护要点

1）妊娠期患者建议进行判愈检测（不早于治疗完成后 3 周），并在治愈检测后 3 个月和妊娠后 3 个月重复检测，以减少或避免胎儿和新生儿的感染；若症状持续或复发，并确认为沙眼衣原体感染，可再次治疗。

2）接受阿奇霉素方案治疗时，应注意监测其心脏毒性、肝毒性、听力损害、胃肠道不良反应等，阿奇霉素偶可引起过敏反应，发生过敏反应时应立即停药并给予对症治疗，同时过敏症状可能会复发，应适当延长对症治疗和观察期。

3）使用阿莫西林治疗，注意询问患者的过敏史，无过敏史者可在青霉素皮试阴性时可使用。

（五）生殖器疱疹

生殖器疱疹是由单纯疱疹病毒（herpes simplex virus，HSV）感染引起的一种性传播疾病。HSV 为双链 DNA，有 HSV-1 和 HSV-2 两种血清表型，HSV-1 常导致口、唇和结膜等感染，生殖器疱疹多数由 HSV-2 引起。近年来由于口 - 生殖器性行为，HSV-1 导致生殖器感染增加。HSV 可通过性和直接接触传播，潜伏期 2～12 天不等。

1. 分类、临床表现　HSV 感染分为原发性感染、非原发性首发感染和复发性感染。

原发性感染个体中检测出 HSV-1 或 HSV-2 类型，但血清检测中没有任一病毒类型的抗体；非原发性首发感染为个体检测到一种病毒类型，且血清检测到另一种病毒类型的抗体；复发性感染为个体检测到一种病毒类型，且血清检测中有相同病毒类型的抗体，通常是在潜伏期后 HSV 重新被激活而引起的复发。

临床表现为生殖器及肛门皮肤散在或簇集小水疱，破溃后形成糜烂或溃疡，自觉疼痛，常伴有腹股沟淋巴结肿痛、发热、头痛、乏力等全身症状。

2. 妊娠结局的影响　HSV 感染是否与流产相关尚不明确，但妊娠晚期原发性感染可能与早产和胎儿生长受限有关。妊娠期生殖器疱疹可导致母婴传播，大多经过产时产道感染，少数为产后或宫内感染。由于病毒载量和抗体的因素，妊娠晚期原发性疱疹表现高的母婴传播率，有复发疱疹病史或妊娠早期疱疹感染，产时母婴传播率低。新生儿可导致皮肤、眼和口腔感染，中枢神经系统感染和播散性感染，新生儿疱疹幸存者中约20%有长期神经后遗症。

3. 诊断

（1）病史：有不安全性行为，多性伴侣或性伴侣感染史。

（2）临床表现：见上文。

（3）实验室检查：①病原学检测，细胞培养法、抗原检测、核酸检测，核酸检测灵敏度和特异性高为首选；②血清学检测。

（4）对于有临床症状患者，病原学检测为确诊依据，病原学检测为阴性且不能排除感染者，血清学检测可用于辅助诊断，同时可用于筛查HSV感染。

4. 治疗目的及原则

（1）治疗目的：减轻症状，缩短病程，减少HSV排放，控制其传染性，降低母婴传播。

（2）治疗原则：①在妊娠期首发感染时，应给予口服抗病毒药治疗。②妊娠期反复出现疱疹病毒感染者，应口服抗病毒药治疗，以减少症状的持续时间和严重程度。③有HSV感染病史的孕妇，应在妊娠36周及以上接受抑制性抗病毒治疗；妊娠晚期原发感染，同样应接受抗病毒治疗，直至分娩。

5. 药物治疗 常用药物治疗方案见表3-14。

表3-14 生殖器疱疹药物治疗方案

治疗感染类型	阿昔洛韦	伐昔洛韦
原发性或首次感染	400mg，3次/d，口服，7～10天	500mg，2次/d，口服，7～10天
复发性	400mg，3次/d，口服，5天；或800mg，2次/d，口服，5天	500mg，2次/d，口服，3天；或1g，1次/d，口服，5天
抑制性抗病毒治疗（妊娠36周起）	400mg，3次/d，口服，直至分娩	500mg，2次/d，口服，直至分娩
严重感染或播散性感染（建议住院治疗）	5～10mg/kg i.v.gtt. q.8h.，2～7天或症状改善，后予以口服治疗，总疗程至少10天；感染性脑炎需要静脉治疗21天	—
新生儿疱疹病毒感染	20mg/kg i.v.gtt. q.8h.，局部感染疗程10～14天；神经系统或播散性感染疗程21天	—

6. 药学监护与用药教育

（1）药学监护要点

1）用药期间应注意监测肾功能和尿常规，一旦出现异常或肾衰竭征兆应立即停药；服用阿昔洛韦或伐昔洛韦时，服药期间多喝水，建议每天 1 500～1 700ml，高温或脱水时应适当增加饮水量。

2）阿昔洛韦静脉滴注时，应缓慢给药时间至少 1 小时，滴注速度过快可能引起肾衰竭；药液浓度不超过 7g/L，浓度过高可引起静脉炎，滴注时勿将药液漏至血管外，可导致局部疼痛和静脉炎。

（2）患者教育

1）药物治疗对于 HSV 的潜伏感染和复发无明显效果，因此应告知患者抗病毒治疗不能阻断 HSV 的再感染和疾病传播，不能根除病毒，可减轻症状，缩短病程，一旦确诊，尽早治疗。

2）疱疹病毒感染无症状时也可能发生传播，所以每次性行为都应使用安全套，有症状或急性发作时，应避免性行为。

（方　瑞　鲁　培　王穗琼）

参 考 文 献

[1] BAKER C J. 新生儿 B 组链球菌疾病的预防. UpToDate，2022.

[2] SMAILL F M，VAZQUEZ J C. Antibiotics for asymptomatic bacteriuria in pregnancy. Cochrane Database Syst Rev，2015（8）：CD000490.

[3] ALLEN A M，YUDIN M H. Management of group B streptococcal bacteriuria in pregnancy. J Obstet Gynaecol Can，2012，34（5）：482-486.

[4] KATHERINE T. 产后子宫内膜炎. UpToDate，2020.

[5] CAPE A，TUOMALA R E，TAULOR C，et al. Peripartum bacteremia in the era of group B streptococcus prophylaxis. Obstet Gynecol，2013，121（3）：812-816.

[6] Prevention of group B streptococcal early-onset disease in newborns. ACOG committee opinion，number 782.Obstet Gynecol，2019，134（1）：1.

[7] PUOPOLO K M，LYNFIELD R，CUMMINGS J J，et al. Management of infants at risk fou group B streptococcal disease. Pediatrics，2019，144（2）：e20191881.

[8] TEATERO S，FERRIERI P，MARTIN I，et al. Serotype distribution population structure，and antimicrobial resistance of group B streptococcus strains recovered from colonized pregnant women. J Clin Microbiol，2017，55（3）：412-422.

[9] Prelabor rupture of membranes：ACOG practice bulletin，number 217. Obstet Gynecol，2020，135（3）：e80-e97.

[10] 中华医学会妇产科学分会产科学组. 胎膜早破的诊断与处理指南（2015）. 中华妇产科杂

志，2015，50（1）：3-8.

[11] Committee Opinion No. 712: Intrapartum management of intraamniotic infection.Obstet Gynecol，2017，130（2）：e95-e101.

[12] 中国医药教育协会感染疾病专业委员会. 抗菌药物药代动力学 / 药效学理论临床应用专家共识. 中华结核和呼吸杂志，2018，41（6）：409-446.

[13] 尿路感染诊断与治疗中国专家共识编写组. 尿路感染诊断与治疗中国专家共识（2015版）——复杂性尿路感染. 中华泌尿外科杂志，2015，36（4）：241-244.

[14] 中国女医师协会肾脏病与血液净化专委会. 中国女性尿路感染诊疗专家共识. 中华医学杂志，2017，97（36）：2827-2832.

[15] VERANI J R，MCGEE L，SCHRAG S J. Prevention of perinatal group B streptococcal disease revised guidelines from CDC，2010. MMWR Recomm Rep，2010，59（RR-10）：1-36.

[16] 葛均波，徐永健，王辰. 内科学，9版. 北京：人民卫生出版社，2018.

[17] 李力，李银锋. 妊娠合并淋病的诊断及规范治疗. 中国实用妇科与产科杂志，2016，32（6）：517-519.

[18] 中国疾病预防控制中心性病控制中心，中华医学会皮肤性病学分会性病学组，中国医师协会皮肤科医师分会性病亚专业委员会. 梅毒、淋病和生殖道沙眼衣原体感染诊疗指南（2020年）. 中华皮肤科杂志，2020，53（3）：168-179.

[19] 中华医学会妇产科学分会感染性疾病协作组. 盆腔炎症性疾病诊治规范（2019 修订版）. 中华妇产科杂志，2019，54（7）：433-437.

[20] ROSS J，COLE M，EVANS C，et al. United Kingdom National Guideline for the management of pelvic inflammatory disease（2019 Interim Update）. https://www.bashhguidelines.org/media/1217/pid-update-2019.pdf.

[21] LEE S I，LEE J H，PARK S Y，et al. Do bupivacaine，clindamycin，and gentamicin at their clinical concentrations enhance rocuronium-induced neuromuscular block? Korean J Anesthesiol，2013，64（4）：346-352.

[22] 谢幸，孔北华，段涛. 妇产科学. 9版. 北京：人民卫生出版社，2018.

[23] 李姗姗，李晶晶，吴敏智，等. 妊娠梅毒和胎传梅毒的诊疗与防治. 皮肤科学通报，2021，38（01）：13-18+2.

[24] MA C，DU J，DOU Y，et al. The associations of genital Mycoplasmas with female infertility and adverse pregnancy outcomes: a systematic review and meta-analysis. Reprod Sci，2021，28（11）：3013-3031.

[25] 叶林，王德珠，罗萍，等. 生殖道支原体属感染产妇剖宫产术后发生产褥感染及影响因素分析. 中华医院感染学杂志，2018，28（21）：3319-3322.

[26] WADA K，HAMASUNA R，SADAHIRA T，et al. UAA-AAUS guideline for M. genitalium and non-chlamydial non-gonococcal urethritis. J Infect Chemother，2021，27（10）：1384-1388.

[27] 徐茜，岳天孚. 沙眼衣原体感染与妊娠. 国际妇产科学杂志，2014，41（2）：161-163.

[28] 中国疾病预防控制中心性病控制中心撰写组. 生殖道沙眼衣原体感染检测指南. 国际流行病学传染病学杂志，2020，47（5）：381-386.

[29] 郑嘉敏，刘全忠. 生殖道沙眼衣原体感染的诊疗. 皮肤科学通报，2021，38（1）：43-47，M0005.

[30] URATO A C. ACOG practice bulletin no. 220: management of genital herpes in pregnancy. Obstet Gynecol，2020，136（4）：850-851.

[31] 陈绍椿，韩燕，张瑾，等. 常见性传播疾病实验室检测技术研究进展. 皮肤科学通报，2021，38（1）：83-88.

[32] WORKOWSKI K A，BOLAN G A. Sexually transmitted diseases treatment guidelines，2015. MMWR Recomm Rep，2015，64（RR-03）：1-137.

第四章

分娩及产褥期疾病

第一节 产后出血

产后出血（postpartum hemorrhage，PPH）是指胎儿娩出后 24 小时内，阴道分娩者出血量≥500ml，剖宫产者≥1 000ml，或者失血后伴有低血容量的症状或体征；严重产后出血是指胎儿娩出后 24 小时内出血量≥1 000ml；难治性产后出血是指经子宫收缩药、持续性子宫按摩或按压等保守措施无法止血，需要外科手术、介入治疗甚至切除子宫的严重产后出血。晚期产后出血是指产后 24 小时至产后 6 周内发现的生殖道大量出血。目前，晚期产后出血的出血量无界定，通常是指出血量超过产妇既往自身的月经量。严重晚期产后出血需要住院进行立即干预。产后出血是分娩期严重并发症，是我国孕产妇死亡的首要原因，文献报道产后出血的发病率为 5%～10%。本节内容参考国内外关于产后出血的相关指南，简述产后出血的基本诊治流程和药学监护中需要注意的问题。

一、产后出血的原因及高危因素

产后出血的四大原因是子宫收缩乏力、产道损伤、胎盘因素和凝血功能障碍。四大原因可以合并存在，也可以互为因果，每种原因又包括各种病因和高危因素，见表 4-1。所有孕产妇都有发生产后出血的可能，但有一种或多种高危因素者更易发生。值得注意的是，有些产妇即使未达到产后出血的诊断标准，也会出现严重的病理生理改变，如妊娠期高血压疾病、妊娠合并贫血和低体重指数的产妇等。

表 4-1　产后出血的病因和高危因素

原因或病因	对应的高危因素
子宫收缩乏力	
全身因素	高龄、肥胖、产妇体质虚弱、合并慢性全身性疾病或精神紧张等

原因或病因	对应的高危因素
产科因素	产程延长使体力消耗过多、前置胎盘、胎盘早剥、妊娠期高血压疾病、宫腔感染等
子宫因素	子宫过度膨胀（多胎妊娠、羊水过多、巨大胎儿等）、子宫肌壁损伤（剖宫产史、肌瘤剔除术后、产次过多等）、子宫病变（子宫肌瘤、子宫畸形、子宫肌纤维变性等）
药物因素	过多使用麻醉药、镇静药或宫缩抑制剂等
胎盘因素	
胎盘异常	多次人工流产或分娩史、子宫手术史、前置胎盘
胎盘胎膜部分残留	胎盘早剥、胎盘植入、多产、既往有胎盘粘连史
软产道裂伤	
子宫颈、阴道或会阴裂伤	急产、手术产，软产道弹性差、水肿或瘢痕形成等
剖宫产子宫切口延伸或裂伤	胎位不正、胎头位置过低等
子宫破裂	子宫手术史
子宫体内翻	多产、子宫底部胎盘、第三产程处理不当
凝血功能障碍	
血液系统疾病	遗传性凝血功能疾病、血小板减少症
肝脏疾病	重症肝炎、妊娠期急性脂肪肝
产科弥散性血管内凝血（DIC）	羊水栓塞、严重胎盘早剥、死胎滞留时间长、重度子痫前期及休克晚期

二、临床表现及诊断

（一）临床表现

胎儿娩出后阴道流血及出现失血性休克、严重贫血等相应症状。

1. 阴道流血　胎儿娩出后立即发生阴道流血，鲜红色，应考虑软产道损伤；胎儿娩出后数分钟阴道流血，暗红色，应考虑胎盘因素；胎盘娩出后阴道流血较多，因考虑子宫收缩乏力或胎盘胎膜残留；胎儿娩出后阴道持续流血，且血液不凝，应考虑凝血功能障碍；失血表现明显，伴阴道疼痛而阴道流血不多，应考虑隐匿性软产道损伤。

剖宫产时主要表现为胎儿胎盘娩出后胎盘剥离面的广泛出血，子宫腔不断被血充满或切口裂伤处不断出血。

2. 低血压症状　患者头晕、面色苍白，出现烦躁、皮肤湿冷、脉搏细数、脉压缩小时，产妇已处于休克早期。

（二）诊断

诊断产后出血的关键在于对出血量的准确测量和估计，低估可能丧失抢救时机。突然大量的产后出血易受到重视和早期诊断，而缓慢、持续的少量出血和血肿易被忽视。

1. 失血量的估计

（1）称重法：失血量（ml）＝[胎儿娩出后接血敷料湿重（g）－接血前敷料干重（g）]/1.05（血液比重，g/ml）。

（2）容积法：用产后接血容器收集血液后，放入量杯测量失血量。

（3）面积法：可按纱布血湿面积估计失血量，10cm×10cm=10ml。

（4）休克指数法：休克指数（shock index，SI）＝心率/收缩压。SI强调重点关注产妇的生命体征，尤其是在称重法或容积法不能准确估计出血量的情况下，SI法显得尤为重要，能够作为判断出血严重程度的重要指标。产妇SI的正常范围为0.7～0.9，SI>0.9时输血率及死亡率将增加。

（5）血红蛋白测定：血红蛋白每下降10g/L，失血量为400～500ml。但在产后出血早期，由于血液浓缩，血红蛋白无法准确反映实际的出血量。

2. 失血原因的诊断

（1）子宫收缩乏力：常为分娩过程中宫缩乏力的延续。由于子宫收缩乏力，患者常发生产程延长、胎盘剥离延缓、阴道流血过多等，出血多为间歇性阴道流血，血色暗红，有血凝块，宫缩差时出血量增多，宫缩改善时出血量减少。有时阴道流血量不多，但按压宫底有大量血液或血块自阴道涌出。若出血量多，出血速度快，产妇可迅速出现休克表现，如面色苍白、头晕心慌、出冷汗、脉搏细弱、血压下降等。检查宫底较高，子宫松软如袋状，甚至子宫轮廓不清，摸不到宫底，按摩推压宫底可将积血压出。

根据分娩前已有宫缩乏力表现及上述症状与体征，不难作出诊断。但应注意目测估计阴道失血量远少于实际失血量，因此应做好收集血的工作以准确测量失血量，还应警惕存在隐性产后出血和宫缩乏力、产道裂伤，或胎盘因素同为产后出血原因的可能。

（2）胎盘因素：胎儿娩出后胎盘未娩出，阴道大量流血，应考虑为胎盘因素所致。胎盘部分粘连或部分植入时，粘连或植入部分可发生剥离而出血不止；胎盘剥离不全或剥离后滞留子宫腔，常表现为胎盘娩出前阴道流血量多伴有子宫收缩乏力；胎盘嵌顿时在子宫下段可发现狭窄环。

根据胎盘尚未娩出，或徒手剥离胎盘时胎盘与子宫壁粘连面积大小、剥离难易程度，以及通过仔细检查娩出的胎盘胎膜，容易作出诊断。但应注意与软产道裂伤性出血鉴别。胎盘因素所致出血在胎盘娩出、宫缩改善后常立即停止。

（3）软产道裂伤：出血发生在胎儿娩出后，持续不断，血色鲜红能自凝。出血量与裂伤程度以及是否损伤血管相关。裂伤较深或伤及血管时,出血较多。检查子宫收缩良好,仔细检查软产道可明确裂伤及出血部位。

（4）凝血功能障碍：在孕前或妊娠期已有易于出血倾向,胎盘剥离或软产道有裂伤时,由于凝血功能障碍,表现为全身不同部位的出血,最多见为子宫大量出血或少量持续不断出血,血液不凝,不易止血。根据病史、出血特点及血小板计数、凝血酶原时间、纤维蛋白原等有关凝血功能的实验室检查可作出诊断。

三、治疗原则及处理

治疗原则为针对出血原因,迅速止血；补充血容量,纠正失血性休克；防止感染。具体处理包括以下几个方面。

1. 子宫收缩乏力的处理

（1）按摩或按压子宫：①腹壁按摩宫底,胎盘娩出后,术者一手置于子宫底部,拇指在前壁,其余4指在后壁,均匀有节律地按摩宫底；②腹部 - 阴道双手压迫子宫法,一手握拳置于阴道前穹隆,顶住子宫前壁,另一手在腹部按压子宫后壁使宫体前屈,双手相对紧压子宫并作按摩。按压时间以子宫恢复正常收缩,并能保持收缩状态为止。按摩时应注意无菌操作。

（2）应用子宫收缩药：按摩子宫同时,肌内注射或静脉缓慢注射缩宫素,以维持子宫处于良好收缩状态。子宫收缩药在"四、药物治疗及药学监护"中详细介绍。

（3）子宫腔填塞：包括子宫腔纱条填塞和子宫腔球囊填塞,阴道分娩后宜使用球囊填塞,剖宫产术中可选用球囊填塞或纱条填塞。子宫腔填塞后应密切观察出血量、宫底高度及患者生命体征,动态监测血常规及凝血功能。填塞后24～48小时取出,注意预防感染。同时配合强有力子宫收缩药,取出纱条或球囊时也应使用强有力的子宫收缩药。

（4）子宫压迫缝合术（uterine compression suture,UCS）：是20世纪90年代后期兴起的治疗产后出血的一系列新方法,对子宫收缩乏力和胎盘剥离面出血的止血效果较好。常用经典的B-Lynch缝合术,也有很多改良的压迫缝合技术,如Hayman缝合术、Cho缝合术及Pereira缝合术等,可根据不同的情况选择不同术式。

（5）结扎盆腔血管止血：主要用于子宫收缩乏力、前置胎盘及DIC等所致的严重产后出血而又迫切希望保留生育功能的产妇。可采用结扎子宫动脉上、下行支,必要时行髂内动脉结扎。

（6）经导管动脉栓塞术：在有介入条件的医院使用。适用于保守治疗无效的难治性产后出血且患者生命体征平稳者。经股动脉穿刺,将介入导管直接导入髂内动脉或子宫动脉,有选择性地栓塞子宫的供血动脉。选用中效可溶解的物质作栓塞剂,常用明胶海绵颗粒,在栓塞后2～3周可被吸收,血管复通。

（7）切除子宫：应用于难以控制并危及产妇生命的产后出血。在积极输血补充血容量同时施行子宫次全切除术,若合并中央性或部分性前置胎盘应施行子宫全切术。

2. 胎盘因素出血的处理 胎儿娩出后,疑有胎盘滞留时,立即作子宫腔检查。若胎盘已剥离则应立即取出胎盘;若胎盘粘连,可试行徒手剥离胎盘后取出。若剥离困难疑有胎盘植入,停止剥离,根据患者出血情况及胎盘剥离面积行保守治疗或子宫切除术。

(1)保守治疗:适应于孕产妇一般情况良好,无活动性出血;胎盘植入面积小、子宫收缩好、出血量少者。可采用局部切除,经导管动脉栓塞术,米非司酮、甲氨蝶呤等药物治疗。保守治疗过程中应用彩色多普勒超声监测胎盘周围血流变化,观察阴道流血量,若出血增多,应行清宫术,必要时行子宫切除术。

(2)切除子宫:若有活动性出血、病情加重或恶化、穿透性胎盘植入时应切除子宫。

3. 软产道裂伤出血的处理

(1)宫颈裂伤:宫颈裂伤<1cm 且无活动性出血不需缝合;若裂伤>1cm 且有活动性出血应缝合;若裂伤累及子宫下段,可经腹修补,缝合时应避免损伤膀胱和输尿管。

(2)阴道裂伤:缝合时应注意缝至裂伤底部,避免遗留无效腔,更要避免缝线穿过直肠,缝合要达到组织对合好及止血的效果。

(3)会阴裂伤:按解剖部位缝合肌层及黏膜下层,最后缝合阴道黏膜及会阴皮肤。

(4)软产道血肿:应切开血肿,清除积血,彻底止血、缝合,必要时可置橡皮片引流。

4. 凝血功能障碍出血的处理 尽快补充凝血因子,并纠正休克。常用的血液制品包括新鲜冰冻血浆、冷沉淀、血小板等,以及纤维蛋白原或凝血酶原复合物、凝血因子等。

5. 产后出血的输血治疗 掌握输血指征,血红蛋白<60g/L 几乎均需要输血,血红蛋白<70g/L 可考虑输血,若评估继续出血风险仍然大,可适当放宽输血指征。

四、药物治疗及药学监护

(一)加强宫缩

1. 常用药物治疗方案 应用子宫收缩药能够加强宫缩,从而达到迅速止血的目的。使用的药物主要包括垂体后叶制剂、前列腺素类似物、麦角制剂。

垂体后叶制剂包括垂体后叶素、缩宫素和卡贝缩宫素等。垂体后叶素是由动物脑神经垂体中提取的水溶性成分,内含缩宫素及加压素,小剂量可增强子宫的节律性收缩，大剂量能引起强直性收缩，使子宫肌层内血管受压而起止血作用。所含加压素有抗利尿和升压作用，在子宫收缩的同时有升高血压的作用。缩宫素自动物脑神经垂体中提取或化学合成而得，为目前预防和治疗产后出血的一线药物，作用于子宫平滑肌相应受体，人工合成的本品不含加压素，无升压作用。卡贝缩宫素是一种合成的具有激动剂性质的长效缩宫素九肽类似物，用于选择性硬膜外或脊椎麻醉下剖宫产术后，在胎儿娩出后使用，可预防子宫收缩乏力和产后出血，减少治疗性子宫收缩药的使用。

前列腺素类似物包括米索前列醇、卡前列甲酯和卡前列素氨丁三醇等。米索前列醇是前列腺素 E_1 类似物，具有抑制胃酸分泌作用和胃黏膜保护作用，对妊娠子宫有明显收缩作用，且口服有效。卡前列甲酯为 15- 甲基 $PGF_{2\alpha}$ 甲酯，栓剂阴道给药可直接作用于子宫肌层，使子宫收缩，作用稳定而持久，同时有部分药物通过阴道黏膜吸收入循环系统。卡前列素氨丁三醇适用于常规处理方法无效的子宫收缩弛缓引起的产后出血。常规处理方法应包括静脉注射缩宫素、子宫按摩，以及肌内注射非禁忌使用的麦角类制剂。

麦角制剂包括麦角新碱和甲麦角新碱等，国内仅有麦角新碱注射液。

子宫收缩药的具体用法用量见表 4-2。

表 4-2　子宫收缩药的用法用量和注意事项

分类	代表药物	用法用量	注意事项
垂体后叶制剂	缩宫素	10～20U 加于 500ml 晶体液稀释后，常规 125ml/h 静脉滴注，给药速度应根据患者的反应调整；也可 10U 肌内注射或子宫肌层注射或宫颈注射，24 小时总量不超过 60U	骶管阻滞时用缩宫素，可发生严重的高血压，甚至脑血管破裂
	卡贝缩宫素	单剂量静脉注射或肌内注射 100μg，只有在硬膜外或脊椎麻醉下剖宫产术完成并婴儿娩出后，缓慢地在 1 分钟内一次性给予	①对于急诊剖宫产、经典剖宫产、硬膜外或脊椎麻醉等其他麻醉下的剖宫产，或产妇有明显的心脏病、高血压史、已知的凝血疾病以及肝、肾和内分泌疾病（不包括妊娠糖尿病）的情况使用卡贝缩宫素还没有进行研究。经阴道分娩后给予卡贝缩宫素治疗也没进行适当的研究，其剂量还未确定。②对于单剂量注射卡贝缩宫素后没有产生足够的子宫收缩的患者，不能重复给予卡贝缩宫素，可用附加剂量的其他子宫收缩药如缩宫素或麦角新碱。③在胎盘娩出前给予卡贝缩宫素，从理论上讲，可能发生胎盘部分滞留或胎盘截留

续表

分类	代表药物	用法用量	注意事项
前列腺素类似物	卡前列甲酯	胎儿娩出后，将 1mg 本品放入阴道，贴附于阴道前壁下 1/3 处，约 2 分钟	糖尿病，高血压及严重心、肝、肾功能不全者慎用；如发生不可耐受性呕吐、腹痛或阴道大出血，应立即停用
	卡前列素氨丁三醇	难治性产后出血，起始剂量为 250μg，作深部肌内注射，可以间隔 15～90 分钟多次注射，总剂量不得超过 2mg(8 次剂量)	哮喘、低血压、心血管疾病、贫血、黄疸、糖尿病慎用；绒毛膜羊膜炎可能抑制子宫对该药的反应；可能发生白细胞增多和发热，本品引起的发热发生在第一次注射后 1～16 小时内，如恶露正常、无炎症和子宫触痛，停药后恢复，不需治疗
麦角制剂	麦角新碱	肌内注射或静脉注射：一次 0.2mg，必要时可 2～4 小时重复注射 1 次，最多 5 次	慎用：冠心病，血管痉挛时可造成心肌梗死；肝功能损害；严重高血压，包括妊娠期高血压疾病；低钙血症；可能加重闭塞性周围血管病；肾功能损害；脓毒症。不宜将静脉注射作为常规的给药方式。静脉注射时需稀释后缓慢注入，时间不少于 1 分钟

2. 药学监护要点

（1）疗效评估：用药后应迅速起效，出血量减少，患者生命体征稳定，子宫收缩良好。

（2）药物不良反应监测

1）静脉注射卡贝缩宫素后常发生恶心、腹痛、瘙痒、面红、呕吐、热感、低血压、头痛和震颤。

2）前列腺素类似物常见恶心、呕吐、腹泻等胃肠道反应。用药前或同时给予镇吐药或止泻药，可使前列腺素类药物的胃肠道不良反应发生率大为降低。卡前列素氨丁三醇用于治疗产后出血时，约有 4% 患者报道有血压升高的不良反应。

3）麦角新碱静脉给药时，可出现头痛、头晕、耳鸣、腹痛、恶心、呕吐、胸痛、心悸、呼吸困难、心率过缓；也有可能突然发生严重高血压，在用氯丙嗪后可改善，如使用不当，可能发生麦角中毒，表现为持久腹泻、手足和下肢皮肤苍白发冷、心跳弱、持续呕吐、惊厥。

（3）用药注意事项及用药教育

1）监控第一产程和第二产程出血量，当超过 300ml 或有产后出血高危因素（有产后出血史、分娩次数≥5 次、多胎妊娠、羊水过多、巨大儿、滞产等），即应尽早使用子宫收缩药预防产后出血。

2）药物联合应用：①缩宫素及卡贝缩宫素与环丙烷制剂合用，可导致产妇出现低血压、窦性心动过缓或 / 和房室节律失常，子宫对缩宫素的反应减弱；②卡前列素氨丁三醇可能会加强其他子宫收缩药的活性，故不推荐与其他子宫收缩药合用。

（二）促凝血

1. 治疗药物　当排除子宫收缩乏力、胎盘因素、软产道损伤等原因引起的出血后，应考虑是否存在凝血功能障碍，除尽快输血、血浆及补充血小板外，还应补充纤维蛋白原或凝血酶原复合物、凝血因子等，尽可能避免 DIC 发生。

纤维蛋白原在凝血过程中经凝血酶酶解变成纤维蛋白，在纤维蛋白稳定因子（FXⅢ）作用下，形成坚实纤维蛋白，发挥有效的止血作用。

凝血酶原复合物主要成分为人凝血因子Ⅱ、Ⅶ、Ⅸ、Ⅹ，输注后能显著提高血液中凝血因子Ⅱ、Ⅶ、Ⅸ、Ⅹ的浓度，从而发挥止血作用。

2. 药物用法用量　纤维蛋白原，一般首次用量为 1～2g，如需要可遵照医嘱继续给药。本品及灭菌注射用水应在使用前预温至 30～37℃，在同温度水浴下混合后，轻轻摇动使制品全部溶解（切忌剧烈振摇以免蛋白变性）。用带有滤网装置的输液器进行静脉滴注。滴注速度一般以每分钟 60 滴左右为宜。

凝血酶原复合物，使用剂量随因子缺乏程度而异，一般每公斤体重输注 10～20IU，在出血量较大时可根据病情适当增加剂量。用前应先将本品及其溶解液预温至 20～25℃，注入预温的溶解液，轻轻转动直至本品完全溶解（注意勿使产生很多泡沫）。溶解后用带有滤网装置的输血器进行静脉滴注。滴注速度开始要缓慢，约 15 滴 /min，15 分钟后稍加快滴注速度（40～60 滴 /min），一般在 30～60 分钟滴完。

3. 药物治疗监测

（1）疗效评估：出血量减少，患者生命体征稳定。

（2）药物不良反应监测：纤维蛋白原一般无不良反应，仅少数患者可能产生过敏反应。

凝血酶原复合物快速滴注时可引起发热、潮红、头疼等不良反应，减缓或停止滴注，上述症状即可消失。偶有报道因大量输注导致弥散性血管内凝血（DIC）、深静脉血栓（DVT）、肺栓塞（PE）等。有血栓形成史患者应权衡利弊，慎用本品。

（3）用药注意事项及用药教育

1）凝血酶原复合物在滴注时，需密切关注，若发现弥散性血管内凝血或血栓的临床症状和体征，应立即终止使用，并用肝素拮抗。

2）纤维蛋白原和凝血酶原复合物均应在开瓶后尽快使用，未用完部分不得保留再次使用。

3）在缺乏纤维蛋白原或凝血酶原复合物时，可及时输注新鲜冰冻血浆及冷沉淀，新鲜冰冻血浆中几乎保存了血液中所有的凝血因子、血浆蛋白及纤维蛋白原。输注冷沉淀主要为纠正纤维蛋白原的缺乏。

五、案例

病历摘要：

基本信息：患者，女性，31岁，身高165cm，体重60kg。

入院时间：2021年3月26日

主诉：顺产后2天，阴道大量流血3小时。

现病史：患者平素月经规律，末次月经时间2020年6月10日。孕期平顺，定期产检（未见产检报告），2日前于外院顺娩一女婴，重3 090g，胎儿娩出后20分钟无胎盘娩出征象，阴道流血增多，量约200ml，行手剥胎盘术，术中发现胎盘胎膜组织与子宫壁致密粘连，边界欠清，考虑胎盘植入。产后子宫收缩可，阴道流血不多，复查超声提示子宫腔内可见9.9cm×5.6cm的胎盘回声，子宫腔底部及后壁未见明显肌层回声，面积范围约4.5cm，考虑胎盘植入可能。产后予以抗感染、缩宫素促宫缩、口服米非司酮50mg b.i.d.等处理。3小时前突然出现阴道流血量增多，色鲜红，约170ml，未诉头晕、面色苍白，无晕厥、四肢厥冷，当地医院给予缩宫素、卡贝缩宫素促子宫收缩，阴道流血量仍多，拟诊为"产后大出血，胎盘植入"收入院。

既往史：一般情况良好，7+年前外院诊断为甲状腺功能减退，给予口服左甲状腺素钠治疗，分娩后停药，否认肝炎、结核或其他传染病史，已按计划接种疫苗，余无特殊。

月经婚育史：初潮15岁，7/30天，量适中，无痛经。29岁结婚，配偶体健，无离异、再婚、丧偶史。G1P1，顺产。

个人史：否认吸烟、嗜酒等不良嗜好。

家族史：父亲健在，母亲健在，姐弟体健，无家族史及遗传病史。

过敏史：否认药物、食物过敏史。

查体：T 36.7℃，P 96次/min，BP 95/66mmHg，R 20次/min。肺部听诊呼吸音清，听诊无异常，肝肋下未及，脾肋下未及，阴道内鲜红色积血及血凝块，估计量200g，宫颈管内见活动性流血，宫底位于脐下两横指，质硬，无明显压痛、反跳痛。

辅助检查：血常规，RBC $2.86×10^{12}$/L，Hb 94g/L，PLT $126×10^9$/L，WBC $14.3×10^9$/L，N% 79.4%，ThCG 4 504.9mIU/ml。2021-03-26外院超声：子宫呈前位，前后径约9.5cm，子宫腔内查见9.9cm×5.0cm的胎盘回声。肌层回声欠均匀，未见确切团块声像。子宫腔底部及后壁未见明显肌层回声，范围约4.8cm。子宫腔下段及宫颈内口处探及范围约8.3cm×6.2cm的不均质回声区；CDFI：未测及明显异常血流信号。双侧附件区未见确切异常回声。盆腔内未探及明显液性暗区。

入院诊断：

1. 晚期产后出血

2. 胎盘残留

3. 胎盘植入？

4. 产褥期中度贫血

诊治过程：

2021-03-26（入院当天）

初始治疗方案：见表4-3。

表4-3 初始治疗方案用药记录

药品名称	用量	用法
缩宫素注射液	40U	静脉泵入，50ml/h
乳酸钠林格注射液	500ml	
米非司酮片	25mg	p.o. b.i.d.
注射用头孢西丁	2g	i.v.gtt. q.8h.
0.9% 氯化钠注射液	100ml	

2021-03-27（产后第3天）

患者一般情况尚可，无头晕、头痛、视物模糊、恶心、呕吐、心慌、胸闷。T 36.5℃，生命体征平稳，入院 13 小时，阴道流血 381ml，现阴道仍有少量流血，宫底无压痛。

辅助检查：凝血功能正常。床旁超声：子宫前位，宫体前后径 8.9cm，子宫腔内查见大小约 8.6cm×4.3cm×8.7cm 不均质稍强回声，边界不清楚，形态不规则，内未见明显血流信号，肌壁回声均匀，子宫腔下段至子宫颈管内查见 9.1cm×5.4cm×6.2cm 不均质稍强回声，边界不清楚，形态不规则，未见明显血流信号，该团块与肌壁分界欠清，该处肌壁最薄约 0.39cm。双附件区未见确切占位。盆腔未见明显异常。子宫腔内及宫颈管内不均质稍强回声（疑胎盘残留合并粘连或植入待排，请结合 MRI）。MRI 提示：①妊娠物残留并出血，合并左侧宫底部胎盘植入；②盆腔少量积液。

12：00—12：37 患者再次诉阴道出血，床旁查看患者，阴道活动性出血，测量 424ml。入院至目前共计出血 805ml，患者未诉头晕、视物模糊等不适。

治疗方案：

加用：氨甲环酸注射液 10ml+0.9% 氯化钠注射液 100ml，静脉滴注。联系放射科行子宫动脉介入栓塞术。

手术治疗：子宫髂动脉栓塞术，手术顺利，术中患者生命体征平稳，估计阴道流血及阴道内血凝块共 200g，足背动脉搏动正常，下肢、足背皮温及皮肤色泽正常。术后安返病房，子宫收缩好。介入术前急查血常规：Hb 68g/L，WBC $10.7×10^9$/L，ANC $7.97×10^9$/L。给予去白红细胞悬液 3U，静脉滴注。输注过程顺利，患者无畏寒、发热、皮疹、瘙痒等不良反应。

2021-03-28（产后第 4 天）

双侧子宫动脉栓塞术后第 1 天，最高 T 38.5℃，术后 17 小时阴道流血54ml，余生命体征平稳，无头晕、头痛，无寒战，无咳嗽、咳痰，双乳软，未扪及硬结，子宫收缩可，宫底位于脐下三横指，阴道血性分泌物无异味，小便自解通畅。

辅助检查： RBC $2.29×10^{12}$/L，Hb 74g/L，PLT $116×10^9$/L，WBC $14.1×10^9$/L，N% 83.3%，CRP 112.2mg/L。PCT 0.08ng/ml。复查凝血功能基本正常。

治疗方案：

停用：氨甲环酸注射液

2021-03-29（产后第 5 天）

双侧子宫动脉栓塞术后第 2 天，24 小时阴道流血量 12.8ml，最高 T 38.3℃，患者无头晕、头痛、咳嗽、咳痰、腹痛等不适。

辅助检查： RBC $2.39×10^{12}$/L，Hb 78g/L，PLT $136×10^9$/L，WBC $16.6×10^9$/L，N% 84.0%，CRP 156.5mg/L。PCT 0.11ng/ml。ThCG 806.1mIU/ml。MRI：①子宫体积明显增大，子宫腔及宫颈管内不规则团片状异常信号，并凸向左侧宫底及宫角，左侧宫底与宫角扩张、向外膨出，局部肌壁明显菲薄，该处病变与子宫肌层分界不清，上述提示妊娠物残留并出血，合并左侧宫底部胎盘植入可能性大，请结合临床；②盆腔少量积液；③膀胱及直肠壁未见异常信号。复查阴道超声：产后子宫前位，宫体大小 8.2cm×13.1cm×11.8cm，子宫腔内至宫颈管可见不均质稍强回声，大小 13.7cm×5.8cm×7.1cm，团块与子宫左前壁近宫底肌壁间可探及稍丰富血流信号，RI=0.31，宫底偏左侧肌壁较菲薄，最薄处约 0.28cm，余肌壁回声均匀，未探及明显异常血流信号。

治疗方案：

停用：注射用头孢西丁

加用：蔗糖铁注射液200mg+0.9%氯化钠注射液200ml i.v.gtt. q.d.

注射用哌拉西林他唑巴坦 4.5g+0.9%氯化钠注射液 100ml i.v.gtt. q.8h.

2021-03-30（产后第 6 天）

双侧子宫动脉栓塞术后第 3 天，24 小时阴道流血量 3ml，T 37.2℃，患者现一般情况可，无头晕、乏力，无咳嗽、咳痰，无腹部压痛、反跳痛。

辅助检查： RBC $2.30×10^{12}$/L，Hb 75g/L，PLT $159×10^9$/L，WBC $15.7×10^9$/L，

N% 80.7%,CRP 153.1mg/L,PCT 0.12ng/ml。

2021-04-01(产后第 8 天)

双侧子宫动脉栓塞术后第 5 天,24 小时阴道流血量 9ml,体温 38℃,无头晕、乏力、咳嗽、咳痰等不适,无腹部压痛、反跳痛等,自解大小便通畅。取子宫腔分泌物送沙眼衣原体、解脲支原体、生殖支原体培养。

辅助检查:RBC $2.57×10^{12}$/L,Hb 81g/L,PLT $247×10^9$/L,WBC $12.6×10^9$/L,N% 75.5%,CRP 98.6mg/L,PCT<0.10ng/ml;ThCG 691.4mIU/ml;肝肾功及凝血功能未见明显异常。

治疗方案:

停用:蔗糖铁注射液

2021-04-02(产后第 9 天)

患者现生命体征平稳,最高体温 37.8℃,24 小时阴道流血量 16ml。查体:子宫收缩好,质硬,宫底位于脐下三横指,阴道内少许陈旧血凝块,宫颈口嵌顿较多血凝块及胎盘组织。

辅助检查:阴道超声,产后子宫前位,宫体大小 7.5cm×12.2cm×8.1cm,子宫腔内至宫颈管查见不均质稍强回声,大小 11.8cm×5.5cm×7.5cm,与子宫左侧壁分界欠清,内探及少许血流信号,RI=0.17,宫底偏左侧肌壁较菲薄,最薄处约 0.28cm,余肌壁回声均匀,未探及明显异常血流信号。

治疗方案:

加用:莫西沙星氯化钠注射液 0.4g i.v.gtt. q.d.

手术治疗:B 超监测下清宫术,术中钳夹出血凝块、胎盘及胎膜组织约 70g,钳夹过程中残留胎盘与左侧子宫壁致密粘连,遂停止钳夹;术毕 B 超提示:子宫前位,前后径 8.5cm,子宫腔内查见大小 5.0cm×9.5cm×7.8cm 的不规则强回声,边界不清,似未探及明显血流信号,肌壁回声欠均匀,左侧宫角肌壁菲薄,最薄处约 0.3cm。术毕子宫收缩好,阴道出血少。钳夹组织送病理检查。

2021-04-04(产后第 11 天)

患者清宫术后第 2 天,体温最高 37.6℃,24 小时阴道流血量 5ml。未诉腹痛、发热等不适。双下肢及足背皮温正常,足背动脉搏动正常。

辅助检查:RBC $2.56×10^{12}$/L,Hb 83g/L,WBC $13.6×10^9$/L,N% 80.7%,CRP 38.4mg/L,ThCG 435.3mIU/ml。子宫腔分泌物生殖支原体 RNA 阴性,沙眼衣原体 RNA 阴性,血培养(双瓶)5 天无细菌生长。

2021-04-07(产后第 14 天)

患者术后第 5 天,体温最高 37.4℃,24 小时阴道流血量 8ml。改病危为病重,停心电监护。

辅助检查: ThCG 392.9mIU/ml;阴道彩超:子宫前位,宫体大小

8.3cm×14.0cm×9.6cm,子宫腔内查见大小 4.3cm×10.2cm×6.3cm 的不均质稍强回声,其与左侧壁及后壁肌壁分界欠清,内探及少许血流信号,左侧壁肌壁最薄处约 0.35cm;余肌壁回声均匀,未探及明显异常血流信号。子宫腔分泌物培养均为阴性。

2021-04-10(产后第 17 天)

患者体温最高 37.2℃,24 小时阴道流血量 8ml。

辅助检查:RBC $3.00×10^{12}$/L, Hb 96g/L, PLT $322×10^9$/L, WBC $8.8×10^9$/L, N% 73.6%, CRP 12.4mg/L。

治疗方案:

停用:莫西沙星氯化钠注射液

加用:莫西沙星片 0.4g p.o. q.d.

2021-04-13(产后第 20 天)

患者今晨体温 37.5℃,患者无头晕、乏力、寒战,无咳嗽、咳痰,无明显腹痛。

辅助检查: ThCG 156.5mIU/ml。阴道超声:子宫前位,宫体大小 7.0cm×8.6cm×7.2cm,子宫腔内查见大小 6.5cm×4.5cm×4.3cm 稍强回声,与左侧壁肌壁分界欠清,该处肌壁最薄约 0.37cm,子宫腔下段至宫颈管查见大小 4.9cm×2.3cm×2.8cm 稍强回声,未探及血流信号,余肌壁回声均匀,未探及明显异常血流信号。

手术治疗:B 超监测下钳夹清宫术,术中钳夹出血凝块、胎盘及胎膜组织约 200g,钳夹后超声提示左侧宫底少许残留胎盘组织,予负压吸刮,术中出血共 50ml;术毕 B 超提示:术后子宫前位,前后径 5.9cm,子宫腔内查见数个稍强回声,较大位于子宫腔上段近宫底,大小约 1.5cm×0.7cm,边界欠清楚,未探及明显血流信号,子宫下段显示不清,肌壁回声欠均匀。术毕子宫收缩好,阴道出血少。钳夹组织送病理检查。

辅助检查:WBC $5.2×10^9$/L, N% 79.3%, CRP 13.5mg/L, PCT<0.10ng/ml。

治疗方案:

加用:卡前列素氨丁三醇注射液 250μg i.m.,清宫术后 st.

2021-04-16(产后 23 天)

患者体温正常,一般情况可,无发热、腹痛,无阴道流血及异常分泌物。

今日出院。

出院诊断:

1. 胎盘植入

2. 胎盘残留

3. 晚期产后出血

4. 产褥期中度贫血

出院带药：

益母膏 10g p.o. t.i.d.×12 天

问题（含答案要点）

问题 1：结合病史，请分析患者晚期产后出血的诊断依据。

答案要点：

1. 根据 2019《晚期产后出血诊治专家共识》，晚期产后出血是指产后 24 小时至产后 6 周内发现的生殖道大量出血。目前，晚期产后出血的出血量无界定，通常是指出血量超过产妇既往自身的月经量。严重晚期产后出血是指需要住院进行立即干预的晚期产后出血。

2. 患者阴道分娩 24 小时后出现阴道大量出血，出血量超过平时月经量，晚期产后出血诊断明确。

问题 2：结合本病例，请分析产后出血的病因及高危因素有哪些？

答案要点：

1. 根据《产后出血预防与处理指南（2023）》，产后出血的病因主要有子宫收缩乏力、软产道损伤、胎盘因素和凝血功能障碍。四大原因可以合并存在，也可以互为因果。

2. 产后出血的高危因素 ①子宫收缩乏力：包括产妇体质虚弱、合并慢性全身性疾病或精神紧张等全身因素；过多使用麻醉药、镇静药或宫缩抑制剂等药物因素；急产、产程延长或滞产、试产失败等产程因素；子痫前期等产科并发症；胎膜破裂时间长、发热等导致羊膜腔内感染；羊水过多、多胎妊娠、巨大儿等导致子宫过度膨胀；多产、剖宫产史、子宫肌瘤剔除术后等导致子宫肌壁损伤；双子宫、双角子宫、残角子宫等子宫发育异常。②软产道损伤：急产、手术产，软产道弹性差、水肿或瘢痕形成等；胎位不正、胎头位置过低等；子宫手术史；多产、子宫底部胎盘、第三产程处理不当。③胎盘因素：多次人工流产或分娩史、子宫手术史、前置胎盘；胎盘早剥、胎盘植入、多产、既往有胎盘粘连史。④凝血功能障碍：遗传性凝血功能疾病、血小板减少症；重症肝炎、妊娠期急性脂肪肝；羊水栓塞、重度胎盘早剥、死胎滞留时间长、重度子痫前期及休克晚期。

3. 本病例患者产后出血的病因主要为胎盘因素，患者分娩后 20 分钟，胎盘没有娩出征象，行手剥胎盘术，术中发现胎盘胎膜组织与子宫壁致密粘连，结合超声，考虑胎盘植入。胎盘植入是指胎盘组织不同程度地侵入子宫肌层，使胎盘剥离不全而滞留在子宫腔内，从而引发晚期产后出血、感染等。

问题 3：产后出血如何估测出血量？

答案要点：

产后出血有以下 5 种估测法：①称重法，失血量（ml）=［胎儿娩出后接血敷料湿重（g）－接血前敷料干重（g）］/1.05（血液比重，g/ml）。②容积法，用产后接血容器收集血液后,放入量杯测量失血量。③面积法,可按纱布血湿面积估计失血量,10cm×10cm=10ml。④根据休克指数(SI)估计,休克指数 = 脉率÷收缩压。当 SI=0.5,血容量正常,当 SI=1.0,失血量为 500～1 500ml,当 SI=1.5,失血量为 1 500～2 500ml,当 SI=2.0,失血量为 2 500～3 500ml。⑤血红蛋白测定,血红蛋白每下降 10g/L,失血量为 400～500ml。本病患者主要采用称重法估算出血量。

问题 4:请结合患者情况分析产后出血的处理原则。
答案要点:

1. 根据《产后出血预防与处理指南(2023)》,产后出血处理分一般处理与按病因处理。

2. 一般处理 在寻找出血原因的同时进行一般处理:①向有经验的助产士、上级产科医师、麻醉医师等求助,通知血库和检验科做好准备。②建立双静脉通道,积极补充血容量;进行呼吸管理,保持气道通畅,必要时给氧。③监测出血量和生命体征,留置尿管,记录尿量。④交叉配血。⑤进行基础的实验室检查(血常规、凝血功能、肝肾功能等)并行动态监测。

3. 按病因处理 ①子宫收缩乏力:按摩或按压子宫、应用子宫收缩药、应用止血药物、手术治疗;②胎盘因素:可采取局部切除,经导管动脉栓塞术,米非司酮、甲氨蝶呤等保守治疗及子宫切除;③软产道损伤:应彻底止血,缝合裂伤;④凝血功能障碍:应尽快补充凝血因子,并纠正休克,若并发 DIC 应按 DIC 处理;⑤失血性休克处理:密切观察生命体征,及时快速补充血容量,改善心、肾功能,及时纠正酸中毒,防治肾衰竭,保护心脏;⑥预防感染:通常使用大剂量广谱抗生素。

4. 患者入院后给予米非司酮促进胎盘坏死、排出,缩宫素促进子宫收缩,头孢西丁预防感染,联合栓塞术、清宫术等处理。

问题 5:结合病史,请分析子宫收缩药在该患者产后出血中的应用是否合理?
答案要点:

1. 产后出血常用的子宫收缩药有缩宫素、麦角新碱、前列腺素类药物。

2. 缩宫素 是预防和治疗产后出血的一线药物,常用 10～20U 加入 500ml 晶体液中静脉滴注,也可 10U 肌内、子宫肌层或宫颈注射,24 小时总量不超过 60U。也可使用卡贝缩宫素 100μg 缓慢静脉注射或肌内注射。

3. 麦角新碱 尽早加用麦角新碱 0.2mg,肌内注射或静脉注射,每隔 2～4 小时可重复给药,最多 5 次,禁用于妊娠高血压及其他心血管病变者。

4. 前列腺素制剂 当缩宫素及麦角新碱无效或麦角新碱禁用时使用,主要有卡前列素氨丁三醇、米索前列醇等,首选肌内注射。

5. 患者入院给予缩宫素 40U 持续泵入,用法用量合理。但缩宫素用药疗程达 18 天, 疗程过长。

问题 6: 请结合患者情况分析胎盘植入的药物治疗。

答案要点:

1. 胎盘植入是指胎盘组织不同程度地侵入子宫肌层的一组疾病, 根据胎盘绒毛侵入子宫肌层深度分为: ①胎盘粘连; ②胎盘植入; ③穿透性胎盘植入。胎盘植入可导致严重产后出血、休克, 以致子宫切除, 还可导致产褥期感染增加。胎盘植入导致的产后出血, 如果孕产妇一般情况良好, 无活动性出血, 胎盘植入面积小、子宫收缩好、出血量少者, 首选保留子宫的保守性治疗。广义的保守治疗包括保守性药物治疗和保守性手术治疗 (如钳夹或清宫术、胎盘植入局部子宫壁楔形切除、子宫动脉栓塞术、宫腔镜下电切术、高强度聚焦超声破坏病变组织等)。《妇产科学》(第 9 版) 提到可用米非司酮、甲氨蝶呤等治疗可作为胎盘植入伴产后出血的保守治疗。

2. 本病例患者入院后给予米非司酮联合动脉栓塞术及清宫术, 血 hCG 从入院的 4 504.9mIU/ml 降到了出院前 <2mIU/ml, 治疗有效。米非司酮为孕激素受体拮抗剂, 作用机制主要为: ①米非司酮能有效结合蜕膜的孕酮受体, 导致绒毛膜、蜕膜细胞失去孕激素支持而病变坏死脱落, 从而使植入胎盘的绒毛膜排出体外; ②米非司酮还能作用于子宫螺旋动脉上的孕激素受体, 影响子宫螺旋动脉血供, 导致植入胎盘血供不足, 并能刺激子宫蜕膜细胞和间质细胞合成前列腺素和提高子宫对前列腺素的敏感性, 加强子宫收缩, 有利于残留胎盘尽早排出。对于米非司酮用法用量目前没有统一的标准, 一些文献中提到米非司酮常见用法为 25mg, 每天 2 次或每天 3 次, 总量为 250~1 500mg。本病例患者米非司酮用法为 25mg, 每天 2 次。

3. 甲氨蝶呤作为抗叶酸类抗代谢药, 通过抑制嘌呤和嘧啶的合成, 从而干扰 DNA、RNA 及蛋白质的合成, 抑制滋养细胞增殖, 破坏绒毛组织, 促进胎盘组织坏死、脱落。甲氨蝶呤用法目前尚无统一标准, 常用方法包括肌内注射 ($15mg/m^2$, 每天 1 次, 连用 5 天, 2~3 周后可重复给药)、静脉滴注 ($30~50mg/m^2$, 每周 1 次)、胎盘植入部位注射 (20~30mg) 或宫颈注射 (20mg)。

(张　川　张伶俐)

参 考 文 献

[1] 中华医学会妇产科学分会产科学组. 产后出血预防与处理指南 (2023). 中华妇产科杂志, 2023 (58): 401-409.

[2] 中华医学会围产医学分会. 晚期产后出血诊治专家共识. 中国实用妇科与产科杂志, 2019, 35 (9): 1008-1013.

[3] 谢幸, 孔北华, 段涛. 妇产科学. 9 版. 北京: 人民卫生出版社, 2018.

[4] 阙全程,赵杰,马金昌,等. 全国临床药师规范化培训系列教材:妇产专业. 北京:人民卫生出版社,2020.

[5] 赵霞,张伶俐. 临床药物治疗学:妇产科疾病. 北京:人民卫生出版社,2016.

[6] American College of Obstetricians and Gynecologists.Practice Bulletin No. 183: postpartum hemorrhage.Obstet Gynecol, 2017, 130(4): 168-186.

[7] WEDISINGHE L, MACLEOD M, MURPHY D J. Use of oxytocin to prevent haemorhage at caesarean section--a survey of practice in the United Kingdom. Eur J Obstet Gynecol Reprod Biol, 2008, 137(1): 27-30.

[8] 杨慧霞,郑淑蓉,时春艳,等. 氨甲环酸用于减少产后出血量的临床研究. 中华妇产科杂志,2001,36(10): 590-592.

[9] 大量输血现状调研协作组. 大量输血指导方案(推荐稿). 中国输血杂志,2012,25(7): 617-621.

第二节 产褥感染

产褥感染(puerperal infection)指分娩及产褥期生殖道受病原体侵袭,引起局部或全身感染,其发病率约 6%。产褥病率(puerperal morbidity)指分娩 24 小时以后的 10 日内,每日测量体温 4 次,间隔时间 4 小时,有 2 次体温≥38℃。产褥病率常由产褥感染引起,但也可由生殖道以外感染如急性乳腺炎、上呼吸道感染、泌尿系统感染、血栓静脉炎等原因所致。

一、病因

(一)诱因

正常女性阴道对外界致病因子侵入有一定防御能力。一旦因分娩降低或破坏女性生殖道防御功能和自净作用,如产妇体质虚弱、营养不良、孕期贫血、孕期卫生不良、胎膜早破、羊膜腔感染、慢性疾病、产科手术、产程延长、产前产后出血过多、多次宫颈检查等,均可成为产褥感染的诱因。

(二)病原体种类

正常女性阴道内寄生大量微生物,包括需氧菌、厌氧菌、真菌、衣原体和支原体,可分为致病微生物和非致病微生物。有些非致病微生物在一定条件下可以致病称为条件病原体,但即使致病微生物也需要达到一定数量或机体免疫力下降时才会致病。

1. 需氧菌 ①链球菌:以 β-溶血性链球菌致病性最强,能产生致热外毒素与溶组织酶,使病变迅速扩散导致严重感染。需氧链球菌可以寄生在阴道中,也可通过医务人员或产妇其他部位感染而进入生殖道。其临床特点为发热早、寒战、体温>38℃、心率快、腹胀、子宫复旧不良、子宫或附件区触痛，甚至并发脓毒血症。②杆菌：以大肠埃希菌、克雷伯菌属、变形杆菌属多见。这些菌常寄生于阴道、会阴、尿道口周围，能产生内毒素，是菌血症和感染性休克最常见的病原菌，在不同环境对抗菌药物敏感性有很大差异。③葡萄球菌：主要致病菌是金黄色葡萄球菌和表皮葡萄球菌。前者多为外源性感染，容易引起伤口严重感染，因能产生青霉素酶，易对青霉素耐药。后者存在于阴道菌群中，引起的感染较轻。

2. 厌氧菌 ①革兰氏阳性球菌：消化链球菌和消化球菌存在于正常阴道中。当产道损伤、胎盘残留、局部组织坏死缺氧时，细菌迅速繁殖，若与大肠埃希菌混合感染，会有异常恶臭气味。②杆菌属：常见的厌氧性杆菌为脆弱拟杆菌。这类杆菌多与需氧菌和厌氧性球菌混合感染，形成局部脓肿，产生大量脓液，有恶臭味。感染还可引起化脓性血栓性静脉炎，形成感染血栓，脱落后随血液循环到达全身各器官形成脓肿。③芽胞梭菌：主要是产气荚膜梭菌，产生外毒素，毒素可溶解蛋白质而能产气及溶血。产气荚膜梭菌引起感染，轻者为子宫内膜炎、腹膜炎、脓毒血症，重者引起溶血、黄疸、血红蛋白尿、急性肾衰竭、循环衰竭、气性坏疽，甚至死亡。

3. 支原体与衣原体 解脲支原体及人型支原体均可在女性生殖道内寄生，引起生殖道感染，其感染多无明显症状，临床表现轻微。

此外，沙眼衣原体、淋病奈瑟球菌均可导致产褥感染。

（三）感染途径

1. 外源性感染 指外界病原体进入产道所致的感染。可通过医务人员消毒不严或被污染衣物、用具、各种手术器械及产妇临产前性生活等途径侵入机体。

2. 内源性感染 寄生于正常孕妇生殖道的微生物，多数并不致病，当抵抗力降低和/或病原体数量、毒力增加等感染诱因出现时，由非致病微生物转化为致病微生物而引起感染。内源性感染比外源性感染更重要，因孕妇生殖道病原体不仅可导致产褥感染，而且还能通过胎盘、胎膜、羊水间接感染胎儿，导致流产、早产、胎儿生长受限、胎膜早破、死胎等。

二、分类、临床表现及诊断

（一）临床表现及分类

发热、疼痛、异常恶露，为产褥感染三大主要症状。产褥早期发热的最常见原因是脱水，但在2~3日低热后突然出现高热，应考虑感染可能。由于感染部位、程度、扩散范围不同，其临床表现也不同。依感染发生部位，分为会阴、阴道、宫颈、腹部伤口、子宫切口局部感染，急性子宫内膜炎，急性盆腔结缔组织炎、腹膜炎，血栓静脉炎，脓毒血症等。

1. 急性外阴、阴道、子宫颈炎　分娩时会阴部损伤导致感染，以葡萄球菌和大肠埃希菌感染为主。会阴裂伤或会阴侧切伤口感染，表现为会阴部疼痛，坐位困难，可有低热。局部伤口红肿、发硬、伤口裂开，压痛明显，脓性分泌物流出，较重时可出现低热。阴道裂伤及挫伤感染表现为黏膜充血、水肿、溃疡、脓性分泌物增多。感染部位较深时，可引起阴道旁结缔组织炎。宫颈裂伤感染向深部蔓延，可达宫旁组织，引起盆腔结缔组织炎。

2. 子宫感染　包括急性子宫内膜炎、子宫肌炎。病原体经胎盘剥离面侵入，扩散至子宫蜕膜层称为子宫内膜炎，侵入子宫肌层称为子宫肌炎，两者常伴发。若为子宫内膜炎，子宫内膜充血、坏死，阴道内有大量脓性分泌物且有臭味。若为子宫肌炎，腹痛，恶露增多呈脓性，子宫压痛明显，子宫复旧不良，可伴发高热、寒战、头痛、白细胞明显增高等全身感染症状。

3. 急性盆腔结缔组织炎和急性输卵管炎　病原体沿宫旁淋巴和血行达宫旁组织，出现急性炎性反应而形成炎性包块，同时波及输卵管，形成急性输卵管炎。临床表现为下腹痛伴肛门坠胀，可伴寒战、高热、脉速、头痛等全身症状。体征为下腹明显压痛、反跳痛、肌紧张；宫旁一侧或两侧结缔组织增厚、压痛和/或触及炎性包块，严重者整个盆腔形成"冰冻骨盆"。淋病奈瑟球菌沿生殖道黏膜上行感染，达输卵管与盆腹腔，形成脓肿后，高热不退。患者白细胞持续增高，中性粒细胞明显增多，核左移。

4. 急性盆腔腹膜炎及弥漫性腹膜炎　炎症继续发展，扩散至子宫浆膜，形成盆腔腹膜炎。继而发展成弥漫性腹膜炎，全身中毒症状明显，高热、恶心、呕吐、腹胀，检查时下腹部明显压痛、反跳痛。腹膜面分泌大量渗出液，纤维蛋白覆盖引起肠粘连，也可在直肠子宫陷凹形成局限性脓肿，若脓肿波及肠管与膀胱，会出现腹泻、里急后重与排尿困难。急性期治疗不彻底可发展成盆腔炎性疾病后遗症而导致不孕。

5. 血栓性静脉炎　盆腔内血栓性静脉炎常侵及子宫静脉、卵巢静脉、髂内静脉、髂总静脉及阴道静脉，厌氧菌为常见病原体。病变单侧居多，产后1～2周多见，表现为寒战、高热，症状可持续数周或反复发作。局部检查不易与盆腔结缔组织炎相鉴别。下肢血栓性静脉炎常继发于盆腔静脉炎，多发生在股静脉、腘静脉及大隐静脉，表现为弛张热，下肢持续性疼痛，局部静脉压痛或触及硬索状，使血液回流受阻，引起下肢水肿，皮肤发白，习称"股白肿"。病变轻时无明显阳性体征，彩色多普勒超声检查可协助诊断。

6. 脓毒血症　感染血栓脱落进入血液循环可引起菌血症，继续发展可并发脓毒血症和迁徙性脓肿（肺脓肿、肾脓肿）。若病原体大量进入血液循环，繁殖并释放毒素，可形成严重脓毒血症、感染性休克或及多器官功能衰竭，表现为持续高热、寒战、全身明显中毒症状、多器官受损，甚至危及生命。

（二）诊断

1. 病史　详细询问病史及分娩全过程，对产后发热者，首先考虑为产褥感染，再排除引起产褥病率的其他疾病。

2. 全身及局部检查　仔细检查腹部、盆腔及会阴切口，确定感染部位和严重程度。

3. 辅助检查　超声检查、CT、磁共振等检测手段能够对感染形成的炎性包块、脓肿，作出定位及定性诊断。检测血清 C 反应蛋白升高，有助于早期诊断感染。

4. 确定病原体　通过子宫腔分泌物、脓肿穿刺物、后穹隆穿刺物做细菌培养和药物敏感试验，必要时需作血培养和厌氧菌培养。病原体抗原和特异抗体检测可以作为快速确定病原体的方法。

三、治疗目的及原则

（一）治疗目的

产褥感染的治疗目的是及时控制住感染，避免病情进展为脓毒症，出现多器官功能障碍或衰竭，甚至死亡。

（二）治疗原则

一旦诊断产褥感染，原则上应给予广谱、足量、有效抗菌药物，并根据感染的病原体调整抗菌药物治疗方案。对脓肿形成或宫内残留感染组织者，应积极进行感染灶的处理。

1. 支持疗法　加强营养并补充足够维生素，增强全身抵抗力，纠正水、电解质失衡。病情严重或贫血者，多次少量输新鲜血或血浆，以增加抵抗力。取半卧位，利于恶露引流或使炎症局限于盆腔。

2. 应用抗菌药物　在应用抗菌药物前，尽量从感染灶采集标本进行病原学检查和微生物药物敏感性检测。对发热达到或超过 39℃的产褥期感染患者，常规作血培养和微生物药敏检测。经验性抗菌药物的选择将由患者病情严重程度、可能的微生物和抗菌药物耐药性等决定，但应该是广谱的，初始覆盖范围应包括厌氧和需氧革兰氏阳性菌和革兰氏阴性菌。同时要考虑药物对哺乳的影响，尽可能不影响正常哺乳。待细菌培养和药敏试验结果再作调整，抗菌药物的覆盖范围应缩小，并且对病原体有针对性。当中毒症状严重者，短期加用适量的肾上腺皮质激素，提高机体应激能力。大约 90% 的女性在应用合适抗菌药物治疗后在 48~96 小时内会有好转。在这一时间后的持续性高热常提示有难治性盆腔感染（宫旁蜂窝织炎、腹部切口或盆腔脓肿、感染性血肿、感染性盆腔血栓性静脉炎等）。

3. 及时外科干预清除感染病灶　外科干预是成功处理难治性产褥感染的

关键。胎盘、胎膜残留时，在有效抗感染同时，清除子宫腔内残留物。患者急性感染伴发高热，应有效控制感染，同时行宫内感染组织的钳夹术，在感染彻底控制、体温正常后，再彻底清宫，避免因刮宫引起感染扩散、子宫内膜破坏和子宫穿孔。会阴伤口或腹部切口感染，应及时切开引流。盆腔脓肿可经腹或后穹隆穿刺或切开引流。子宫严重感染，经积极治疗无效，炎症继续扩展，出现不能控制的出血、脓毒血症或及感染性休克时，应及时行子宫切除术，清除感染源，挽救患者生命。

4. 血栓静脉炎的抗凝治疗　血栓静脉炎时，应用大量抗菌药物同时，可加用肝素钠，即 150U/（kg·d）肝素加入 5% 葡萄糖注射液 500ml 静脉滴注，每 6 小时 1 次，体温下降后改为每日 2 次，连用 4～7 日；尿激酶 40 万 U 加入 NS 或 5% 葡萄糖注射液 500ml，静脉滴注 10 日。用药期间监测凝血功能。同时，还可口服双香豆素、阿司匹林等其他抗凝血药。

5. 产褥期脓毒症的治疗　建议将脓毒症视为医疗紧急事件，最好在 1 小时内给予经验性广谱抗菌药物；对脓毒症并发低血压或可疑器官灌注不足的患者尽早给予 1～2L 晶体液进行液体复苏；当产后脓毒症患者进行液体复苏后仍出现持续性低血压或低灌注情况时，建议把去甲肾上腺素作为一线升压药。

四、药物治疗及药学监护

（一）常用药物治疗方案

1. 抗感染治疗　常见抗感染给药方案包括（表 4-4）：以 β- 内酰胺类抗菌药物如头孢菌素类或头霉素类为主的方案、β- 内酰胺类 + 酶抑制剂为主的方案、喹诺酮类药物如左氧氟沙星与甲硝唑的联合方案、克林霉素与氨基糖苷类药物的联合方案，必要时可用碳青霉烯类抗菌药物如美罗培南、亚胺培南西司他丁钠。碳青霉烯类抗菌药物对产褥感染绝大多数微生物覆盖有效，应作为保留抗菌药物，限用于其他抗菌药物治疗无效的严重感染。产褥期脓毒症怀疑耐甲氧西林金黄色葡萄球菌感染可用糖肽类抗菌药物如万古霉素或替考拉宁等。

表 4-4　产褥感染患者常用抗感染药物用法用量与注意事项

分类	药物通用名	用法用量	注意事项
β- 内酰胺类	头孢西丁钠	1～2g i.v.gtt. q.6～8h.	（1）青霉素过敏者慎用。 （2）高浓度头孢西丁可使血及尿肌酐、尿 17- 羟皮质类固醇出现假性升高，铜还原法尿糖检测出现假阳性。 （3）本药与氨基糖苷类抗菌药物配伍时，会增加肾毒性。 （4）肾功能损害者及有胃肠疾病史（特别是结肠炎）者慎用

分类	药物通用名	用法用量	注意事项
β- 内酰胺类	头孢曲松钠	1～2g i.v.gtt. q.d.	(1)青霉素过敏者慎用。 (2)本药与含钙药物包括含钙溶液合用出现头孢曲松钠 - 钙盐沉淀而导致严重不良反应风险,故不宜将两者混合或同时使用,即使通过不同的输液管,且在使用本药48小时内不宜使用含钙药物。 (3)有胃肠道疾病史者慎用
β- 内酰胺类 + 酶抑制剂	头孢哌酮舒巴坦钠	常规剂量:(按头孢哌酮计)1～2g i.v.gtt. q.12h.;如加大剂量,舒巴坦勿超过4g/d	(1)青霉素过敏者慎用。 (2)少数患者使用本药可致维生素 K 缺乏,凝血酶原时间延长,必要时适当补充维生素 K,如果有不明原因的持续性出血,应立即停药。 (3)使用本药及停药1周内饮酒可引起双硫仑样反应,如同时饮用含有乙醇的饮料应格外注意。当患者需要肠内或肠外营养时,应避免给予含有乙醇成分的液体
	哌拉西林钠他唑巴坦钠	3.375～4.5g i.v.gtt. q.6～8h.	(1)首次给药时应监测过敏性反应。 (2)本药治疗过程中可出现白细胞减少和中性粒细胞减少,应定期检查造血功能,特别是对疗程≥21日的患者。 (3)肾功能减退患者应用本药前或应用时要测定凝血时间。一旦发生出血,应即停用
喹诺酮类	左氧氟沙星	0.5g i.v.gtt. q.d.	(1)有中枢神经系统疾病及癫痫史患者应慎用。 (2)可引起少见的光毒性反应,在接受本药治疗时应避免过度阳光暴晒和人工紫外线。 (3)偶有用药后发生肌腱炎或肌腱断裂的报告,故如有上述症状发生时须立即停药并休息。 (4)哺乳期妇女,如必须使用本药,应暂停哺乳
硝基咪唑类	甲硝唑	7.5mg/kg(约500mg) i.v.gtt. q.6～8h.	(1)对诊断的干扰:本药的代谢产物可使尿液呈深红色。 (2)原有肝脏疾患者,剂量应减少。出现运动失调或其他中枢神经系统症状时应停药。重复一个疗程之前,应作白细胞计数。厌氧菌感染合并肾衰竭者,给药间隔时间应由8小时延长至12小时。 (3)本药可抑制乙醇代谢,用药期间应戒酒,饮酒后可能出现腹痛、呕吐、头痛等症状

续表

分类	药物通用名	用法用量	注意事项
林可霉素类	克林霉素	0.45～0.9g i.v.gtt. q.8h.	(1)使用本药时，应注意可能发生伪膜性肠炎。 (2)本药具神经肌肉阻断作用，可增强神经肌肉阻断药的作用，两者应避免合用
氨基糖苷类	庆大霉素	首次负荷剂量为2mg/kg，维持剂量1.7mg/kg，i.v.gtt. q.8h.	(1)失水、第8对脑神经损害、重症肌无力或帕金森病及肾功能损害患者慎用。 (2)在用药前、用药过程中应定期进行尿常规和肾功能测定，以防止出现严重肾毒性反应。必要时作听力检查或听电图尤其高频听力测定以及温度刺激试验，以检测前庭毒性。 (3)有条件时，疗程中应监测血药浓度，并据以调整剂量，尤其对新生儿、老年和肾功能减退患者
碳青霉烯类	亚胺培南西司他丁钠	0.5～2g i.v.gtt. q.6～12h.	(1)本药可引起中枢神经系统的不良反应，如肌阵挛、精神障碍，包括幻觉、错乱状态或癫痫发作等，中枢神经系统疾病患者应慎用。 (2)本药偶可引起伪膜性肠炎，如在使用本药过程中出现腹泻的患者，应考虑诊断伪膜性肠炎的可能
	美罗培南	0.5～1g i.v.gtt. q.8h.，对脑膜炎，可增至2g i.v.gtt. q.8h.	(1)本药可引起腹泻、恶心和呕吐、皮疹、肝功能异常等不良反应。 (2)严重肝肾功能不全、癫痫、潜在神经疾患者慎用
糖肽类	万古霉素	1g i.v.gtt. q.12h.	(1)快速静脉滴注本药可使组胺释放出现红人综合征，静脉滴注速度不宜过快，每次滴注时间宜在1小时以上。 (2)肾功能不全患者慎用本药，如有应用指征时需在治疗药物监测（TDM）下，根据肾功能减退程度减量应用。 (3)用药期间应定期检查听力
噁唑酮类	利奈唑胺	600mg p.o./i.v.gtt. q.12h.	(1)本药可引起可逆性骨髓抑制：血小板减少、贫血和中性粒细胞减少均有报道，常常出现在治疗2周以后。 (2)本药可引起周围神经病、视神经病变、乳酸性酸中毒，出现在治疗4周以后。 (3)空腹或餐后服用，须避开高脂性饮食及含酪胺食物和含乙醇饮料

2. 抗凝治疗   详见表4-5。

表4-5   血栓静脉炎常用抗凝药物用法用量及注意事项

分类	药物通用名	用法用量	注意事项
抑制纤维蛋白形成	肝素钠	150U/kg i.v.gtt. q.6～12h.	(1)注意自发性出血可能,严重出血可静脉注射硫酸鱼精蛋白注射液,1mg鱼精蛋白在体内能中和100U肝素钠。 (2)用药期间应测定活化部分凝血活酶时间(APTT)
促进纤维蛋白溶解	尿激酶	40万U i.v.gtt. q.d.	(1)可引起出血。 (2)可见皮疹、支气管痉挛等过敏反应,偶见过敏性休克

(二)药物监护要点

1. 疗效评估   在治疗过程中,药师应实时监护患者对治疗的反应。注意监测患者腹痛、切口愈合及体温变化情况,患者血常规、CRP、PCT等炎性指标,病原微生物检测结果。治疗反应不佳或治疗失败的患者,需从患者、病原体和药物治疗三方面仔细查找可能存在的导致治疗无反应的因素。如患者有基础疾病、是否有局部脓肿灶形成;病原体经验预测或检查结果不准确、是否发生耐药或少见病原体感染;抗菌药物治疗剂量是否不足、所选择药物活性未能覆盖致病菌等。

2. 药物不良反应监测   ①抗菌药物不良反应主要关注抗菌药物的变态反应、对重要器官功能的损害、长期使用广谱抗菌药物导致的二重感染等。如β-内酰胺类容易引起皮疹、瘙痒等过敏性反应;喹诺酮类的光敏反应;氨基糖苷类和糖肽类的耳肾毒性;碳青霉烯类的长期使用继发真菌感染等。②血栓静脉炎抗凝治疗时,应注意可引起皮肤、黏膜等部位出血现象,肝素类药物可引起血小板减少症等。

3. 患者用药教育   对患者进行宣教,包括治疗药物的用法用量、疗程、停药指征、不良反应、注意事项以及哺乳期使用的安全性,提高用药依从性。如喹诺酮类药物使用期间应暂停哺乳,且应避免过度阳光暴晒和人工紫外线;糖肽类药物如万古霉素静脉滴注速度不宜过快,每次滴注时间宜在1小时以上,不能自行调整滴速;头孢哌酮舒巴坦钠、甲硝唑等药物使用期间及停药1周内应避免饮酒和酒精性饮料;药物使用过程中出现任何不适如β-内酰胺类使用出现瘙痒、皮疹、恶心、呕吐不适等应及时告知医务人员。

4. 药师在药学监护的过程中应重视以下几点   ①药物选择和治疗方案制订:综合考虑产褥感染的部位和类型、严重程度,结合患者既往用药情况、哺乳意愿、当地细菌耐药性监测数据,根据相关循证指导原则提出药物选择建议。

根据药物本身固有的性质如代谢特征、患者具体的病理生理基础状态等来确定给药方案。②治疗反应的评估与监测：根据患者用药前后的临床体征和症状变化、感染相关实验室检验指标及影像学检查来进行评估。对于部分治疗反应不佳的患者，应注意局部脓肿形成等可能，需外科干预清除感染病灶。③用药教育：应向患者交代用药注意事项、可能发生的不良反应和药物相互作用，提高用药依从性。应注意哺乳期用药安全性评估，对于哺乳期禁用药物，应考虑药物血浆清除时间（通常是其半衰期的 5 倍）撤药。对于哺乳期可以考虑使用的药物，指导患者调整给药时间和哺乳时间，使乳汁中药物浓度处于低水平，尽量减少药物对乳婴的影响。

五、案例

病历摘要：

基本信息：患者，女性，39 岁，身高 160cm，孕前体重 60kg，现体重 75kg。

入院时间：2020 年 2 月 26 日

主诉：停经 33^{+5} 周，阴道反复出血 2 周入院。

现病史：自述平素月经规则，末次月经为 2019 年 7 月 4 日。7 月 23 日行胚胎移植术，停经后 1 个月余有恶心、呕吐等早孕反应；孕 4 个月余有自觉胎动至今，孕早期多次出血，孕 17 周有超月经量出血在当地医院治疗，发现胎盘前置状态，给予硫酸镁治疗后好转；20 周在当地医院行宫颈环扎术；后多次彩超均提示中央型前置胎盘，胎盘植入可能。近 2 周有阴道点滴样出血，量少，近 3 天感阴道分泌物增多，孕期当地医院正规产检，孕期无胸闷、气促、皮肤瘙痒等不适。今日要求至我院就诊，不伴腹痛、阴道流液等不适。门诊拟"孕 33^{+5} 周，G4P0，LOA，中央型前置胎盘伴出血，胎盘植入？"收入院。病程中无头晕、头痛、眼花、胸闷等不适。现精神食欲可，大小便正常。

既往史：既往身体健康状况较好。

月经婚育史：初潮 13 岁，经量少，3～5/28～30 天。足月分娩 0—早产 0—流产或人流 2—存活 0，宫外孕 1。

个人史：无吸烟、嗜酒等不良嗜好。

家族史：家族成员身体健康。

过敏史：青霉素过敏性休克史。

入院查体：T 36.9℃，P 104 次 /min，BP 122/74mmHg，心脏听诊律齐，听诊无杂音，肺部听诊呼吸音清，听诊无异常，肝肋下未及，脾肋下未及，宫高 32cm，腹围 94cm，胎心率 140 次 /min，宫缩无，头先露，未入盆。窥阴器暴露宫颈，见阴道内少许分泌物，色稍黄，有明显异味，宫颈旁见环扎线。

辅助检查：2020 年 2 月 12 日 B 超，BPD 76mm，FL 55mm，AFI 128mm，胎

盘成熟度Ⅱ级，S/D 2.32。

入院诊断：

1. 孕 33^{+5} 周，G4P0

2. LOA，中央型前置胎盘伴出血

3. 胎盘植入？

4. 珍贵儿，高龄初产

诊治过程：

2020-02-26（入院当天）

初始治疗方案（详见表4-6）：

表4-6　初始治疗方案

药品名称	用量	用法	用药起止时间
地塞米松磷酸钠注射液	6mg	i.m. q.12h.	02-26—02-27
硫酸镁注射液	7.5g	i.v.gtt.	02-26—02-27
5% 葡萄糖注射液	500ml		
克林霉素磷酸酯注射液	0.9g	i.v.gtt. q.12h.	02-26—02-28
NS	250ml		

2020-02-27（入院第 2 天）

主诉： 患者无不适，无腹痛、腹胀及阴道出血，自觉胎动可。

查体： T 36.5℃，R 20 次/min，P 78 次/min，BP 124/68mmHg。腹隆，软，胎心率 136 次/min，规律。阴道无出血，双下肢不肿。

辅助检查： B 超，宫内晚孕，单活胎，中央型前置胎盘并胎盘植入。TBA 23.9μmol/L，WBC 10.34×10^9/L，N% 76.60%，ALB 32.6g/L。B 组链球菌（GBS）检测阴性。

补充诊断： 妊娠期肝内胆汁淤积症

治疗方案： 熊去氧胆酸胶囊 250mg p.o. q.8h.（—2020-03-12）

2020-03-01（入院第 4 天）

主诉： 患者一般情况良好，无不适，无腹痛、腹胀及阴道出血，自觉胎动可。

查体： T 36.5℃，R 20 次/min，P 78 次/min，BP 120/62mmHg。腹隆，软，胎心率 138 次/min，规律。阴道无出血，双下肢不肿。

辅助检查： 磁共振平扫盆腔，考虑中央型前置胎盘伴胎盘植入可能。宫颈分泌物培养示无致病菌生长。TBA 22.8μmol/L。

治疗方案： 继续熊去氧胆酸胶囊治疗。

2020-03-05（入院第 8 天）

主诉： 患者一般情况良好，无不适，无腹痛、腹胀及阴道出血，自觉胎动可。

查体：T 36.6℃，R 19 次 /min，P 82 次 /min，BP 122/68mmHg。心肺查体未及异常，腹隆，软，胎心率 138 次 /min，规律。阴道无出血，双下肢不肿。

辅助检查：WBC $10.59×10^9$/L，N% 72.10%，TBA 17.6μmol/L，ALB 30.5g/L。

治疗方案：继续熊去氧胆酸胶囊治疗。

2020-03-11（入院第 14 天）

主诉：患者阴道内排出暗红色血块约 10ml。

查体：胎心率正常，无宫缩。查阴道内未见活动性血液流出。

辅助检查：无。

治疗方案：做好术前准备，隔日行剖宫产。

2020-03-12（入院第 15 天）

今日在腰硬联合麻醉下行剖宫产术：子宫下段横切口。术中见羊水清，量 600ml，以 LOA 位分娩，体重 2.4kg，Apgar 评分 9 分。术中出血 1 500ml，术中尿量 200ml，术中输红细胞悬液 1.5U、血浆 400ml，自体血回收 750ml。术中行人工剥离胎盘 + 双侧子宫动脉上行支结扎 + 子宫下段环形缝扎 + 宫颈环扎线拆除术 + 腹式剖宫产术 + 膀胱镜下双侧输尿管插管。术中取阴道分泌物培养。

辅助检查：TBA 10.5μmol/L，WBC $10.27×10^9$/L，N% 85.80%，ALB 28.9g/L。

治疗方案：

克林霉素磷酸酯注射液 0.9g+NS 250ml i.v.gtt.，术前 30 分钟～1 小时

缩宫素 20U+ 林格氏液 250ml i.v.gtt.

缩宫素 10U i.m. q.4h.×4 次

卡贝缩宫素注射液 100μg+NS 10ml i.v.

马来酸麦角新碱注射液 2mg 宫颈注射

维生素 C 3g+5% 葡萄糖注射液 500ml i.v.gtt. q.d.（—2020-03-14）

2020-03-13（入院第 16 天）

主诉：患者精神可，肛门未排气未排便，留置导尿管通畅，腹腔引流管无液体。

查体：T 38.9 ℃，R 20 次 /min，P 98 次 /min，BP 102/69mmHg，SpO_2 98%，切口干燥，无红肿硬结。

辅助检查：WBC $18.02×10^9$/L，N% 93.90%，PCT <0.10ng/ml，CRP 76.25mg/L，Hb 122g/L，ALB 29.0g/L。

补充诊断：产褥期感染

治疗方案：

行物理降温、血培养 + 药敏试验

注射用低分子肝素钙 5 000IU i.h. q.d.（—2020-03-16）

盐酸莫西沙星氯化钠注射液 400mg i.v.gtt. q.d.（—2020-03-16）

10% KCl 15ml+5% 葡萄糖注射液 500ml i.v.gtt. q.d.（—2020-03-14）

缩宫素 20U+ 复方氯化钠注射液 500ml i.v.gtt.

维生素 C 注射液 3g+5% 葡萄糖注射液 500ml i.v.gtt.

开塞露 40ml 塞肛

2020-03-15（入院第 18 天）

主诉：患者诉腹胀，呕吐后腹胀稍缓解。

查体：T 38.4℃，R 22 次 /min，P 114 次 /min，BP 116/74mmHg。肠鸣音听诊未及。切口干燥，无红肿硬结，宫底脐下一指。

辅助检查：WBC 22.02×10^9/L，N% 89.60%，PCT 1.37ng/ml，CRP 169.94mg/L，ALB 28.1g/L。腹部立位：考虑麻痹性肠梗阻。阴道分泌物培养 + 药敏试验结果示大肠埃希菌感染，对阿米卡星、莫西沙星、哌拉西林钠他唑巴坦、亚胺培南西司他丁钠敏感。

治疗方案：

禁食（—2020-03-18）

硫酸阿米卡星注射液 0.4g+NS 250ml i.v.gtt. q.d.（—2020-03-16）

10% KCl 15ml+5% 葡萄糖注射液 500ml i.v.gtt. q.d.（—2020-03-16）

缩宫素 20U+ 复方氯化钠注射液 500ml i.v.gtt.

人血白蛋白注射液 10g i.v.gtt.

开塞露 60ml 塞肛

2020-03-17（入院第 20 天）

主诉：患者突然出现脐周剧痛，向全腹扩散。

查体：T 38.9℃，R 36 次 /min，BP 90/60mmHg，HR 140 次 /min。神志清楚，痛苦面容，被动体位，全腹有明显压痛，无反跳痛。

辅助检查：彩超提示子宫下段切口处膀胱窝见 40mm×88mm×29mm 液性暗区，盆腔包块（子宫切口血肿伴感染？）。ALB 19.2g/L，WBC 19.23×10^9/L，N% 92.60%，PCT 6.75ng/ml，CRP 111.3mg/L。

治疗方案：经疑难病例讨论后行剖腹探查术，术中推开网膜见子宫表面有大量脓苔附着，宫旁广泛炎性增厚，腹腔内有约 60ml 浑黄色、臭味液体，子宫前壁切口下及膀胱后壁见大片紫黑色坏死样组织，子宫切口有臭味浑黄色液体渗出，为抢救生命，行子宫切除术 + 双侧输卵管切除术 + 腹腔引流 + 阴道引流。手术过程困难，手术于 10：54 开始，15：23 结束。术中出血为 500ml，术中输红细胞悬液 1.5U、新鲜血浆 200ml。

注射用亚胺培南西司他丁钠 1g+NS 250ml i.v.gtt. q.8h.（—2020-03-26）

注射用低分子肝素钙 5 000IU i.h. q.d.（—2020-03-25）

复方氨基酸注射液（18AA）250ml i.v.gtt. q.d.（—2020-03-21）

人血白蛋白注射液 20g i.v.gtt. q.d.（—2020-03-21）

10% KCl 15ml+5% 葡萄糖注射液 500ml i.v.gtt. q.d.（—2020-03-19）

注射用奥美拉唑钠 40mg+NS 100ml i.v.gtt. q.d.（—2020-03-19）

2020-03-19（入院第 22 天）

主诉：患者诉口干，腹胀感不明显。肛门已排气未排便，小便自解。

查体：T 36.3℃，R 21 次 /min，P 64 次 /min，BP 105/70mmHg。腹平、软，肠鸣音弱。切口干燥，无红肿硬结。腹腔引流液 100ml，色淡黄，盆腔引流量 10ml，色淡黄。

辅助检查：WBC 19.51×10^9/L，N% 86.30%，PCT 4.37ng/ml（10：00），CRP 131.42mg/L。ALB 19.8g/L，PCT 1.96ng/ml（17：00）。腹腔分泌物培养 + 药敏试验结果示粪肠球菌（D 群）感染，对氨苄西林、莫西沙星耐药，对万古霉素、利奈唑胺敏感。全血、尿液培养 + 药敏试验结果示无细菌生长。

治疗方案：

注射用盐酸万古霉素 1.0g+NS 250ml i.v.gtt. q.12h.（—2020-03-26）

2020-03-22（入院第 25 天）

主诉：患者肛门已排气排便。

查体：T 36.5℃，R 20 次 /min，P 62 次 /min，BP 110/70mmHg。腹平、软，肠鸣音听诊活跃。切口干燥，无红肿硬结。腹腔引流量 10ml，盆腔引流量 10ml，色淡黄。

辅助检查：WBC 16.51×10^9/L，N% 83.30%，PCT 1.47ng/ml，CRP 91.5mg/L，ALB 24.0g/L，其他无异常。

治疗方案：

人血白蛋白注射液 10g i.v.gtt. q.d.（—2020-03-24）

2020-03-26（入院第 29 天）

患者一般情况良好，大小便正常。生命体征平稳，心肺未及异常，腹软，腹部切口愈合Ⅱ/甲。WBC 10.51×10^9/L，N% 76.30%，PCT 0.46ng/ml，CRP 21.5mg/L。患者今日出院。

出院诊断：

1. 产褥期感染（腹腔感染，子宫腔感染）

2. 胎盘植入伴出血

3. 完全性前置胎盘伴出血

4. 即刻产后出血，其他

5. 妊娠期阴道炎

6. 妊娠合并子宫颈环扎后

7. 妊娠期肝内胆汁淤积症

8. 孕 35^{+5} 周，G5P1，LOA，经选择性剖宫产术的分娩

9. 剖宫产后子宫切口愈合不良

10. 试管婴儿，单胎活产

11. 子宫切除术后状态

出院带药：无。

问题（含答案要点）

问题 1：对患者术后使用注射用奥美拉唑钠的合理性进行评价。

答案要点：

1. 患者术后使用注射用奥美拉唑钠合理。

2. 根据《质子泵抑制剂临床应用指导原则（2020 年版）》，对于有其中任意一项高危因素［机械通气超过 48 小时；凝血机制障碍；原有消化性溃疡或出血病史；严重颅脑、颈脊髓外伤；严重烧伤；严重创伤、多发伤；各种复杂手术（手术时间>3 小时）；急性肾衰竭；急性肝衰竭；急性呼吸窘迫综合征；休克；脓毒症；心脑血管意外；严重心理应激］的患者，质子泵抑制剂可用于预防应激性溃疡的发生。当患者病情稳定，可耐受肠内营养或已进食，可逐渐停药。

3. 该患者再次行剖腹探查术时，妇科、产科、普外科联手完成，手术于 10：54 开始，15：23 结束，手术困难。该患者因复杂手术这一高危因素应用注射用奥美拉唑预防应激性溃疡，有用药指征。且在患者可进食时停药，用药疗程也较为合理。注射用奥美拉唑 40mg 应溶于 100ml NS 或 100ml 5% 葡萄糖注射液中，用药剂量、溶媒也合理。

问题 2：对患者初始治疗方案中使用克林霉素磷酸酯注射液的合理性进行评价。

答案要点：

1. 患者初始治疗方案中使用克林霉素磷酸酯注射液合理。

2. 患者入院诊断为中央型前置胎盘伴出血。据《妇产科学》（第 9 版），前置胎盘治疗原则是抑制宫缩、纠正贫血、预防感染和适时终止妊娠。患者入院近 2 周有阴道点滴样出血，出血时间较久，可给予抗菌药物预防感染。

3. 根据《β 内酰胺类抗菌药物皮肤试验指导原则（2021 年版）》，青霉素与头孢菌素存在交叉过敏反应。且较多药品说明书指出对于有青霉素过敏性休克史者禁用头孢菌素类。该患者处于妊娠期，故选用妊娠期可以安全使用的克林霉素磷酸酯注射液预防感染。克林霉素磷酸酯注射液每 0.3g 需用 50～100ml 生理盐水或 5% 葡萄糖溶液稀释成小于 6mg/ml 浓度的药液，缓慢滴注，通常每分钟不超过 20mg。用法用量合理。

问题 3：该患者产褥感染的抗感染治疗方案是否合理？

答案要点：

1．合理。

2．根据《妇产科学》（第9版），产褥感染经验性抗菌药物的选择应该是广谱高效的，后根据细菌培养和药敏试验结果调整抗菌药物种类和剂量。患者剖宫产术后第二天，出现发热、血象高，患者有青霉素过敏性休克史，经验性选用莫西沙星抗感染治疗，覆盖多数革兰氏阳性球菌及革兰氏阴性杆菌。术后第三天阴道分泌物培养示大肠埃希菌感染。据药敏试验结果选用盐酸莫西沙星氯化钠注射液联合硫酸阿米卡星注射液抗感染治疗，两者具有协同抗菌作用。

3．剖宫产术后第五天，患者体温38.9℃，呼吸36次/min，血压90/60mmHg，心率140次/min。神志清楚，痛苦面容，被动体位，全腹有明显压痛。参考美国母胎医学会《妊娠期及产褥期脓毒症诊断和治疗共识》提出的产科改良qSOFA评分。该患者qSOFA≥2提示患者出现不良脓毒症风险增加。妊娠期及产褥期脓毒症经验性抗菌药物的选择将由患者病情严重程度、可能的微生物和抗菌药物耐药性等决定，初始覆盖范围应包括厌氧和需氧革兰氏阳性菌和革兰氏阴性菌。轻症使用含酶抑制剂复合物并增加剂量和频次（哌拉西林钠他唑巴坦、头孢哌酮钠舒巴坦），重症和菌血症使用碳青霉烯类。根据患者病情，选用亚胺培南西司他丁钠抗感染，较为合理。

4．感染控制不佳的情况下，及时外科干预行全宫切除术清除感染病灶。术后第七天术中腹腔分泌物培养示粪肠球菌（D群）感染。据药敏试验结果加用万古霉素抗感染治疗。据《万古霉素临床应用剂量中国专家共识》，肾功能正常患者万古霉素常规推荐剂量为每次1g，每12小时1次，可按年龄、体重、病情严重程度适量增减。该患者万古霉素给药方法较为合理。

5．该患者抗感染治疗方案采用合理使用抗菌药物结合外科干预清除感染病灶的方式，清除感染源，挽救患者生命。

问题4：对该患者使用低分子肝素钙的合理性进行评价。

答案要点：

1．合理。

2．根据2019年美国母胎医学会《妊娠期及产褥期静脉血栓栓塞症预防和诊治专家共识》，妊娠期及产褥期特殊的生理与解剖学变化致静脉血栓栓塞（VTE）发生风险增加，需对患者进行VTE风险动态评估。

3．低分子肝素主要通过抗凝血活性因子Xa（FXa）的作用来抑制血栓形成，在达到有效抗凝作用的同时可以减少普通肝素所致的出血等不良反应，安全性更高，因此，推荐低分子肝素作为预防妊娠期及产褥期VTE的首选抗凝血药。

4．该患者剖宫产术术中出血量达1 500ml，具备高龄、剖宫产术、严重产后出血 3 个危险因素，按指南要求评估并排除出血风险后，于产后 24 小时启用低分子肝素钙预防 VTE 的发生，有 3 个危险因素者，低分子肝素钙使用至产后 7 天。低分子肝素钙预防剂量 5 000IU/d，用法用量合理。

5. 该患者因感染再次剖腹探查，行子宫全切术，另增加全身感染危险因素，≥4 个危险因素者，使用低分子肝素钙至产后 10 天。低分子肝素钙用药疗程合理。

问题 5：如何为该患者做好用药监护？

答案要点：

1. 病情监护 患者入院期待治疗时，应做好胎儿的宫内状况监测及患者生化指标如总胆汁酸水平、肝功能监测，及时评估熊去氧胆酸胶囊治疗效果。患者出现产褥感染时，注意观察患者体温、腹痛、切口愈合情况，随访感染指标如血常规、CRP、PCT、乳酸水平等变化，随访病原微生物检测结果，及时评估抗菌药物治疗效果，根据相关循证指导原则提出药物选择建议。患者住院期间行剖宫产术、子宫全切除术，应监测围手术期液体出入量、电解质的变化，保持水电解质平衡。

2. 药物不良反应监测 熊去氧胆酸不良反应较小，偶见便秘、过敏、头痛、头晕等。静脉滴注硫酸镁可引起潮红、出汗、口干等症状，如出现不适，可减低滴速。患者有青霉素休克史，应注意观察患者在输注其他抗菌药物如克林霉素磷酸酯、莫西沙星时有无皮疹、瘙痒等过敏性反应发生。亚胺培南西司他丁钠偶可引起伪膜性肠炎，应警惕长期使用可能出现腹泻、真菌感染等。万古霉素滴注速度不宜过快，滴注时间宜在 1 小时以上，注意询问患者有无听力改变，必要时监测听力，应注意监测肾功能的变化。低分子肝素钙使用过程需监测血小板计数，治疗期间定期监测，血小板计数减少时需调整用药。

3. 用药教育 患者出现产褥感染，使用莫西沙星抗感染治疗时，应告知患者该药可影响婴儿软骨发育，应暂停哺乳。使用注射用低分子肝素钙时，应告知患者注意有无皮下瘀血、瘀斑、出血点等，有不适应立即告知医务人员。静脉滴注万古霉素、人血白蛋白时、硫酸镁时，告知患者切勿自行调整滴速。

4. 生活管理 在住院待产期间，应以左侧卧位为主，以增加胎盘血流量，自数胎动。出院后应加强营养，注意休息，提高个人抵抗力。

（郑丽丽　李　渊）

参 考 文 献

[1] 谢幸，孔北华，段涛. 妇产科学. 9 版. 北京：人民卫生出版社，2018.

[2] 颜青，夏培元，杨帆，等. 临床药物治疗学：感染性疾病. 北京：人民卫生出版社，2017.

[3] 曹泽毅. 中华妇产科学. 3 版. 北京：人民卫生出版社，2014.

[4]　Society for Maternal-Fetal Medicine（SMFM）. SMFM consult series #47: sepsis during pregnancy and the puerperium. Am J Obstet Gynecol, 2019, 220（4）: B2-B10.

[5]　HALE T W, ROWE H E. 药物与母乳喂养. 17 版. 辛华雯, 杨勇, 译. 北京: 世界图书出版公司, 2019.

[6]　GILBERT D N, CHAMBERS H F, ELIOPOULOS G M, et al. 热病: 桑福德抗微生物治疗指南（新译第 48 版）. 范洪伟, 译. 北京: 中国协和医科大学出版社, 2019.

[7]　国家卫生计生委医政医管局, 国家卫生计生委合理用药专家委员会. 国家抗微生物治疗指南. 2 版. 北京: 人民卫生出版社, 2017.

[8]　胡付品, 郭燕, 朱德妹, 等. 2019 年 CHINET 三级医院细菌耐药监测. 中国感染与化疗杂志, 2020, 20（3）: 233-243.

[9]　国家卫生健康委. 质子泵抑制剂临床应用指导原则（2020 年版）[EB/OL]. （2020-12-09）[2023-04-15]. http://www.nhc.gov.cn/yzygj/s7659/202012/9aac2b191c844082aac2df73b820 948f.shtml.

[10]　国家卫生健康委. β 内酰胺类抗菌药物皮肤试验指导原则（2021 年版）[EB/OL]. （2021-04-16）[2023-04-15]. http://www.nhc.gov.cn/yzygj/s7659/202104/a33f49b8c4b5421c85a564 9a28a0fce2.shtml.

[11]　万古霉素临床应用剂量专家组. 万古霉素临床应用剂量中国专家共识. 中华传染病杂志, 2012, 30（11）: 641-646.

[12]　中华医学会妇产科学分会产科学组. 妊娠期及产褥期静脉血栓栓塞症预防和诊治专家共识. 中华妇产科杂志, 2021, 56（4）: 236-243.

第五章

妇科炎性疾病

第一节　外阴及阴道炎症

外阴及阴道炎症是妇科最常见疾病，女性一生中各时期均可发病，以白带性状发生改变、外阴瘙痒为主要临床特点，性交痛也较常见，感染累及尿道时，可有尿痛、尿急、尿频等症状。常见的外阴及阴道炎症主要为细菌性阴道病、外阴阴道假丝酵母菌病、滴虫阴道炎、需氧菌性阴道炎，可为混合感染。本节简述细菌性阴道病、滴虫阴道炎、外阴阴道假丝酵母菌病、萎缩性阴道炎、婴幼儿外阴阴道炎的基本诊治流程和药学监护中需要注意的问题。

一、细菌性阴道病

细菌性阴道病（bacterial vaginosis，BV）是以阴道内产生过氧化氢的乳杆菌减少或消失，兼性厌氧菌及厌氧菌增多为主，导致的阴道感染。BV 是育龄期妇女常见的阴道感染性疾病之一，在我国健康体检妇女中约占 11%，在妇科门诊阴道炎症患者中占 36%～60%。BV 相关的并发症较多，可引起盆腔炎症性疾病、妇科手术后感染及不孕症；妊娠期合并 BV 可引起不良妊娠结局；也会增加性传播病原体感染的风险。

（一）病因及病理生理学

正常阴道内以产生过氧化氢的乳杆菌占优势。若乳杆菌减少，阴道 pH 升高，阴道微生态失衡，其他微生物大量繁殖。BV 常见病原体包括兼性厌氧菌（阴道加德纳菌）、厌氧菌（普雷沃菌、动弯杆菌、拟杆菌、阴道阿托普菌）以及解脲支原体、人型支原体等。临床及病理特征无炎症改变及白细胞浸润。其发病可能与妇科手术、多次妊娠、频繁性生活及阴道灌洗使阴道内 pH 偏碱有关。

（二）临床表现及诊断

1. 临床常见症状　带有鱼腥臭味的稀薄阴道分泌物增多是 BV 的临床特点，可伴有轻度外阴瘙痒或烧灼感，性交后症状加重。分泌物呈灰白色、均质、稀薄,常黏附于阴道壁,容易将分泌物从阴道壁拭去;阴道黏膜无充血的炎症表现。10%~40%的BV患者无临床症状。

BV治疗后易复发,原因与BV相关细菌耐药、混合感染以及生物膜形成密切相关。生物膜主要由阴道加德纳菌、BV有关菌及其细胞外基质组成。完整成熟的生物膜是BV致病及复发的基础,不仅可增强生物膜内菌的侵袭、致病及传播能力,还能为致病菌的持续定植、逃避不利因素以及在反复致病中起到关键作用。另外,初次BV感染可能与性传播有关,但BV在无性行为和再感染的情况下出现症状性复发的概率仍较高。

2. 诊断 BV的诊断主要根据Amsel临床诊断标准及革兰氏染色Nugent评分诊断标准。

(1)Amsel标准:是BV诊断的临床"金标准"。下列4项临床特征中至少3项阳性即诊断BV:①线索细胞阳性;②胺试验阳性;③阴道分泌物pH>4.5;④阴道分泌物呈均质、稀薄、灰白色;其中线索细胞阳性为必备条件。Amsel标准敏感度为60%~72%,特异度为90%~94%。

(2)革兰氏染色Nugent评分标准:是BV诊断的实验室"金标准"。总分范围为0~10分;评分0~3分为正常,4~6分为BV中间态,≥7分诊断为BV。具体的评分标准见表5-1。Nugent评分优点是诊断BV更客观、精准、统一,与Amsel标准相比,其诊断敏感度为89%,特异度为83%。

表5-1 Nugent评分标准

评分	乳杆菌	加德纳菌及拟杆菌	革兰氏染色不定的弯曲小杆菌
0	++++	-	-
1	+++	+	+或++
2	++	++	+++或++++
3	+	+++	
4	-	++++	

注:各项根据每10个油镜视野下观察到的每类形态细菌的平均数量进行评分;-:未发现细菌;+:<1个细菌;++:1~4个细菌;+++:5~30个细菌;++++:>30个细菌;空白表示无此项。

目前有研究显示,厌氧菌预成酶的检测有助于细菌性阴道病的辅助诊断,大部分患者唾液酸苷酶阳性。需注意的是唾液酸苷酶应联合形态学检测结果,当两者结果不一致时,以形态学检测结果为准。

此外,由于BV是阴道微生态失调,细菌培养的意义不大,不推荐细菌培养作为BV的诊断方法。

(三)治疗目的及原则

1. 治疗目的 缓解或消除患者的症状和体征,阻止疾病向子宫内膜炎、盆腔炎性疾病等进展。

2. 治疗原则

（1）概要：单纯性细菌性阴道病，有症状者，或者妇科和产科手术前无论是否伴有症状者，均应给予治疗。性伴侣不必治疗。治疗药物选用抗厌氧菌药和阴道微生态制剂。

（2）严重度评估和监测：细菌性阴道病的诊断明确后，应充分评估是否合并其他阴道炎症，并根据混合感染的具体类型选择合适的药物。

1）基本监测：阴道分泌物是否增多，是否伴有瘙痒及烧灼感；阴道分泌物的特点，是否有腥臭味，是否豆腐渣样/泡沫样，是否稀薄/浓稠，及其颜色；阴道黏膜是否水肿、红斑，是否有出血点；阴道微生态评价，阴道 pH、线索细胞、胺试验、唾液酸苷酶，是否有菌丝、孢子以及滴虫等。

2）检查频度：一般情况下，BV 治疗后症状消失，不需要跟踪随访。对于妊娠合并 BV 以及复发性 BV 患者，在一个疗程结束后需随访，有条件者复查阴道微生态评价，根据结果决定后续治疗情况。

3）BV 病情进展的表现：急性盆腔炎症性疾病，妇科或产科术后患者感染、发热，妊娠期患者胎膜早破、绒毛膜羊膜炎、新生儿感染、产褥感染等。

（3）一般治疗：BV 患者一般无须住院治疗。

（四）药物治疗及药学监护

1. 常用药物治疗方案

（1）抗厌氧菌治疗：主要治疗药物有硝基咪唑类药物（甲硝唑和替硝唑）和克林霉素。甲硝唑可抑制厌氧菌生长而对乳杆菌影响小，是较理想的治疗药物。局部用药与口服用药疗效相似，治愈率 80% 左右。由于甲硝唑 2g 顿服对 BV 的治愈率低，不推荐用于治疗 BV。具体用药方案见表 5-2。

表 5-2　细菌性阴道病抗厌氧菌用药方案

方案	全身用药	局部用药
推荐方案	甲硝唑 400mg，口服，2 次 /d，共 7 天	方案 1：0.75% 甲硝唑凝胶 5g，阴道用药，1 次 /d，共 5 天 方案 2：甲硝唑阴道栓（片）200mg，1 次 /d，共 5～7 天 方案 3：2% 克林霉素软膏 5g，阴道用药，每晚 1 次，共 7 天
替代方案	方案 1：替硝唑 2g，口服，1 次 /d，共 5 天 方案 2：替硝唑 1g，口服，1 次 /d，共 5 天 方案 3：克林霉素 300mg，口服，2 次 /d，共 5 天	克林霉素阴道栓 100mg，睡前阴道用药，共 3 天

注：硝基咪唑类药物治疗期间、服用甲硝唑后 24 小时、服用替硝唑后 72 小时应避免饮酒，以避免发生双硫仑样反应；克林霉素阴道栓剂（使用 72 小时内）或克林霉素乳膏（使用 5 天内）油性基质可能减弱乳胶避孕套的防护作用，建议患者在治疗期间避免性生活。

（2）其他治疗：微生态制剂如阴道局部乳杆菌制剂、中药对于辅助 BV 患者恢复阴道微生态平衡、巩固疗效及预防复发具有一定的作用。可选用阴道用乳杆菌活菌胶囊，每次 1 粒（0.25g/ 粒，每粒内含乳杆菌活菌应不低于 $2.5×10^5$CFU），每晚 1 次，连用 10 天为一疗程。

2. 特殊人群药物治疗方案

（1）妊娠合并 BV 的治疗：无须常规对无症状孕妇进行 BV 筛查和治疗。有症状的孕妇以及无症状但既往有感染相关流产或早产病史等高风险的孕妇均需筛查，筛查阳性者需进行治疗。对妊娠合并 BV 进行治疗的明确获益是能缓解阴道感染症状和体征，潜在益处是减少妊娠期 BV 导致的不良妊娠结局和减少其他性传播疾病的感染风险。

通常选择甲硝唑和克林霉素。目前的研究数据未发现两者存在明显的致畸作用，但妊娠期应用时仍建议充分知情告知应用药物的利弊。选择用药方案时应注意：①妊娠早期尽量避免应用硝基咪唑类药物；②阴道局部用药可能存在胎膜早破等风险，建议口服用药。

（2）哺乳期 BV 的治疗：选择局部用药，尽量避免全身用药。

（3）复发性 BV 的治疗：BV 反复发作者可沿用复发前的治疗方案，或更换其他的推荐治疗方案，治疗的同时还应注意：①寻找并纠正 BV 发病的高危因素；②注意排除 BV 混合其他感染，针对混合感染给予对应的治疗；③恢复阴道微生态平衡。

复发性 BV，目前尚无公认的定义和最佳管理方案，可参考的治疗方案包括：①在甲硝唑 400mg 口服、2 次 /d、连用 7 天的基础上，增加甲硝唑治疗天数至 14 天；②每晚睡前阴道内用 0.75% 甲硝唑凝胶（5g）共 10 天，停药 3～5 天，BV 治愈后，开始阴道用 0.75% 甲硝唑凝胶（5g）每周 2 次，连用 16 周；③口服硝基咪唑类药物（甲硝唑或替硝唑 400mg，2 次 /d）7 天，再用阴道内硼酸制剂（600mg/d）21 天，BV 治愈后，应用 0.75% 甲硝唑凝胶（5g）每周 2 次，阴道置药，连用 16 周；④每月口服甲硝唑 2g 联合氟康唑 150mg；⑤微生态制剂对于预防 BV 复发具有一定的效果。

（4）性伴侣的治疗：尽管 BV 病原体可在男性生殖器部位检出，但由于治疗男性性伴侣对 BV 患者的复发无明确获益，故男性性伴侣无须常规治疗。

3. 药物监护要点

（1）疗效评估：BV 患者治疗后，应注意监测症状是否有好转，如分泌物是否减少，伴有瘙痒症状者，瘙痒是否减轻，分泌物腥臭味是否有改善等。一般情况下，治疗后若症状消失，无须随访。对于症状持续存在或症状反复出现者，以及妊娠合并 BV 的患者，治疗后需随访治疗效果。有条件者，治疗后可复查阴道微生态评价，评估阴道菌群恢复情况及治疗效果。

（2）药物不良反应监测：①硝基咪唑类药物常见胃肠道反应，如恶心、呕吐、食欲减退、腹部绞痛等，一般不影响治疗。偶有头痛、眩晕、感觉异常等神经系统症状，少数患者口中有金属味，停药可恢复。②克林霉素常出现胃肠道反应，如恶心、呕吐、腹痛、腹泻等，通常不影响治疗。还可能导致严重过敏反应、艰难梭菌相关腹泻、结肠炎等。中度以上肝损害患者应避免使用克林霉素，如确有指征使用时应减量。③阴道局部用抗菌药物可引起泌尿生殖系统功能紊乱、阴道痛、阴道灼热感、外阴阴道假丝酵母菌病等。

（3）患者用药教育：对患者进行宣教，包括口服药物、阴道给药使用注意事项及生活方式干预等。交代患者：①硝基咪唑类药物全身用药的患者，在治疗期间及停药后 3 天内禁止饮用含乙醇的饮料及含有乙醇或丙二醇的制剂。②甲硝唑的代谢产物可使尿液呈深红色。③长期用药的患者应遵医嘱监测肝肾功能及血常规。④使用阴道给药的患者，应避开月经期；无性生活史女性应在医师指导下使用；用药期间注意个人卫生，防止重复感染，避免性生活；避免冲洗阴道。⑤勤洗澡，勤换内衣，内裤单独清洗，在阳光下晒干，保持外阴清洁及性卫生。

（4）药师在药学监护的过程中应重视以下几点：①充分认识 BV 治疗的必要性、重要性，BV 早期治愈可以减少并发症，减少盆腔炎症性疾病、妇科手术后感染及不孕症；减少流产、早产、胎膜早破、绒毛膜羊膜炎、新生儿感染、产褥感染等不良妊娠结局；减少性传播病原体感染的风险，如 HPV、HIV、淋病奈瑟球菌、沙眼衣原体和 HSV-2 等。②及时了解最新的指南和文献报道，熟悉处理方法。③制订具体用药方案时，根据药物的药动学 / 药效学特点，患者的病理生理状况、药物过敏史、肝肾等重要器官功能，结合特殊生理时期，如妊娠期、哺乳期等进行综合评估，给临床提出个体化的治疗建议。④关注药物相互作用与配伍禁忌。例如甲硝唑、替硝唑可以增强华法林及其他香豆素抗凝血药的药效；克林霉素与吸入性麻醉药、抗蠕动止泻药、含白陶土止泻药、抗肌无力药、氯霉素或红霉素、阿片类镇痛药具有相互作用，合用时须加以注意；阴道用乳杆菌活菌对多种抗菌药物如 β- 内酰胺类、大环内酯类、氨基糖苷类等敏感，如使用应错开用药时间。

二、滴虫阴道炎

滴虫阴道炎（trichomonal vaginitis，TV）是由阴道毛滴虫引起的阴道炎症，也是常见的性传播疾病，在不同国家和地区发病率存在较大差异，范围为0.3%～20%。本病可导致不良生殖健康结局，包括子宫颈病变、盆腔炎症性疾病、不孕症、增加 HIV 感染易感性等。妊娠合并 TV 患者早产、胎膜早破、低出生体重儿、新生儿滴虫感染和新生儿死亡发生率增高。

（一）病因及病理生理学

阴道毛滴虫适宜在温度 25～40℃、pH 5.2～6.6 的潮湿环境中生长，在 pH 5.0 以下或 7.5 以上的环境中生长受抑。月经前后阴道 pH 发生变化，月经后接近中性，隐藏在腺体及阴道皱襞中的毛滴虫得以繁殖而引起炎症发作。毛滴虫不仅寄生于阴道，还常侵入尿道或尿道旁腺，甚至膀胱、肾盂，可以引发多种症状。感染途径主要为性接触（异性或同性间）或垂直传播（阴道分娩），也可经公共浴池、浴盆、浴巾、游泳池、坐式便器、衣物、污染的器械及敷料等间接传播。潜伏期为 4～28 日。

毛滴虫主要通过其表面的凝集素（AP65、AP51、AP33、AP23）及半胱氨酸蛋白酶黏附于阴道上皮细胞，进而经阿米巴样运动的机械损伤以及分泌的蛋白水解酶、蛋白溶解酶的细胞毒作用，共同摧毁上皮细胞，并诱导炎症介质的产生，最后导致上皮细胞溶解、脱落，局部炎症产生。细胞学表现为阴道壁组织水肿、充血，并有淋巴细胞、浆细胞和多量的白细胞、脓细胞浸润。局灶上皮内伴脓肿形成，极少在表层上皮内发现病原体。

（二）临床表现及诊断

1. 临床常见症状 主要症状是阴道分泌物增多及外阴瘙痒，间或出现灼热、疼痛、性交痛等。分泌物典型特点为稀薄脓性、泡沫状、有异味，可为黄绿色、灰黄色或黄白色；瘙痒部位主要为阴道口及外阴。如合并尿路感染，可有尿急、尿频、尿痛及血尿等症状。阴道检查可见阴道黏膜、宫颈阴道部明显充血，甚至宫颈有出血斑点，形成"草莓样"宫颈。阴道毛滴虫能吞噬精子，并阻碍乳酸生成，影响精子在阴道内存活而导致不孕。

TV 患者可无明显症状，经培养证实的 TV 妇女中，只有 11%～17% 出现分泌物异常、瘙痒、排尿困难或阴道灼热等。85% 的感染者无症状，1/3 的感染者在感染 6 个月内出现症状，90% 的患者存在泌尿道感染。

2. 诊断 根据典型临床表现可作出临床诊断，阴道分泌物中找到滴虫即可确诊。取分泌物前 24～48 小时避免性交、阴道灌洗或局部用药；窥阴器不涂抹润滑剂；分泌物取出后应及时送检，冬天需注意保暖，以避免滴虫活动性下降后影响检查结果。常用的实验室检查方法包括：①显微镜检查阴道分泌物悬液；②核酸扩增试验；③阴道毛滴虫培养；④其他诊断方法：包括阴道毛滴虫抗原检测。

（三）治疗目的及原则

1. 治疗目的 滴虫阴道炎的治疗主要是针对毛滴虫，且毛滴虫常常同时存在于多个部位，需要通过全身用药，彻底清除病原体，避免复发及再感染。

2. 治疗原则

（1）概要：滴虫阴道炎可同时存在尿道、尿道旁腺、前庭大腺多部位滴虫感染，单纯局部用药不易彻底治愈，需全身用药。主要治疗药物为硝基咪唑类药物。

（2）严重度评估和监测：滴虫阴道炎诊断明确后，应充分评估是否合并其他性传播疾病，并且应与需氧菌性阴道炎相鉴别。

1）基本监测：阴道分泌物是否增多，是否伴有瘙痒及烧灼感；阴道分泌物的特点，是否有腥臭味，是否豆腐渣样／泡沫样，是否稀薄／浓稠，及其颜色；阴道黏膜是否水肿、红斑，是否有出血点；阴道微生态评价，阴道 pH、线索细胞、胺试验、唾液酸苷酶，是否有菌丝、孢子以及滴虫等。

2）检查频度：由于滴虫阴道炎患者再感染率很高，最初感染 3 个月内需要追踪、复查。根据微生态评价结果中毛滴虫阴性或阳性，评价为治愈或失败。使用 NAAT 检测治疗后阴道毛滴虫的 DNA，阴道毛滴虫首次转阴的中位时间为 7 天（0～84 天），至完成治疗后 21 天有 85% 的病例转阴。尚无证据支持需要对患者的性伴侣重复检查。

3）滴虫阴道炎病情进展的表现：可导致不良生殖健康结局，包括子宫颈病变、子宫切除术后残端蜂窝织炎或脓肿、盆腔炎症性疾病、不孕症、增加 HIV 感染易感性、增加宫颈癌风险，尤其是阴道毛滴虫与 HPV 共同感染时增加宫颈癌风险更明显。妊娠期滴虫阴道炎患者早产、胎膜早破、低出生体重儿、新生儿滴虫感染和新生儿死亡发生率增高。

（3）一般治疗：注意卫生，内裤、床单、毛巾、浴具等应煮沸消毒。滴虫阴道炎患者一般无须住院治疗。

（四）药物治疗及药学监护

1. 常用药物治疗方案

（1）全身用药：推荐方案，甲硝唑，2g，单次顿服；或替硝唑，2g，单次顿服。替代方案，甲硝唑，400mg，口服，2 次 /d，共 7 天。甲硝唑方案对滴虫阴道炎的治愈率为 84%～98%，替硝唑方案的治愈率为 92%～100%。

（2）性伴侣的治疗：对性伴侣应常规进行治疗，并告知患者及其性伴侣治愈前避免无保护性接触。性伴侣的治疗可选择替硝唑或甲硝唑单剂量 2g 顿服。

（3）持续性滴虫阴道炎：持续性滴虫阴道炎是指由于硝基咪唑类药物耐药、药物吸收不足或药物运输不充分而导致的治疗失败。诊断该病时需要排除再次感染，评估患者的性生活情况和治疗依从性，排除患者是否有其他合并症。如果考虑再次感染，给予再次单剂量甲硝唑 2g 或替硝唑 2g 顿服治疗。

如果推荐方案治疗失败，除外再次感染后，可选择替硝唑 2g 口服，1 次 /d，共 7 天。如果上述治疗失败，除外再次感染或治疗依从性差者，有条件者进行甲硝唑和替硝唑药敏试验，考虑应用高剂量或超高剂量替硝唑方案。

1）高剂量替硝唑方案：替硝唑1g，口服，每8小时1次，共14天，替硝唑总剂量42g。

2）超高剂量替硝唑方案：替硝唑2g，口服，每12小时1次，共14天，替硝唑总剂量56g。

3）应用高剂量或超高剂量替硝唑方案时均同时配合阴道应用甲硝唑等辅助药物。

4）高剂量或超高剂量替硝唑方案应请相关专家处理，由于药物剂量超越说明书规定范围，需要签署知情同意书，有条件者进行超说明书用药备案。

5）需要对患者的性伴侣常规治疗和检查治疗效果。

6）绝大多数患者对大剂量替硝唑治疗耐受良好，治疗成功率高。

（4）妊娠期滴虫阴道炎：为降低新生儿感染的风险，妊娠期应对滴虫阴道炎患者积极治疗。妊娠期应用硝基咪唑类药物需权衡利弊，知情同意，尽量避免在妊娠早期应用硝基咪唑类药物，在妊娠中晚期应用甲硝唑通常是安全的；但替硝唑在妊娠期应用的安全性尚未确定，应避免应用。妊娠期推荐方案：甲硝唑，400mg，口服，2次/d，共7天；或甲硝唑，2g，单次口服。

（5）哺乳期滴虫阴道炎：由于哺乳期应用甲硝唑治疗时，在乳汁中可检出少量甲硝唑，故选择甲硝唑2g单次口服者，服药后12～24小时内避免哺乳，以减少甲硝唑对婴儿的影响；口服替硝唑2g单剂量者，服药后3天内避免哺乳。

2. 药物监护要点

（1）疗效评估：患者治疗后，应注意监测症状是否有好转，如分泌物是否减少，伴有瘙痒症状者，瘙痒是否减轻，分泌物特点是否有改善等。合并尿路感染者，尿频、尿痛症状是否有改善。一般情况下，治疗结束后，可进行微生态分析，根据阴道毛滴虫阴性或阳性，评价为治愈或失败。

（2）药物不良反应监测：甲硝唑、替硝唑不良反应的监测同"细菌性阴道病"。

（3）患者用药教育：对患者进行宣教，包括口服药物、阴道给药使用注意事项、妊娠期及哺乳期使用的安全性、生活方式干预以及性伴侣管理等。交代患者：①使用硝基咪唑类药物，在治疗期间及停药后3天内禁止饮用含乙醇的饮料及含有乙醇或丙二醇的制剂。②甲硝唑的代谢产物可使尿液呈深红色。③长期用药的患者应遵医嘱监测肝肾功能及血常规。④使用阴道给药的患者，应避开月经期；无性生活史的女性应在医师指导下使用。⑤尽量避免在妊娠早期应用硝基咪唑类药物，在妊娠中晚期应用甲硝唑通常是安全的；但替硝唑在妊娠期应用的安全性尚未确定，应避免应用。⑥哺乳期选择甲硝唑2g单次口服者，服药后12～24小时内避免哺乳，以减少甲硝唑对婴儿的影响；口服替硝唑2g单剂量者，服药后3天内避免哺乳。⑦治愈前避免无保护性接触；避免冲洗阴道。⑧勤洗澡，勤换内衣，内裤单独清洗并应高温消毒或用消毒剂浸泡，避免重复感染，在阳光下晒干，保持外阴清洁及性卫生。⑨滴虫可通过性生活传播，且性伴侣多无症状，故应同时治疗。

（4）药师在药学监护的过程中应重视以下几点：①充分认识滴虫阴道炎治疗的必要性、重要性，病情进展可导致不良生殖健康结局，包括子宫颈病变、盆腔炎症性疾病、不孕症、增加 HIV 感染易感性等。妊娠合并 TV 患者早产、胎膜早破、低出生体重儿、新生儿滴虫感染和新生儿死亡发生率增高等。②及时了解最新的指南和文献报道，熟悉处理方法。③制订具体用药方案时，根据药物的药动学／药效学特点，患者的病理生理状况、药物过敏史、肝肾等重要器官功能，结合特殊生理时期，如妊娠期、哺乳期等进行综合评估，给临床提出个体化的治疗建议。④关注药物相互作用与配伍禁忌。例如甲硝唑、替硝唑可以增强华法林及其他香豆素抗凝血药的药效。

三、外阴阴道假丝酵母菌病

外阴阴道假丝酵母菌病（vulvovaginal candidiasis，VVC）曾称念珠菌性阴道炎，是由假丝酵母菌引起的外阴阴道炎症，通常由白念珠菌（又称白假丝酵母菌）引起，偶可由其他非白念珠菌引起。VVC 是一种临床常见病及多发病，国外资料显示，约 75% 的妇女一生中至少患过 1 次 VVC，45% 的妇女经历过 2 次及以上的发病。

（一）病因及病理生理学

外阴阴道假丝酵母菌病的病原体 80%～90% 为白念珠菌，10%～20% 为光滑假丝酵母菌、近平滑假丝酵母菌、热带假丝酵母菌等。白念珠菌为双相菌，有酵母相和菌丝相。酵母相为孢子，在无症状寄居及传播中起作用；菌丝相为孢子伸长形成假菌丝，具有侵袭组织的能力。超过 60% 的健康生育年龄女性存在阴道假丝酵母菌定植，妊娠期比例更高，青春期和未接受雌激素替代治疗的绝经后女性较低。假丝酵母菌适宜在酸性环境中生长，其阴道 pH 通常<4.5。VVC 常见诱因包括长期应用广谱抗菌药物、妊娠、糖尿病、应用免疫抑制剂、接受大剂量雌激素治疗等，胃肠道假丝酵母菌感染者粪便污染阴道、穿紧身化纤内裤及肥胖使外阴局部温度与湿度增加，也是发病的影响因素。

（二）分类、临床表现及诊断

1. VVC 的分类和临床表现

（1）VVC 的分类

1）单纯性 VVC：指正常非孕宿主发生的、散发、由白念珠菌所致的轻或中度 VVC。

2）复杂性 VVC：①重度 VVC，指临床症状严重，外阴或阴道皮肤黏膜有破损,按 VVC 评分标准(表 5-3),评分≥7 分为重度 VVC;②复发性 VVC,指 1 年内有症状性 VVC 发作 4 次或 4 次以上;③妊娠期 VVC;④非白念珠菌 VVC;⑤未控制的糖尿病患者、免疫低下者 VVC。

表 5-3　VVC 临床评分标准

评分项目	0	1	2	3
瘙痒	无	偶有发作,可被忽略	能引起重视	持续发作,坐立不安
疼痛	无	轻	中	重
阴道黏膜充血、水肿	无	轻	中	重
阴道抓痕、皲裂、糜烂	无	—	—	有
分泌物量	无	较正常稍多	量多,无溢出	量多,有溢出

(2)临床表现

1)症状:外阴瘙痒、灼痛,还可伴有尿痛以及性交痛等症状;白带增多。

2)体征:外阴潮红、水肿,可见抓痕或皲裂,小阴唇内侧及阴道黏膜附着白色膜状物,阴道内可见较多的白色豆渣样分泌物,可呈凝乳状。

2. 诊断　有阴道炎症状体征者,具备下列之一可作出诊断:①阴道分泌物湿片显微镜检查见到芽生孢子、假菌丝或菌丝;②革兰氏染色见到芽生孢子、菌丝或假菌丝;③阴道分泌物真菌培养或商业检测显示假丝酵母菌阳性。

(三)治疗目的及原则

1. 治疗目的　抑制外阴阴道真菌生长,消除外阴阴道的不适症状,恢复阴道微生态平衡,提高患者的生活质量。

2. 治疗原则

(1)概要:积极去除 VVC 的诱因。根据患者情况规范化应用抗真菌药,治疗方案的选择应根据 VVC 的类型而定,选择局部或全身抗真菌药,以局部用药为主。首次发作或首次就诊是规范化治疗的关键时期。VVC 合并滴虫阴道炎、细菌性阴道病、需氧菌性阴道炎时,应针对各种病原体治疗。强调治疗的个体化。

(2)严重度评估和监测:VVC 的诊断明确后,药师要做到合理选药,需要具备评估患者病情的轻重和进展的能力。

1)基本监测:感染的严重程度、年龄、基础疾病、是否为特殊人群、是否长期全身应用糖皮质激素及免疫抑制剂等抑制免疫药物,评估是否存在混合其他病原菌的感染。妊娠期 VVC 可导致早产、胎膜早破、假丝酵母菌性肺炎等疾病,危及孕妇及新生儿的健康。

2)检查频度:单纯性 VVC 治愈率高,治疗过程中通常不需特殊监测,观察局部应用抗真菌药有无外阴阴道烧灼、刺激、过敏等不良反应。对复杂性 VVC，可监测患者感染症状体征的变化、阴道微生态评价、阴道分泌物培养。

若症状持续存在或 2 个月内再发作者应进行随访。对复发性 VVC 在治疗结束后 7～14 天、1 个月、3 个月和 6 个月各随访 1 次，3 个月及 6 个月时建议同时进行真菌培养。

（3）一般治疗

1）治疗地点：一般可在门诊治疗，术前发现 VVC、妊娠期重度 VVC 等特殊患者可选择住院治疗。

2）消除诱因：保持外阴清洁，不穿紧身化纤内裤，停止无指征地大剂量使用抗菌药物，复发性 VVC 患者的性伴侣必要时给予治疗等。

（四）药物治疗及药学监护

1. 常用药物治疗方案

（1）抗真菌治疗：抗真菌治疗是 VVC 最主要的药物治疗措施。通常选用唑类、多烯类抗真菌药治疗，口服用药和阴道用药任选一种，以局部用药为主。2020 年 ACOG 指南指出，局部使用咪唑类药物比制霉菌素更有效，因此，2015 年美国 CDC 指南及 2020 年 ACOG 指南中均未推荐使用制霉菌素。复发性 VVC 的治疗包括强化治疗和巩固治疗，根据培养和药敏试验选择药物，在强化治疗达到真菌学治愈后，给予巩固治疗至半年。各类型 VVC 抗真菌治疗方案见表 5-4。

表 5-4 各类型 VVC 抗真菌治疗方案

VVC 类型	治疗方案
单纯性 VVC	（1）阴道用药：①咪康唑 1 200mg，单次用药；400mg q.n.，共 3 天；200mg q.n.，共 7 天。②克霉唑 500mg，单次用药；100mg 或 150mg q.n.，共 7 天。③制霉菌素泡腾片 10 万～50 万 U q.n.，共 14 天。 （2）口服用药：氟康唑 150mg，顿服，共 1 次
重度 VVC	在治疗单纯性 VVC 方案基础上，延长疗程。氟康唑 150mg，顿服，第 1、4 天应用。伊曲康唑 0.2g q.d.，5～7 天
复发性 VVC	（1）强化治疗：氟康唑 150mg，顿服，第 1、4、7 天应用。阴道用药：①咪康唑 400mg q.n.，共 6 天；1 200mg，第 1、4、7 天应用。②克霉唑 500mg，第 1、4、7 天应用；100mg q.n.，7～14 天。 （2）巩固治疗：每月规律性发作者，在发作前预防用药 1 次，连续 6 个月。对无规律发作者，口服氟康唑 150mg，每周用药 1 次，连续 6 个月
妊娠期 VVC	唑类阴道给药，根据病情选择合适的剂量和疗程。不选用口服抗真菌药。长疗程方案疗效优于短疗程方案。早孕期权衡利弊慎用药物

续表

VVC类型	治疗方案
哺乳期VCC	唑类阴道给药，根据病情选择合适的剂量和疗程。一般不选用口服抗真菌药。产褥期氟康唑单剂150mg服用后可继续哺乳，多次口服抗真菌药时宜暂停哺乳（哺乳期分级L2）
未婚妇女VVC	口服用药，根据病情选择合适的剂量和疗程。不选用阴道给药
非白念珠菌VVC	非氟康唑的唑类药物（口服或局部用药）治疗7～14天。复发者600mg硼酸胶囊阴道用药，q.d.，共2周
糖尿病控制不佳、免疫受损者VVC	短期治疗反应较差，抗真菌疗程应延长，建议7～14天

2. 药物监护要点

（1）疗效评估：药师评估VVC治疗效果，主要包括①询问患者症状、体征的缓解情况；②3次月经后评价阴道微生态恢复平衡的情况。

（2）药物不良反应监测：①阴道用抗真菌药应用时，监测有无灼热、刺痛、红肿、过敏反应等。这种不良反应和疾病本身的临床症状难以区分，因此在药物治疗时出现症状加重或治疗3天后临床症状无缓解，应及时停药。②长期口服抗真菌药时，应监测肝、肾功能，有无过敏反应、恶心、呕吐、腹痛、腹泻、心动过速、肌痛、头痛、头晕、发热等不良反应。

（3）患者用药教育：①对患者进行宣教，包括治疗药物的服用方法、疗程以及妊娠期、哺乳期使用的安全性，提高用药依从性。②交代患者睡前使用阴道用药物，置于后穹隆处，放置后避免立即活动，以防药物滑出；服用伊曲康唑胶囊时，应餐后立即服用。③在询问病史时应注意寻找VVC诱发因素；性伴侣无须常规治疗，复发性VVC患者的性伴侣应同时检查，必要时给予治疗；不常规进行阴道冲洗；VVC急性期间避免性生活或性交时使用安全套。④除非发生有潜在生命威胁的感染，孕妇应避免使用高剂量氟康唑（400～800mg/d），尤其是在妊娠早期用药；虽然单剂量150mg并未明显增加出生缺陷发生率，但除非有明确需要，妊娠期应避免短期用药。⑤遵医嘱用药，避免过度治疗和不规范的治疗。

（4）药师在药学监护的过程中应重视以下几点：①充分认识去除VVC的诱因、规范治疗的重要性。②及时了解最新的指南和文献报道，对特殊的VVC患者制订合理的个体化治疗方案。③制订具体用药方案时，根据药物的药动学/药效学特点，患者的病理生理状况、药物过敏史、肝肾等重要器官功能进行评估，给临床提出个体化的治疗建议。④关注药物相互作用与配伍禁忌。氟康唑是强效CYP2C9和中效CYP3A4抑制剂，与红霉素、克拉霉素、胺碘酮等联用可能增加心脏毒性（Q-T间期延长、尖端扭转型室性心动过速）、心脏性猝死的发生风险，需特别注意监测可能的心脏毒性，如需与大环内酯类联用，宜选用阿奇霉素。氟康唑与磺酰脲类口服降血糖药联用时，可减少降血糖药的代谢，从而导致显著的低血糖，合用时谨慎监测血糖，必要时调整降血糖药剂量。氟康唑与华法林联用可延长凝血酶原时间，导致出血事件，需谨慎监测凝血酶原时间，必要时调整华法林的剂量。氟康唑与氯沙坦、泼尼松、利福平、维生素A、齐多夫定、长春新碱、沙奎那韦、非甾体抗炎药、美沙酮、他汀类、卤泛群、芬太尼、阿芬太尼、硝苯地平、氨氯地平、非洛地平、伊拉地平、卡马西平、苯妥英、茶碱、阿司咪唑、奎尼丁、匹莫齐特、西沙必利、特非那定、环磷酰胺、阿米替林、去甲替林、咪达唑仑、托法替布、他克莫司、西罗莫司、环孢素等存在一定程度的药物相互作用。伊曲康唑也抑制CYP3A，与上述许多药物存在一定程度的药物相互作用。

四、萎缩性阴道炎

萎缩性阴道炎（atrophic vaginitis）为雌激素水平降低、局部抵抗力下降引起的以需氧菌感染为主的阴道炎症。常见于自然绝经或人工绝经后的妇女，也可见于产后闭经、接受药物假绝经治疗者。

（一）病因及病理生理学

绝经后妇女因卵巢功能衰退或缺失，雌激素水平降低，阴道壁萎缩，黏膜变薄，上皮细胞内糖原减少，阴道内pH升高（多为5.0~7.0），嗜酸的乳杆菌不再为优势菌，局部抵抗力降低，以需氧菌为主的致病菌过度繁殖，从而引起炎症。常见需氧菌、厌氧菌混合感染。大体上，萎缩性阴道炎的典型形态是黏膜表面可见大量斑点状出血；阴道可有血性或稀薄分泌物，阴道涂片可见大量副基底层细胞和中性多形核白细胞浸润。阴道镜下可见阴道黏膜变薄、变脆，黏膜下毛细血管增生。由于黏膜上皮细胞内缺少雌激素诱导的糖原，用Logol's溶液涂抹后成色反应不佳，仅呈泛泛的淡棕黄色。组织病理学上，萎缩性阴道炎以非糖原化的黏膜上皮为特征，上皮可能变薄，不超过4~6层细胞，但黏膜厚度可以正常。

（二）临床表现及诊断

1. 临床常见症状 主要症状为外阴灼热不适、瘙痒，阴道分泌物稀薄，呈淡黄色；感染严重者阴道分泌物呈脓血性。可伴有性交痛。阴道皱襞消失、萎缩、菲薄。阴道黏膜充血，有散在小出血点或点状出血斑，有时见浅表溃疡。部分患者伴有泌尿系统症状，部分患者仅有泌尿系统症状，曾以尿路感染治疗而效果不佳。

2. 诊断 根据绝经、卵巢手术史、盆腔放射治疗史、药物性闭经及临床表现，排除其他疾病，可以诊断。阴道分泌物镜检见大量白细胞而未见滴虫、假丝酵母菌等致病微生物。

（三）治疗目的及原则

1. 治疗目的 减轻或消除外阴阴道不适症状，恢复乳杆菌占优势的阴道微生态平衡，减少复发，提高生活质量。

2. 治疗原则

（1）概要：补充雌激素，增加阴道抵抗力，使用抗菌药物抑制阴道细菌生长。

（2）严重度评估和监测：萎缩性阴道炎诊断明确后，应评估是否合并其他阴道炎症，并根据混合感染的具体类型选择合适的药物。

1）基本监测：阴道分泌物是否增多，是否伴有瘙痒、烧灼感；阴道分泌物的特点及颜色（是否呈稀薄、淡黄色），有无脓血性；阴道黏膜是否充血、出血、溃疡；阴道微生态评价结果等。对有血性阴道分泌物、出现阴道壁肉芽组织及溃疡者，应与生殖道恶性肿瘤相鉴别。

2）检查频度：一般情况下，治疗后症状消失，不需要跟踪随访。对于严重的萎缩性阴道炎，治疗后无好转者需随访，送生殖道细菌培养，参考培养结果调整治疗药物。并复查生殖道微生态评价，评估有无其他病原菌的混合感染。

（3）一般治疗

1）治疗地点：一般门诊治疗。对特殊病原体或多重耐药菌所致的萎缩性阴道炎需要住院治疗。

2）休息和饮食：患者应放松情绪，规律作息，保证充足的休息和睡眠时间；饮食应营养丰富均衡，保证蛋白质的充足摄入，增加维生素 B 及维生素 A 的补充，有助于阴道炎的消退。

（四）药物治疗及药学监护

1. 常用药物治疗方案

（1）雌激素治疗：雌激素制剂可局部给药，也可选择全身给药。治疗前应排除乳腺癌、子宫内膜癌、阴道癌及 2 年内有过血栓栓塞疾病的患者。

1）雌三醇软膏，每日 1～2 次，阴道涂抹，连用 14 日。

2）雌二醇阴道片，每日 1 片，置入阴道深部，连用 2 周。如需使用维持剂量，可每周 2 次，每次 1 片。

3）替勃龙片 2.5mg，口服，每日 1 次。

4）雌孕激素复合制剂，如雌二醇片 / 雌二醇地屈孕酮片、戊酸雌二醇片 / 雌二醇环丙孕酮片，每日 1 片。

（2）抗菌药物治疗

1）喹诺酮类药物，如诺氟沙星栓 0.2g，或环丙沙星栓 0.2g，放于阴道深部，每日 1 次,共 7～10 日;左氧氟沙星 0.5～0.75g,口服,每日 1 次,共 7 日。莫西沙星 400mg,口服,每日 1 次,共 6 日。

2)克林霉素对合并细菌性阴道病患者更为适用。2% 克林霉素软膏 5g,阴道用药,每日 1 次,共 7～21 日。对于重度感染,症状缓解后,每周用药 1～2 次维持治疗,连用 2～6 个月,可减少疾病反复发作。

3)头孢菌素类、青霉素类抗菌药物抗菌谱广,品种繁多,根据患者病情、细菌种类、耐药性等选用适宜的药物。如头孢呋辛酯 0.25g,口服,每日 2 次,共 7 日。多重耐药菌感染参考细菌培养结果选药。

4)硝基咪唑类药物对厌氧菌的疗效好,不影响乳杆菌生长。甲硝唑常用于厌氧菌引起的阴道炎,存在需氧菌混合感染时可使用甲硝唑联合上述药物,或阴道用甲硝唑呋喃唑酮栓。

(3)雌激素与抗菌药物复合制剂:氯喹那多-普罗雌烯阴道片,每晚 1 次,共 18 日。

(4)微生态制剂:乳杆菌制剂有助于恢复阴道微生态平衡,对预防需氧菌、厌氧菌阴道感染复发具有一定的作用。阴道用乳杆菌活菌胶囊,每次 1 粒,睡前置于阴道深部,连用 10 日。

(5)中药治疗:保妇康栓,每日 1 粒,阴道用药,连用 7 日。

2. 药物监护要点

(1)疗效评估:治疗后一般症状好转,对于症状持续存在或反复出现者,复查阴道微生态评价,送生殖道分泌物细菌培养,选择敏感药物治疗。

(2)药物不良反应监测:①阴道用雌激素类药物可能引起阴道灼热、瘙痒、阴道分泌物异常,还可引起短暂的乳房胀痛、头痛、恶心、呕吐、肝功能异常等。口服雌激素类药物时,注意监测是否出现腹痛、腹胀、恶心、呕吐、抑郁、头痛、眩晕、肌肉疼痛、乳房胀痛、乏力等不良反应。萎缩性阴道炎一般不宜长期雌激素治疗,谨防静脉血栓栓塞、子宫内膜癌、乳腺癌的风险增加。②诺氟沙星、环丙沙星栓可能引起阴道灼热感、瘙痒、外阴阴道假丝酵母菌病等,若出现肌腱炎、肌腱断裂、周围神经病变、中枢神经系统不良反应时应立即停药,并避免再次使用此类药物。③使用头孢菌素类药物注意观察有无过敏反应。

(3)患者用药教育:用药后出现皮疹、风疹、瘙痒等过敏性皮肤反应立即停药就医。长期用药应监测肝功能,出现肝功能异常应停药。放松情绪,规律作息,保证充足的休息和睡眠时间;多做户外活动,勿长时间静止不动;饮食应营养丰富均衡,保证蛋白质的充足摄入,增加进食富含维生素 B 和维生素 A 的食物。用药期间,应禁食辛辣食物和腥膻食物,避免搔抓皮肤或热水洗烫,并暂时停用肥皂。放置阴道栓剂前,清洁外阴部;避免冲洗阴道。勤洗澡,勤换内衣,内裤单独清洗,在阳光下晒干,保持外阴清洁及性卫生,防止重复感染。使用雌激素治疗期间,患者应戒烟。

(4)药师在药学监护的过程中应重视以下几点:关注患者的用药依从性,帮助其定制闹钟以确保规律用药。及时了解最新的指南和文献报道,熟悉处理方法。制订具体用药方案时,根据药物的药动学/药效学特点,患者的病理生理状况、药物过敏史、肝肾等重要器官功能,给临床提出个体化的治疗建议。关注药物相互作用与配伍禁忌。喹诺酮类药物与尿碱化剂、茶碱类、环孢素、华法林、丙磺舒、呋喃妥因等存在一定程度的药物相互作用,联用时可能需要监测血药浓度或调整用药。

五、婴幼儿外阴阴道炎

婴幼儿外阴阴道炎(infantile vulvovaginitis)是因婴幼儿外阴皮肤黏膜薄、雌激素水平低及阴道内异物等所致的外阴阴道继发感染。常见于 5 岁以下婴幼儿。

(一)病因及病理生理学

由于婴幼儿的解剖、生理特点,其外阴阴道易发生炎症。婴幼儿卵巢未发育,外阴发育差,阴道细长,阴道上皮内糖原少,阴道内 pH 6.0~7.0,抵抗力差,阴道自然防御功能尚未形成。并且婴幼儿卫生习惯差,年龄较大者可因阴道内误放异物而继发感染。常见病原体有大肠埃希菌、葡萄球菌、链球菌等,也可为淋病奈瑟球菌、阴道毛滴虫、白念珠菌等。病原体通过患病成人的手、衣物、毛巾、浴盆等间接传播。

(二)临床表现及诊断

1. 临床常见症状　主要症状为阴道分泌物增多,呈脓性。大量分泌物刺激引起患儿外阴痛痒、哭闹、烦躁不安、用手搔抓外阴。部分患儿伴有下泌尿道感染,出现尿急、尿频、尿痛。外阴、阴蒂、尿道口黏膜充血、水肿,有时可见脓性分泌物自尿道口流出。病情严重者,外阴表面可见溃疡,小阴唇发生粘连。粘连的小阴唇有时遮盖阴道口及尿道口,粘连的上、下方可各有一裂隙,尿自裂隙排出。

2. 诊断　结合症状、查体及病史,可作出初步诊断。询问其母亲有无阴道炎病史。可用细棉拭子或吸管取分泌物作病原学检查及培养;必要时还应作肛诊排除阴道异物及肿瘤。在反复和持续的阴道炎情况下,需考虑异物存在,可使用 3mm 宫腔镜检查阴道。对小阴唇粘连者,应注意与外生殖器畸形鉴别。

(三)治疗目的及原则

1. 治疗目的　减轻或消除外阴阴道不适症状,防止反复感染和小阴唇粘连。

2. 治疗原则

（1）概要：保持外阴清洁、干燥，减少摩擦。针对病原体选用抗菌药物口服治疗，或将抗菌药物溶液滴入阴道抗感染治疗。对症处理，如取出阴道异物，外涂雌激素松解粘连的小阴唇，严重者分离粘连。

（2）严重度评估和监测：诊断明确后，评估感染的严重程度、可能的阴道炎类型及致病菌。

1）基本监测：瘙痒、烧灼感的严重程度；阴道分泌物的性状；阴道黏膜有无充血、水肿、破溃；有无小阴唇粘连、闭锁。

2）检查频度：一般情况下，治疗后症状消失，不需要跟踪随访。对于严重的复发性婴幼儿外阴阴道炎，治疗后无好转者需随访，送生殖道分泌物细菌培养，调整治疗药物。

（3）一般治疗

1）治疗地点：一般门诊治疗。

2）休息和饮食：适当休息，减少外阴摩擦及清洁；饮食应营养丰富均衡。

（四）药物治疗及药学监护

1. 常用药物治疗方案 抗感染药物治疗：根据感染病原菌及药敏试验结果选用适宜儿童的药物。对需氧菌、厌氧菌感染，选用 β- 内酰胺类抗菌药物（如头孢菌素类、青霉素类）、大环内酯类药物、克林霉素、甲硝唑等药物口服或注射给药，或将药物溶液滴入外阴和阴道内。对支原体、衣原体感染，选用大环内酯类药物。对假丝酵母菌感染，选用氟康唑口服。针对寄生虫感染，选用甲苯咪唑、阿苯达唑等药物治疗。婴幼儿外阴阴道炎抗感染治疗不使用阴道栓剂，不宜选用喹诺酮类、氨基糖苷类、四环素类等药物。

2. 药物监护要点

（1）疗效评估：监测治疗后症状是否有好转。对于症状持续存在或反复出现者，治疗后需随访治疗效果。去除感染诱因，查明病原菌，有针对性地治疗。

（2）药物不良反应监测：①观察有无药物过敏反应，尤其是罕见的严重皮肤不良反应；②长时间应用抗菌药物需监测腹泻、伪膜性肠炎、二重感染的发生；③许多抗菌药物会引起恶心、腹痛等胃肠道不适及头晕等中枢神经系统反应，不能耐受的患儿予以调整治疗药物。

（3）患者用药教育：对患儿及其监护人进行宣教，包括治疗药物的服用方法、疗程，提高用药依从性。交代患者：用药后出现皮疹、风疹、瘙痒等过敏性皮肤反应立即停药就医；减少对外阴的过度摩擦、抓挠；规律作息，保证充足的休息和睡眠时间；饮食应营养丰富均衡；保持外阴清洁、干燥，避免冲洗阴道；勤洗澡，勤换内衣，内裤单独清洗，在阳光下晒干。

（4）药师在药学监护的过程中应重视以下几点：关注患者的用药安全性、依从性。及时了解最新的指南和文献报道，熟悉处理方法。制订具体用药方案时，根据药物的药动学／药效学特点，患者的病理生理状况、药物过敏史、肝肾等重要器官功能，给临床提出个体化的治疗建议。

六、案例

病历摘要 1：

患者，女性，28 岁，孕 29 周，因"阴道分泌物增多，外阴瘙痒，伴有异味"，就诊于产科门诊。T 36.4℃，P 78 次 /min，BP 113/80mmHg。

妇科检查： 外阴正常，阴道黏膜红肿，穹隆部较多液状、稀薄分泌物，白色为主，部分呈淡黄色，伴有异味，未见明显羊水池，pH 试纸无变色。

实验室检验： 羊水、羊齿状结晶阴性，磷酸化胰岛素样生长因子结合蛋白检测阴性。阴道微生态评价：pH 5.1，清洁度Ⅳ，优势菌革兰氏阳性球菌，线索细胞阳性，白细胞酯酶阳性，白细胞 ++，Nugent 评分 8 分。

胎儿彩超： 宫内单活胎，超声孕周 28^{+4} 周，羊水最大深度 37mm，羊水指数 123mm。

孕产史： 孕 1 产 0。既往史：无特殊。否认食物、药物过敏史。

初步诊断： 细菌性阴道病合并需氧菌性阴道炎，孕 29 周

咨询经过

门诊医生咨询临床药师，讨论用药方案。

用药分析

根据患者的症状、体征及阴道微生态评价，考虑为妊娠期细菌性阴道病合并需氧菌性阴道炎（aerobic vaginitis）。抗感染治疗方案的选择需结合患者就诊前的治疗情况、既往史、药物过敏情况、特殊人群、药物相互作用等。妊娠期雌、孕激素水平升高，阴道局部免疫调节失衡，以及子宫颈黏液和阴道分泌物增多，增加了生殖道感染的风险。常见致病菌多为阴道定植菌，当阴道菌群紊乱，这些定植菌可转变为致病菌上行感染而引起不良妊娠结局。

导致 BV 的致病菌有阴道加德纳菌、普雷沃菌、动弯杆菌、拟杆菌、阴道阿托普菌、解脲支原体、人型支原体等，以厌氧菌为主。治疗药物主要有甲硝唑和克林霉素。目前的研究数据未发现两者存在明显的致畸作用，但妊娠期应用时建议充分知情告知药物的利弊。妊娠早期尽量避免应用硝基咪唑类药物。克林霉素主要对革兰氏阳性球菌、厌氧菌及人型支原体等细菌有抗菌作用，对革兰氏阴性菌无效。阴道局部用药可能存在胎膜早破等风险，宜选择口服用药。

参考《需氧菌性阴道炎诊治专家共识（2021 版）》，针对妊娠期需氧菌感染，

可选用头孢呋辛。患者阴道分泌物优势菌为革兰氏阳性球菌，考虑链球菌、葡萄球菌的可能性大。头孢呋辛为第二代头孢菌素中的代表药物，覆盖大多数阴道常见的革兰氏阳性球菌、革兰氏阴性杆菌等需氧菌，在妊娠期使用具有较好的安全性。由于患者同时患有阴道厌氧菌感染，宜联合硝基咪唑类药物治疗。

综合以上分析，建议以下用药方案：①克林霉素 300mg，口服，2 次 /d，共 7 日；②头孢呋辛 250mg，口服，2 次 /d，联合甲硝唑 400mg，口服，2 次 /d，共 7 日。

药学监护要点

1. 疗效评估 治疗完成后 1～2 周进行疗效评估，随访患者是否阴道分泌物减少、外阴瘙痒及异味消失，复查阴道微生态评价。

2. 注意监测药物不良反应 ①服用甲硝唑常见胃肠道反应，如恶心、呕吐、食欲减退、腹部绞痛等，一般不影响治疗；偶有头痛、眩晕、感觉异常等神经系统症状，少数患者口中有金属味，停药可恢复。②克林霉素用药过程中可出现胃肠道反应，如恶心、呕吐、腹痛、腹泻等，通常不影响治疗，如果出现排便次数增多应注意伪膜性肠炎的可能，需及时停药就诊。③注意观察头孢菌素类用药后有无过敏反应。

3. 生活管理 甲硝唑的代谢产物可使尿液呈深红色，为正常现象。用药期间注意个人卫生，防止重复感染，避免性生活。避免冲洗阴道，保持外阴清洁。勤洗澡，勤换内衣，内裤单独清洗，在阳光下晒干。注意劳逸结合，保持心情舒畅。

病历摘要2：

患者，女性，25 岁，已婚，未孕，因"反复外阴瘙痒，白带增多"就诊。间断外阴瘙痒 1 年，偶有块状白带自阴道流出，诊断为外阴阴道假丝酵母菌病。使用咪康唑阴道栓剂治疗，瘙痒症状缓解后停药，未按医嘱完成疗程。多在月经前后及性生活后发病，反复发作已达 6 次。近期未用广谱抗菌药物，无避孕药用药史，无糖尿病病史。

妇科检查：外阴双侧大阴唇潮红、水肿，皮肤无增厚、无硬结；小阴唇充血、水肿，表面可见少许豆渣样分泌物覆盖；阴道黏膜充血、水肿，内有多量豆渣样分泌物。

阴道微生态评价：阴道分泌物 pH 3.5，孢子阳性，菌丝阳性，清洁度Ⅳ，未检出其他致病菌。

初步诊断：复发性外阴阴道假丝酵母菌病（RVVC）。

用药医嘱：克霉唑阴道片，1 粒（500mg），第 1、3、7 天晚间阴道用药。之后在每次月经前 2 天克霉唑阴道片给药 1 次，连续用药 6 个月。

咨询经过

患者取药后因为用药问题到用药咨询中心，诉近 1 年多次使用咪康唑栓，但阴道炎反复发作，询问克霉唑阴道片能否治愈？停药后是否还会复发？如何防止复发？

用药分析

RVVC 指 1 年内有症状性 VVC 发作 4 次或 4 次以上。根据患者的症状、体征和实验室检查结果，RVVC 诊断明确。RVVC 的治疗包括强化治疗和巩固治疗，根据培养和药物敏感试验选择药物，在强化治疗达到真菌学治愈后，进行巩固治疗半年。

1. 强化治疗　氟康唑 150mg，顿服，第 1、4、7 天应用。阴道用药：①咪康唑 400mg，每晚 1 次，共 6 天；1 200mg，第 1、4、7 天应用。②克霉唑 500mg，第 1、4、7 天应用；100mg，每晚 1 次，共 7～14 天。口服给药和阴道用药可任选一种。

2. 巩固治疗　每月规律性发作者，在发作前预防用药 1 次，连续 6 个月。对无规律发作者，可采用每周用药 1 次，连续 6 个月。

抑制性抗真菌维持治疗对降低 RVVC 是有效的，然而一旦停止维持疗法，有 30%～50% 的女性将复发。

药学监护要点

1. 疗效评估　治疗结束后 7～14 天、1 个月、3 个月和 6 个月复诊。在巩固治疗的第 3 个月及 6 个月时，进行真菌培养。在药物治疗疗程结束前，即便临床症状完全缓解或消失，也不可随意中断药物治疗。按医嘱规律用药及定期复诊，减少复发。

2. 药物不良反应监测　克霉唑阴道片用药时如出现瘙痒、烧灼感、红肿加重或其他严重不适症状，可能为药物的不良反应，应停药，将局部药物洗净，及时到医院就诊。

3. 生活管理　阴道冲洗可以减少阴道内乳杆菌的数量，破坏阴道微环境的平衡，从而增加 VVC 发生的危险，不建议常规进行阴道冲洗。然而，对于分泌物多、反复发作的患者，适当擦洗可减少分泌物，减少炎症因子刺激而缓解症状。每晚睡觉前均应用温水清洗外阴。外阴清洗顺序应从前向后。穿棉质内裤，开水烫洗，阳光下晒干。非月经期不使用卫生护垫。

4. 预防 VVC 反复发作的方法　VVC 治疗前一定要注意寻找诱因，评估病情的严重程度，及时去除诱因，选择合适的疗程及正规治疗。治疗不规范或未明确诊断而进行盲目治疗是 VVC 反复发作的重要因素。患者易在月经前后及性生活后阴道炎复发，追问其性伴侣包皮过长，龟头常有白色分泌物及红疹。考虑患者反复阴道感染与性伴侣包皮过长、患龟头炎相关，建议伴侣进行假丝酵母菌检查及治疗，以预防女性重复感染；重视包皮每日清洁，考虑手术环切过长包皮。

（邵 云 郭 华 吕有标）

参 考 文 献

[1] 中华医学会妇产科学分会感染性疾病协作组. 细菌性阴道病诊治指南（2021 修订版）. 中华妇产科杂志, 2021, 56 (1): 3-6.

[2] JUNG H S, EHLERS M M, LOMBAARD H, et al. Etiology of bacterial vaginosis and polymicrobial biofilm formation. Crit Rev Microbiol, 2017, 43 (6): 651-667.

[3] 谢幸, 孔北华, 段涛. 妇产科学. 9 版. 北京：人民卫生出版社, 2018.

[4] 中华医学会妇产科学分会感染性疾病协作组. 阴道毛滴虫病诊治指南（2021 修订版）. 中华妇产科杂志, 2021, 56 (1): 7-10.

[5] 徐丛剑, 华克勤. 实用妇产科学. 4 版. 北京：人民卫生出版社, 2018.

[6] 中华医学会妇产科学分会感染性疾病协作组. 外阴阴道假丝酵母菌病（VVC）诊治规范修订稿. 中国实用妇科与产科杂志, 2012, 28 (6): 401-402.

[7] Vaginitis in nonpregnant patients: ACOG practice bulletin, number 215. Obstet Gynecol, 2020, 135 (1): e1-e17.

[8] WORKOWSKI K A, BOLAN G A. Sexually transmitted diseases treatment guidelines, 2015. MMWR Recomm Rep, 2015, 64 (RR-03): 1-137.

[9] BRIGGS G G, FREEMAN R K, TOWERS C V, et al. Drugs in pregnancy and lactation. 11th ed. Philadelphia: Wolters Kluwer Health, 2017.

[10] 中华医学会妇产科学分会感染性疾病协作组. 需氧菌性阴道炎诊治专家共识（2021 版）. 中华妇产科杂志, 2021, 56 (1): 11-14.

[11] 赵霞, 张伶俐. 临床药物治疗学：妇产科疾病. 北京：人民卫生出版社, 2017.

[12] HALE T W. Hale's medications & mothers' milk. 18th ed. New York: Springer Publishing Company, 2019.

第二节 宫 颈 炎 症

宫颈炎症是常见的女性下生殖道感染，包括子宫颈阴道部炎症及子宫颈管黏膜炎症，好发于 20～40 岁的育龄期女性。由于子宫颈管黏膜上皮为单层柱状上皮，抗感染能力差，易发生感染。治疗不及时易使感染上行至子宫及输卵管，导致盆腔感染等不良后果。临床中常见的子宫颈炎是急性子宫颈炎，若诊治不及时或病原体持续存在，可导致慢性子宫颈炎。本章节参考国内外宫颈炎症的相关指南,简述宫颈炎症的诊治流程和药学监护要点。

一、急性子宫颈炎

急性子宫颈炎(acute cervicitis),指子宫颈发生急性感染,可由病原体侵袭,性交、分娩、子宫腔操作等损伤,以及机体的内分泌与免疫状态改变所致。急性子宫颈炎既往少见,但随着性传播疾病的增加,现已较为常见。

(一)病因及病理生理学

急性子宫颈炎的病原体包括外源性和内源性。外源性病原体主要为性传播疾病病原体,包括淋病奈瑟球菌和沙眼衣原体,多见于性传播疾病的高危人群。内源性病原体多为细菌性阴道病病原体、生殖支原体。但有部分患者分离不出任何病原体,尤其是性传播疾病的低危人群(如年龄>30岁)。急性子宫颈炎的病理变化可见宫颈红肿、宫颈管黏膜水肿。组织学的表现可见血管充血,子宫颈黏膜及黏膜下组织、腺体周围见大量中性粒细胞浸润,腺腔内见脓性分泌物。

(二)临床表现及诊断

1. 临床表现　大部分患者没有典型症状。有症状者主要表现为阴道分泌物增多,呈黏液脓性,或有经间期出血、性交后出血等异常出血症状。常伴有腰酸及下腹部不适。妇科检查见宫颈红肿、黏膜外翻,有黏液脓性分泌物附着甚至从宫颈管流出,宫颈管黏膜质脆,伴有接触性出血。若感染沿宫颈淋巴管向周围扩散,可导致宫颈上皮脱落,甚至形成溃疡。若为淋病奈瑟球菌感染,因会累及尿道旁腺和前庭大腺,可见尿道口、阴道口黏膜充血、水肿以及大量脓性分泌物。

2. 诊断

(1)症状与体征:①宫颈管或宫颈管棉拭子肉眼可见黏液脓性分泌物;②宫颈管接触性出血,即用棉拭子擦拭宫颈管时,宫颈管内出血。两个体征可具备1个或同时具备。

(2)实验室检查:检测宫颈管分泌物或阴道分泌物中的白细胞。①宫颈管脓性分泌物涂片作革兰氏染色,中性粒细胞>30个/高倍视野;②阴道分泌物湿片检查白细胞>10个/高倍视野,需排除阴道炎症。

(3)病原体检测:检测常见病原体,包括淋病奈瑟球菌、沙眼衣原体、生殖支原体和解脲支原体,以及检查有无细菌性或滴虫阴道炎。①淋病奈瑟球菌:宫颈分泌物作革兰氏染色,查找中性粒细胞中有无革兰氏阴性双球菌,敏感性70%,检出率低,现已不推荐使用。淋病奈瑟球菌培养为诊断的"金标准",其阳性率达80%~90.5%。核酸检测,包括核酸杂交和核酸扩增,尤其核酸扩增的敏感性和特异性高。②沙眼衣原体:沙眼衣原体培养,因方法复杂,临床现已少用。酶联免疫吸附试验是检测沙眼衣原体的常用方法。核酸检测,包括核酸杂交和核酸扩增,而核酸扩增敏感性和特异性高,是用于诊断沙眼衣原体最敏感的方法。③生殖支原体和解脲支原体:支原体液态培养基和固体培养基均阳性是诊断支原体感染的"金标准"。④细菌培养:可以同时作宫颈分泌物的细菌培养,包括需氧菌和厌氧菌。

(三)治疗目的及原则

1. 治疗目的　消除病原体,减轻患者的症状和体征,避免进一步加重。

2. 治疗原则

(1)概要:主要为抗感染治疗,诊断后应及时、足量、规范化和个体化用药。①经验性抗菌药物治疗:根据患者的不同情况,在未获得病原体检测结果前,针对可能的病原体采用经验性抗菌药物治疗。②针对病原体的抗菌药物治疗:对于获得病原体的患者,应及时选择对病原体敏感的抗菌药物治疗。由于淋病奈瑟球菌感染常伴有衣原体感染,因此,若为淋球菌宫颈炎,应同时使用针对淋病奈瑟球菌和衣原体的抗菌药物治疗。③选择治疗方案时,应综合考虑药物的安全性、有效性、经济性、可获得性以及患者依从性等因素。④若为急性期感染,多使用抗菌药物全身治疗,不建议使用电灼等物理治疗,以免炎症扩散,加重病情。

(2)一般治疗:①治疗地点,根据患者病情严重程度决定治疗地点。若患者症状较轻,具有随访条件,可选择在门诊治疗;若患者病情严重,具有住院指征,可选择住院治疗。②休息和饮食,治疗期间应注意增加营养,禁辛辣等刺激性食物;加强锻炼,提高免疫力;保持外阴卫生,不宜冲洗阴道,避免性行为。

(四)药物治疗及药学监护

1. 常用药物治疗方案

(1)经验性抗菌药物治疗:①对于具有性传播疾病的高危人群(如年龄<25岁,最近有新性伴侣或多性伴侣,无保护性行为),尤其是无随访条件或不可进行核酸扩增方法检测的患者,应针对沙眼衣原体给予经验性抗菌药物治疗,治疗方案为阿奇霉素或多西环素;②对于低龄和易患淋病的人群,应使用针对淋病奈瑟球菌的经验性抗菌药物治疗,首选头孢曲松。

(2)单纯急性淋病奈瑟球菌感染的治疗:主张大剂量、单次给药。①推荐方案:首选第三代头孢菌素类药物,抗菌谱广,常用药物包括头孢曲松、头孢克肟、头孢噻肟和头孢唑肟等。替代药物为头霉素类,如头孢西丁,其抗菌谱与第二代头孢菌素类药物相似,但对厌氧菌的作用更强,对β-内酰胺酶更稳定。或选择氨基糖苷类,如大观霉素。②妊娠者:妊娠期首选头孢菌素类药物。

（3）沙眼衣原体感染的治疗

1）推荐方案：大环内酯类，对支原体和衣原体有抑制作用，常用药物包括阿奇霉素、红霉素和琥乙红霉素；四环素类，抗菌谱广，对革兰氏阳性菌的抗菌活性优于革兰氏阴性菌，对淋病奈瑟球菌、衣原体和支原体有抑制作用，常用药物包括多西环素和米诺环素；喹诺酮类，对革兰氏阳性菌和革兰氏阴性菌均有抗菌作用，对衣原体和支原体也有一定活性，常用药物包括左氧氟沙星、氧氟沙星和莫西沙星。

2）妊娠期用药：妊娠期用药需考虑药物对母体和胎儿两方面的影响，推荐方案为阿奇霉素，替代方案为阿莫西林 500mg，每日 3 次，连用 7 日；红霉素或琥乙红霉素。

（4）其他病原体感染的治疗：对于生殖支原体和解脲支原体感染，治疗方案与沙眼衣原体感染相同。合并细菌性或滴虫阴道炎者，应同时治疗阴道炎。

（5）性伴侣的治疗：对怀疑或确诊有衣原体、淋病奈瑟球菌或滴虫感染患者近 60 日内的性伴侣进行评估、检查和治疗。为了避免再次感染，在得到完全治疗前应禁止性生活。

常用药物治疗方案的用法用量、用药时间和注意事项见表 5-5。

表 5-5　常用药物治疗方案的用法用量、用药时间和注意事项

分类	药物通用名	用法用量及用药时间	注意事项
头孢菌素类	头孢曲松	肌内注射，250mg，单次	（1）使用本药前需详细询问过敏史，有青霉素过敏性休克史者不宜使用本药。 （2）因本药可与含钙溶液生成头孢曲松钠 - 钙盐沉淀而导致严重不良反应的发生，所以不宜将两药混合或同时使用
	头孢克肟	口服，400mg，单次	（1）青霉素过敏者慎用。 （2）肾功能损害者需要调整剂量
	头孢噻肟	肌内注射，250mg，单次	（1）与青霉素或其他头孢菌素存在交叉过敏反应，用药前应详细询问过敏史。 （2）胃肠道疾病或肾功能减退者慎用。 （3）本药对局部有刺激作用
	头孢唑肟	肌内注射，250mg，单次	（1）青霉素过敏者慎用；有青霉素过敏性休克史者不宜再使用本药。 （2）有胃肠道疾病史（尤其是结肠炎），易发生支气管哮喘、皮疹、荨麻疹等过敏体质者慎用

续表

分类	药物通用名	用法用量及用药时间	注意事项
头霉素类	头孢西丁	肌内注射,2g,单次	(1)青霉素过敏者慎用。 (2)肾功能损害者及有胃肠道疾病史(尤其是结肠炎)者慎用。 (3)与丙磺舒合用可使本药的排泄延迟,从而导致本药的血药浓度升高和半衰期延长,所以治疗时加用丙磺舒 1g 口服
氨基糖苷类	大观霉素	肌内注射,4g,单次	(1)不宜静脉给药,只能深部肌内注射,注射部位一次注射量不超过 2g。 (2)使用本药时,应多饮水,以减轻对肾小管的损害
大环内酯类	阿奇霉素	口服,1g,单次	(1)由于本药主要经肝脏清除,故严重肝功能损害者应慎用。 (2)应避免与含铝或镁的抗酸药及食物用服
	红霉素	口服,500mg,每日 4 次,连用 7 日	(1)对于先天或获得性 Q-T 间期延长、低钾血症、低镁血症、临床相关的心动过缓、心律失常病史、同时服用能够延长 Q-T 间期的药物时,应充分评估患者服用该药的风险和获益。 (2)使用本药期间,应监测肝功能和肾功能。 (3)肝功能损害者慎用
	琥乙红霉素	口服,800mg,每日 4 次,连用 7 日	(1)严重肾功能损害者剂量应适当减少。 (2)用药期间定期检查肝功能。 (3)因不同细菌对红霉素的敏感性存在差异,故应作药敏测定
四环素类	多西环素	口服,0.1 g,每日 2 次,连用 7 日	(1)应用本药时可能发生耐药菌的过度繁殖。一旦发生二重感染,应立即停用本药并予以对症治疗。 (2)治疗性病时,如怀疑同时合并梅毒螺旋体感染,用药前须行暗视野显微镜检查及血清学检查。

续表

分类	药物通用名	用法用量及用药时间	注意事项
四环素类	米诺环素	口服,0.1g,每日2次,连用7~10日	(3)长期用药时应定期检查血常规和肝功能。 (4)避免和含钙、铝、镁的抗酸药或含铁、锌的制剂同服。 (5)用药期间避免直接暴露于阳光或紫外线下 (1)肝肾功能不全、老年人、口服吸收不良或不能进食者及全身状态恶化者慎用。 (2)用药期间应多饮水,尤其是临睡前服用时,以避免食管溃疡的发生。 (3)严重肾功能不全者应减量,如需长期治疗,应监测血药浓度。 (4)用药期间应定期检查肝、肾功能。 (5)避免和含钙、铝、镁的抗酸药或含铁、锌的制剂同服。 (6)本药较易引起过敏性皮炎,故用药后应避免日晒
喹诺酮类	左氧氟沙星	口服,500mg,每日1次,连用7日	(1)本药可增加肌腱炎和肌腱断裂的风险,尤其是60岁以上,同时使用糖皮质激素,接受肾脏、心脏和肺移植的患者,风险进一步增加。 (2)可能使重症肌无力患者的肌无力恶化,避免已知重症肌无力史的患者使用本药。 (3)易发生癫痫或存在其他危险因素而容易诱发癫痫的患者慎用。 (4)本药可导致Q-T间期延长,故Q-T间期延长的患者,未纠正的低钾血症及使用ⅠA类(奎尼丁、普鲁卡因胺)和Ⅲ类(胺碘酮)抗心律失常药物的患者应避免使用本药。 (5)避免和含钙、铝、镁的抗酸药或含铁、锌的制剂同服。 (6)用药期间避免过度暴露于日光和紫外光下

分类	药物通用名	用法用量及用药时间	注意事项
喹诺酮类	氧氟沙星	口服，300mg，每日2次，连用7日	（1）60岁以上，同时使用糖皮质激素，接受肾脏、心脏和肺移植的患者，肌腱炎和肌腱断裂的风险增加。 （2）避免用于重症肌无力者。 （3）Q-T间期延长，未纠正的低钾血症及使用ⅠA类（奎尼丁、普鲁卡因胺）和Ⅲ类（胺碘酮）抗心律失常药物的患者应避免使用本药。 （4）用药期间避免过度暴露于日光和紫外光下。 （5）老年患者和同时使用口服降血糖药或胰岛素的糖尿病患者，密切监测血糖。 （6）肝、肾功能损害的患者慎用。 （7）使用本药治疗淋病的患者应在3个月后进行梅毒血清学检查。 （8）用药期间应多饮水
	莫西沙星	口服，400mg，每日1次，连用7日	同左氧氟沙星和氧氟沙星

2. 药学监护要点

（1）疗效评估：评估患者临床症状及体征是否减轻或消失，对于淋病奈瑟球菌或沙眼衣原体感染者，治疗完成后3～6个月复查是否转为阴性。

（2）药物不良反应监测：①头孢菌素类，最常见的不良反应是过敏反应和胃肠道反应。本类药物与青霉素类有一定的交叉过敏反应。可致肝肾功能异常和血液学检查异常，还可引起伪膜性肠炎和二重感染，注射部位灼烧感、疼痛、硬化和感觉异常等。②大环内酯类，主要为消化系统反应，偶可见肝功能异常、药疹、耳鸣、听觉障碍、过敏反应。具有心脏毒性，表现为心脏复极异常及室性心律失常。哮喘患者用药后出现喘息加重、呼吸困难。本类药物可抑制茶碱的代谢，致茶碱血药浓度异常升高而引起中毒，严重者甚至死亡，联合使用时监测茶碱浓度。③四环素类，主要是恶心、呕吐、腹泻、腹痛等胃肠道反应，偶有食管炎和食管溃疡，多发生于服药后马上卧床休息的患者。本类药物可使人体内正常菌群减少，并致维生素缺乏、真菌繁殖，出现口干、咽炎、口角炎和舌炎等。某些使用本类药物的患者可有光敏反应，大剂量用药会引起肝毒性。由于本类药物可沉积于牙齿和骨骼中，造成牙齿黄染，抑制骨骼生长，且易透过胎盘和乳汁，故孕妇、哺乳期妇女和8岁以下儿童禁用。④喹诺酮类，最常见的不良反应有胃肠道反应如恶心、呕吐、腹泻、腹部疼痛和便秘等,神经系统反应如头痛和头晕。严重不良反应有肌腱炎、肌腱断裂,若患者在用药期间出现肌腱疼痛、水肿、炎症或断裂,应立即停止使用,建议患者休息,并换用非喹诺酮类抗菌药物。周围神经病变和中枢神经系统反应,如出现幻觉、焦虑、抑郁、失眠、严重头痛和错乱,易在肾功能减退患者未减量用药、有中枢神经系统基础疾病或药物相互作用的患者中发生。本类药物可导致 Q-T 间期延长,不宜与其他延长 Q-T 间期的药物联合使用。对血糖有干扰,对于糖尿病患者,需注意加强监测。用药期间,注意观察有无光毒性反应。长期或大剂量使用可致肝损害。因影响软骨发育,故孕妇、哺乳期妇女和 18 岁以下患者禁用。

(3)用药教育:对患者进行用药宣教,包括治疗药物的用法用量、用药疗程和注意事项。①提醒患者在应用抗菌药物治疗期间注意有无皮疹、瘙痒等过敏体征,以及恶心、呕吐、腹痛、腹泻等胃肠道反应。②警惕长期使用广谱抗菌药物后可能出现的伪膜性肠炎和二重感染。③提醒患者在应用头孢菌素类药物期间和用药后 1 周内应避免饮酒和含乙醇的饮料、药物。④四环素类:可以降低口服避孕药的避孕效果,建议采取其他避孕方式。避免与含钙、铝、镁的抗酸药或含铁、锌的制剂同服。提醒患者在服药期间避免过多暴露于阳光或紫外线下,以免发生光毒性反应,一旦皮肤有红斑应立即停药。⑤喹诺酮类:宜在进食前 1 小时或进食后 2 小时服用。避免与含钙、铝、镁的抗酸药或含铁、锌的制剂同服。提醒患者在服药期间避免过多暴露于阳光或紫外线,以免发生光毒性反应。若出现肌腱疼痛、肿胀或断裂,疼痛、灼烧感、刺痛及头痛、头晕、意识模糊等症状,应立即停药。用药期间应多饮水,以促进排泄。⑥提醒患者尽量在每天的同一时间服药。未经医生同意不可自行减量、增量或停药。如果忘记服用一次,应在记起时立即使用,若在服下一剂药前 4 小时内记起,则不要再用,应重新按平常的规律用药,不要为弥补前一日漏服的剂量而在一日之内将剂量加倍。药物最好室温 15～30℃ 保存,避光、防潮。⑦若需服用其他药物,应告知医生正在服用的药物,以避免药物相互作用。在服药期间学会评估自己的病情,发现病情加重应及时到医院就诊。

(五)案例

病历摘要 1:

基本信息:患者,女性,67 岁,身高 160cm,体重 64kg,BMI 25kg/m²。

主诉:下腹痛 1 个月余。

现病史:患者绝经近 20 年。近 1 个月余感下腹坠痛,阴道分泌物增多,伴有异味,无阴道出血,无发热,大小便正常,无纳差及体重下降。

既往史:3 个月前发现高血压,未治疗。

月经婚育史:初潮 14 岁,5/30 天,月经量中,无痛经。50 岁绝经。27 岁结婚，G2P1。近 12 年无同房史。

个人史：生于当地，无不良嗜好，无传染病及冶游史，无糖尿病等疾病。

家族史：否认家族遗传性疾病病史。

过敏史：否认药物、食物过敏史。

查体：生命体征平稳。妇科检查：阴道少许脓性分泌物，异味重；宫颈散在充血点，无接触性出血；宫体压痛(+)；双侧附件压痛(-)。

辅助检查：阴道 B 超，子宫 4.0cm×2.7cm×3.4cm，回声欠均匀，宫颈处见数个暗区，较大的为 0.6cm×0.5cm，内膜厚 0.6cm，回声欠均匀，右卵巢 1.0cm×0.8cm，左卵巢 2.1cm×1.5cm，内见 1.2cm×1.5cm 无回声。白带常规，清洁度Ⅲ，过氧化氢(+)，白细胞酯酶(+)，pH 5.4，白细胞(+++)。阴道分泌物，沙眼衣原体(-)，人型支原体(-)，解脲支原体(+)。

诊断：腹痛待查？急性子宫颈炎

治疗方案：

盐酸多西环素胶囊 0.1g p.o. b.i.d.×7 天

康妇消炎栓 2.8g 肛塞 q.d.

问题(含答案要点)

问题 1：结合病史评价盐酸多西环素治疗是否合理？

1. 患者初次就诊，阴道少许脓性分泌物，伴有异味，阴道分泌物示白细胞增多，解脲支原体(+)，宫体举痛(+)，诊断为腹痛待查，急性子宫颈炎。根据《盆腔炎症性疾病诊治规范(2019 修订版)》，本例患者同时符合盆腔炎的诊断标准。

2. 盆腔炎的治疗方案应覆盖常见的需氧菌、厌氧菌和非典型病原体。轻、中度急性盆腔炎患者可采用非静脉药物治疗，常用方案有：①以 β- 内酰胺类抗菌药物为主，包括头孢曲松、头孢西丁、头孢噻肟和头孢唑肟等，如所选的药物不覆盖厌氧菌，加用硝基咪唑类药物。为覆盖非典型病原体，加用四环素类或阿奇霉素。②以喹诺酮类抗菌药物为主，如氧氟沙星或左氧氟沙星，同时加用硝基咪唑类。

3. 本例患者给予盐酸多西环素治疗，该药对解脲支原体有抗菌作用，但不能覆盖盆腔炎其他可能的病原菌，因此，建议增加头孢曲松钠 250mg，单次肌内注射。

4. 因盆腔炎的抗感染治疗至少持续 14 日，建议本例患者盐酸多西环素的疗程增加至 14 日。

问题 2：患者同时使用康妇消炎栓治疗是否合理？

1. 患者诊断为急性子宫颈炎，根据《2015 年美国疾病控制和预防中心关于宫颈炎症的诊治规范》，对于急性子宫颈炎病原体明确的患者，应选择对病原体敏感的抗菌药物治疗,未推荐中药栓剂。

2. 本例患者初次就诊,符合盆腔炎的诊断标准。根据《盆腔炎症性疾病诊治规范(2019 修订版)》,在抗菌药物治疗的基础上辅以康妇消炎栓可以减少慢性盆腔痛后遗症的发生,故本例患者有康妇消炎栓的用药指征。

3. 本例患者腹痛 1 个月余,使用康妇消炎栓可以减轻疼痛,从而缓解疼痛给患者带来的身体不适。

4. 康妇消炎栓的禁忌主要为对该药所含成分过敏者,本例患者无禁忌。

5. 康妇消炎栓的用量为每次 1 粒,每日 1～2 次,本例患者每次 1 粒,每日 1 次治疗合理。

病历摘要2:

基本信息: 患者,女性,48 岁,身高 165cm,体重 60kg,BMI 22.04kg/m^2。

主诉: 外阴赘生物,发现 HPV11 阳性 4 个月余。

现病史: 外阴有赘生物,4 个月前体检发现 HPV11 阳性。

既往史: 既往体健。

月经婚育史: 平素月经规律,初潮 14 岁,5/30 天,月经量中,无痛经。25 岁结婚,G2P2。

个人史: 生于当地,无不良嗜好,无传染病及冶游史,无高血压、糖尿病等疾病。

家族史: 否认家族遗传性疾病病史。

过敏史: 否认药物、食物过敏史。

查体: 生命体征平稳。妇科检查:外阴多枚疣状赘生物。阴道充血,大量黄脓分泌物;宫颈接触性出血明显。

辅助检查: 白带常规,清洁度Ⅳ,滴虫(+),过氧化氢(+),白细胞酯酶(+),pH 5.4,白细胞(+++)。阴道分泌物,沙眼衣原体(−),人型支原体(+),解脲支原体(+),淋病奈瑟球菌(−)。阴道镜,宫颈充血,醋酸试验见淡雾状白上皮,碘试验着色不均;阴道壁充血,醋酸试验见淡雾状白上皮,碘试验着色不均。

诊断: 急性子宫颈炎,阴道炎

治疗方案:

盐酸多西环素胶囊,0.1g p.o. b.i.d.×7 天

奥硝唑分散片 0.5g p.o. b.i.d.×6 天

宫炎平滴丸 1 袋 p.o. t.i.d.×12 天

问题(含答案要点)

问题 1: 患者同时使用盐酸多西环素和奥硝唑,临床药师应向患者宣教哪些用药注意事项?

1. 为避免药物对胃肠道的刺激,请在早晚就餐时或餐后服用。

2．用药期间注意有无皮疹、瘙痒等过敏反应，以及恶心、呕吐和腹泻等胃肠道反应。

3．在服用盐酸多西环素期间，为避免食管炎和食管溃疡的发生，用药后避免立即卧床。避免过多暴露于阳光或紫外线，以免发生光毒性反应，一旦皮肤有红斑应立即停药。

4．服用奥硝唑期间及用药1周内应避免饮酒和含有乙醇的药物、饮料。

5．不应因症状减轻而自行减量、增量或停药。治愈前应避免无保护性行为。

问题2：患者联合使用宫炎平滴丸治疗是否合理？

1．患者诊断为急性子宫颈炎和阴道炎，根据《2015年美国疾病控制和预防中心关于宫颈炎症的诊治规范》和《阴道毛滴虫病诊治指南（2021修订版）》，病原体阳性的感染者，应选择敏感的抗菌药物治疗，未推荐中药治疗。

2．由于急性子宫颈炎和阴道炎多为急性感染，治疗目的是消灭病原体，因此，主要为抗菌药物治疗。

3．现有国内文献多集中于宫炎平滴丸治疗盆腔炎性疾病所致慢性盆腔痛，未见其用于治疗急性子宫颈炎和阴道炎的报道。

4．本例患者病原体明确，使用盐酸多西环素和奥硝唑治疗，可暂不给予宫炎平滴丸治疗。

二、慢性子宫颈炎

慢性子宫颈炎（chronic cervicitis），指子宫颈间质内有大量淋巴细胞、浆细胞等慢性炎症细胞浸润，可伴有子宫颈腺上皮及间质的增生和鳞状上皮化生。可由急性子宫颈炎转变而来，多因急性子宫颈炎未得到及时治疗，病原体持续存在于子宫颈黏膜内形成慢性炎症。部分患者无急性子宫颈炎症状，直接表现为慢性子宫颈炎。卫生不良或绝经后雌激素缺乏，局部抗感染能力差，也易引起慢性子宫颈炎。慢性子宫颈炎的病原体与急性子宫颈炎相似，主要为葡萄球菌、链球菌、大肠埃希菌、厌氧菌、淋病奈瑟球菌和沙眼衣原体。

（一）病因及病理生理学

1．慢性子宫颈管黏膜炎　病变局限于子宫颈管黏膜及黏膜下组织，由于子宫颈管黏膜褶皱较多，感染后容易形成持续性子宫颈黏膜炎，表现为宫颈口黏膜红肿、子宫颈管黏液增多、有脓样分泌物附着。

2．子宫颈息肉　是子宫颈管腺体和间质的局限性增生，并向子宫颈外口突出形成，主要与局部的慢性炎症长期刺激、性激素作用及分娩等有关。检查见息肉为单个或多个，色红，质软而脆，呈舌形。光镜下见息肉表面被覆高柱状上皮、间质水肿、血管丰富以及慢性炎症细胞浸润，触之易出血。子宫颈息肉较少发生恶变,但需要与子宫颈其他部位的鳞癌或腺癌相区别。

3. 子宫颈肥大　慢性炎症的长期刺激导致子宫颈管黏膜及黏膜下组织充血、水肿、炎症细胞浸润和间质增生,以及间质深部的腺囊肿使子宫颈呈不同程度肥大,硬度增加。

(二)临床表现及诊断

1. 临床表现　多数患者无症状。少数患者的主要症状是持续或反复的阴道分泌物增多,分泌物的量、性质、颜色及气味与病原体、炎症的范围及严重程度有关。分泌物呈乳白色黏液状、淡黄色或脓性,伴有息肉时易有血性白带或性交后出血,偶有分泌物刺激引起外阴瘙痒或不适。当炎症扩散到盆腔时,可有腰骶部疼痛或腹部下坠痛。当炎症扩散到膀胱周围组织时,可有尿频、尿急等尿路感染的症状。妇科检查可见黄色分泌物附着在宫颈口或从宫颈口流出,宫颈有不同程度的内膜外移、充血、水肿、裂伤,也可表现为子宫颈息肉或肥大。

2. 诊断

(1)根据患者的临床表现,如出现阴道分泌物增多、颜色及气味异常等典型症状,妇科检查发现阳性体征,可初步作出慢性子宫颈炎的诊断。

(2)辅助检查:通过子宫颈细胞学检查、阴道镜检查、子宫颈活组织检查、超声检查以明确诊断。

(3)病原体检测:宫颈分泌物作淋病奈瑟球菌培养和沙眼衣原体检测,以明确病原体。

(三)治疗目的及原则

1. 治疗目的　寻找病因,减轻症状,避免病情进一步严重。

2. 治疗原则

(1)概要:①在慢性子宫颈炎治疗前,应排除宫颈上皮内瘤样病变和恶性肿瘤,以局部治疗为主,可采用物理治疗、药物治疗和手术治疗;②需了解有无淋病奈瑟球菌及沙眼衣原体的感染,性伴侣是否已进行治疗,是否合并细菌性阴道病,针对病因进行治疗;③对于病原体明确的感染者,应针对病原体选择敏感的抗菌药物治疗;④对于病原体阴性而合并不同情况的患者,应根据患者的年龄、有无临床症状,病变类型、严重程度等特点采用不同的治疗方法。

(2)一般治疗:①治疗地点,根据患者的病情评估决定是否住院治疗;②休息和饮食,应注意保证充足的休息,加强锻炼,提高免疫力,增加高蛋白等营养摄入,不宜食用辛辣刺激性食物。

(四)药物治疗及药学监护

1. 常用药物治疗方案　对慢性子宫颈炎感染者,若淋病奈瑟球菌及沙眼衣原体阳性,应选择针对病原体的抗菌药物治疗,药物治疗方案同急性子宫颈炎。

2. 药学监护 药学监护要点参考急性子宫颈炎。

(五)非药物治疗

1.慢性子宫颈管黏膜炎对不伴淋病奈瑟球菌及沙眼衣原体感染者,若子宫颈呈糜烂样改变、有接触性出血且反复药物治疗无效,可选择物理治疗。物理治疗的注意事项:①治疗前,应常规性宫颈癌筛查,以排除恶性病变。②急性生殖道炎症为禁忌,应治疗后再接受物理治疗。③治疗时间应在月经干净后3~7日内进行。④物理治疗后有阴道分泌物增多,甚至有大量水样排液,术后1~2周脱痂时可有少许出血。若出血多于月经量或阴道排液有异味,应及时就诊进行对症治疗。⑤在创面尚未愈合期间(4~8周)禁盆浴、性交和阴道冲洗。⑥治疗后应定期复查,观察创面愈合情况直到痊愈。

2.子宫颈息肉行摘除术,术后将切除息肉送病理学检查,以排除恶变。

3.子宫颈肥大一般无须治疗。

(黄 亭 石祥奎)

参 考 文 献

[1] 杨欣,谈诚.宫颈炎及相关疾病的诊治.中国实用妇科与产科杂志,2014,30(9):686-689.

[2] 谢幸,孔北华,段涛.妇产科学.9版.北京:人民卫生出版社,2018.

[3] 赵霞,张伶俐.临床药物治疗学:妇产科疾病.北京:人民卫生出版社,2016.

[4] 夏玉洁,王宝晨,薛凤霞.《2015年美国疾病控制和预防中心关于宫颈炎症的诊治规范》解读.国际生殖健康/计划生育杂志,2015,34(6):501-502.

[5] 中华医学会妇产科分会感染性疾病协作组.黏液脓性宫颈炎的诊断和治疗.中国实用妇科与产科杂志,2012,28(4):241-242.

[6] 中华医学会妇产科分会感染疾病协作组.盆腔炎症性疾病诊治规范(2019修订版).中华妇产科杂志,2019,54(7):433-437.

[7] 中华医学会妇产科分会感染性疾病协作组.阴道毛滴虫病诊治指南(2021修订版).中华妇产科杂志,2021,56(01):7-10.

第三节 盆腔炎性疾病

盆腔炎性疾病(pelvic inflammatory disease,PID)是女性上生殖道感染引起的一组疾病,包括子宫内膜炎、输卵管炎、输卵管卵巢脓肿和盆腔腹膜炎。盆腔结缔组织炎也属于 PID 的范畴,是指盆腔结缔组织初发的炎症,可扩展至其他部位,不是继发于输卵管、卵巢的炎症,多由于分娩或妇产科手术操作造成阴道上端、子宫颈或子宫损伤,细菌进入创面导致。PID 可局限于一个部位,也可同时累及多个部位,以输卵管炎、输卵管卵巢炎最常见。PID 多发生在性活跃的生育期妇女,我国以 30 岁左右为发病高峰期。一项调查显示,美国 2001 年超过 75 万人患 PID。国内 PID 发病率也有增加的趋势,但尚无确切的统计数字。本节内容参考国内外关于盆腔炎性疾病的相关指南,简述 PID 的基本诊治流程和药学监护中需要注意的问题。

盆腔炎性疾病的诊治与药学监护(微课)

一、病因及病理生理学

　　PID 的病原体有外源性及内源性两个来源,两种病原体可单独存在,但通常为混合感染。外源性病原体主要为性传播感染(sexually transmitted infection,STI)的病原体如淋病奈瑟球菌、沙眼衣原体和支原体,但 PID 急性期淋病奈瑟球菌和沙眼衣原体检测可为阴性。支原体包括人型支原体、生殖支原体及解脲支原体,其中以生殖支原体为主。内源性病原体主要为来自阴道内的定植菌,其次为结肠、直肠及口腔黏膜定植菌,包括需氧菌和厌氧菌,可以仅为需氧菌或仅为厌氧菌感染,但以需氧菌及厌氧菌混合感染多见。主要的需氧菌及兼性厌氧菌有金黄色葡萄球菌、溶血性链球菌、B 组链球菌、肠球菌、大肠埃希菌、克雷伯菌属、奇异变形杆菌、阴道嗜血杆菌等;厌氧菌有脆弱拟杆菌、消化球菌属、消化链球菌、产气荚膜梭菌、芽孢杆菌、二路拟杆菌、二向拟杆菌、普雷沃菌属及细菌性阴道病有关的阴道加德纳菌等。厌氧菌感染的特点是容易形成盆腔脓肿、感染性血栓静脉炎,脓液有粪臭并有气泡。在美国,40%～50% 的 PID 是由淋病奈瑟球菌引起,10%～40% 的 PID 可分离出沙眼衣原体。而在我国,淋病奈瑟球菌或沙眼衣原体引起的 PID 明显增加,一项全国多中心调研显示,PID 患者中沙眼衣原体阳性率 19.9%,支原体阳性率 32.4%,淋病奈瑟球菌阳性率 11.2%,厌氧菌阳性率 25.0%;细菌培养结果显示大肠埃希菌为 6.7%,其次为金黄色葡萄球菌 4.8%,链球菌 2.1%,表皮葡萄球菌 1.6% 等。STI 可同时伴有需氧菌及厌氧菌感染,可能是淋病奈瑟球菌或衣原体感染造成输卵管损伤后,容易继发需氧菌和厌氧菌感染。其他病原体包括放线菌、结核分枝杆菌、病毒(如巨细胞病毒、腮腺炎病毒)以及寄生虫。

　　PID 主要由病原体经阴道、宫颈的上行感染引起。子宫颈管具有屏障功能,能防止正常情况下无菌的上生殖道被阴道动态生态系统中的微生物感染。STI 病原体造成的宫颈感染可破坏此屏障,使得阴道细菌能够上行侵犯上生殖器官,沿子宫颈黏膜感染子宫内膜,进而感染输卵管黏膜、卵巢皮质、盆腔腹膜及这些结构下的组织。上行感染是非妊娠期、非产褥期 PID 的主要感染途径，淋病奈瑟球菌、衣原体及葡萄球菌常沿此途径扩散。病原体还可经其他途径引起 PID：①经淋巴系统蔓延，病原体经外阴、阴道、宫颈及宫体创面的淋巴管侵入盆腔结缔组织及生殖器其他部分，是产褥感染、流产后感染及手术后感染的主要感染途径。链球菌、大肠埃希菌、厌氧菌多沿此途径蔓延。②经血液循环传播，病原体先侵入人体的其他系统，再经血液循环感染生殖器，为结核分枝杆菌感染的主要途径。③直接蔓延，盆腹腔其他脏器感染后，直接蔓延到内生殖器引起相应器官的感染，如阑尾炎可能引起右侧输卵管炎。感染导致沿子宫内膜、子宫肌层、输卵管上皮表面、输卵管及卵巢腹膜表面的纤维素性或化脓性炎症损伤，导致间质充血、水肿，大量中性粒细胞浸润，引起瘢痕、粘连，并可能导致输卵管部分或全部梗阻。感染后部分患者可能无明显临床症状，或出现 PID 的临床表现。下生殖道细菌在部分女性中会造成 PID 而在其他女性中不会，其原因尚不明确，但可能与妇产科手术操作、性卫生不良、机体疾病、免疫应答的遗传变异、雌激素水平对宫颈黏液黏稠度的影响、潜在致病菌的菌量等有关。

二、临床表现及诊断

（一）临床常见症状

PID 可因炎症轻重及范围大小而有不同的临床表现，轻者症状轻微或无症状，重症者可有发热及下腹痛，发热前可先有寒战、头痛，体温可高达 39～40℃。下腹痛是最常见的症状，可与发热同时发生，为持续性双侧下腹部剧痛或病变部位剧痛，活动或性交后加重。其他的常见症状包括阴道出血、阴道分泌物增多、性交疼痛和尿频。若病情严重可有寒战、高热、头痛、食欲减退。若有腹膜炎，则可出现消化系统症状如恶心、呕吐、腹胀、腹泻等。月经期发病可出现经量增多、经期延长。若有脓肿形成，可有下腹包块及局部压迫刺激症状；包块位于子宫后方可有直肠刺激症状；若在腹膜外可致腹泻、里急后重感和排便困难。若有输卵管炎的症状及体征并同时有右上腹疼痛者，疼痛可放射至右肩，转氨酶可轻度升高，炎症涉及肝包膜，无肝实质损害，应怀疑有肝周围炎，也被称为 Fitz-Hugh-Curtis 综合征。

由于感染的病原体不同，临床表现也有差异。淋病奈瑟球菌感染以年轻妇女多见，多于月经期或经后 7 天内发病，起病急，可有高热，体温在 38℃以上，常引起输卵管积脓，出现腹膜刺激征及脓性阴道分泌物。非淋病奈瑟球菌 PID 起病较缓慢，高热及腹膜刺激征不如淋病奈瑟球菌感染明显。若为厌氧菌感染，患者的年龄偏大，容易多次复发，常伴有脓肿形成。衣原体感染引起的 PID 常无明显临床表现，病程较长，高热不明显，可长期持续低热，主要表现为轻微下腹痛,并久治不愈。

　　盆腔检查:阴道内可有脓性分泌物。子宫颈充血、水肿,将子宫颈表面的分泌物拭净,若见脓性分泌物从子宫颈口流出,说明子宫颈管黏膜或子宫腔有急性炎症。穹窿触痛明显,须注意是否饱满。宫体稍大,有压痛,活动受限;子宫两侧压痛明显,若为单纯输卵管炎,可触及增粗的输卵管,压痛明显;若为输卵管积脓或输卵管卵巢脓肿,则可触及包块且压痛明显,不活动;宫旁结缔组织炎时,可扪及宫旁一侧或两侧片状增厚,或两侧宫骶韧带增粗,压痛明显。若有盆腔脓肿形成且位置较低时,可扪及后穹窿或侧穹窿有包块且有波动感,三合诊常能协助进一步了解盆腔情况。宫颈举痛和附件压痛是盆腔炎的特异性表现。

(二)诊断

　　根据病史、症状、体征及实验室检查可作出初步诊断。PID 的临床表现差异较大,临床诊断准确性不高(与腹腔镜相比,阳性预测值为 65%～90%)。2015 年美国疾病预防控制中心(Center for Disease Control and Prevention,CDC)、2019 年中华医学会妇产科学分会感染性疾病协作组均推荐的 PID 诊断标准如下,旨在对年轻女性出现腹痛或有异常阴道分泌物或不规则阴道流血者,提高对 PID 的认识,对可疑患者作进一步评价,及时治疗,减少后遗症的发生。

　　1. PID 诊断的最低标准　在性活跃妇女及其他患 STI 的高危妇女,如排除其他病因且满足以下条件之一者,应诊断 PID 并给予经验性治疗。

　　(1)子宫压痛。

　　(2)附件压痛。

　　(3)宫颈举痛。

　　下腹疼痛同时伴有下生殖道感染征象,诊断 PID 的准确性增加。

　　2. PID 诊断的附加标准

　　(1)口腔温度≥38.3℃(腋温≥38℃)。

　　(2)子宫颈或阴道黏液脓性分泌物。

　　(3)阴道分泌物显微镜检查白细胞增多。

　　(4)红细胞沉降率升高。

　　(5)C 反应蛋白水平升高。

　　(6)实验室检查证实有子宫颈淋病奈瑟球菌或沙眼衣原体感染。

　　多数 PID 患者有子宫颈黏液脓性分泌物或阴道分泌物镜检白细胞增多。如果子宫颈分泌物外观正常并且阴道分泌物镜检无白细胞,则诊断 PID 的可能性不大,需要考虑其他可能引起下腹痛的病因。如 STI 高危人群(既往有 STI 病史、现患 STI 或性伴侣患 STI、静脉吸毒或药瘾、患者或性伴侣卖淫或嫖娼、曾使用过不规范的血制品、近 3 个月内有新的性伴侣以及多性伴侣者)、产褥期或流产后、近期子宫腔操作及阴道流血等一些因素存在时 PID 的可能性增加。

如有条件,应积极寻找致病微生物,尤其是 STI 相关的病原微生物。

3. PID 诊断的特异性标准

(1)子宫内膜活检显示有子宫内膜炎的组织病理学证据。

(2)经阴道超声检查或 MRI 检查显示输卵管管壁增厚、管腔积液,可伴有盆腔游离液体或输卵管卵巢包块。

(3)腹腔镜检查见输卵管表面明显充血、输卵管水肿、输卵管伞端或浆膜层有脓性渗出物等。

三、治疗目的及原则

(一)治疗目的

PID 的治疗目的是缓解症状,消除当前感染及降低远期后遗症的危险,保留生育能力。

(二)治疗原则

1. 概要 以抗菌药物治疗为主,正确、规范使用抗菌药物可使 90% 以上的 PID 患者治愈,必要时行手术治疗。①治疗时应注意:根据经验选择广谱抗菌药物覆盖可能的病原体,包括淋病奈瑟球菌、沙眼衣原体、支原体、厌氧菌和需氧菌等。因为宫颈淋病奈瑟球菌和沙眼衣原体筛查阴性并不能排除上生殖道的感染,所以治疗 PID 的抗菌药物应覆盖这些病原体。是否有必要根除 PID 的厌氧菌,目前尚不明确。从患 PID 女性的上生殖道已分离到厌氧菌,体外试验发现一些厌氧菌(脆弱拟杆菌)可能导致输卵管上皮损坏。在一些 PID 患者中,BV 也合并存在。因此应该应用覆盖厌氧菌的抗菌药物。②诊断后立即开始治疗,及时、合理地应用抗菌药物与远期预后直接相关,在 PID 诊断 48 小时内及时用药将明显降低后遗症的发生。③选择治疗方案时,应综合考虑安全、有效、经济以及患者依从性等因素。④给药方法:根据 PID 的严重程度决定静脉给药或非静脉给药以及是否需要住院治疗。以下情况可以考虑住院治疗和静脉抗菌药物治疗:不除外需急诊手术者,输卵管卵巢脓肿者,盆腔腹膜炎者,妊娠者,一般情况差且伴有眩晕、呕吐、高热、严重腹痛者,依从性差、药物耐受性差者,门诊治疗无效者,诊断不清者。

抗菌药物治疗至少持续 14 天(以下方案中无特别注明者,均为 14 天的疗程)。

2. 严重度评估和监测 在 PID 诊断明确后,药师要做到选药合理,及时控制感染并避免远期后遗症的发生,需要具备评估患者病情严重度、进展和监测的能力。

（1）严重度评估：目前尚无 PID 严重程度判断的统一标准。一般认为无明确病史，无临床症状或症状轻微，仅表现有下腹部轻微疼痛，白带稍多等，妇科检查仅发现宫颈举痛或宫体压痛或附件区压痛，可判断为轻到中度感染，倾向于进行门诊治疗。需要住院治疗和静脉抗菌药物治疗的 PID，可判断为重度感染。

（2）基本监测：注意患者临床症状及体征的变化，有无体温波动，腹痛、腹部压痛、反跳痛，子宫压痛或附件区压痛等有无改善，阴道分泌物性状等有无变化，有无新的感染相关主诉、症状、体征等；注意血常规、红细胞沉降率、CRP、PCT、尿常规、影像学检查、病原学检查结果的动态变化等。

（3）检查频度：根据病情决定，及时评估感染控制情况及治疗安全性。通常每日监测患者相关临床症状、体征及有无药物不良反应发生，每 3 日注意患者感染相关实验室检查结果，及时关注影像学及病原性检查结果等，依据病情注意个体化处理。

（4）PID 病情进展的表现：符合以下任一项可判定抗菌药物治疗无效或病情恶化。①新发发热或持续性发热；②腹盆腔压痛持续性存在或加重；③盆腔肿块增大；④白细胞增多持续存在或加重；⑤疑似脓毒症和 / 或脓肿破裂，表现为急性腹膜刺激征、低血压、心动过速、呼吸过速或酸中毒。抗菌药物治疗期间 CRP 水平的升高也可以作为治疗失败的判定因素。

3. 一般治疗　①治疗地点：根据对患者病情的评估决定是否住院治疗。若患者一般状况好，症状轻，能耐受口服抗菌药物，并有随访条件，可在门诊治疗；若患者一般情况差，病情严重等，有住院指征的应住院治疗。②休息和饮食：住院患者应卧床休息，体位以头高脚低的半卧位为宜，以利于子宫腔内及子宫颈分泌物排出体外，盆腔内的渗出物聚集在直肠子宫陷凹而使炎症局限。给予高热量、高蛋白、高维生素流食或半流食，补充液体，纠正电解质紊乱及酸碱失衡，高热时采用物理降温，并应适当给予镇痛药，尽量避免不必要的妇科检查以免引起炎症扩散，避免无保护的性交，有腹胀者应行胃肠减压。

4. 手术治疗　大约 75% 的输卵管卵巢脓肿可经抗菌药物治愈，不需要手术。手术治疗主要用于抗菌药物控制不满意的输卵管卵巢脓肿或盆腔脓肿。手术指征有：①脓肿经药物治疗无效，输卵管卵巢脓肿或盆腔脓肿经药物治疗 48～72 小时，体温持续不降，患者中毒症状加重或包块增大者，应及时手术，以免发生脓肿破裂。②脓肿持续存在，经药物治疗病情有好转，继续控制炎症数日（2～3 周），包块仍未消失但已局限化，可手术治疗。③脓肿破裂，突然腹痛加剧，寒战、高热、恶心、呕吐、腹胀，检查腹部拒按或有中毒性休克表现，应怀疑脓肿破裂。若脓肿破裂未及时诊治，死亡率高。因此一旦怀疑脓肿破裂，需立即在抗菌药物治疗的同时行手术治疗。手术方式包括脓肿切开引流，途径有经腹、经阴道、腹腔镜下等几种。若盆腔脓肿位置低、突向阴道后穹隆时，可经阴道切开引流。超声引导下脓肿穿刺引流术也在临床开展应用。原则以切除病灶为主。手术范围应根据病变范围、患者年龄、一般状态等全面考虑。

四、药物治疗及药学监护

（一）常用药物治疗方案

1. 抗菌药物治疗 抗菌药物的应用应遵循经验、广谱、及时及个体化原则。最好依据药敏试验结果选用合适的抗感染药，但通常在实验室检查结果出来之前即应开始经验性治疗。治疗方案应覆盖常见的需氧菌、厌氧菌、淋病奈瑟球菌及沙眼衣原体，临床经常联合应用抗菌药物，抗感染治疗 2～3 天后，如果疗效肯定，即使选用药物与药敏试验结果不符也不必要更换抗菌药物。如经验用药后疗效不显著或病情加重，需根据药敏试验结果及时改用相应的抗菌药物或经验性换用其他抗菌药物。以下推荐的给药方案是有循证医学证据的用药方案。

（1）静脉给药：静脉滴注给药起效快，常用方案有以 β- 内酰胺类抗菌药物为主的 A 方案、喹诺酮类药物与甲硝唑联合的 B 方案、β- 内酰胺类＋酶抑制剂类为主的 C 方案、克林霉素与氨基糖苷类药物联合的 D 方案等，见表5-6。2015 年美国 CDC 推荐治疗方案为 A 方案和 D 方案，推荐没有优先次序，可根据 PID 患者的具体情况采用个体化治疗方案；B 方案和 C 方案为替代方案，因这些方案覆盖淋病奈瑟球菌的可靠性更低，可作为患者对首选方案过敏或没有药时的替代。

有研究认为大多数生殖支原体对多西环素耐药，对莫西沙星敏感，但由于目前耐喹诺酮类药物淋病奈瑟球菌菌株的出现，喹诺酮类药物不作为 PID 的首选药物。若存在以下因素：淋病奈瑟球菌地区流行和个人危险因素低、有良好的随访条件、头孢菌素不能应用（对头孢菌素类药物过敏）等，可考虑应用喹诺酮类药物，但在开始治疗前，必须进行淋病奈瑟球菌的检测。如果淋病奈瑟球菌培养阳性，应根据药敏试验结果选用抗菌药物。如果分离菌株对喹诺酮类药物耐药，或没有进行药敏试验，推荐头孢菌素如头孢曲松，联合阿奇霉素或多西环素加甲硝唑。如无条件使用头孢菌素，则可在 PID 喹诺酮类治疗方案的基础上加阿奇霉素 2g 单剂量口服，根据病情决定是否加用甲硝唑。

根据临床经验，通常在临床症状改善 24～48 小时后，即初始发热、恶心、呕吐及腹部剧痛消退，静脉抗菌药物治疗继续 24 小时改为口服药物治疗，总疗程 14 天。对于 PID 合并输卵管卵巢脓肿、已确诊有阴道毛滴虫感染或细菌性阴道病的患者和近期接受妇科器械操作的 PID 门诊患者，需继续口服甲硝唑覆盖厌氧菌。

表 5-6　PID 静脉给药方案

静脉给药 A 方案：以 β-内酰胺类抗菌药物为主	第二代头孢菌素或第三代头孢菌素、头霉素类、氧头孢烯类抗菌药物，静脉滴注，根据具体药物的半衰期决定给药间隔时间，如：头孢替坦 2g i.v.gtt. q.12h.；或头孢西丁 2g i.v.gtt. q.6h.；或头孢曲松 1g i.v.gtt. q.d.。加用多西环素 0.1g q.12h.，口服 14 天；或米诺环素 0.1g q.12h.，口服 14 天；或阿奇霉素 0.5g q.d.，静脉滴注或口服，静脉滴注 1～2 天后改为口服 0.25g q.d.，5～7 天。如所选的药物不覆盖厌氧菌，还需加用硝基咪唑类药物，如甲硝唑 0.5g i.v.gtt. q.12h.
静脉给药 B 方案：以喹诺酮类抗菌药物为主	氧氟沙星 0.4g i.v.gtt. q.12h.；或左氧氟沙星 0.5g i.v.gtt. q.d.。加用硝基咪唑类药物，如甲硝唑 0.5g i.v.gtt. q.12h.
静脉给药 C 方案：以 β-内酰胺类＋酶抑制剂类联合抗菌药物为主	氨苄西林舒巴坦 3g i.v.gtt. q.6h.；或阿莫西林克拉维酸 1.2g i.v.gtt. q.6～8h.；或哌拉西林他唑巴坦 4.5g i.v.gtt. q.8h.。加用多西环素 0.1g q.12h.，口服 14 天；或米诺环素 0.1g q.12h.，口服 14 天；或阿奇霉素 0.5g q.d.，静脉滴注或口服，静脉滴注 1～2 天后改为口服 0.25g q.d.，5～7 天。如所选的药物不覆盖厌氧菌，还需加用硝基咪唑类药物，如甲硝唑 0.5g i.v.gtt. q.12h.
静脉给药 D 方案：克林霉素与氨基糖苷类联合方案	克林霉素 0.9g i.v.gtt. q.8h.。加用庆大霉素，首次负荷剂量 2mg/kg，静脉滴注或肌内注射，维持剂量 1.5mg/kg q.8h.。临床症状、体征改善后继续静脉应用 24～48h，克林霉素改为口服 450mg q.i.d.，连用 14 天；或多西环素 0.1g q.12h.，口服 14 天

　　（2）非静脉药物治疗：轻、中度急性 PID 患者可肌内注射或口服给药，常用方案有以 β-内酰胺类抗菌药物为主的非静脉给药 A 方案和喹诺酮类药物为主的非静脉给药 B 方案，见表 5-7。美国 CDC 推荐首选方案为非静脉给药 A 方案，但尚未确定最合适的头孢菌素，替代方案可选择的抗菌药物包括：阿莫西林克拉维酸联合多西环素；阿奇霉素与甲硝唑联合；单剂量头孢曲松肌内注射联合阿奇霉素口服。上述治疗方案均需要联合甲硝唑抗厌氧菌。淋病流行率低的人群在头孢菌素治疗不适合的情况下，可选择喹诺酮类，但在治疗前，必须先进行淋病奈瑟球菌的检测。

表 5-7　PID 非静脉给药方案

非静脉给药 A 方案：以 β-内酰胺类抗菌药物为主	头孢曲松 250mg，单次给药，肌内注射；或头孢西丁 2g，单次给药，肌内注射。之后，改为其他第二代或第三代头孢菌素类药物，如头孢唑肟、头孢噻肟等，口服给药，至少 14 天。 如所选的药物不覆盖厌氧菌，还需加用硝基咪唑类药物，如甲硝唑 0.4g q.12h.，口服 14 天。 为覆盖非典型病原体，需加用多西环素 0.1g q.12h.，口服至少 14 天；或米诺环素 0.1g q.12h.，口服至少 14 天；或阿奇霉素 0.5g p.o. q.d.，1～2 天后改为 0.25g p.o. q.d.，5～7 天

续表

非静脉给药 B 方案：以喹诺酮类抗菌药物为主	氧氟沙星 0.4g p.o. b.i.d.；或左氧氟沙星 0.5g p.o. q.d.。加用硝基咪唑类药物，如甲硝唑 0.4g p.o. b.i.d.

非静脉给药治疗 72 小时，如患者症状无改善，应对患者进行重新评估和诊断，改为静脉用药。

（3）PID 抗菌药物治疗流程及注意事项：患者诊断 PID 后的抗菌药物治疗流程见图 5-1。在抗菌药物治疗时还需注意：①静脉给药治疗者应在临床症状改善后继续静脉给药至少 24 小时，然后转为口服药物治疗，总治疗时间至少持续 14 天。②如确诊为淋病奈瑟球菌感染，首选静脉给药 A 方案或非静脉给药 A 方案，对于选择非第三代头孢菌素类药物者应加用针对淋病奈瑟球菌的药物。③选择静脉给药 D 方案者，应密切注意药物的耳、肾毒性。此外，有报告克林霉素和庆大霉素联用偶出现严重神经系统不良事件。④药物治疗持续 72 小时无明显改善者应重新评估，确认诊断并调整治疗方案。

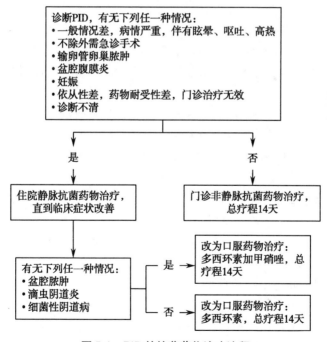

图 5-1　PID 的抗菌药物治疗流程

2. 中药治疗　中药在 PID 的治疗中有一定的作用，特别是在减少慢性盆腔痛后遗症发生等方面。主要为活血化瘀、清热解毒类药物，在抗菌药物治疗的基础上，用作 PID 的辅助治疗，临床常用的药物有康妇消炎栓、盆炎净胶囊、桂枝茯苓胶囊、红花如意丸、康妇炎胶囊、安宫牛黄丸、银翘解毒汤或紫血丹等。

3. 特殊 PID 的药物治疗

（1）妊娠期或哺乳期 PID 的治疗：妊娠期 PID 可能增加孕产妇死亡及早产等的风险，建议住院接受静脉抗菌药物治疗，禁用喹诺酮类及四环素类药物。

产褥期 PID 多为子宫内膜炎，常表现为高热（产后 10 天内有任意 2 天的口腔温度≥38℃，但不包括产后最初 24 小时）、腹痛及异常恶露，易诊断。感染始于蜕膜（即妊娠期子宫内膜），随后可蔓延至子宫肌层及宫旁组织，一般是 2～3 种来自下生殖道的需氧菌和厌氧菌的混合感染。产褥期 PID 的治疗目的是缓解症状及避免后遗症，如无须哺乳，首选克林霉素及庆大霉素静脉给药方案；如需要哺乳，可考虑第三代头孢菌素联合甲硝唑，但应用甲硝唑后 2～3 天内禁止哺乳。开始抗菌药物治疗后，症状应在 48～72 小时内有明显改善，如无改善，则需进一步评估：大约 20% 的治疗失败由耐药菌所致，如肠球菌对头孢菌素类或克林霉素＋庆大霉素耐药。当没有培养结果时，加用氨苄西林、阿莫西林或万古霉素（对青霉素过敏者）能提高有效率，也可停用初始抗菌药物方案，换用氨苄西林舒巴坦；若已进行病原菌培养，则根据药敏试验结果确定治疗方案。如发热超过 5 天，需行盆腔增强 CT 或 MRI 检查以除外血栓性静脉炎及深部脓肿。抗菌药物治疗直到患者临床改善并且无发热持续 24～48 小时，如果没有菌血症，在静脉抗菌药物治疗成功后可不给予口服抗菌药物继续治疗。

（2）输卵管卵巢脓肿：对于合并输卵管卵巢脓肿或盆腔脓肿的 PID 并无特异的抗菌药物方案，治疗方案中往往纳入一些被证实具有很强的脓肿壁穿透能力及脓肿腔内活性的药物，如克林霉素、甲硝唑和头孢西丁，可用前述治疗 PID 的标准方案，也可考虑以下方案：①克林霉素 0.9g i.v.gtt. q.8h.，加头孢曲松 1g i.v.gtt. q.12h. 或 2g i.v.gtt. q.d.；②克林霉素加氨基糖苷类 ± 氨苄西林；③亚胺培南西司他丁（以亚胺培南计）0.5g i.v.gtt. q.6h.，或哌拉西林他唑巴坦 4.5g i.v.gtt. q.6h.。选择治疗方案时，还要考虑是否存在药物过敏及氨基糖苷类药物毒性的危险因素（如肾功能不全）。

输卵管卵巢脓肿单用抗菌药物治疗 48～72 小时后，无效或病情恶化的患者需接受脓肿引流或外科手术，具体外科干预方式由临床医生根据患者的临床状况及操作者技术、经验等决定。在任何脓肿引流操作的术前、术中及术后，抗菌药物始终是治疗的基础。

目前，输卵管卵巢脓肿治疗所需的抗菌药物疗程尚不完全明确。选择单用抗菌药物治疗时，最常采用至少 14 天的疗程，如果脓肿尚未完全消失，可给予较长疗程的门诊抗菌药物治疗。当抗菌药物治疗联合手术治疗时，目前尚无数据指导最佳疗程，一般认为 10～14 天的全程抗菌药物治疗通常是有效的，大多数专家推荐继续采用抗菌药物治疗，直到随访影像学检查显示脓肿消失，全程抗菌药物治疗有时需要 4～6 周。美国 CDC 推荐患者病情好转后至少进行 24 小时的住院观察，但在实践中，通常会继续住院治疗和观察 48～72 小时改用口服抗菌药物多西环素 0.1g b.id.，加用甲硝唑 0.4g b.id.，连服 14 天。也可克林霉素口服替代甲硝唑，用法：450mg q.6h.，连服 14 天。

（3）宫内节育器相关的 PID：宫内节育器（intrauterine device，IUD）相关的 PID 风险主要发生在放置后 3 周内。若 IUD 使用者诊断为 PID，不需取出。但应根据推荐方案接受治疗并密切随访。若治疗后 48～72 小时内临床症状仍无改善，应考虑取出 IUD。

（4）盆腔放线菌病：盆腔放线菌病（pelvic actinomycosis）指由放线菌属感染引发的慢性脓性肉芽肿性 PID，可发生于任何年龄，发病率较低。细菌性阴道病、口交、肿瘤及 IUD 可能增加放线菌感染风险。确诊盆腔放线菌病较困难，一旦诊断需应用大剂量长疗程抗菌药物治疗，目前推荐的治疗包括青霉素 2 000 万 U/d（分次给药，每 4～6 小时 1 次）或阿莫西林 4～6 周（有关阿莫西林最佳剂量的数据有限，一般可 1.5～3g/d，每日分 3 或 4 次用药），随后青霉素 V 4g/d（每日分 4 次口服）口服 6～12 个月。克林霉素、四环素及红霉素可作为备选，此外，放线菌还可能对第三代头孢菌素、环丙沙星、磺胺类及利福平敏感。必要时辅助手术治疗，术后辅助抗菌药物治疗可缩短至 3 个月。

（5）Fitz-Hugh-Curtis 综合征：指与 PID 相关的肝脏包膜的炎症，在 PID 患者中发生率约为 4%，常以急性或慢性右上腹疼痛或不适就诊，淋病奈瑟球菌及衣原体感染均可引起。肝包膜上有脓性或纤维渗出物，早期在肝包膜与前腹壁之间形成松软粘连，晚期形成琴弦样粘连，5%～10% 输卵管炎可出现肝周围炎，确诊需依靠腹腔镜探查。治疗上无特异的抗菌药物方案，可用前述治疗 PID 的标准方案。

（6）妇产科手术或产后损伤等相关盆腔感染：约有小于 1% 的产科或妇科手术患者术后发生盆腔感染，是指术后 30 天内发生的感染，表现为与手术相关，涉及手术中切口以外的任何解剖学部位，且至少具有以下特征之一：有脓性引流物或分泌物；无菌引流液或组织中分离出病原菌；影像学、实验室检查、再次手术等发现脓肿或其他感染证据。

术后盆腔感染的病原菌主要为下生殖道定植菌，而非 STI 病原菌，通常包括革兰氏阴性杆菌、肠球菌、链球菌和厌氧菌，需氧 / 厌氧菌的混合感染最为常见，但也有酵母菌、放线菌、结核分枝杆菌和支原体引起盆腔脓肿的病例报道。手术部位被病原菌沾染是发生感染的关键环节，患者术前有细菌性阴道病（BV）、输卵管积水、剖腹手术既往史、手术时间>180 分钟、术后血肿等危险因素时,术后盆腔感染的发生风险增高。

术后盆腔感染的典型表现包括发热、心动过速、呼吸过速和下腹痛,发生在术后30天内。体格检查时,盆腔呈广泛压痛,盆腔或阴道顶端有脓性分泌物或可能触及有波动感的包块。实验室检查发现白细胞增多、红细胞沉降率升高和C反应蛋白升高。影像学检查时,CT或超声检查发现低密度积液,周围伴有圆形或椭圆形强化影或包块。若患者术后出现疼痛、发热和白细胞增多,即使没有前述确切表现,也应怀疑有盆腔感染。

经验性治疗时应采用具有抗需氧菌和抗厌氧菌双重活性的静脉广谱抗菌药物方案。推荐使用哌拉西林他唑巴坦4.5g i.v.gtt. q.6h.;或头孢曲松2g i.v.gtt. q.d.,联合克林霉素0.9g i.v.gtt. q.8h. 或甲硝唑0.5g i.v.gtt. q.8h.;或碳青霉烯类抗菌药物,如美罗培南1g i.v.gtt. q.8h.,或亚胺培南西司他丁(以亚胺培南计)0.5g i.v.gtt. q.6h.;对于青霉素或头孢菌素重度过敏患者,可采用氨曲南1g i.v.gtt. q.8h. 联合克林霉素0.9g i.v.gtt. q.8h.。初始抗菌药物治疗方案可能需要根据患者症状、后续培养和药敏试验结果进行调整,若抗菌药物治疗48~72小时后症状无改善,则提示有脓肿,可能需调整抗菌药物治疗方案、脓肿引流或行手术治疗。静脉抗菌药物治疗应持续使用到患者连续48小时无发热、白细胞计数降低、脓肿缩小,并且患者临床症状改善,后可改为口服方案以完成14天的疗程,建议使用甲硝唑0.4g p.o. b.i.d. 加复方磺胺甲噁唑160/800mg p.o. b.i.d. 或单用阿莫西林克拉维酸钾875/125mg p.o. q.12h.。

(7)PID后遗症:若PID未得到及时正确的诊断或治疗,可能会发生盆腔炎性疾病后遗症,过去多称为慢性盆腔炎性疾病,但近十几年来文献及教科书已摒弃了这个术语。约1/4的PID会发生一系列后遗症,主要因为组织的结构破坏、广泛粘连、增生及瘢痕形成,导致输卵管阻塞、积水,输卵管卵巢囊肿,盆腔结缔组织增生导致子宫主韧带、宫骶韧带增生、变厚,子宫固定,从而引起不孕、异位妊娠及慢性盆腔疼痛及PID的反复发作。有PID病史的患者日后异位妊娠的风险增加6~10倍,不孕的发生率为6%~60%,慢性盆腔痛的风险增加4倍。

治疗上,根据后遗症的不同选择不同的治疗方案,但目前尚无特殊有效的治疗方法,重点在于预防。不孕患者可辅助生育技术协助生育,对输卵管积水者可行手术治疗,但对慢性盆腔痛则无有效的治疗方法,临床目前有一些保守的药物、激光治疗等物理疗法及根治性的手术疗法可以应用。药物治疗上使用抗菌药物的治疗效果差,临床多采用中药治疗,中医治疗上采用独特的中药保留灌肠、外敷方法可以提高局部药物浓度,使药液直接渗透于炎性包块,有利于局部药物的吸收,同时促进局部组织血液循环,另外穴位注射等治疗方法也使中医中药在盆腔炎的治疗中能发挥重要的作用,各种方法及中药还可以使患者脏腑气血疏通,大大提高了患者的免疫力,使其整体症状得以改善,降低了病程迁延的概率。中西医联合治疗 PID 可提高 PID 的治愈率。临床常用少腹逐瘀汤加减、盆炎方加减等方药汤剂口服，复方毛冬青灌肠液灌肠，双柏散或妇炎散外敷，野菊花栓纳肛，中成药妇炎康片、妇科千金片口服等治疗。此外还有透明质酸酶促进炎症及粘连吸收和普鲁卡因封闭疗法，透明质酸酶 1 500U 或糜蛋白酶 5mg 肌内注射，隔日 1 次，5～10 次为一疗程；普鲁卡因封闭疗法阻断恶性刺激，改善组织营养，如骶前封闭，每次用 0.25% 普鲁卡因 40ml，每周 1～2 次，每疗程 4～5 次，或用阴道侧穹隆封闭，即在距子宫颈 1cm 处刺入侧穹隆 2～3cm 深，每侧缓慢注射 0.25% 普鲁卡因 10ml，每日 1 次，每疗程 5～7 次。

4. PID 患者性伴侣的药物治疗 对于 PID 患者出现症状前 60 天内接触过的性伴侣可能感染淋病奈瑟球菌或沙眼衣原体，应对性伴侣进行检查及相应治疗。如果最近一次性交发生在 6 个月前，则应对最后的性伴侣进行检查、治疗。如 PID 患者检测出 STI 相关的病原微生物，性伴侣需要同时接受治疗。PID 患者治疗期间须避免无保护性交。

5. PID 治疗后的随访 对于抗菌药物治疗的患者，应在 72 小时内进行随诊，观察临床症状是否改善。如果临床症状改善，如体温下降，腹部压痛、反跳痛、宫颈举痛、子宫压痛、附件区压痛减轻，可继续按治疗方案进行治疗。若 72 小时内症状无改善，则需进一步检查并调整治疗方案，必要时行腹腔镜或手术探查。无论其性伴侣接受治疗与否，对淋病奈瑟球菌及沙眼衣原体感染者，可在治疗结束后 4～6 周复查病原体。

PID 常用抗菌药物见表 5-8。

（二）药学监护要点

临床药师在参与临床治疗过程中，应针对患者的治疗过程进行药学监护，旨在发现并解决实际发生的或潜在的用药问题。在制订 PID 患者的药学监护计划之前应就患者药物治疗方案进行分析，包括判断是否符合 PID 诊断，评估感染严重程度，判断可能的病原菌和耐药情况、用药有无指征、药物选择的适当性（含联合用药）、剂量与用法的正确性、选用剂型与给药途径的合理性、是否存在重复给药现象、治疗药物之间是否有潜在临床意义的相互作用和配伍禁忌、疗程长短、药物的不良反应情况等问题，从中找出监护点并制订切实可行的药物治疗监护计划。

1. 疗效评估 评估感染控制情况：每日监测患者临床症状及体征有无改善，包括体温，腹痛，腹部压痛、反跳痛，子宫压痛或宫颈举痛或附件区压痛；每 3 日监测白细胞和中性粒细胞计数、红细胞沉降率、CRP、PCT；必要时复查阴道超声检查或 MRI 检查监测病灶有无吸收；分析分泌物培养、血培养等病原学检查结果。3 日后评估抗感染治疗情况，必要时调整抗感染治疗方案。治疗后 4～6 周复查病原微生物淋病奈瑟球菌及沙眼衣原体。

表 5-8　PID 常用抗菌药物汇总

分类	药物通用名	用法用量	半衰期	血浆蛋白结合率	妊娠分级	哺乳分级	注意事项
β-内酰胺类	头孢西丁*	2g i.v.gtt. q.6h.	41~59min	80.7%	B	L1	(1) 青霉素过敏者慎用。 (2) 肾功能损害者及有胃肠道疾病史（特别是结肠炎）者慎用。 (3) 高浓度头孢西丁可使血及尿肌酐、尿17-羟皮质类固醇出现假性升高，铜还原法法尿糖检测出现假阳性。
		2g i.m. st.	64.8min				
	头孢曲松*	1~2g i.v.gtt. q.d. 250mg i.m. st.	7~8h	95%	B	L1	(1) 本药与含钙药物包括含钙溶液合用出现头孢曲松钠-钙盐沉淀而导致严重不良反应风险，故不宜将两者混合或同时使用，即使是不同部位使用本药不宜使用含钙给药方式，48小时内不宜使用含钙药物。 (2) 肌内注射时，如不加利多卡因会导致疼痛，且本药利多卡因溶液绝不可静脉注射。 (3) 维生素K缺乏者使用本药可能会导致凝血酶原时间延长，必要时适当补充维生素K。 (4) 用药期间及停药数日内禁止饮酒，也禁用含乙醇成分的药物或食物。
	头孢唑肟*	1~2g i.v.gtt. q.8~12h.	1.7h	30%	B	L1	(1) 本人或父母、兄弟中有易发生支气管哮喘、皮疹、荨麻疹等过敏史者慎用。 (2) 用药时应监测肾功能，尤其是接受大剂量治疗的重症患者。

续表

分类	药物通用名	用法用量	半衰期	血浆蛋白结合率	妊娠分级	哺乳分级	注意事项
单环β-内酰胺类	氨曲南	1g i.v.gtt. q.8h.	1.5~2h	40%~65%	B	L2	(1) 对本药过敏者禁用。 (2) 与青霉素类、头孢菌素类等其他β-内酰胺类药物交叉过敏反应的发生率较低，但头孢他啶与本药有相同侧链，存在交叉过敏，头孢他啶过敏者不宜使用氨曲南。 (3) 肝肾毒性低，肝肾功能已受损者应监测，必要时减量。
β-内酰胺类+酶抑制剂类	氨苄西林舒巴坦△	3g i.v.gtt. q.6h.	1h	氨苄西林28%，舒巴坦38%	B	L1	(1) 对青霉素类抗菌药物过敏者禁用。 (2) 由于在体外任何氨基青霉素类药均可使氨基糖苷类药物灭活，因此注射用氨苄西林舒巴坦应与氨基糖苷类药物分开配制和注射。 (3) 舒巴坦每日推荐最大剂量为4g。
	阿莫西林克拉维酸△	1.2g i.v.gtt. q.6~8h. 875/125mg p.o. q.12h.	阿莫西林1h，克拉维酸0.76~1.4h	阿莫西林17%~20%，克拉维酸22%	B	L1	(1) 对阿莫西林、克拉维酸盐或其他β-内酰胺类药物（如青霉素类和头孢菌素）有严重过敏反应史的患者禁用。 (2) 使用本药或其他青霉素类药物曾出现黄疸或肝功能损害的患者禁用。 (3) 长期或大剂量用药者，应检测血清钾、钠浓度，并定期检查肝肾功能和造血系统功能。 (4) 克拉维酸钾单次剂量不宜超过0.2g，一日剂量不宜超过0.4g。 (5) 不同配比的阿莫西林和克拉维酸钾不能互相替代。 (6) 因增加新生儿发生坏死性小肠结肠炎的风险，妊娠期避免使用。

续表

分类	药物通用名	用法用量	半衰期	血浆蛋白结合率	妊娠分级	哺乳分级	注意事项
β-内酰胺类＋酶抑制剂类	哌拉西林他唑巴坦(8∶1)△	4.5g i.v.gtt. q.8h.	0.7~1.2h	30%	B	L2	(1)对青霉素类、头孢菌素类抗菌药物或β-内酰胺酶抑制剂过敏者禁用。 (2)肝肾功能不全者，应调整剂量，注意出血风险。 (3)治疗过程中可出现白细胞减少和中性粒细胞减少，尤其是疗程延长者(≥21d)，应定期检查造血功能。
四环素类	多西环素#	0.1g p.o. q.12h.	18~22h	80%~93%	D	L3	(1)体重超重的育龄妇女或有颅内压增高史者，使用多西环素出现颅内压增高风险较高。 (2)可与食品、牛奶或含碳酸盐饮料同服，餐后服用，可减轻胃肠道不良反应，避免同时服用铁、碱式水杨酸铋或含有铝、钙或镁的抗酸药。
	米诺环素#	0.1g p.o. q.12h.	11.1~22.1h	76%~83%	D	L3	(1)用药期间如出现颅内压增高、二重感染，应停药并采取适当治疗措施。 (2)用药时避免驾驶、操作危险性较大的机械及高空作业。 (3)食物和乳制品可影响本药普通口服制剂的吸收，但不明显。

续表

分类	药物通用名	用法用量	半衰期	血浆蛋白结合率	妊娠分级	哺乳分级	注意事项
大环内酯类	阿奇霉素	0.5g i.v.gtt./p.o. q.12h.，1～2d后改为0.25g p.o. q.d.，5～7d	35～48h	随血药浓度变化而变化，血药浓度0.02μg/ml时为51%，血药浓度升高到2μg/ml时为7%	B	L2	(1) 对本药、其他大环内酯类药或酮内酯类药过敏者禁用。 (2) 使用阿奇霉素后出现胆汁淤积性黄疸和/或肝功能不全史者禁用。 (3) 食物可影响本药收，口服制剂宜在餐前1h或餐后2h口服。 (4) 主要经肝脏清除，定期随访肝功能，肝损伤者慎用。 (5) 输液速度和输液速率应为1mg/ml超过3h或2mg/ml超过1h。
硝基咪唑类	甲硝唑	0.5g i.v.gtt. q.12h. 0.4g p.o. q.12h.	7～8h	<5%	B	L2	(1) 对本药或其他硝基咪唑类药物过敏者禁用，有活动性中枢神经系统疾患和血液病者禁用。 (2) 可抑制乙醇代谢，用药期间及停药后3d内避免接触含乙醇的药物及食物。 (3) 肝肾功能损害者应调整剂量。 (4) 代谢产物可使尿液呈深红色。 (5) 为减少胃肠道反应，可与食物同服或餐后服用。
	奥硝唑	0.5g i.v.gtt./p.o. q.12h.	11～14h	<15%	—	—	(1) 对本药或其他硝基咪唑类药物过敏者禁用，禁用于脑（如癫痫）和脊髓发生病变、多种器官硬化症、慢性酒精中毒患者。

续表

分类	药物通用名	用法用量	半衰期	血浆蛋白结合率	妊娠分级	哺乳分级	注意事项
硝基咪唑类							(2) 肝损伤患者应调整剂量。 (3) 用药过程中，如出现异常神经症状时，应立即停药，并进一步观察治疗。 (4) 与其他硝基咪唑类药物相比，奥硝唑对乙醛脱氢酶无抑制作用，无饮酒注意事项。
喹诺酮类	左氧氟沙星	0.5g i.v.gtt./p.o. q.d.	6~8h	24%~38%	C	L2	(1) 对喹诺酮类药物过敏者禁用，18岁以下患者禁用。 (2) 喹诺酮类药物可增加肌腱炎和肌腱断裂的风险，60岁以上，或同时使用糖皮质激素，或肾脏移植术和既往有类风湿关节炎等，其风险进一步增加，如患者出现疼痛、水肿、炎症或肌腱断裂相关症状时应立即予以停药，休息，换药等处理。 (3) 避免已知重症肌无力史的患者使用左氧氟沙星。 (4) 用药过程中，如出现异常中枢神经系统症状，如惊厥、躁动、焦虑、头晕、失眠、幻觉等，应立即停药，并采取适当治疗措施，如已知或怀疑患者有容易发生癫痫或癫痫发作阈值降低的中枢神经系统疾病或其他危险因素时应慎用左氧氟沙星。

续表

分类	药物通用名	用法用量	半衰期	血浆蛋白结合率	妊娠分级	哺乳分级	注意事项
喹诺酮类							(5) 可导致 Q-T 间期延长，已知 Q-T 间期延长的患者、未纠正的低钾血症患者及使用 I A 类（奎尼丁、普鲁卡因胺）和 III 类（胺碘酮、索他洛尔）抗心律失常药的患者应避免使用。 (6) 治疗期间，避免过度阳光暴晒或直接接触人工紫外线。 (7) 口服制剂避免与螯合剂如抗酸药、硫糖铝、金属离子、多种维生素制剂等合用，可导致本药的胃肠道吸收减少。 (8) 有肝毒性，用药期间监测肝肾功能；肝肾功能不全时，需调整给药剂量。
林可霉素类	克林霉素	0.6~0.9g i.v.gtt. q.8~12h. 450mg p.o. q.6h.	2.4~3h	92%~94%	B	L2	(1) 对本药或其他林可霉素类药物过敏者禁用。 (2) 口服时宜与食物或牛奶同服，宜减少对食管或胃肠的刺激。 (3) 静脉滴注时浓度不超过 6mg/ml，滴注时间不少于 30min。 (4) 肝肾功能损害者慎用，肝功能损害者需减量。

续表

分类	药物通用名	用法用量	半衰期	血浆蛋白结合率	妊娠分级	哺乳分级	注意事项
氨基糖苷类	庆大霉素	负荷剂量 2mg/kg，维持剂量 1.5mg/kg，i.v.gtt. q.8h.	2~3h	很低	C	L2	（1）对本品或其他氨基糖苷类抗菌药物过敏者禁用。 （2）脱水患者、第8对脑神经损害患者、重症肌无力或帕金森病患者、肾功能损害患者、溃疡性结肠炎患者慎用。 （3）用药时应给予足够的液体，以减少肾小管损害；在用药前、用药过程中应定期进行尿常规和肾功能测定，以防止出现严重肾毒性反应。必要时作听力检查或温度刺激试验，以检测前庭毒性。 （4）有条件时疗程中应监测血药浓度，q.8h.给药者有效血药浓度应保持在 4~10μg/ml，避免峰浓度超过 12μg/ml，谷浓度保持在 1~2μg/ml；q.d. 给药者血药浓度峰应保持在 16~24μg/ml，谷浓度应 <1μg/ml。 （5）其他肾毒性和耳毒性的药物均不宜与本药合用或先后连续使用，以免加重肾毒性或耳毒性。
磺胺类	复方磺胺甲噁唑	160/800mg p.o. q.12h.	磺胺甲噁唑 10h，甲氧苄啶 8~10h	磺胺甲噁唑 70%，甲氧苄啶 4%	C	L3	（1）对本药任一成分过敏者，巨幼细胞贫血患者，重度肝功能损害患者，有使用磺胺甲噁唑和/或甲氧苄啶出现免疫性血小板减少史者禁用。 （2）对呋塞米、砜类、噻嗪类利尿药、磺酰脲类、碳酸酐酶抑制剂呈现过敏的患者，对磺胺药亦可过敏。

续表

分类	药物通用名	用法用量	半衰期	血浆蛋白结合率	妊娠分级	哺乳分级	注意事项
磺胺类							(3) 用药期间应多饮水，保持高尿流量。长疗程、大剂量使用本药的患者，宜同服碳酸氢钠并多饮水，以防出现结晶尿、血尿和管型尿。 (4) 不可任意增大剂量，增加用药次数或延长疗程，以防蓄积中毒。 (5) 本药可抑制大肠埃希菌的生长，妨碍B族维生素在肠内的合成，用药超过1周以上者，应同时给予维生素B以预防其缺乏，服用本药对维生素K的需要量也增加。 (6) 长疗程或高剂量给药时，应定期检查血常规，尤其对于年老、营养不良及使用抗癫痫药者，每2~3d查尿常规1次，定期查肝肾功能。
碳青霉烯类	亚胺培南西司他丁	(以亚胺培南计)0.5g i.v.gtt. q.6h.	1h	亚胺培南20%，西司他丁40%	C	L2	(1) 对本药过敏者，对其他碳青霉烯类药物有过敏性休克史者慎用。 (2) 严重肝肾功能不全者慎用，需调整剂量。 (3) 与丙戊酸钠合用可降低丙戊酸的血药浓度，使癫痫发作的风险增加，如合用，需频繁监测丙戊酸的血清浓度。 (4) 与环孢素、茶碱合用增加中枢神经系统毒性，与更昔洛韦合用可引起癫痫大发作。 (5) 用药后可出现尿液变色，此情况无害，不应与血尿混淆。

续表

分类	药物通用名	用法用量	半衰期	血浆蛋白结合率	妊娠分级	哺乳分级	注意事项
碳青霉烯类	美罗培南	1g i.v.gtt. q.8h.	1h	2%	B	L3	(1) 对本药或其他碳青霉烯类抗菌药物过敏或对其他β-内酰胺类药物有过敏性休克病史者禁用。 (2) 对青霉素或其他β-内酰胺类药物过敏者慎用。 (3) 严重肝肾功能不全者慎用，需调整剂量。 (4) 长期用药须定期检查肝肾功能和血常规。
糖肽类	万古霉素	1g i.v.gtt. q.12h.	4~6h	55%	C	L1	(1) 对本药过敏者、严重肝功能不全者禁用。 (2) 为避免红人综合征（面部、颈、躯干红斑性充血、瘙痒等）、低血压等不良反应，静脉滴注应在60min以上。 (3) 肾功能损害及老年患者应调整剂量。 (4) 用药过程中注意检查听力，监测血药浓度，尤其是对需延长疗程或有肾功能损害、听力减退、耳聋病史患者，谷浓度要求10~20μg/ml

注：*对本药及头孢菌素类抗菌药物过敏者禁用。避免用于有青霉素过敏性休克病史者。不推荐在使用头孢菌素前常规进行皮试。仅以下情况需要皮试：①既往有明确的青霉素或头孢菌素Ⅰ型（速发型）过敏史的患者。此类患者如临床确有必要使用头孢菌素，并具有专业人员、急救条件，在获得患者知情同意后，选用与该过敏药物侧链不同的头孢菌素进行皮试，其结果具有一定的参考价值。②药品说明书中规定需进行皮试的。单环类、头霉素、氧头孢烯类、碳青霉烯类等其他β-内酰胺类抗菌药物均无确切证据支持皮试预测作用，给药前无须常规进行皮试。若这些类别药物的说明书要求使用前皮试，参照头孢菌素类处理。

△用药前须作青霉素皮试，阳性者禁用。

#对多西环素或米诺环素或其他四环素类药物过敏者禁用，8岁以下儿童禁用；治疗性病时，如怀疑同时合并梅毒螺旋体感染，因可影响梅毒检测结果，用多西环素或米诺环素前须进行暗视野显微镜检查及血清学检查，血清学检查每月1次，至少4次；用药期间不可直接暴露于阳光或紫外线下，本品会导致光敏性，建议患者使用防晒霜，一旦皮肤有红斑应立即停药；长期用药应定期检查血常规及肝肾功能。

2. 药物不良反应监测 患者开始治疗后即应进行不良反应监测,观察患者从整体来看最需要注意的用药安全性问题。PID 的治疗主要采用抗菌药物抗感染治疗,应针对所选择的抗菌药物种类监测不良反应,具体见表 5-8。抗菌药物常见的不良反应有过敏反应,如皮疹、荨麻疹、哮喘、药物热等,严重的有血管神经性水肿和过敏性休克;胃肠道反应有恶心、呕吐、食欲缺乏等;二重感染如伪膜性肠炎、假丝酵母菌感染等,尤其以第二、三代头孢菌素为甚;局部刺激如注射部位疼痛、红肿和静脉炎等。

3. 用药教育 对患者进行宣教,包括治疗药物的服用方法、疗程、妊娠期及哺乳期使用的安全性以及饮食影响等注意事项(表 5-8),提高用药依从性。注意交代患者静脉给药期间不要随意调整滴速,如出现明显不适及时告知医护人员。中药服用期间,不宜服用生冷、辛辣、刺激性食物;采用中药外敷、栓剂给药及中药灌肠治疗者,月经期应暂停用药。

五、案例

病历摘要:

基本信息:患者,女性,37 岁,身高 162cm,体重 48kg。

入院时间:2020 年 12 月 14 日

主诉:左下腹痛 6 天,加重 1 天。

现病史:患者平素月经规律,15 岁初潮,3～5/25～27 天,量适中,轻度痛经。LMP:2020-11-22。12-03 开始出现少量阴道流血,色暗红,每天更换卫生巾 2 片,12-05 外院就诊检查 B 超未见明显异常。患者 6 天前锻炼后出现左下腹疼痛,休息后无缓解,并有阴道流血量增多,无恶心、呕吐、发热。4 天前开始出现发热,最高 38.5℃,12-10 外院 CT:子宫腔内见高密度影,盆腔双侧见低密度影,建议增强。12-11 于外院抗炎治疗 3 天(具体不详),昨日夜间无明显诱因突发腹痛加重,腹胀明显,无恶心、呕吐,今来我院就诊,检查 B 超示:子宫颈管内混合占位。左侧混合块,附件来源可能。内膜欠均。门诊拟"卵巢囊肿伴感染? 扭转?"急收入院。患者自发现疾病以来,精神饮食可,睡眠可,两便基本正常,体重无明显改变。

既往史:手术外伤史:2007 年行剖宫产术。

月经婚育史:初潮 15 岁,3～5/25～27 天,量适中,轻度痛经。已婚,配偶体健,生育情况:G4P2,末次妊娠 2007 年剖宫产。

个人史:无疫水、疫地毒物接触史,无吸烟、酗酒史,无冶游史。

家族史:父母体健;系独生女。

过敏史:否认药物、食物过敏史。

查体:T 38.5℃,P 124 次/min,R 22 次/min,BP 109/65mmHg。妇科检查:

外阴，已婚；阴道畅，见中量暗红色血迹，质稠；宫颈轻糜，举痛阳性；宫体前位，正常大小，形态规则，无压痛；双附件，左附件可及 5cm 大小包块，活动可，无压痛；右侧附件未及异常。

辅助检查：B 超（2020-12-14）本院，子宫前位，大小 62mm×60mm×54mm，子宫形态不规则，子宫回声不均匀；肌层彩色血流星点状，内膜厚度 16mm；内膜回声欠均，宫内 IUD：无。宫颈长度：57mm，子宫颈管内回声紊乱区：54mm×44mm×34mm，内部彩色血流不明显。右卵巢大小：38mm×20mm×18mm；左侧回声紊乱区：大小 64mm×54mm×52mm，内见彩色血流信号；盆腔积液：无。提示：子宫颈管内混合占位。左侧混合性块，附件来源可能。内膜欠均。

入院诊断：

1. 腹痛待查左卵巢囊肿伴感染？蒂扭转？
2. 盆腔炎

诊治过程：

2020-12-14（入院当天）

初始治疗方案：见表 5-9。

表 5-9 初始治疗方案用药记录

药品名称	用量	用法
注射用头孢西丁钠 +NS 100ml	2.0g	i.v.gtt. q.8h.

2020-12-15（入院第 2 天）

主诉：患者一般情况可，偶有左下腹痛不适，无其余不适。

查体：T 38.4℃，P 96 次 /min，R 21 次 /min。心肺听诊未及异常，腹软，左下腹压痛，无反跳痛。

辅助检查：阴道分泌物检查，滴虫、霉菌、BV 均为阴性，血细胞少；尿沉渣检查，尿酮体（+），尿隐血（++++），余无异常；血常规，红细胞 $3.07×10^{12}$/L，白细胞 $11.82×10^9$/L，中性粒细胞百分比 86%，血红蛋白 92g/L；C 反应蛋白 90.43mg/L；降钙素原 0.08ng/ml；宫颈分泌物衣原体培养，阴性；电解质检查，Na^+ 133mmol/L，Cl^- 95mmol/L，Ca^{2+} 1.97mmol/L，余无异常；凝血功能，PT 13 秒，FIB 7g/L，D-dimer 1.31mg/L；FDP 5.8mg/L；HE 472.4pmol/L；TSH、FT_3、FT_4 检查，FT_3 2.94pmol/L，其余均在正常范围；AFP、β-hCG，均在正常范围；肝、肾功能、乙肝两对半、HIV、梅毒检查，鳞状细胞癌抗原检查，未见明显异常；心电图示正常心电图；CT 结果示两肺未见明显活动性病变，腹部平片未见异常。

治疗方案：给予吲哚美辛栓 50mg 纳肛 s.t.、乳酸钠林格注射液 500ml i.v.gtt.

s.t.、琥珀酸亚铁片 0.1g p.o. t.i.d.、维生素 C 片 0.1g p.o. t.i.d. 治疗。下午停用抗菌药物头孢西丁，调整为注射用哌拉西林他唑巴坦钠 4.5g i.v.gtt. q.8h.。

2020-12-16（入院第 3 天，手术日）

主诉：患者一般情况良好，偶有左下腹痛不适。

查体：T 38.6℃，P 88 次 /min，R 20 次 /min。神志清楚，呼吸平稳，心肺（−），腹软，左下腹压痛，无反跳痛。

辅助检查：血常规，红细胞 2.65×10^{12}/L，白细胞 9.49×10^9/L，中性粒细胞百分比 83%，血红蛋白 78g/L；CRP 94mg/L；PCT 0.14ng/ml；宫颈分泌物支原体培养，阴性；B 超，子宫前壁剖宫产切口处及子宫颈管内混合结构。双侧混合块，附件来源可能。

手术：急诊行腹腔镜检查 + 部分左侧输卵管卵巢切除术 + 腹腔粘连分解 + 宫腔镜检查 + 诊刮术，术中放置并保留导尿管，置盆腔导尿管 1 根，送脓液培养及病理检查，手术顺利，手术时间 2 小时，术后予以心电监护。因术中出血 400ml，术后输注悬浮红细胞 2U，冰冻血浆 200ml，去白红细胞悬液 2U，补液 1 350ml。

治疗方案：术后停用注射用哌拉西林他唑巴坦钠，调整为注射用亚胺培南西司他丁钠 0.5g i.v.gtt. q.8h.、注射用盐酸万古霉素 1.0g i.v.gtt. q.12h.、注射用兰索拉唑 30mg i.v.gtt. q.d.、维生素 C 注射液 2.0g+ 维生素 B_6 注射液 0.2g+10% 氯化钾注射液 10ml+ 乳酸钠林格注射液 500ml i.v.gtt. q.d.、混合糖电解质注射液 500ml i.v.gtt. q.d.、10% 氯化钾注射液 10ml+NS 500ml i.v.gtt. q.d. 治疗。

2020-12-17（入院第 4 天）

主诉：术后第 1 天，患者一般情况可，无呕吐或腹痛，肛门未排气。

查体：T 37.2℃，P 74 次 /min，R 18 次 /min。心肺听诊未及异常，腹软，无压痛及反跳痛。腹部切口外敷料干燥，腹腔引流通畅，昨引流量 60ml，色淡红，昨尿量 3 200ml，今继续禁食。

辅助检查：血常规，红细胞 3.18×10^{12}/L，白细胞 18.66×10^9/L，中性粒细胞百分比 89%，血红蛋白 92g/L；尿常规，葡萄糖（++），尿酮体（++++），余无异常；电解质，Ca^{2+} 1.78mmol/L，余无异常；CRP 65mg/L；宫颈分泌物淋球菌培养、脓液衣原体检查，均为阴性；宫颈分泌物一般细菌培养，大肠埃希菌，菌量 ++++，敏感抗菌药物为哌拉西林 / 他唑巴坦、头孢替坦、头孢他啶、头孢曲松、头孢吡肟、氨曲南、亚胺培南、阿米卡星、庆大霉素。

治疗：停心电监护。

治疗方案：治疗方案同前。

2020-12-19（入院第 6 天）

主诉：术后第 3 天，患者一般情况好，无不适主诉，肛门已排气。

查体：T 36.8℃，P 78 次 /min，R 20 次 /min。心肺听诊未及异常，腹软，无压痛及反跳痛。腹腔引流通畅，昨引流量 10ml 色淡红，昨尿量 5 400ml，尿色清。

辅助检查：血常规（12-18），红细胞 $3.55×10^{12}$/L，白细胞 $9.3×10^9$/L，中性粒细胞百分比 82%，血红蛋白 106g/L；血常规（12-19），红细胞 $3.39×10^{12}$/L，白细胞 $6.21×10^9$/L，中性粒细胞百分比 76%，血红蛋白 99g/L；CRP（12-18）34mg/L；CRP（12-19）20mg/L；PCT（12-19）0.07ng/ml。

治疗方案：改流质饮食，加用液状石蜡 20ml p.o. b.i.d.，余治疗方案同前。

2020-12-20（入院第 7 天）

主诉：术后第 4 天，患者一般情况好，无不适主诉。

查体：T 37.0℃，P 80 次 /min，R 20 次 /min，BP 102/65mmHg。心肺听诊未及异常，腹软，无压痛及反跳痛。腹部伤口干燥，引流管在位。

辅助检查：血常规（12-18），红细胞 $3.45×10^{12}$/L，白细胞 $5.03×10^9$/L，中性粒细胞百分比 75%，血红蛋白 101g/L；CRP<10mg/L，SAA 53mg/L；脓液培养，大肠埃希菌，菌量 ++++，敏感抗菌药物为氨苄西林舒巴坦、哌拉西林他唑巴坦、头孢替坦、头孢他啶、头孢曲松、头孢吡肟、氨曲南、亚胺培南、阿米卡星、庆大霉素、左氧氟沙星；血培养，无细菌生长。

治疗：早上给药前 30 分钟抽血 1ml（紫色 EDTA 管）送万古霉素血药谷浓度监测。

治疗方案：维持抗菌药物万古霉素、亚胺培南西司他丁钠治疗，加用苯扎氯铵溶液 20ml 外用冲洗 b.i.d.、注射用复方维生素（3）2ml+NS 100ml i.v.gtt. q.d.。

2020-12-21（入院第 8 天）

主诉：术后第 5 天，患者诉轻微腹泻，一日 4～5 次，大便未成形。

查体：T 37.0℃，P 80 次 /min，R 20 次 /min，BP 102/65mmHg。心肺听诊未及异常，腹软，无压痛及反跳痛。腹部伤口干燥，引流管在位。

辅助检查：肝肾功能，白蛋白 31g/L，尿素氮 1.7mmol/L，余无异常；粪便常规，可见少量霉菌孢子；万古霉素血药谷浓度 11.28mg/L。

治疗方案：停用万古霉素，加用氟康唑 200mg p.o. s.t.，继续亚胺培南西司他丁钠治疗。

2020-12-22（入院第 9 天）

主诉：术后第 6 天，患者一般情况可，诉腹泻较昨日明显好转。

查体：T 37.0℃，P 80 次 /min，R 20 次 /min，BP 100/65mmHg。心肺（－），腹软，无压痛及反跳痛，腹部伤口干燥，无明显渗液。

辅助检查：无。病理报告回示：①（部分左侧附件）见输卵管扩张，伴慢性炎及浆膜炎。见卵巢组织伴慢性炎。②（宫腔刮出物）子宫内膜呈增生性改变。

治疗方案：今日拔出引流管，停用全部抗菌药物。

2020-12-24（入院第 11 天，出院日）

主诉：患者一般情况良好，无特殊不适主诉。

查体：T 37.2℃，P 90 次/min，R 22 次/min。心肺（−），腹软，无压痛及反跳痛，脐孔伤口愈合好，余伤口愈合好。今日出院。

辅助检查：血常规（12-23），红细胞 $3.45×10^{12}$/L，白细胞 $5.03×10^9$/L，中性粒细胞百分比 75%，血红蛋白 101g/L；CRP<10mg/L；PCT（12-23）0.07ng/ml。

治疗方案：给予注射用醋酸亮丙瑞林微球 3.75mg i.h. s.t.。该药品术后共使用 3 个疗程，每 4 周注射 1 次。

出院诊断：

1. 左卵巢内膜异位样囊肿伴感染

2. 盆腔脓肿

3. 复杂肠粘连

4. 剖宫产切口憩室

出院带药：

康妇炎胶囊 0.4g p.o. t.i.d.×16 天

八珍颗粒 3.5g p.o. t.i.d.×14 天

问题（含答案要点）

问题 1：结合病史，请分析患者入院诊断为盆腔炎的依据是什么？

答案要点：

1. 盆腔炎的诊断标准

（1）最低诊断标准：①子宫触痛；②附件触痛；③宫颈举痛。下腹疼痛同时伴有下生殖道感染征象时，诊断 PID 的可能性增加。

（2）附加诊断标准：①口腔温度≥38.3℃；②阴道或宫颈黏液脓性分泌物；③阴道分泌物盐水湿片镜检发现白细胞；④红细胞沉降率增快；⑤C 反应蛋白升高；⑥实验室检查证实有子宫颈淋病奈瑟球菌或沙眼衣原体感染。

（3）最特异的诊断标准：①子宫内膜活检发现子宫内膜炎的组织学证据；②经阴道超声或 MRI 检查显示输卵管管壁增厚、管腔积液，可伴有盆腔游离液体或输卵管卵巢包块；③腹腔镜检查见输卵管表面明显充血、输卵管水肿、输卵管伞端或浆膜层有脓性渗出物等。

2. 本例患者入院时下腹疼痛明显，查体宫颈举痛阳性，符合 PID 最低诊断标准。

3. 该患者伴体温升高（38.5℃），CRP 升高（90.43mg/L），符合 PID 附加诊断标准。

4. 该患者阴道 B 超提示输卵管卵巢 5cm 大小包块，符合 PID 特异性诊断标准。

问题2：请结合本例患者简述卵巢子宫内膜样囊肿的总体处理原则。

答案要点：

1．卵巢子宫内膜样囊肿作为子宫内膜异位症的一种，其治疗的总体原则是减灭和消除病灶，减轻和消除疼痛，改善和促进生育，减少和避免复发。

2．治疗方案包括手术治疗、药物治疗、介入治疗、中药治疗及辅助治疗（如IVF）。治疗方案的考虑需要基于以下因素：①年龄；②生育要求；③症状的严重性；④既往治疗史；⑤病变范围；⑥患者的意愿。治疗措施应个体化。

3．对于卵巢囊肿直径≥4cm，年龄较轻或需要保留生育功能的妇女，适合于以腹腔镜为首选的保守性手术治疗方式，手术首选囊肿剔除术。

4．术后药物治疗及长期管理可有效减少卵巢子宫内膜样囊肿和疼痛的复发。

5．本例患者因阴道B超提示输卵管卵巢5cm大小包块，符合手术治疗指征。而腹腔镜为子宫内膜异位症诊断的"金标准"，也是保守性手术治疗的首选方式，故予以腹腔镜手术治疗。因术中提示左侧附件包块为卵巢子宫内膜样囊肿伴脓肿，需切除病灶，考虑患者年龄较轻，有保留生育需求，故予以部分切除左侧附件。术后给予亮丙瑞林3个疗程预防囊肿复发符合相关指南推荐。

问题3：患者初始使用头孢西丁抗感染治疗，请结合病史对此方案进行评价。

答案要点：

1．患者入院时考虑为盆腔炎，根据盆腔炎药物治疗原则需根据经验选择广谱抗菌药物覆盖可能的病原体，所有的治疗方案都必须对淋病奈瑟球菌和沙眼衣原体有效，推荐的治疗方案抗菌谱应覆盖厌氧菌。选择治疗方案时，应综合考虑安全性、有效性、经济性以及患者依从性等因素。

2．指南推荐治疗方案　①单药治疗：第二代头孢菌素或第三代头孢菌素。②联合用药：如所选药物不能覆盖厌氧菌，需加用硝基咪唑类药物，如甲硝唑。未覆盖非典型病原体，可加用多西环素或米诺环素或阿奇霉素。③氧氟沙星或左氧氟沙星静脉滴注，可加用甲硝唑覆盖厌氧菌。④氨苄西林钠舒巴坦钠或阿莫西林克拉维酸钾±甲硝唑或多西环素（或米诺环素、阿奇霉素）。⑤克林霉素联合庆大霉素。

3．本例患者选用的头孢西丁为较广谱抗菌药物，对革兰氏阴性菌、阳性菌和厌氧菌都有广泛的抗菌作用，可覆盖大多数PID病原菌，且安全性较好。

4．然而该方案未覆盖非典型病原体，建议可加用多西环素或阿奇霉素口服。

问题4：请结合本例患者情况对其贫血的管理进行健康指导和用药教育。

答案要点：

1．因该患者入院后血常规示红细胞 $3.07×10^{12}$/L↓，血细胞比容28.2%，血红蛋白 92g/L↓，可诊断为贫血，给予琥珀酸亚铁片联合维生素 C 片口服抗贫血治疗。

2. 提醒患者服用琥珀酸亚铁片每日 3 次，每次 1 片，本品宜餐前服用，若有胃肠道不适，建议餐后或餐时服用药物，以减少胃部刺激。

3. 服药期间避免饮用浓茶、服用抗酸药等药物。服用铁剂可引起黑便，提醒患者无须紧张，若无特殊原因可暂不处理。

4. 维生素 C 片可促进铁剂吸收，建议与铁片同服，每日 3 次，每次 1 片，提醒患者本品不宜单独服用。

5. 因该患者住院期间血红蛋白水平一直较低，建议出院后继续口服铁剂抗贫血治疗，每 3 个月复查 1 次血红蛋白及红细胞水平直至正常，口服铁剂建议持续到铁缺乏纠正后 3 个月。膳食方面建议适当地增加富含铁的食物，如猪肝、菠菜、樱桃等。

问题 5：请针对该患者的抗菌药物方案的调整进行合理性评价。

答案要点：

1. 患者入院时考虑盆腔炎，初始给予头孢西丁抗感染治疗 24 小时，因患者体温升高至 39.6℃，考虑疗效不佳，而病原菌培养结果未出，予以经验性升级抗菌药为哌拉西林他唑巴坦钠 4.5g q.8h. 治疗。哌拉西林他唑巴坦钠具有广谱抗菌活性，可覆盖大多数革兰氏阳性菌、阴性菌和部分厌氧菌，包括大肠埃希菌、铜绿假单胞菌等，且酶抑制剂对产超广谱 β- 内酰胺酶（ESBL）细菌有效，故考虑可作替换，但一般抗感染治疗 2～3 天后评估治疗效果，考虑此调整过于积极。

2. 更换抗菌药物治疗第 2 天，患者体温仍持续不降，且 CRP、PCT 较前有所升高，考虑盆腔局部病灶持续存在可能，予以急诊行手术探查，处理方式积极合理。术中提示肿块呈化脓性炎症状态，细菌培养及药敏试验结果未出，术后予以经验性升级为亚胺培南西司他丁钠 + 万古霉素抗感染治疗。考虑此时患者感染灶已基本清除，原治疗方案抗菌谱覆盖范围广，更换用药方案仅 1 天，可不考虑积极更换更高级抗菌药物，待病原菌培养结果出来，结合药敏试验结果及患者术后体温、CRP、PCT 等情况考虑治疗方案调整。

3. 升级亚胺培南西司他丁钠 + 万古霉素治疗 3 天后，宫颈分泌物、脓液病原菌培养结果均提示大肠埃希菌，对哌拉西林他唑巴坦钠、亚胺培南均敏感，且患者体温下降至正常，复查 CRP、SAA 较前亦明显下降，结合当前患者感染控制情况及培养结果，为减少药物不良反应及耐药率发生风险，认为可考虑停用万古霉素，亚胺培南西司他丁钠单药治疗或降阶梯为哌拉西林他唑巴坦钠治疗。

4. 总体来说，该患者的治疗方案调整思路明确，选择药物方案及用法用量合理，术后感染控制好。但不足之处在于更换抗菌药物过于积极，建议更换方案后 2～3 天评估疗效，并根据病原菌培养结果调整治疗方案。

问题 6：请分析该患者术后 3 天使用注射用兰索拉唑是否合理并说明理由。
答案要点：

1. 兰索拉唑主要用于急、慢性消化系统疾病的治疗，包括上消化道出血、消化性溃疡、慢性胃炎、胃食管反流病等；预防性用药主要用于预防具高危因素患者应激性溃疡的发生。

2. 参考《应激性溃疡防治专家建议》预防用药原则，应激性溃疡高危因素包括以下几个方面。

（1）独立高危因素：①年龄≥65 岁；呼吸衰竭（机械通气 >48 小时）。②国际标准化比值（INR）>1.5，血小板 $<50×10^9/L$ 或活化部分凝血活酶时间>正常值 2 倍。③严重创伤、多发伤（创伤程度评分≥16）；各种困难、复杂的手术，手术时间较长（>3 小时）。④急性肾衰竭或急性肝衰竭。⑤长期禁食及肠外营养（≥6 天）。⑥休克或持续性低血压。⑦原有消化性溃疡史或出血史。

（2）非独立高危因素：①脓毒血症；②入院 ICU>1 周；③粪便隐血持续时间≥6 天；④使用大剂量糖皮质激素（>250mg/d 氢化可的松或其他相当剂量药物）；⑤合并使用非甾体抗炎药。

3. 至少满足上述预防应激性溃疡的独立高危险因素的其中一个或者同时存在非独立危险因素任意两项时，可考虑预防性应用兰索拉唑。

4. 本例患者无消化系统相关疾病，不符合治疗用药指征；其手术时长 <3 小时，术后禁食 <7 天，且无上述其他应激性溃疡高危因素，亦不符合应激性溃疡预防用药指征。故认为该患者术后 3 天预防性应用兰索拉唑欠合理。

问题 7：请简述临床药师对该患者应用万古霉素的监护要点有哪些？
答案要点：

1. 万古霉素初始给药方案的设计通过评估患者病情、年龄、体重及肾功能情况，建议临床使用万古霉素成人常规推荐剂量，即每日 2g，每 12 小时给药 1 次。

2. 为降低相关不良反应（如红人综合征、低血压等），提醒临床万古霉素的输注速率应维持在 10～15mg/min（1g 输注时间应 >1 小时）。如因输注过快或剂量过大出现红人综合征，或发生过敏反应时的风险较高，可延长输注时间至 2 小时。

3. 提醒临床定期监测尿素氮、血肌酐、24 小时出入量判断患者肾功能情况。

4. 建议万古霉素血药谷浓度应保持在 10mg/L 以上，提醒临床在万古霉素第 5 次给药前送血药浓度监测，并根据血药浓度测定结果给予剂量及频次的调整建议。

5. 提醒患者应用万古霉素期间适当增加饮水量，保持小便量；注意有无耳鸣、听力减退等情况；注意有无恶心、呕吐、皮疹、面部潮红、心动过速等不适反应。

问题 8：12 月 21 日使用氟康唑的依据是什么？

答案要点：

1. 该患者 12 月 20 日出现轻微腹泻，粪便常规示少量霉菌孢子，考虑为肠道定植菌，但不排除真菌感染可能。

2. 该患者腹泻发生前已应用广谱抗菌药物 7 日，为真菌感染的高危因素。

3. 参考《重症患者侵袭性真菌感染诊断与治疗指南（2007）》，对于拟诊深部真菌感染的患者，在未获得病原学结果之前，可考虑进行经验性治疗，故给予氟康唑治疗。氟康唑对预防大部分假丝酵母菌感染能起到有益的作用，伊曲康唑的抗菌谱广，可扩展至曲霉与非白假丝酵母菌。相比氟康唑而言，本例患者选用伊曲康唑效果可能更好。

4. 建议临床及时送大便真菌培养，适当依据经验治疗的疗效结合药敏试验结果来调整用药。同时可考虑加用益生菌调整肠道菌群平衡。

5. 本例患者只应用 1 次氟康唑后腹泻好转，一方面考虑为本品治疗有效，另一方面不能排除大便中霉菌为肠道定植菌，故建议停药前复查粪便常规以明确病原体情况。

问题 9：结合该患者病情，评价其出院前使用醋酸亮丙瑞林微球皮下注射是否合理并说明理由。

答案要点：

1. 子宫内膜异位症术后激素治疗可分为短期辅助激素治疗（<6 个月）与长期激素治疗（>6 个月），后者属于二级预防。

2. 子宫内膜异位症术后延缓囊肿复发的药物治疗中，临床常用药物包括复方口服避孕药（COC）、促性腺激素释放激素激动剂（GnRH-a）、左炔诺孕酮宫内节育系统（曼月乐）、高效孕激素、孕激素拮抗剂以及雄激素类药物。尚无确凿证据支持某种特定治疗比其他优越，因此选择药物治疗时应根据患者的意愿、费用、依从性及药物不良反应进行选择。

3. 应用孕激素类、孕激素拮抗剂与雄激素类药物治疗有效，但不良反应较为严重，如血栓形成、雄激素样副作用。GnRH-a 可以达到一种假绝经状态，术后延续 GnRH-a 治疗可明显缓解患者的痛经及慢性盆腔疼痛等症状，并可提高不孕患者术后受孕率。但由于其低雌激素效应可能导致不可逆转的骨质丢失，循证医学建议 GnRH-a 类药物连续使用不超过 6 个月。左炔诺孕酮宫内节育系统对子宫内膜异位症相关疼痛的缓解作用良好，疗效可与 GnRH-a 类药物相当，其主要不良反应为阴道不规则流血，但对患者依从性并无严重影响。而 COC 因其价格适宜、使用方便、切实有效等原因，可作为无 COC 使用禁忌且无生育要求患者的长期使用药物。而该药物的局限性在于需每日定时服用,易漏服,适合依从性高的患者。

4.《2014 ESHRE 指南:女性子宫内膜异位症的治疗》认为,子宫内膜异位术后的患者可放置左炔诺孕酮宫内节育系统宫内节育器或给予口服激素类避孕药至少 18～24 个月,作为子宫内膜异位症相关疼痛二级预防。

5. 结合本例患者年龄较年轻,且近期有生育要求,醋酸亮丙瑞林为 GnRH-a,术后给予 3 个疗程,一方面可预防囊肿复发,另一方面可提高其术后受孕率,方案选择合理;因使用 GnRH-a 可出现围绝经期相关症状以及骨质丢失等不良反应,以及药物价格较昂贵,在使用前应对患者进行充分的告知。

问题 10:请针对该患者出院后的药物治疗方案进行用药指导。
答案要点:

1. 提醒患者出院后继续使用注射用亮丙瑞林缓释微球(3.75mg)预防术后复发,共 3 次,每 4 周注射 1 次,皮下注射,首剂已使用。

2. 亮丙瑞林缓释微球首次用药时可能导致原有盆腔疼痛症状一过性加重,但用药过程中可完全消失。乙醇可加重本药的不良反应,建议用药期间避免饮酒或服用含乙醇的饮料。用药后可能出现低雌激素症状,如潮热、阴道干燥、性欲下降、失眠等,若不能耐受,请咨询医师考虑反向添加治疗。

3. 康妇炎胶囊,具有清热解毒、化瘀行滞、除湿止带的功效。口服,一次 3 粒,一日 3 次。用药期间清淡饮食,忌食辛辣、生冷、油腻食物。

4. 八珍颗粒,具有补气益血功效。一次 1 袋,一日 3 次,用温开水冲服。宜餐前服用或进食同时服。不宜和感冒类药同时服用。

(李静静 虞燕霞)

参 考 文 献

[1] 谢幸,孔北华,段涛. 妇产科学. 9 版. 北京:人民卫生出版社,2018.

[2] 中华医学会妇产科学分会感染性疾病协作组. 盆腔炎症性疾病诊治规范(2019 修订版). 中华妇产科杂志,2019,54(7):433-437.

[3] 曹泽毅. 中华妇产科学. 3 版. 北京:人民卫生出版社,2014.

[4] 徐丛剑,华克勤. 实用妇产科学. 4 版. 北京:人民卫生出版社,2018.

[5] SUTTON M Y, STERNBERG M, ZAIDI A, et al. Trends in pelvic inflammatory disease hospital discharges and ambulatory visits, United States, 1985-2001. Sex Transm Dis, 2005, 32(12):778-884.

[6] THOMPSON S E RD, HAGER W D, WONG K H, et al. The microbiology and therapy of acute pelvic inflammatory disease in hospitalized patients. Am J Obstet Gynecol, 1980, 136(2):179-186.

[7]　CHOW A W, MALKASIAN K L, MARSHALL JR, et al. The bacteriology of acute pelvic inflammatory disease. Am J Obstet Gynecol, 1975, 122(7): 876-879.

[8]　ESCHENBACH D A, BUCHANAN T M, POLLOCK H M, et al. Polymicrobial etiology of acute pelvic inflammatory disease. N Engl J Med, 1975, 293(4): 166-171.

[9]　BRUNHAM R C, GOTTLIEB S L, PAAVONEN J. Pelvic inflammatory disease. N Engl J Med, 2015, 372(21): 2039-2048.

[10]　赵霞, 张伶俐. 临床药物治疗学: 妇产科疾病. 北京: 人民卫生出版社, 2016.

[11]　WORKOWSKI K A, BOLAN G A. Sexually transmitted diseases treatment guidelines, 2015. MMWR Recomm Rep, 2015, 64(RR-03): 1-137.

[12]　RIBAK R, SCHONMAN R, SHARVIT M, et al. Can the need for invasive intervention in tubo-ovarian abscess be predicted? The implication of C-reactive protein measurements. J Minim Invasive Gynecol, 2020, 27(2): 541-547.

[13]　MANHART L E, BROAD J M, GOLDEN M R. Mycoplasma genitalium: should we treat and how? Clin Infect Dis, 2011, Suppl 3(Suppl 3): S129-S142.

[14]　KIRKCALDY R D, BOLAN G A, WASSERHEIT J N. Cephalosporin-resistant gonorrhea in North America. JAMA, 2013, 309(2): 185-187.

[15]　BRUMFIELD C G, HAUTH J C, ANDREWS W W. Puerperal infection after cesarean delivery: evaluation of a standardized protocol. Am J ObstetGynecol, 2000, 182(5): 1147-1151.

[16]　WALMER D, WALMER K R, GIBBS R S. Enterococci in post-cesarean endometritis. Obstet Gynecol, 1988, 71(2): 159-162.

[17]　JOINER K A, LOWE B R, DZINK J L, et al. Antibiotic levels in infected and sterile subcutaneous abscesses in mice. J Infect Dis, 1981, 143(3): 487-494.

[18]　AN M M, ZOU Z, SHEN H, et al. Ertapenem versus piperacillin/tazobactam for the treatment of complicated infections: a meta-analysis of randomized controlled trials. BMC Infect Dis, 2009, 9: 193.

[19]　PELAK B A, CITRON D M, MOTYL M, et al. Comparative in vitro activities of ertapenem against bacterial pathogens from patients with acute pelvic infection. J Antimicrob Chemother, 2002, 50(5): 735-741.

[20]　SOLOMKIN J, TEPPLER H, GRAHAM D R, et al. Treatment of polymicrobial infections: post hoc analysis of three trials comparing ertapenem and piperacillin-tazobactam. J Antimicrob Chemother, 2004, 53(Suppl 2): ii51-ii57.

[21]　郑勤田, 刘慧姝. 妇产科手册. 北京: 人民卫生出版社, 2015.

[22]　MAHDI H, GOODRICH S, LOCKHART D, et al. Predictors of surgical site infection in women undergoing hysterectomy for benign gynecologic disease: a multicenter analysis

using the national surgical quality improvement program data. J Minim Invasive Gynecol，2014，21（5）：901-909.

[23] ANDERSON C K，MEDLIN E，FERRISS A F，et al. Association between gelatin-thrombin matrix use and abscesses in women undergoing pelvic surgery. Obstet Gynecol，2014，124（3）：589-595.

[24] PATOUNAKIS G，KRAUSS K，NICHOLAS SS，et al. Development of pelvic abscess during pregnancy following transvaginal oocyte retrieval and in vitro fertilization. Eur J Obstet Gynecol Reprod Biol，2012，164（1）：116-117.

[25] JAIYEOBAO. Postoperative infections in obstetrics and gynecology. Clin Obstet Gynecol，2012，55（4）：904-913.

[26] BRIGGS G G，FREEMAN R K，TOWERS C V，et al. Drugs in pregnancy and lactation：areference guide to fetal and neonatal risk. 7th ed. Philadelphia：Wolters Kluwer Health，2005.

[27] HALE T W. Hale's medications &mothers' milk. New York：Springer Publishing Company，2019.

[28] 柏愚，李延青，任旭等. 应激性溃疡防治专家建议（2018 版）. 中华医学杂志，2018，98（42）：3392-3395.

[29] 中华医学会重症医学分会. 重症患者侵袭性真菌感染诊断与治疗指南（2007）. 中华内科杂志，2007，46（11）：960-966.

[30] DUNSELMAN G A，VERMEULEN N，BECKER C，et al. ESHRE guideline：management of women with endometriosis. Hum Reprod，2014，29（3）：400-412.

第六章

子宫内膜异位症与腺肌病

子宫内膜异位症（endometriosis，EMT），简称内异症，顾名思义是子宫内膜组织出现在了子宫腔以外的部位所导致的疾病。异位的子宫内膜可侵犯全身任何部位，曾有侵犯鼻腔引起经期流鼻血的报道。但绝大多数局限于盆腔脏器和壁腹膜，以卵巢、宫底韧带最常见。若子宫内膜组织侵入到子宫肌层以里时，称为子宫腺肌病（adenomyosis），被认为是内异症的一种，与其他内异症的病因、临床表现、诊断与治疗多有相似。

第一节 子宫内膜异位症

内异症的发病与月经显著相关，为生育期女性的常见疾病，部分使用激素补充治疗的绝经后女性也有见发病报道。主要症状表现为疼痛与不孕，发病率在世界范围内的差异极大，有 $2\%\sim48\%$，可能与不同国家、种族、文化的女性对于疼痛的忍耐力及生育数量、生育早晚的差异有关。北京大学第三医院的研究表明，我国患者待出现症状到就医确诊的诊断延迟时间为

ER-10

子宫内膜异位的
诊断与药学监护
（微课）

13.0 年（0.2～43.0 年），不就诊的最大原因是将痛经视为正常现象，占 78.5%。该病在生育后往往出现病情缓解，是导致诊断延迟的另一大原因。

本节内容将对内异症的病因及病理生理学、临床表现及诊断进行阐述，并简述内异症的基本诊治流程和药学监护中需要注意的问题。

一、病因及病理生理学

（一）病因与病理生理
内异症的病因至今尚未完全明确，主要包括以下三种学说。

1. 种植学说　主要包括经血逆流、淋巴及静脉播散、医源性种植三类。

（1）经血逆流：即月经血未从阴道排出而经输卵管逆流入盆腔而产生子宫内膜异位种植，该学说目前得到了最多的临床和实验资料支持，但无法解释经血逆流的女性仅 10%～15% 会发病，也无法解释盆腔外的内异症。

（2）淋巴及静脉播散：临床上所见远离盆腔的器官，如肺、四肢皮肤、肌肉等处发病的内异症可能因此影响。

（3）医源性种植：妇产科手术时子宫内膜可能随手术操作造成异位种植。

2. 体腔上皮化生学说 邻近子宫的器官，如卵巢表面上皮、盆腔腹膜在胚胎时期具有和子宫内膜类似的分化潜能，在特定刺激下可能转化为子宫内膜组织，该学说在小鼠实验中被证实。

3. 诱导学说 未分化的腹膜组织在内源性生物化学因素诱导下，可发展为子宫内膜组织，种植的内膜可以释放化学物质诱导未分化的间充质形成子宫内膜异位组织。此学说是体腔上皮化生学说的延伸，在兔实验中被证实。

（二）其他可能的影响因素

此外，内异症的形成还可能与下列因素有关。

1. 遗传因素 具有明确的家族性聚集倾向。谷胱甘肽硫转移酶、半乳糖基转移酶和雌激素受体的基因多态性可能也与内异症有关。

2. 免疫与炎症因素 内异症与某些自身免疫性疾病如系统性红斑狼疮有关，患者的 IgG 及抗子宫内膜抗体明显增加；内异症也与亚临床腹膜炎有关，表现为腹腔液中巨噬细胞、炎性细胞因子、生长因子、促血管生成物质增加。

3. 在位子宫内膜因素 郎景和院士等提出在位子宫内膜本身的异常是导致内异症形成和恶变的根本因素，又称为"在位内膜决定论"。内异症患者在位子宫内膜的特性如黏附性、侵袭性、刺激形成血管的能力均强于非内异症患者的在位子宫内膜。

二、临床表现及诊断

（一）临床表现

1. 疼痛 内异症是继发性痛经的重要病因之一，并可呈进行性加重，其他还可有慢性盆腔痛、性交痛、肛门坠痛等，常于月经来潮前 1～2 天出现且第一日最为疼痛，持续整个经期并逐渐减轻。需注意 27%～40% 的内异症患者无痛经表现，痛经并非是内异症诊断的必需症状。疼痛的严重程度与病灶大小没有必然联系，部分病灶大的患者并无疼痛，病灶小的患者也可疼痛难忍。

内异症导致疼痛的原因可有如下方面。

（1）局部刺激与粘连：异位的子宫内膜与在位子宫内膜一致，可在雌激素刺激下增生、肿胀，到月经来潮出血时血液无法流出，刺激周围组织，导致疼痛。无法排出的组织及血液逐渐与周围组织粘连，形成子宫位置固定，产生体位改变时的牵拉痛及性交痛等。侵犯泌尿系统时可有尿痛、尿频、尿血等，侵犯消化系统时可有腹痛、腹泻、便血等。

（2）前列腺素（prostaglandin, PG）释放增加：痛经与 PG 的释放量显著相关。异位子宫膜在月经来潮时同样可以产生 PG 导致 PG 的绝对量增加，刺激子宫过度收缩，子宫内压较正常妇女升高 2～3 倍。子宫血流量减少，局部缺血，遂导致痛经产生。随着异位子宫内膜的侵袭、种植，痛经可进行性加重。

2. 不孕　40%～50% 的患者合并不孕症状。导致不孕的机制较为复杂，盆腔微环境的改变可能影响精卵结合、转运及植入子宫内膜的过程；卵巢子宫内膜异位症可能导致排卵障碍和黄体形成不良，中、重度患者可因卵巢、输卵管周围粘连而影响受精卵传输。此外，内异症所致的性交痛也可能对不孕产生影响。

3. 月经失调　15%～30% 的患者有经量增多或经期延长表现，少数出现经前点滴出血。月经失调可能与卵巢实质改变、无排卵、黄体功能不足或合并有子宫腺肌病或子宫肌瘤有关。

4. 其他表现　与异位子宫内膜侵犯的部位有关。侵犯肺及胸膜可出现经期咯血及气胸。侵犯泌尿系统时可有尿痛、尿频、尿血。侵犯消化系统时可有腹痛、腹泻、便血。侵犯卵巢可致卵巢部位囊肿包块（"巧克力囊肿"），当其扭转、破裂时可有急腹症出现。

（二）诊断

1. 病史　重点询问家族史，月经史，妊娠、流产及分娩史。临床症状个体表现差异很大。但对生育年龄阶段有痛经、不孕、性交痛、月经紊乱等症状者应重点询问患者痛经出现的时间、程度、发展及持续时间等，典型的内异症病史为继发性、进行性的痛经和性交痛，常伴有不孕及月经过多等症状。

2. 妇科检查　主要通过妇科检查发现触痛、扪及结节或包块。但由于 25% 的病例不表现任何临床症状，病灶大小与症状表现并不同步，病灶不局限于盆腹腔等原因，内异症在单纯妇科检查下有较高的漏检率、误诊率。

3. 影像学检查　超声检查是诊断卵巢异位囊肿和膀胱、直肠内异症的重要方法，可确定异位囊肿位置、大小和形状。盆腔 CT 及 MRI 检查对盆腔内异症有诊断价值，但费用昂贵，不作为初选的诊断方法。

4. 实验室检查　血清 CA125 水平可能升高，重症患者更为明显，敏感度低，变化范围很大，多用于重度内异症和疑有深部异位病灶者。但 CA125 在体腔上皮内广泛分布故缺乏特异性，卵巢癌、盆腔炎性疾病中也可见升高。由于敏感性和特异性均不高，CA125 不作为诊断依据，但可参考用于监测病情变化、评估疗效和预测复发。人附睾蛋白 4（human epididymisprotein 4，HE4）在内异症患者中多为正常水平，可用于与卵巢癌的鉴别诊断。

5. 腹腔镜检查　是目前国际公认的内异症诊断的最佳方法,除了阴道或其他部位可直视的病变外,腹腔镜检查是确诊盆腔内异症的标准方法。对在腹腔镜下见到大体病理所述的典型病灶或可疑病变进行活组织检查即可确诊。此外,子宫内膜异位症的临床分期也只有在腹腔镜或开腹探查的直视下方可确定。下列情况应首选腹腔镜检查:疑为内异症的不孕症患者、妇科检查及超声检查无阳性发现的慢性腹痛及痛经进行性加重者、有症状特别是血清 CA125 水平升高者。只有在腹腔镜检查或剖腹探查直视下才能确定内异症临床分期。

三、治疗目的及原则

(一)治疗目的

内异症的治疗目的是缩减和去除病灶,减轻和控制疼痛,治疗和促进生育,预防和减少复发。

内异症的复发率很高,据报道,卵巢内异症在保守腹腔镜手术后 2 年复发率为 29%～56%,5 年复发率为 43%。即使采用术后药物长期治疗管理,内异症术后复发率仍可达 3%～11%,5 年复发率达 6%,所有药物治疗都存在停药后疼痛的高复发率。

(二)治疗原则

应根据患者年龄、症状、病变部位和范围以及生育要求等加以选择,强调个体化治疗。药物治疗主要需注意患者的年龄及生育要求。青少年女性,尤其≤16 岁的患者宜使用不影响生长发育的用药方案。如地诺孕素因可减少内源性的雌激素生成,可能引起青少年女性不可逆的骨质流失,GnRH-a 类药物同理。育龄女性应给予生育指导,及早完成生育需要,必要时使用辅助生殖技术。生育本身有助于内异症治疗且完成生育后的女性更易接受根治手术。已生育了足够数量的子女、无生育要求以及年龄接近绝经的患者可行根治手术,或采用左炔诺孕酮宫内缓释节育系统(levonorgestrel-releasing intrauterine system,LNG-IUS)等长期治疗药物。

四、药物治疗及药学监护

(一)常用药物治疗方案

1. 缩减和去除病灶　由于本病患者多需保留生育功能,根治性手术仅用于年龄较大、无生育要求、症状重或者复发后经保守性手术或药物治疗无效者。保守性手术切净的程度是影响术后疼痛缓解的主要因素,但即使在切净病灶后若未能有效用药管理,年复发率可高达 10%,甚至需要反复手术。

药物治疗可抑制卵巢功能,阻止内异症的发展,减少内异症病灶的活性,减少粘连的形成。可选用的药物有 NSAID、复方口服避孕药（combined oral contraceptive，COC）、高效孕激素、LNG-IUS、GnRH-a、孕激素类似物及类雄激素药物等类型的药物，见表 6-1。

表 6-1 内异症常见给药方案及代表药物

给药方案	代表药物	常用剂量	推荐程度	治疗优势/适用人群	不良反应/缺点
高效孕激素	地诺孕素	2mg p.o. q.d.。可于月经任何一日开始服用。不间断连续使用	一线	具有抗雌激素作用，抑制子宫内膜间质细胞增殖，同时减少COX-2及PG，改善痛经	日剂量仅2mg，不良反应少于传统孕激素。由于抗雌激素作用，青少年易致骨质流失
COC	屈螺酮炔雌醇（Ⅱ）	1片 p.o. q.d.。月经来潮第1日开始服用。24+4片不间断连续使用	一线	缓解痛经及月经过多，适用于年轻、希望保留子宫的人群，比宫内节育器应用灵活	含雌激素成分，血栓高危人群应避免使用
GnRH-a	亮丙瑞林	3.75mg，皮下注射，1次/28d。月经第1～5日注射	二线	有效抑制术后复发，可结合反向添加或IVF-ET使用	围绝经期症状，潮热、多汗、失眠、烦躁，6个月以上需注意骨质疏松
宫内节育器	LNG-IUS	月经第1～7日内或妊娠早期流产后立即子宫腔置入。5年有效	二线	保留生育力，缓解痛经及月经过多，适用于年轻、希望保留子宫的人群	放置及取出均需手术，有掉落可能，便利性不如COC
孕激素类似物	孕三烯酮	2.5mg p.o. b.i.w.。于月经第1日服药，后续每次间隔3～4日	三线	抗孕激素、抗雌激素活性，弱雌激素、弱雄激素样作用，蜕膜效果好	雄激素样作用，多毛、情绪改变、声音变粗
类雄激素	达那唑	日剂量400～800mg，分次服用，连服3～6个月	不推荐	虽有说明书适应证，但已不推荐在有可选药物时选用。指南、共识已很少提及	雄激素样作用明显、痤疮、水肿、体重增加等

由于均为结构相似的甾体化合物，人工合成的雌激素、孕激素及雄激素制剂常兼有之间的激素作用或抗激素作用。如地诺孕素具有孕激素及抗雌激素作用，据药品说明书中记载，111 名 12～18 岁的青春期女性用药 12 个月后，72%可见腰椎骨密度降低。类似的，GnRH-a 类药物的药物去势治疗抑制生长发育、骨钙沉积，如需使用，必须结合反向添加治疗，使用超过 6 个月还需注意补钙。孕三烯酮具有较强的抗孕激素和抗雌激素活性，弱雌激素和部分雄激素作用，对子宫内膜有效抑制的同时也抑制了卵巢的甾体激素分泌，药品说明书强调本药仅用于成年女性患者。达那唑为合成的 17α- 乙炔睾酮衍生物，能阻断垂体促性腺激素的合成和释放，直接抑制卵巢甾体激素的合成，萎缩子宫内膜的同时还可导致患者短暂绝经，故又称为"假绝经疗法"，因其用药后常出现"男性化"表现，女性多不能耐受，现已很少被推荐使用。

以上药物因影响青春期女性生长发育，不推荐用于 18 岁（或 16 岁）以下女性的内异症治疗。故更推荐青春期女性使用不影响生长发育同时具有避孕效能的宫内节育器及 COC。考虑青春期女性体育活动较多，宫内节育器虽无明确禁忌，其意外脱落风险高于其他人群，最适的药物选择应为 COC，尤其适用于合并痤疮、多毛、月经周期不规律的患者。女性在初潮后即可使用 COC，青春期患者无须调整给药剂量。

2. 减轻和控制疼痛　疼痛是内异症的最主要症状。当盆腔内异症病变复杂，多种内异症形态合并存在，深部浸润型内异症广泛累及时，疼痛程度更重，性交痛、排便痛更突出，甚至多种疼痛叠加出现。

非甾体抗炎药（NSAID）是用于内异症疼痛的一线治疗药物。常用的药品有布洛芬缓释胶囊及双氯芬酸钠肠溶片等。其治疗内异症疼痛的药理作用有：①直接抑制 PG 的合成；②抑制淋巴细胞活性和活化的 T 淋巴细胞的分化，减少对传入神经末梢的刺激；③直接作用于伤害性感受器，阻止致痛物质的形成及释放。

欧美国家尤其美国存在对阿片类药物滥用的社会因素，据报道，美国女性因患内异症开始滥用阿片类药物的可能性很高。正确并规律地使用 NSAID，在月经来潮前 24～48 小时主动预防给药则镇痛效果将明显提升，足以控制绝大多数的内异症疼痛，不推荐我国患者使用阿片类药物镇痛。

上述可缩减和去除病灶的药物对减轻和控制疼痛均有一定的治疗作用。其中地诺孕素作为目前人工合成的新一代孕激素，可高效控制内异症疼痛、抑制病灶发展的同时不良反应发生率低，具有很好的耐受性，对于 COC、LNG-IUS 等药物控制不佳的性交痛、排便痛、肛门坠痛等症状均可见明显疗效，尤其是累及肠道的深部浸润性内异症患者亦可见显著疗效。需注意，目前所有的药物治疗都存在停药后疼痛的高复发率。

中药如散结镇痛胶囊等对内异症所致痛经也有一定的治疗作用。

3. 治疗和促进生育　30%～58% 的不孕症患者合并内异症,而患内异症的妇女有 30%～50% 患有不孕。北京协和医院统计了 30 年来不孕症的住院患者,其中 35.50% 患有内异症,近年来内异症的发病率还有上升,不孕症患者年龄越大合并内异症的风险也越高。对于内异症合并不孕的患者应首先按照不孕的诊疗路径进行全面的不孕症检查,排除其他不孕因素。腹腔镜是首选的手术治疗方式,不建议术前药物治疗。但对病变较重、估计手术困难者,术前可短暂应用 GnRH-a 治疗 3 个月,缩减病灶范围,使病灶边界清晰,减少手术难度,提高手术的安全性。年轻、轻中度者,术后在给予生育指导下可期待自然妊娠 6 个月,有高危因素者(年龄>30 岁,不孕≥3 年,合并轻中度男方因素),应积极行辅助生殖技术助孕,如超促排卵治疗 / 子宫腔内人工授精,常用药物有氯米芬、来曲唑、促性腺激素(包括人绒毛膜、尿源性等)等。若①经促排卵治疗 3～4 个周期未孕;②年龄>35 岁,内异症生育评分≤4 分,合并严重男方因素;③复发型内异症或卵巢储备功能下降者,应进行体外受精胚胎移植术(IVF-ET),详见第十章不孕症和辅助生殖技术。

4. 复发与恶变　异位子宫内膜细胞的 DNA 与人体 DNA 保持一致,并未恶变,但其可引起广泛的粘连,形成结节、包块,极易播散、转移和复发,且具有遗传倾向,总结为"形态学良性,生物学行为恶性"。保守性手术后容易复发,难以根治,年复发率高达 10%,故手术后应辅助药物治疗并长期管理。所有的药物治疗都存在停药后疼痛的高复发率。复发后经保守性手术或药物治疗无效者,需进行子宫及双侧附件切除术,年轻且症状较轻希望保留卵巢者,酌情考虑子宫切除术。建议内异症复发患者应在手术后每 3～6 个月随访1 次。

内异症有引发恶性肿瘤的可能性。随着内异症发病率的增加以及对内异症恶变认识的提高,相关文献也逐渐增多,一般文献报告的 0.7%～1.0% 的恶变率可能是个保守的数字。内异症恶变约 80% 出现在卵巢,平均患病年龄早于其他卵巢癌患者,平均在 40～55 岁。恶变的特征性表现有:①围绝经期内异症患者的疼痛节律改变;②卵巢囊肿过大,增长过快,直径 >10cm;③影像学检查发现卵巢囊肿内部实性或乳头状结构,病灶血流丰富,阻力指数低;④血清 CA125 水平过高 >200kU/L(除外感染或子宫腺肌病)。

鉴于雌激素与内异症复发及恶变的潜在相关性,对于内异症患者在绝经后或根治术后是否可以使用激素补充治疗存在争议。目前有学者支持在密切监护下酌情补充激素,也有学者认为即使在根治术后也应慎之又慎。

(二)药学监护要点

1. 评估治疗目的,调整治疗药物　明确患者来院治疗的最主要诉求,药物治疗的目的应该是解决患者当前最主要的困扰。例如青年患者起初希望止痛并规律月经,过几年后需要避孕或助孕,生育后内异症将显著改善。预期生育子女数达到后,需要长期控制复发,平稳进入绝经期。治疗方案应及时随着患者诉求的变化予以调整。

2. 用药教育 应明确告知患者各种治疗方法的优劣,对其进行充分的宣教,根据患者的诉求及出现的药物不良反应及时更换最适的药物治疗方案。本病除入院手术外,多是在门诊随诊治疗,故需告知患者当前治疗药物的最常见不良反应及对应的注意事项,如 GnRH-a 治疗 6 个月以上时需要预防骨质疏松等。由于本病极易复发,是类似高血压、糖尿病一样的慢性病,需让患者充分理解病情,按时来院复诊,坚持服药不中断,预防复发。

3. 其他 警惕有内异症史的妇女围绝经期使用激素类药物治疗,减少导致复发及恶变的可能。

五、案例

病历摘要 1:

基本信息:患者,女性,16 岁,身高 161cm,体重 50kg,BMI 19.29kg/m²。

主诉:痛经 1 年,加重 3 个月。

既往史:无。

月经婚育史:12 岁初潮,月经不规律,5~6/28~37 天,量中,经间期有点滴出血。既往无痛经,末次月经 2020-01-01。自诉无性生活史。G0P0。

个人史:生于当地,无不良嗜好,无传染病及冶游史,无高血压等病史。

家族史:否认家族遗传史。

过敏史:否认药物、食物过敏史。

查体:生命体征平稳,无特殊。子宫后位,正常大小,活动度差,后壁下段有触痛性结节,双附件区无增厚,无压痛。

诊断:痛经,子宫内膜异位症?

治疗方案:

布洛芬缓释胶囊 0.3g p.o. b.i.d.

屈螺酮炔雌醇片(24+4 片)1 片 p.o. q.d.

问题(含答案要点)

问题 1:治疗方案如何制订的? 为何不考虑其他方案?

答案要点:

1. 患者为 16 岁未成年人,无性生活史,未见附件异常,不宜手术。主要症状为痛经、月经不调,暂不考虑存在不孕。

2. 患者仍在生长发育,长期使用高效孕激素及 GnRH-a 有影响发育和骨质不佳的风险,故未采取相应治疗。

3.NSAID 与口服避孕药均可抑制痛经,口服避孕药还有助于异位子宫内膜蜕膜化,调整月经周期,减少经间期点滴出血。该方案有助于改善患者生活质量,减少复发。

问题 2:应该对该患者进行哪些药学监护?

答案要点:

1.布洛芬缓释胶囊应整粒吞服。最好于餐中或餐后服药(早餐/晚餐)。于经前 24~48 小时口服效果最佳。连续使用不应超过 5 天,若 5 天症状仍不缓解,应就医。

2.屈螺酮炔雌醇片(24+4 片)月经周期第 1 天服药,连服 24 天粉色片,再服 4 天白色片。由于可能导致头晕等不良反应,推荐于每天晚间或睡前服药。服药 3 个周期后应复诊。

3.若患者屈螺酮炔雌醇片漏服,首先注意辨别患者漏服的是 24 片的含药的浅粉色片还是 4 片的不含药的白色片。若白色片漏服则无须补服,直接跳过不服即可。若浅粉色片漏服,这比较复杂,需对照药品说明书"用法用量"部分执行。若发生漏服,需告知该患者这可能导致月经不规律,若有无保护性生活可能发生意外怀孕。漏服浅粉色片易造成点滴状出血,通常漏服 1 次不会造成严重后果,继续治疗即可。

病历摘要 2:

基本信息:患者,女性,31 岁,身高 167cm,体重 62kg,BMI 22.23kg/m²。

主诉:继发性不孕伴痛经 3 年。

既往史:无。

月经婚育史:13 岁初潮,月经不规律,7/28~37 天,量中,大概 20 岁后有痛经。末次月经 2020-03-03。现未避孕未孕 3 年。G0P0。

个人史:生于当地,无不良嗜好,无传染病及冶游史,无高血压等病史。

家族史:否认家族遗传史。

过敏史:否认药物、食物过敏史。

查体:生命体征平稳,无特殊。子宫颈光滑,子宫后位,正常大小,粘连固定,经阴道后穹隆扪及触痛结节。

B 超:双卵巢各见 5~6 个窦卵泡。

男方:精液正常。

诊断:痛经,不孕症,子宫内膜异位症?

治疗方案:

来曲唑 2.5mg p.o. q.d.×5 天

尿促性素 75IU i.m. q.o.d.

问题（含答案要点）

问题 1：该患者治疗的主要目的是什么？应采取何种治疗？

答案要点：

1. 患者的主诉为继发性不孕伴痛经 3 年，同时有月经不规律（7/28～37 天）症状。但患者未避孕未孕 3 年，已查男方精液及 B 超下卵巢卵泡，可见目前最主要的诉求是怀孕。

2. 根据我国指南，该患者年龄大于 30 岁，未避孕未孕年限已达 3 年，男方精液正常，应在明确诊断后采用辅助生殖促排卵治疗。若经过 3～4 个治疗周期仍未成功受孕，则应进行 IVF-ET 治疗。

3. 患者成功怀孕后，因停经，月经不规律及痛经也随即消失。妊娠期和哺乳期停经时间超过 1 年，多数患者产后恢复的月经可见节律好转，疼痛减轻。

问题 2：该药物治疗方案有哪些监护要点？

答案要点：

1. 计算排卵日期，必要时进行 B 超排卵监测，进行生育指导。

2. 两药均需自月经第 2～6 天开始给药。联合来曲唑使用可增加卵巢对尿促性素的敏感性，减少用药总量。剂量过大易导致卵巢过度刺激或多胎妊娠。

3. 来曲唑每天 2.5mg，连续 5 天。如卵巢无反应则下一周期可增至 5mg，最大剂量为 7.5mg。

4. 尿促性素隔天 1 次肌内注射 75IU。5 天后评估调整剂量，若需加量可为前次给药量的 150% 或 200%。最大剂量为 225IU。

（盖　迪　冯　欣）

参 考 文 献

[1] 曹泽毅. 中华妇产科学. 3 版. 北京：人民卫生出版社，2014.

[2] 韩肖彤，郭红燕，孔东丽，等. 子宫内膜异位症诊断延迟的原因及影响因素探讨. 中华妇产科杂志，2018，53（2）：92-98.

[3] 谢幸，孔北华，段涛. 妇产科学. 9 版. 北京：人民卫生出版社，2018.

[4] 郎景和，冷金花. 子宫内膜异位症. 现代妇产科进展，2006，15（3）：161-172.

[5] 郎景和. 子宫内膜异位症和肿瘤兼论子宫内膜异位症恶变. 中华妇产科杂志，2019，54（9）：577-581.

[6] 中华医学会妇产科学分会子宫内膜异位症协作组. 子宫内膜异位症的诊治指南. 中华妇产科杂志，2015，50（3）：161-169.

[7] LEE D Y，BAE D S，YOON B K，et al. Post-operative cyclic oralcontraceptive use after gonadotrophin-releasing hormone agonist treatment effectively prevents endometrioma recurrence. Hum Reprod，2010，25（12）：3050-3054.

[8] SERACCHIOLI R，MABROUK M，FRASCA C，et a1. Long-term cyclicand continuous oral contraceptive therapy and endometriomarecurrence：a randomized controlled trial. FertilSteril，2010，93（1）：52-56.

[9] 戴毅，冷金花，郎景和，等. 后盆腔深部浸润型子宫内膜异位症的临床病理特点及腹腔镜手术治疗效果. 中华妇产科杂志，2010，45（2）：93-98.

[10] 李霞，袁航，黄文倩，等. 2018 年法国妇产科医师协会／法国国家卫生管理局《子宫内膜异位症管理指南》解读. 中国实用妇科与产科杂志，2018，34（11）：1123-1126.

[11] KANOUSE A B，COMPTON P. The epidemic of prescription opioid abuse，the subsequent rising prevalence of heroin use，and the federal response. J Pain Palliat Care Pharmacother，2015，29（2）：102-114.

[12] GEORGINE L，AHMED M S，SHIVAJI R M，et al. Patterns of prescription opioid use in women with endometriosis: evaluating prolonged use，daily dose，and concomitant use with benzodiazepines.Obstet Gynecol，2019，133（6）：1120-1130.

[13] CASPER R F. Progestin-only pills may be a better first-linetreatment for endometriosis than combinedestrogen-progestin contraceptive pills. Fertil Steril，2017，107（3）：533-536.

[14] 徐冰，李华军，贾婉璐，等. 地诺孕素用于难治性子宫内膜异位症疼痛的临床研究. 中华妇产科杂志，2021，56（3）：178-184.

[15] 苏真真，柯志鹏，张新庄，等. 散结镇痛胶囊入血成分治疗子宫内膜异位症、子宫腺肌症及继发性痛经的作用机制探讨. 中国实验方剂学杂志，2019，25（17）：165-172.

[16] 郑婷萍，孙爱军，郎景和，等. 北京协和医院住院患者不孕症与子宫内膜异位症 30 年变化趋势. 中华妇产科杂志，2015，50（8）：591-595.

[17] 乔杰，马彩虹，刘嘉茵，等. 辅助生殖促排卵药物治疗专家共识. 生殖与避孕，2015，35（4）：211-223.

[18] 中国医师协会妇产科医师分会子宫内膜异位症专业委员会，中华医学会妇产科学分会子宫内膜异位症协作组. 子宫内膜异位症长期管理中国专家共识. 中华妇产科杂志，2018，53（12）：836-841.

[19] 郎景和. 子宫内膜异位症和肿瘤兼论子宫内膜异位症恶变. 中华妇产科杂志，2019，54（9）：577-581.

[20] KRAWCZYK N，BANYS-PALUCHOWSKI M，SCHMIDT D，et al. Endometriosis-associated malignancy. Geburtshilfe Frauenheilkd，2016，76（2）：176-181.

[21] WANG K C，CHANG W H，LEE W L，et al. An increased risk of epithelial ovarian cancer in Taiwanese women with a new surgico-pathological diagnosis of endometriosis. BMC Cancer，2014，14：831.

[22] 何政星，王姝，冷金花，等. 子宫内膜异位症恶变的临床风险分析. 中华妇产科杂志，2018，53（4）：282-284.

第二节 子宫腺肌病

子宫腺肌病(adenomyosis)是指子宫内膜向肌层良性浸润并在其中弥漫性生长,其特征是在子宫肌层中出现了异位的内膜和腺体,伴有其周围的肌层细胞肥大和增生。子宫腺肌病也有宫内内异症之称,两者之间有很多相似也有一些不同,在相关专著及指南中常被一同提及。子宫腺肌病的主要症状是月经过多(甚至致严重贫血)、进行性痛经和不孕,会对患者身心健康造成严重影响。多发生于育龄期经产妇,发病率为7%~23%,常合并内异症和子宫肌瘤。目前病因不清,治疗手段有限,除子宫切除术外,保守性治疗的效果不能令人满意,还存在诸多争议。

本节内容将围绕子宫腺肌病与内异症的异同进行简要的梳理,部分相似内容可参考本章第一节子宫内膜异位症的内容,不作赘述。

一、病因及病理生理学

子宫腺肌病的病因与内异症一样尚且不明,临床表现多样化,目前并无单一学说可以解释,主要有以下学说。

1. 子宫内膜基底部内陷及组织损伤修复学说 该学说可以解释临床上子宫腺肌病大部分好发于已生育、多次生育或有子宫腔操作史的妇女。以上原因易造成子宫内膜直接与子宫肌层接触并侵入生长,患者的子宫肌层可见明显的纤维化,胶原纤维面积比率及Ⅰ型胶原蛋白表达均高于正常,且与痛经程度显著相关。

2. 米勒管遗迹化生及成体干细胞分化学说 该学说可以解释本病部分见于年轻、无婚育史、无子宫腔操作史的妇女,以及某些子宫肌层局限性病灶其周围合并存在深部浸润型子宫内膜异位症结节的情况。该学说认为,子宫腺肌病起源于子宫肌层内的胚胎多能干细胞化生,包括米勒管遗迹化生、来自经血逆流时种植在子宫肌层的子宫内膜上皮祖细胞和子宫内膜间质祖细胞分化。

3. 炎症刺激学说 子宫腺肌病病灶中高表达炎症因子及神经源性介质即神经生长调节因子,两者相互作用,共同参与本病的发生和进展。该学说在一定程度上解释了子宫腺肌病的疼痛及异常出血机制,在位内膜的炎症因子表达异常升高也部分解释了子宫腺肌病继发不孕的机制。

4. 其他 可能的机制还有上皮-间质转化学说、血管生成学说、遗传学说、免疫学说等。

二、临床表现及诊断

（一）临床表现

主要表现为经量过多、经期延长、逐渐加重的进行性痛经、子宫体增大（通常不大于孕 12 周大小）、生育力低下等。由于子宫肌层内的子宫内膜同样可随月经周期变化、增生，挤压周围肌层，导致子宫体均匀性增大（可鉴别子宫肌瘤），进而导致子宫内膜表面积相对增加，子宫肌层内弥漫性纤维性增生使肌层收缩不良等，使得月经血量增加，淋漓不尽。痛经时，疼痛常位于下腹正中，常于经前 1 周开始，直至月经结束。本病有 20% 合并不孕，妊娠后出现流产、早产和死产的概率显著增高，相应的不良产科并发症包括胎膜早破、子痫前期、胎位异常、胎盘早剥和前置胎盘的发生率也增高。其他症状可见子宫增大对周围邻近器官的压迫反应，如刺激膀胱引发尿路症状，刺激肠管引起便秘或腹泻。长期的疼痛及不孕可能造成一些心理疾病及性欲减退等。

（二）诊断

以上典型的临床表现对于临床诊断非常有价值，可依据典型的进行性痛经和月经过多史，妇科检查子宫均匀增大或局限性隆起、质硬且有压痛而作出初步诊断。B 超检查也常用于辅助诊断，是首选的影像学检查方式。血清 CA125 也具一定参考意义。子宫腺肌病的症状常常不典型，诊断的"金标准"仍然是病理诊断。

三、治疗目的及原则

子宫腺肌病的治疗应视患者症状、年龄和生育要求而定。治疗目的是缓解疼痛，减少出血和促进生育。内异症的治疗药物如 NSAID、COC、地诺孕素、LNG-IUS、GnRH-a、孕三烯酮及达那唑等均有相似的治疗效果。本病与内异症治疗不同的是，由于病灶局限于子宫，可行子宫切除术保留双侧附件即可根治，但需警惕本病患者可合并患有内异症。年轻或希望生育的患者可行病灶切除术，但术后仍有复发风险。与内异症相似，本病药物治疗的效果均为暂时性的，停药后容易复发，需要视为慢性病，长期坚持用药。

患者顺利生育有助于执行根治手术，一般情况下推荐行 IVF-ET。若患者 <35 岁，生育力良好，具备自然试孕条件，子宫腺肌病病情较轻，可在 GnRH-a 治疗 3～6 个月后自然试孕或促排卵指导同房试孕 6 个月，如仍未孕可考虑行 IVF-ET。但子宫腺肌病除影响患者本身的生育力外，对 IVF-ET 的结局也有不良影响，表现为种植率、临床妊娠率、持续妊娠率、活产率下降，流产率升高，早产、胎膜早破等不良产科结局的发生概率明显增加。建议症状严重者或 IVF-ET 失败者可行保守性手术，术后可行 GnRH-a 治疗后自然试孕。

四、药物治疗及药学监护

参考本章第一节子宫内膜异位症。

五、案例

病历摘要：

基本信息：患者，女性，40岁，身高159cm，体重60kg，BMI 23.73kg/m²。

主诉：痛经并进行性加重2年，伴有经量增多及经期延长。

既往史：无。

月经婚育史：13岁初潮，既往月经规律，7/28天，量中。G2P2，2010年顺产1子，现体健。2017年剖宫产1女，现体健。末次月经2020-10-13。

个人史：生于当地，无不良嗜好，无传染病及治游史，无高血压等病史。

家族史：否认家族遗传史。

过敏史：否认药物、食物过敏史。

查体：子宫均匀增大如妊娠8周，质硬，有压痛，经期压痛更为明显。

诊断：子宫腺肌病

治疗方案：

注射用醋酸亮丙瑞林微球3.75mg，皮下注射，每28天1次

问题（含答案要点）

问题1：为该患者制订治疗方案的思路是什么？

答案要点：

1. 患者现40岁，尚未接近绝经，已育有2子女，若考虑手术可选择保留卵巢的子宫切除术，可做到根治子宫腺肌病，并且不影响卵巢功能，对生活质量影响小。

2. 若患者不愿切除子宫，可选择GnRH-a行药物去势治疗，将体内雌孕激素降至绝经水平，使子宫腺肌病自然萎缩，子宫体积减少，痛经消失。可在GnRH-a治疗6个月后放置左炔诺孕酮宫内节育器，可长期避孕，平稳过渡到绝经期并减少复发可能。

问题2：该治疗方案有哪些监护要点？

答案要点：

1. 第一针于月经第1~5天开始注射，之后每28天1次。本药为促性腺激素释放激素激动剂，与用药目的不同的是，在用药初期体内激素水平反而会有所增加，称为"点火效应"（flare up）。如晚于月经第5天注射可能导致治疗失败。

2. 患者注射后可能出现围绝经期症状，包括闭经、潮热、失眠、外阴干燥、性欲下降等，可积极对症处理。如普罗雌烯阴道胶囊、地西泮等。使用GnRH-a

治疗超过 6 个月易出现骨质疏松，注意补充钙及维生素 D。

3．为减轻不良反应，应用亮丙瑞林时也可考虑反向添加方案，给予雌二醇屈螺酮片 1 片 /d 或替勃龙 2.5mg/d 等。

（盖 迪 冯 欣）

参 考 文 献

[1] 曹泽毅．中华妇产科学．3 版．北京：人民卫生出版社，2014.

[2] 谢幸，孔北华，段涛．妇产科学．9 版．北京：人民卫生出版社，2018.

[3] 中国医师协会妇产科医师分会子宫内膜异位症专业委员会．子宫腺肌病诊治中国专家共识．中华妇产科杂志，2020，55（6）：376-383.

[4] VANNUCCINI S，TOSTI C，CARMONA F，et al. Pathogenesis of adenomyosis: an update on molecular mechanisms. Reprod Biomed Online，2017，35（5）：592-601.

[5] GARCÍA-SOLARES J，DONNEZ J，DONNEZ O，et al. Pathogenesis of uterine adenomyosis: invagination or metaplasia? Fertil Steril, 2018, 109（3）：371-379.

[6] 董千靖，段华，郑德璇，等．子宫腺肌病患者子宫肌层纤维化程度与痛经的相关性．中华妇产科杂志，2018，53（10）：689-693.

[7] SALIM R，RIRIS S，SAAB W，et al. Adenomyosis reduces pregnancy rates in infertile women undergoing IVF. Reprod Biomed Online，2012，25（3）：273-277.

[8] VERCELLINI P，CONSONNI D，DRIDI D，et al. Uterine adenomyosis and in vitro fertilization outcome: a systematic review and meta-analysis. Hum Reprod，2014，29（5）：964-977.

[9] YOUNES G，TULANDIT. Effects of adenomyosis on in vitro fertilization treatment outcomes: a meta-analysis. Fertil Steril，2017，108（3）：483-490. e3.

第七章

妇科生殖内分泌疾病

第一节 异常子宫出血

异常子宫出血（abnormal uterine bleeding，AUB）是妇科临床常见的症状，指不符合正常月经周期"四要素"（即月经的频率、规律性、经期长度和出血量）的正常参数范围、并源自子宫腔的出血。我国暂定的 AUB 术语范围见表 7-1。美国一项对 18~50 岁女性进行的人群调查报道 AUB 的年患病率为 53/1 000，在加拿大高达 30% 的育龄期女性因 AUB 寻求医疗援助。在我国，该疾病亦具有重大的社会和经济影响。

排卵障碍相关异常子宫出血的诊断与药学监护（微课）

表 7-1 AUB 术语范围

月经临床评价指标	术语	范围
周期频率	月经频发	<21 日
	月经稀发	>35 日
周期规律性（近 1 年）	规律月经	<7 日
	不规律月经	≥7 日
	闭经	≥6 个月无月经
经期长度	经期延长	>7 日
	经期过短	<3 日
经期出血量	月经过多	>80ml
	月经过少	<5ml

排卵障碍相关异常子宫出血（abnormal uterine bleeding-ovulatory dysfunction，AUB-O）是最常见的 AUB，约占 AUB 的 50%。主要由无排卵、稀发排卵和黄体功能不足导致。与器质性疾病所致 AUB 往往需要手术治疗不同，大多数AUB-O 能通过药物取得良好的治疗效果。本节内容参考国内外关于异常子宫出血诊治相关指南，重点阐述排卵障碍相关异常子宫出血的诊治流程和药学监护中需要注意的问题。

一、病因及病理生理学

2011 年国际妇产科联盟（International Federation of Gynecology and Obstetrics，FIGO）提出了育龄期非妊娠期女性异常子宫出血的"PALM-COEIN"分类系统，将导致异常子宫出血的病因分为器质性疾病和非器质性疾病两大类共 9 个类型，该分类系统目前已被包括我国中华医学会妇产科学分会、美国妇产科医师协会在内的全球妇产科医生广泛接受。其中器质性疾病包括子宫内膜息肉、子宫腺肌病、子宫肌瘤、恶性疾病和子宫内膜增生所致 AUB；非器质性疾病包括凝血功能障碍、排卵功能障碍、子宫内膜局部异常、医源性和未分类的AUB。除外妊娠和产褥相关出血、青春期前和绝经后出血，患者可有上述单一病因或多种病因共同存在。

育龄期非妊娠期女性异常子宫出血的"PALM-COEIN"分类系统见表 7-2。

表 7-2　育龄期非妊娠期女性异常子宫出血的"PALM-COEIN"分类系统

PALM：器质性疾病	
AUB-P：Polyp	子宫内膜息肉
AUB-A：Adenomyosis	子宫腺肌病
AUB-L：Leiomyoma	子宫肌瘤
AUB-M：Malignancy & hyperplasia	恶性疾病和子宫内膜增生
COEIN：非器质性疾病	
AUB-C：Coagulopathy	凝血功能障碍
AUB-O：Ovulatory dysfunction	排卵功能障碍
AUB-E：Endometrial	内膜性
AUB-I：Iatrogenic	医源性
AUB-N：Not yet classified	未分类的

1. 排卵障碍相关异常子宫出血多与下丘脑 - 垂体 - 卵巢轴功能调节或靶器官效应异常相关。在一个正常的排卵性周期中，卵巢内依次出现卵泡生长发

育、排卵、黄体生长和黄体溶解，排卵前卵巢只分泌雌激素，排卵后卵巢同时分泌雌激素和孕激素。黄体晚期黄体溶解，女性体内的雌激素和孕激素撤退，水平下降。在卵巢雌、孕激素的序贯作用下，子宫内膜依次出现增生变厚、分泌反应、子宫内膜脱落和修复。在排卵性月经周期中，月经周期、月经期和月经量相对稳定，可预测。

2. 无排卵时，卵巢只分泌雌激素，不分泌孕激素。根据体内雌激素水平高低和持续作用时间长短，以及子宫内膜对雌激素反应的敏感性，子宫内膜可表现出不同程度的增生变厚，在月经后半周期甚至月经期仍表现为增殖期形态。由于子宫内膜受单一雌激素作用而无孕酮对抗，从而引起雌激素突破性出血。雌激素突破性出血有两种类型：①雌激素缓慢累积维持在阈值水平，可发生间断性少量出血，内膜修复慢，出血时间长；②雌激素累积维持在较高水平，子宫内膜持续增厚，但因无孕激素作用，脆弱脱落而局部修复困难，临床表现为少量出血淋漓不断或一段时间闭经后的大量出血。无排卵性 AUB 的另一出血机制是雌激素撤退性出血，即在单一雌激素的持久刺激下，子宫内膜持续增生。此时若有一批卵泡闭锁，或由于大量雌激素对 FSH 的负反馈作用，使雌激素水平突然下降，内膜因失去雌激素支持而大量剥脱出血。

3. 黄体功能不足者月经周期中有卵泡发育及排卵，但黄体期孕激素分泌不足或黄体过早衰退，导致子宫内膜分泌反应不良和黄体期缩短。子宫内膜形态一般表现为分泌期内膜，腺体分泌不良，间质水肿不明显或腺体与间质发育不同步。黄体功能不足可由多种因素造成：卵泡期 FSH 缺乏，使卵泡发育缓慢，雌激素分泌减少，从而对垂体及下丘脑正反馈不足；LH 脉冲峰值不高及排卵峰后 LH 低脉冲缺陷，使排卵后黄体发育不全，孕激素分泌减少；卵巢本身发育不良，排卵后颗粒细胞黄素化不良，孕激素分泌减少。此外，生理性因素如初潮、分娩后、绝经过渡期等也可导致黄体功能不足。

AUB-O 常见于青春期、绝经过渡期，生育期也可发生。

在**青春期**，初潮后下丘脑 - 垂体 - 卵巢（hypothalamus-pituitary-ovary，HPO）轴激素间的反馈调节尚未成熟，大脑中枢对雌激素的正反馈作用存在缺陷，下丘脑和垂体与卵巢间尚未建立稳定的周期性调节，卵泡刺激素呈持续低水平，无促排卵性黄体生成素峰形成，卵巢虽有卵泡生长，但卵泡发育到一定程度即发生退行性变，形成闭锁卵泡，无排卵发生，孕激素不能生成。青春期女性初潮后到 HPO 轴正常功能建立所需时间因人而异。在不足 12 岁、12～13 岁及大于等于 13 岁发生月经初潮的女孩中，从初潮至 50% 的周期有排卵之间的间隔时间分别约为 1 年、3 年和 4.5 年。

在**绝经过渡期**，卵巢功能不断衰退，卵泡近于耗尽，剩余卵泡往往对垂体促性腺激素的反应性低下，故雌激素分泌量锐减，以致促性腺激素水平升高，FSH

常比 LH 更高,不形成排卵前 LH 高峰,故不排卵。

在**生育期**,女性也可因应激、肥胖、多囊卵巢综合征等原因,导致 HPO 轴功能异常,从而引起无排卵或稀发排卵。

导致排卵障碍的病因见表 7-3。

表 7-3　排卵障碍的病因

生理性	青春期早期
	围绝经期
	妊娠
	哺乳
病理性	高雄激素血症(如多囊卵巢综合征、先天性肾上腺皮质增生、分泌雄激素的肿瘤等)
	下丘脑功能失调(如减肥后、运动性和精神紧张等)
	垂体疾病
	高催乳素血症
	甲状腺功能异常
	早发性卵巢功能不全
	医源性(如放疗、化疗等)
	药物性

二、临床表现及诊断

(一)排卵障碍相关异常子宫出血的分类和临床表现

AUB-O 可进一步分为无排卵、稀发排卵和黄体功能不足三类。

1. 无排卵　无排卵主要由 HPO 轴功能异常引起,常见于青春期、绝经过渡期,生育期也可因多囊卵巢综合征(polycystic ovary syndrome,PCOS)、肥胖、高催乳素血症、甲状腺和肾上腺疾病等引起;无排卵可以是持续的,也可以是间断或暂时的。无排卵时卵巢无黄体形成和孕激素分泌,引起子宫内膜增生过度和不规则剥脱而导致 AUB,常表现为不规律的月经,即失去正常周期和出血自限性、频率、规律性、经期长度和出血量均可异常。出血间隔长短不一,短者几日,长者数月,常误诊为闭经;出血量多少不一,出血量少者只有点滴出血,多者大量出血,不能自止,导致贫血或休克,还可出现头晕、乏力、心悸等症状。出血类型取决于血雌激素水平及其下降速度、雌激素对子宫内膜持续作用的时间及子宫内膜的厚度。

2. 稀发排卵　临床表现与无排卵相似。

3. 黄体功能不足 较无排卵性少见，多发生于生育期女性。患者有周期性排卵，因此临床上有可辨认的月经周期。患者黄体期缩短，常表现为月经周期缩短、月经频发，还可表现为经间期出血（inter-menstrual bleeding，IMB），即有规律的、在可预期的月经之间发生的出血。如果患者卵泡期延长，月经周期也可在正常范围。

IMB 又可分为以下四种情况：①卵泡期出血，基础体温（basal body temperature，BBT）测定高温相结束后开始出血并如月经量，约 7 天后持续少量出血；②黄体期出血，BBT 高温未降即少量出血，持续数天后随 BBT 下降出血增多如月经量，然后血止；③围排卵期出血，为排卵前后雌激素水平波动所致；④无规律的 IMB。前两者常与黄体功能不足有关。

同时由于黄体功能不足，患者不容易受孕，即使怀孕，也容易发生早期流产。

（二）诊断

1. 病史 对 AUB 患者，最重要的是询问出血史，至少记录近 3 次的子宫出血情况；不同年龄段考虑不同的常见病因；应注意询问性生活情况和避孕措施以除外妊娠或产褥相关的出血；询问既往检查的发现，包括是否有"PALM"的证据（B 超、MRI 或病理检查），特殊的手术史如剖宫产史、子宫动脉栓塞史等（AUB-N）；注意询问体重、情绪、日常生活的变化，询问异常出血的诱因（AUB-O），有无急性 AUB 及 AUB-C 的病史；AUB 与服药或治疗的关系（AUB-I）；IMB 是否有规律，有无诱因，是否合并其他不适；询问既往药物治疗历史及其效果。

2. 体格检查 初诊时需查体，尤其是对于急性 AUB 及治疗效果不满意的 AUB 患者。①主要的全身检查包括患者的生命体征，测身高、体重并计算体重指数判断是否肥胖、消瘦，是否有多囊卵巢综合征的体征如多毛和痤疮，有无甲状腺疾病的体征如甲状腺肿大和甲状腺结节，胰岛素抵抗的体征如黑棘皮病，凝血相关疾病的体征如皮肤瘀点、瘀斑及黏膜苍白，有无泌乳、腹部压痛及反跳痛等。②盆腔检查不可或缺。对于有性生活的患者应进行阴道检查及双合诊。通过阴道检查有助于确定出血来源，排除子宫颈、阴道病变，必要时还可行液基细胞学检查（liquid-based cytology，LBC）。通过双合诊可评估子宫大小以及有无包块等病变。无性生活者必要时经肛门直肠检查盆腔，可发现盆腔包括子宫的异常。

3. 辅助检查 育龄期女性首先需测定血或尿 hCG 排除妊娠相关出血后，推荐以下基本检查：血常规检查，评估出血严重程度并除外 AUB-C，必要时可行凝血功能检查；B 超检查，排除或发现"PALM"、AUB-I、AUB-N 的线索。此外，结合患者病史，可酌情选择甲状腺、肾上腺等相关内分泌功能测定，肝肾功能检测等,排除其他相关疾病。

诊断 AUB-O 最常用的手段是 BBT 以及估计下次月经前 5～9 天(相当于黄体中期)的血清孕酮水平测定。有条件时应尽量选择早卵泡期检测卵泡刺激素、黄体生成素、催乳素、雌二醇、睾酮和促甲状腺激素,评估脑垂体时可进行CT 或 MRI 检查,有助于分析无排卵的病因;但在获得检测结果前不必等待,应及时给予患者必要的治疗,尤其是对急性 AUB 患者。

诊刮或宫腔镜检查:对年龄≥45 岁、长期不规律子宫出血、有子宫内膜癌高危因素(如高血压、肥胖、糖尿病等)、B 超检查提示子宫内膜过度增厚并且回声不均匀、药物治疗效果不满意者应行诊刮并行病理检查,以除外子宫内膜病变;有条件者推荐宫腔镜直视下活检。

三、治疗目的及原则

(一)治疗目的

AUB-O 在急性出血期以止血为首要目的,需维持患者一般状况和生命体征,积极支持疗法(输液、输血),使用药物尽快止血并纠正贫血;出血停止后选择适当的治疗方案调整周期,预防子宫内膜增生和 AUB 复发;有生育要求者行诱导排卵治疗助孕,完成生育后长期随访,并进行相关的科普教育。

(二)治疗原则

由于 AUB-O 涉及从初潮到绝经的各年龄段,不同年龄段的常见病因不同,临床表现多样,患者需求也不同,涉及发育、生殖和避孕等。治疗方法的选择应综合考量患者的年龄、出血量、出血速度、贫血严重程度、是否耐受、是否有生育要求等。

1. 对于无排卵 AUB-O 患者,急性 AUB 时除积极性激素治疗外,需同时配合止血药、抗贫血药等辅助治疗手段,改善患者的一般情况,维持稳定的生命体征。血止后应对患者强调调整周期的必要性,开展定期随访以保证患者按要求用药。

2. 稀发排卵如不超过 60 天,可以随访观察,稀发排卵超过 60 天则处理与无排卵相似。

3. 对于黄体功能不足患者,在排除器质性病因后,如出血不多,患者可以耐受,无治疗需求,可以观察、随访,不用药。如有治疗需求,根据有无生育要求,以及 IMB 出血类型选择治疗方案。

四、药物治疗及药学监护

(一)无排卵或稀发排卵 AUB-O 的治疗

1. **出血期止血** 急性出血期的治疗手段包括药物治疗和手术治疗。对于有诊刮指征或有药物治疗禁忌的患者,建议将诊刮(或宫腔镜检查直视下活检)、子宫内膜病理检查作为首次止血的治疗选择,同时可发现或排除子宫内膜病变;对于近期已行子宫内膜病理检查、除外恶变或癌前病变者不必反复刮宫。对于难治的、无生育要求的患者,可考虑子宫全切除术,不推荐子宫内膜切除术。药物治疗中性激素为首选药物,包括孕激素内膜脱落法,大剂量短效复方口服避孕药、高效合成孕激素内膜萎缩法。目前,国内因无静脉或肌内注射的雌激素制剂,且口服制剂起效慢,不建议在急性 AUB 止血期常规使用大剂量雌激素内膜修复法。辅助止血的药物有氨甲环酸和中药等。

(1)孕激素:也称"内膜脱落法""药物性刮宫"。适用于一般情况较好、血红蛋白≥90g/L 者。对于急性 AUB 建议肌内注射黄体酮20mg/d×3 天;对于出血淋漓不净、不愿意肌内注射的患者选用口服孕激素制剂,如地屈孕酮 10~20mg/d、微粒化黄体酮胶囊 200~300mg/d、甲羟孕酮 6~10mg/d,连用 7~10 天。停药后 1~3 天发生撤退性出血,约 1 周内血止。

(2)短效 COC:止血效果好,止血速度快,价格低,使用方便,但禁用于有避孕药禁忌证的患者。常用的短效 COC 包括炔雌醇环丙孕酮片、屈螺酮炔雌醇片、屈螺酮炔雌醇片Ⅱ(止血时后 4 片白色安慰剂不需服用)、去氧孕烯炔雌醇片、复方左炔诺孕酮片等。方法为 1 片 / 次,急性 AUB 多使用 2~3 次 /d,淋漓出血者多使用 1~2 次 /d,大多数出血可在 1~3 天完全停止;继续维持原剂量治疗 3 天以上仍无出血可开始减量,每 3~7 天减少 1 片,仍无出血,可继续减量到 1 片 /d,维持至血红蛋白含量正常、希望月经来潮,停药即可。

(3)高效合成孕激素:也称为"内膜萎缩法"。适用于血红蛋白含量较低者。使用大剂量高效合成孕激素,如炔诺酮 5~10mg/d、甲羟孕酮 10~30mg/d,连续用药 10~21 天,血止、贫血纠正后停药。也可在出血完全停止后,维持原剂量治疗 3 天后仍无出血即开始减量,减量以不超过原剂量的 1/3 为原则,每 3 天减量 1 次,直至每天最低剂量而不再出血为维持量,维持至血红蛋白含量正常、希望月经来潮,停药即可。

2. 调整周期　对 AUB-O 患者而言,止血只是治疗的第一步,几乎所有患者都需要调整周期。调整月经周期是治疗的根本,也是巩固疗效、避免复发的关键。调整周期的方法根据患者的年龄、激素水平、生育要求等而有所不同。

(1)孕激素定期撤退法:推荐使用对 HPO 轴无抑制或抑制较轻的天然孕激素或地屈孕酮。①孕激素后半周期疗法:月经周期第 11~15 天起,使用口服孕激素,如地屈孕酮 10~20mg/d 或微粒化黄体酮胶囊 200~300mg/d,共 10~14 天,酌情应用 3~6 个周期。②孕激素全周期疗法:在后半周期疗法控制不好时采用。自月经第 5 天起连续服用 20 天,建议剂量:地屈孕酮 10~30mg/d;微粒化黄体酮 200~300mg/d;醋酸甲羟孕酮(medroxyprogesterone acetate,MPA)4~

10mg/d。在长期孕激素管理时,地屈孕酮可充分转化子宫内膜,与其他合成孕激素相比不增加乳腺癌和血栓的风险。

(2)短效 COC:适用于经量多、痤疮、多毛、痛经、经前期综合征、有避孕要求的患者,可达到"一举多得"的作用,服用方法与避孕方法相同。应注意口服避孕药的潜在风险。

(3)左炔诺孕酮宫内缓释节育系统:机制为子宫腔内局部定期释放低剂量孕激素(levonorgestrel, LNG 20μg/d),既有非常好的避孕作用,又可长期保护子宫内膜,显著减少出血量,同时由于外周血中的药物浓度很低,对全身的副作用较小。特别适合病程长、病情反复发作、肥胖和围绝经期患者。LNG-IUS 的应用过程中有一些常见的不良反应(如点滴出血等),建议放置前充分告知患者以增加放置后的依从性。

(4)促排卵:希望尽快妊娠的患者可予促排卵,包括口服氯米芬、来曲唑、中药等。如能排卵,即使暂时不能妊娠,排卵后产生的孕激素可以调整月经。具体用法:自月经周期第 2～6 天开始,氯米芬推荐起始剂量为 50mg/d,连用 5 天;来曲唑推荐起始剂量为 2.5mg/d,连用 5 天。如卵巢无反应,第二周期逐渐增加剂量(氯米芬递增剂量 50mg/d;来曲唑递增剂量 2.5mg/d)。氯米芬最大剂量为 150mg/d;来曲唑最大剂量为 7.5mg/d。当单药诱发排卵疗效不佳者,可联合外源性促性腺激素治疗。

(5)雌孕激素序贯治疗:在少数青春期或生育期患者,如孕激素治疗后不出现撤退性出血,考虑是内源性雌激素水平不足,或绝经过渡期有雌激素缺乏症状的患者,可使用雌孕激素序贯治疗,也可使用复合制剂,如戊酸雌二醇片 / 雌二醇环丙孕酮片、雌二醇片 / 雌二醇地屈孕酮片。应特别注意围绝经期绝经激素治疗(menopausal hormone therapy, MHT)的管理和监护。

3. 其他治疗 其他治疗对于维持一般状况和生命体征非常重要,配合性激素治疗可达到更好的止血效果,可酌情同时进行。

(1)一般止血药:如抗纤溶药氨甲环酸,每次 1g, 2～3 次 /d,每月 5～7 天。

(2)丙酸睾酮:具有对抗雌激素的作用,可减少盆腔充血和增加子宫张力,减少子宫出血速度,并有协助止血、改善贫血的作用,每个周期肌内注射 75～300mg,酌情平分为多天多次使用。

(3)出血严重时需输血、补充血红蛋白及凝血因子,如浓缩红细胞、纤维蛋白原、血小板、新鲜冻干血浆或新鲜全血。

(4)对于中、重度贫血患者在上述治疗的同时,酌情选择口服或静脉铁剂、促红细胞生成素、叶酸治疗。

(5)对于出血时间长、贫血严重、抵抗力差并有感染征象者,应及时应用抗菌药物。

（二）不同年龄段无排卵或稀发排卵 AUB-O 患者的治疗方法选择

1. 青春期

（1）出血期止血：推荐孕激素内膜脱落法、短效 COC 治疗。不推荐高效合成孕激素内膜萎缩法，因不良反应较多。不推荐常规使用诊刮或宫腔镜检查，因子宫内膜病变的风险不高，仅在药物治疗效果不佳、怀疑或不能除外子宫器质性病变时使用。

（2）调整周期：推荐天然孕激素或地屈孕酮定期撤退法及使用短效 COC，可连续使用 3～6 个月作为 1 个疗程，停药并观察效果，如 AUB 复发，可积极重新开始治疗。不推荐常规使用雌孕激素序贯疗法，仅在少见的情况，如孕激素治疗后不出现撤退性出血，考虑是内源性雌激素水平不足时使用。

2. 生育期

（1）出血期止血：推荐短效 COC 治疗、孕激素内膜脱落法、高效合成孕激素内膜萎缩法。酌情将诊刮或宫腔镜检查、子宫内膜病理检查作为出血量多、需尽快止血的重要方法，此方法止血或减少出血量的速度快，并可明确是否有子宫内膜病变，但不建议反复使用。

（2）调整周期：①有生育要求者，希望尽快妊娠者可予促排卵，包括口服氯米芬、来曲唑、中药等。推荐选择不影响妊娠的天然孕激素或地屈孕酮定期撤退法。证据显示，地屈孕酮 10～20mg/d 不抑制排卵。②无生育要求者，短期内无生育要求者，推荐短效 COC，既可以避孕，又可调整月经周期，并有多种非避孕益处，如治疗痤疮、多毛、减少月经量、缓解痛经等。长期（超过 1 年）无生育要求者，推荐选择 LNG-IUS；也可长期使用短效 COC，可减少子宫内膜癌、卵巢恶性肿瘤等多种恶性肿瘤的发生率，并可避免反复发作的 AUB-O。生育期使用短效 COC 推荐长期连续使用，不建议间歇使用。

3. 绝经过渡期　绝经过渡期的持续时间平均为 4～5 年，绝经过渡期 AUB-O 易反复发生，且子宫内膜增生、子宫内膜癌的风险增加，需要长期管理。同时，随着年龄增加，出现高血压、糖尿病、高脂血症等的风险增加，选择用药时需考虑对全身影响较小的、更安全的治疗方案及药物。

（1）出血期止血：推荐使用孕激素内膜脱落法、高效合成孕激素内膜萎缩法，相对较安全。不推荐大剂量（2～3 片/d）短效 COC 止血，因可能增加绝经过渡期患者的血栓发生风险。推荐将诊刮或宫腔镜检查、子宫内膜病理检查作为怀疑有子宫内膜病变患者首次止血的治疗选择；对于近期已行子宫内膜病理检查、除外恶性情况者不必反复刮宫。

（2）调整周期：①LNG-IUS，可长期、有效保护子宫内膜，显著减少月经出血量，并有安全可靠的避孕效果，全身的副作用较少。1 次放置可维持 5 年，可达到长期管理的效果，可作为绝经过渡期患者的长期、安全、简便的选择，尤其适用于经量过多的患者。对于绝经过渡期较常合并的子宫内膜息肉、子宫肌瘤、子宫腺肌病、子宫内膜增生等有额外的治疗益处。②孕激素定期撤退法，推荐使用天然孕激素或地屈孕酮，不增加心血管疾病和乳腺癌的风险或风险较低。方法同青春期、生育期，但需长期管理，定期撤退出血，直至使用孕激素不能撤退出血、自然绝经为止。③伴有明确雌激素缺乏症状者，无性激素治疗禁忌证，可启动激素补充治疗（hormone replacement therapy，HRT），推荐天然雌激素与孕激素或地屈孕酮序贯治疗，有规律地撤退性出血，可同时缓解围绝经期症状。④短效 COC，慎用，适用于经量多、有避孕需求、无使用禁忌证的患者。1 片 /d，21～24 天，规范使用。

AUB-O 常用的激素治疗方法选择见表 7-4。

表 7-4　AUB-O 常用的激素治疗方法选择

激素	青春期		生育期		绝经过渡期	
	出血期止血	调整周期	出血期止血	调整周期	出血期止血	调整周期
天然孕激素或地屈孕酮	可选择	可选择	可选择	可选择	可选择	可选择
短效 COC	可选择	可选择	可选择	可选择		慎用
高效合成孕激素		可选择		可选择		
LNG-IUS				可选择		可选择
促排卵				可选择		
雌孕激素序贯疗法						可选择

（三）黄体功能不足所致 AUB-O 的治疗

1. 无生育要求　可采用短效 COC 治疗，可很好地控制周期，治疗多种 IMB，尤其适用于有避孕需求的患者。推荐使用短效 COC 3 个周期，病情反复者可酌情延长至 6 个周期；效果不佳者需排除其他原因导致的 IMB。

2. 有生育要求　通常可以酌情采用氯米芬或来曲唑促排卵，改善卵泡发育和黄体功能，减少 IMB。①卵泡期出血：也称月经期延长。主要因卵泡发育不佳、子宫内膜修复不良所致。可在少量出血期间，使用小剂量雌二醇 1～2mg/d 连续 3～5 天帮助修复子宫内膜，血止后停药；或氯米芬、来曲唑促排卵，促进卵泡发育。②黄体期出血：因黄体功能不足不能维持子宫内膜稳定而提前少量出血。可在黄体期补充口服孕激素（剂量及方法与上文调整周期相同），或卵泡期使用氯米芬或来曲唑促排卵，通过促进卵泡发育而改善黄体功能。

（四）药物监护要点

1. 治疗前的药学评估　异常子宫出血的病因复杂，药物治疗前需明确诊断。

（1）详细询问病史：在排除妊娠、排除了"PALM-CIN"等病因后，针对不同年龄阶段患者 AUB-O 特点，详细了解其出血史与月经频率、规律性、经期长度和出血量相关信息，是否伴随痤疮、多毛、经前期综合征、痛经、溢乳、性交痛等症状，了解患者有无生育需求。

（2）详细询问既往及目前用药情况，掌握患者用药经验及依从性，以便有针对性地进行药学监护及宣教。

（3）评估药物治疗适应证、禁忌证和慎用情况，结合患者治疗目的和需求，选择最适合患者的药物治疗方案。

2. 治疗中的药学监护　从药物治疗有效性、安全性和依从性角度开展药物治疗管理。

（1）药物治疗的有效性评估：①出血期止血，孕激素内膜脱落法在停药 1～3 天发生撤退性出血，约 1 周内血止。短效 COC 和孕激素内膜萎缩法通常用药后 24～72 小时完全血止。②调整周期，使用孕激素定期撤退法、短效 COC、雌孕激素序贯疗法的患者应恢复正常月经周期。选择 LNG-IUS 调整周期的患者，在上环初期可能出现出血模式改变，随后出血减少或闭经。有生育要求的患者可选择促排卵方案，如能排卵，即使未成功妊娠，排卵后产生的孕激素也可以帮助规律月经。

（2）药物治疗的安全性评估

1）常见不良反应的监测与处理：天然孕激素或地屈孕酮不良反应通常轻微可耐受，与其他合成孕激素相比不增加心血管疾病和乳腺癌的风险或风险较低。常见不良反应包括阴道出血、体重改变、乳房肿胀、恶心、头晕、头痛、疲倦、发热、失眠、皮疹、黄疸等。黄体酮肌内注射后应注意监护患者局部皮肤、肌肉的不良反应。口服黄体酮由于肝脏首过效应，有效成分大部分经肝脏代谢分解，生物利用度低，需要剂量较大，经肝脏代谢分解后产生的代谢产物多，头晕、嗜睡等中枢神经系统症状可能较明显，对肝脏影响较地屈孕酮大。

短效 COC 常见不良反应包括：①类早孕反应，少数妇女常在服药第 1～2 周期发生，如轻度的恶心、食欲减退、头晕、乏力、嗜睡、呕吐等，继续服药后即可自行改善。②阴道流血，一般发生在服药初期，表现为点滴出血或月经样突破性出血。较常见的原因一部分与服药初期一些妇女体内激素水平波动有关，另外常见的原因为漏服、不定时服用、服药方法错误或药品质量受损等。可在医师检查指导下处理。③月经量减少或停经，这是因为 COC 会抑制子宫内膜增生，导致月经量减少或停经。出现月经量减少一般不需要处理，因为不影响健康，停药后自行恢复正常。对停经的妇女，需排除妊娠的可能。若使用者确实不能接受月经量减少或停经，根据具体情况可停用或更换其他避孕方法。④乳房胀痛，一般不需处理，随服药时间延长，症状可自行消失。⑤体重增加，少数妇女服药后发生水钠潴留，表现为体重轻度增加。不影响健康，若体重增加明显可以停药观察。⑥皮肤褐斑，少数妇女服药后出现皮肤褐斑，日晒后加重。不影响健康。停药后多能自行减弱。⑦极少数使用者可出现精神抑郁、头晕、乏力、性欲减退、皮疹、皮肤瘙痒等。长期用药可尽量选择低雌激素含量制剂，并注意监测心血管系统、乳腺风险。

高效合成孕激素常见不良反应同天然孕激素，包括体重波动、食欲增加、头痛、头晕、困倦、失眠、恶心、呕吐、乳房胀痛、肝功能改变、黄疸、水肿、过敏等。因内膜萎缩法通常使用大剂量高效合成孕激素，上述症状可能会有一定程度加重。同时应注意监测与其雄激素活性或糖皮质激素活性相关的不良反应，并关注心血管疾病和乳腺癌风险。

左炔诺孕酮宫内节育系统最常见的不良反应是出血模式改变，包括初始使用可导致经期延长、不规则出血、点状出血，随后可使出血减少或导致闭经。这些不良反应通常无须治疗，点滴阴道出血多是间断发生，随着使用时间的延长，症状也会逐渐减轻。闭经患者通常在环取出后月经周期即可恢复。

促排卵药物治疗可能导致多胎妊娠及相关母婴危险、卵巢过度刺激综合征（ovarian hyperstimulation syndrome，OHSS），需加强监测。

雌孕激素序贯疗法的不良反应通常轻微，较常见不良反应主要有乳房胀痛，此外部分患者可能出现恶心、腹胀等胃肠道不适症状，通常不影响药物的继续使用，若患者实在不能耐受，还可以通过使用较低剂量或改变雌激素给药途径来减轻。阴道不规则出血通常发生在初始用药 6 个月以内，发生原因常与体内雌激素水平波动相关，随服药时间延长症状可自行消失。

2）可能的药物相互作用：因口服雌激素和孕激素均在小肠被吸收，增加胃 pH 的药物（包括质子泵抑制剂、抗酸药和 H_2 受体拮抗剂）、诱发腹泻或呕吐的药物可能会降低激素类药物吸收。

口服雌孕激素是细胞色素 P450 酶（cytochrome P450，CYP）3A4 的底物，其与酶诱导剂及酶抑制剂可发生相互作用。酶诱导剂如抗癫痫药（卡马西平、奥卡西平、苯巴比妥、苯妥英、扑米酮、托吡酯）、抗菌药物（利福平、利福布汀）、抗逆转录病毒药物（依非韦伦、奈韦拉平、利托那韦可通过诱导葡糖醛酸化来降低孕激素的生物利用度）、抗抑郁药（圣约翰草）、波生坦等可降低雌孕激素类药物血药浓度影响疗效。酶抑制剂如抗菌药物（红霉素、克拉霉素）、抗真菌药（氟康唑、伊曲康唑、伏立康唑、泊沙康唑）、抗逆转录病毒药物（阿扎那韦）等可能会增加激素水平从而增加不良反应的发生。

其他需考虑的情况:雌激素可降低拉莫三嗪的血清浓度,可能会增加癫痫的发作频率。甲减患者同时使用口服雌激素可能需要增加左甲状腺素钠的剂量,以抵消甲状腺素结合球蛋白增加所导致的 T_4 生物利用度降低。雌激素可能会增加血压并对抗抗高血压药的疗效。雌激素可拮抗降血糖药的降血糖作用。雌激素可能会增加他克莫司浓度,雌孕激素可增加环孢素水平,必要时可行血药浓度监测。雌孕激素可增加司来吉兰水平,应避免同用。雌激素可将罗匹尼罗的清除率降低三分之一。雌激素会增加褪黑激素的血浆浓度。雌孕激素可能会增加伏立康唑的水平。雌孕激素可能增加氯氮䓬、地西泮和硝西泮的血药浓度。雌激素可轻微降低茶碱的清除率,从而导致血浆浓度升高,如果出现不良反应,建议减少剂量。雌孕激素可能增加替扎尼定水平及其不良反应。雌激素可加重三环类抗抑郁药的不良反应,同时减弱其疗效。急性乙醇摄入可导致雌激素血药浓度升高,使用激素类药物患者应限制饮酒量,以减少乙醇对雌激素代谢的影响。

(3)患者教育:在药学监护实践中,不依从的患者是指一个人不能够或不愿意按医嘱服用有效、安全的合适药物。为了保证患者的依从性,应对患者进行充分的用药教育,消除患者用药疑虑。

1)强调按时、按量用药,不可自行停药或改变用药方案,按要求随访。

2)服药方法:雌激素、孕激素的吸收均不受进食影响,可在一天中的任何固定时间服药。告知患者服药后常见不良反应通常不影响继续治疗。但若出现单侧腿肿胀或沿腿部静脉肿胀、腿部疼痛、皮温上升、突发气短或呼吸急促、突发咳嗽伴出血、突发视力改变、严重头晕或头痛、胆汁淤积性黄疸或胆汁淤积性瘙痒、意识障碍等,需警惕严重不良反应发生,告知患者及时停药就医。

3)服药不依从的后果:为了进一步增加患者的依从性,应告知患者未规律服药的后果。间断不规律服用雌孕激素类药物,不但不能保证治疗效果,也可能导致异常阴道出血。叮嘱患者若出血停止后不行规律周期治疗,子宫内膜增生和异常子宫出血可能会复发,且长期子宫内膜增生可能导致内膜癌变。

3. 治疗终点确定　①青春期 AUB-O 患者调整周期以 3～6 个月为一疗程,应随访监护至患者自身 HPO 轴功能成熟、月经规律止。②生育期应明确 AUB-O 病因,有生育要求者可予以促排卵助孕,产后再行调整周期治疗。使用短效 COC 调整周期推荐长期连续使用,不建议间歇使用。③绝经过渡期的持续时间平均为 4～5 年,AUB-O 易反复发生,且子宫内膜增生、子宫内膜癌的风险增加,需要长期管理至绝经。

五、案例

病历摘要 1：

基本信息： 患者，女性，45 岁，身高 162cm，体重 60kg，BMI 22.86kg/m^2。

主诉： 阴道流血 20 天，量多 7 天，乏力 1 天。

现病史： 月经紊乱半年，表现反复不规则阴道流血 20～30 天，一直服用中药治疗，现阴道流血 20$^+$ 天，中药疗效欠佳。

既往史： 既往体健，诉有乳腺结节（3 类），否认乳腺癌、血栓病史，否认心脏病、高血压、糖尿病等慢性病病史，否认结核、乙肝等传染病史，否认白血病、地中海贫血、血友病等遗传病史，否认外伤、输血、手术史，预防接种史不详。

月经婚育史： 初潮 15 岁，既往月经规律 5～6/28～30 天，月经量中，无痛经。G2P1^{+1}。26 岁结婚，丈夫体健。

个人史： 生于当地，无不良嗜好。

家族史： 否认家族遗传史。

过敏史： 否认药物、食物过敏史。

查体： 贫血貌。外阴有血迹；阴道畅，有血迹；子宫 50$^+$ 天大，无压痛；双附件阴性。

辅助检查： 血常规，Hb 48g/L；血 hCG（－）；凝血无异常；阴道 B 超，子宫前后径 5.5cm，肌层回声欠均匀，内膜厚 1.6cm，双附件（－）；内分泌六项，FSH 22.74IU/L，LH 9.73IU/L，E$_2$ 439.2pmol/L，T 0.46nmol/L，PRL 248.02mIU/L，P 0.3nmol/L；其余检查无明显异常。

诊断： 排卵障碍相关异常子宫出血，重度贫血

诊治过程： 立即收入院，输血纠正贫血。并行诊刮术，诊刮病检示子宫内膜增生。医生建议患者安放左炔诺孕酮宫内缓释节育系统，患者拒绝，复查 Hb 98g/L，予以出院，嘱出院 1 周门诊复诊。

2020-07-07（第二次就诊）

主诉： 诊刮术后 1 周，仍有阴道流血。要求药物治疗。

查体： 外阴有血迹；阴道畅，有血迹；子宫增大无压痛；双附件未扪及异常。

辅助检查： Hb 86g/L。

治疗方案：

1．地屈孕酮片 10mg p.o. q.8h.×7 天，如服药 3 天阴道流血未停止，立即复诊。

2．多糖铁复合物胶囊 300mg p.o. q.d.。

3．1 周后复诊。

2020-07-14(第三次就诊)

主诉:服用地屈孕酮第4天阴道流血停止。

查体:患者拒查。

治疗方案:地屈孕酮片10mg p.o. q.12h.×13天。停药后复诊。

2020-07-28(第四次就诊)

主诉:药已服完,在服用地屈孕酮10mg q.12h.×10天后,有淡血水从阴道流出。

查体:外阴、阴道畅,未见血迹;子宫增大无压痛;双附件未扪及异常。

辅助检查:Hb 95g/L。

治疗方案:

1. 今日停药观察月经来潮情况。

2. 采用孕激素全周期疗法调整周期,从月经第5天开始服用地屈孕酮10mg q.12h.×20天。

3. 月经来潮复诊。

2020-09-01(第五次就诊)

主诉:上次月经经期持续6天,量中。现停药8天,月经来潮第5天,量中。

查体:患者拒查。

治疗方案:仍然采用孕激素全周期疗法调整周期,从月经第5天开始服用地屈孕酮10mg q.d.×20天。按照此方法服用2个月经周期复诊。

2020-10-27(第六次就诊)

主诉:月经周期正常,为28天左右,月经量正常,经期持续5天。

治疗方案:仍然采用孕激素全周期疗法调整周期,从月经第5天开始服用地屈孕酮10mg q.d.×20天。按照此方法继续服用3个月经周期复诊。

问题(含答案要点)

问题1:患者诊刮术后7天仍有阴道流血复诊,给予地屈孕酮片治疗是否合理并说明原因。

答案要点:

1. 患者为围绝经期患者,经输血纠正贫血,诊刮止血同时明确内膜病理为子宫内膜增生,诊断为排卵障碍相关异常子宫出血。患者拒绝安放左炔诺孕酮宫内缓释节育系统,术后7天仍有阴道流血,门诊复查Hb 86g/L。根据2018年《排卵障碍性异常子宫出血诊治指南》,对于绝经过渡期AUB-O患者,当血红蛋白<90g/L时,出血期止血药物推荐使用高效合成孕激素"内膜萎缩法",持续用药至血红蛋白含量正常、希望月经来潮时停药。考虑到血栓风险,不再推荐使用复方短效口服避孕药。同时该指南指出,绝经过渡期"选择用药时需考虑对全身影响较小的、更安全的治疗方案及药物"。

2．此例患者有乳腺结节（3 类），且已经过诊刮手术刮除了过度增生的子宫内膜。考虑到乳腺和心血管系统安全性，选择地屈孕酮进一步转化内膜止血。

3．地屈孕酮又名去氢孕酮，是一种口服孕激素，对孕激素受体有高度选择性，无雌激素、雄激素及肾上腺皮质激素作用；地屈孕酮与其他合成孕激素相比不增加乳腺癌和血栓的风险。与微粒化黄体酮相比生物利用度高，不良反应少，肝脏负荷小。

4．地屈孕酮禁忌证包括对本品成分或任何辅料过敏者、肿瘤、严重肝脏疾病史等，本例患者无地屈孕酮禁忌，可以使用。

5．在《围绝经期异常子宫出血诊断和治疗专家共识》中，地屈孕酮用于转化子宫内膜的剂量可为 10～30mg/d；为了尽快止血，给予患者地屈孕酮片 10mg p.o. q.8h.×7 天治疗，并告知患者如服药 3 天阴道流血未停止，立即复诊，再给予合成高效孕激素不迟。

6．本患者用药第 4 天血止，且后续通过地屈孕酮减量停药撤退出血、地屈孕酮全周期疗法调整周期治疗后，有了规律的月经周期，经量正常，也证实了地屈孕酮的选药及给药方案合理。

问题 2：试述本患者调整周期为何选择孕激素全周期疗法，并指出临床药师应就地屈孕酮片给予患者哪些用药指导？

答案要点：

1．根据 2018 年《排卵障碍性异常子宫出血诊治指南》，绝经过渡期 AUB-O 患者可选择的调整周期方案包括天然孕激素或地屈孕酮定期撤退法，及 LNG-IUS。本例患者拒绝使用 LNG-IUS，故应考虑孕激素定期撤退法治疗。

2．孕激素后半周期疗法与全周期疗法所使用的孕激素均为天然黄体酮或地屈孕酮，主要区别在于：孕激素后半周期疗法在月经周期中连续使用孕激素 10～14 天，而孕激素全周期疗法是从月经来潮第 5 天起连续用药 20 天，在充分转化子宫内膜、减少月经量方面更有优势。

3．本例患者诊刮提示内膜病理为子宫内膜增生。《围绝经期异常子宫出血诊断和治疗专家共识》中指出，周期性孕激素治疗在诱导不伴不典型性子宫内膜增生转归的疗效，与口服孕激素全周期疗法或 LNG-IUS 相比，子宫内膜增生转变为正常的比率低。口服孕激素或 LNG-IUS 治疗时间建议至少 6 个月，推荐子宫内膜组织病理学检查进行随诊，子宫内膜增生逆转为正常后，仍应采取前述孕激素后半周期或全周期疗法控制月经，直至绝经。

4．本例患者采用地屈孕酮全周期疗法，从月经第 5 天开始服用地屈孕酮 10mg q.12h.×20 天，之后根据患者月经量减少情况，变更方案为从月经第 5 天开始服用地屈孕酮 10mg q.d.×20 天，连续用药 5 个月经周期以充分逆转子宫内膜增生。方案选择及药物用法用量合理。

5．临床药师应交代患者地屈孕酮吸收不受食物影响，空腹或与食物同服均可。若空腹服药出现胃部不适，可与食物同服。开始服药最初几个月可能出现恶心、呕吐、腹痛、乳房疼痛等不良反应，继续用药一段时间后可自行缓解；如出现严重头痛、血压升高、黄疸等，应警惕严重不良反应，立即停药就诊。

病历摘要2：

基本信息： 患者，女性，18岁，身高158cm，体重45kg，BMI 18.03kg/m^2。

主诉： 阴道异常出血1周。

现病史： 患者平素月经不规律，经期5～7天，周期27～40天，月经量正常，偶有痛经。末次月经2020-08-18，前次月经2020-07-03，诉此次月经推后，月经量无明显诱因较前明显增加，每天量增加约2倍，大量血凝块，伴头晕乏力，不伴皮肤瘀点瘀斑、发热腹痛、阴道分泌物异味、大小便习惯改变等。

既往史： 既往体健，否认血液系统相关疾病史，否认乳腺癌、血栓病史，否认心脏病、高血压、糖尿病等慢性病病史，否认结核、乙肝等传染病史，否认外伤、输血、手术史，预防接种史不详。

月经婚育史： 初潮14岁，既往月经不规律，5～7/27～40天，月经量中，偶有痛经。否认性生活。

个人史： 生于当地，无不良嗜好。

家族史： 否认家族遗传史。

过敏史： 否认药物、食物及其他过敏史。

查体： T 36.7℃，P 105次/min，R 21次/min，BP 129/78mmHg。一般情况：神志清楚，表情自如，贫血貌，发育正常，营养中等，自主体位，步态正常，查体合作。专科查体：第二性征女性，未婚未产式。外阴发育正常，阴道口见血迹。

辅助检查： 血常规，Hb 78g/L；凝血功能，PT 10.9秒，PT（%）102.3%，PT-INR 0.99，APTT 29.0秒，FIB 2.29g/L，TT 17.4秒；血生化，GPT 13U/L，GOT 21U/L，TBIL 17.8μmol/L，ALB 36.3g/L，Urea 3.28mmol/L，血肌酐47.5μmol/L；β-hCG<1.20mIU/ml；经直肠B超，子宫前位，宫体前后径3.5cm，子宫内膜厚约0.6cm，回声欠均匀，肌层回声大致均匀，子宫腔中下段查见间距约3.4mm条状暗区分离，双附件区未见确切异常团块回声。

诊断： 排卵障碍相关异常子宫出血，中度贫血

诊治过程： 给予屈螺酮炔雌醇片止血、多糖铁复合物胶囊纠正贫血，3天后复诊观察血止情况，再制订后续用药方案。

治疗方案：

1．屈螺酮炔雌醇片（每片含屈螺酮3mg，炔雌醇0.03mg）1片 p.o. t.i.d.。

2．多糖铁复合物胶囊 300mg p.o. q.d.。

3．观察血止情况，3 天后复诊。

2020-08-28（第二次就诊）

主诉：阴道流血于昨日已停止。服药后感胃部不适、恶心、头晕。

治疗方案：

1．屈螺酮炔雌醇片（每片含屈螺酮 3mg，炔雌醇 0.03mg）1 片 p.o. t.i.d. 继续服用 3 天，若无出血，减量为屈螺酮炔雌醇片（每片含屈螺酮 3mg，炔雌醇 0.03mg）1 片 p.o. b.i.d.。嘱患者餐后服药以减轻消化系统不良反应。

2．多糖铁复合物胶囊 300mg p.o. q.d.。

3．1 周后复诊。

2020-09-04（第三次就诊）

主诉：无阴道流血，诉轻微恶心、呕吐。

查体及辅助检查：T 36.3℃，P 87 次 /min，R 20 次 /min，BP 116/72mmHg。血常规，Hb 82g/L。

治疗方案：

1．屈螺酮炔雌醇片（每片含屈螺酮 3mg，炔雌醇 0.03mg）1 片 p.o. q.d.。

2．多糖铁复合物胶囊 300mg p.o. q.d.。

3．服用完剩余 16 片屈螺酮炔雌醇片，再服用下一盒药（21 片），即继续用药 37 天后复诊。

2020-10-10（第四次就诊）

主诉：今天服用最后一片屈螺酮炔雌醇片，服药期间无阴道流血，无恶心、呕吐、头晕等。

查体及辅助检查：T 36.5℃，P 79 次 /min，R 18 次 /min，BP 121/69mmHg。专科检查拒查。血常规，Hb 103g/L。

治疗方案：

1．继续屈螺酮炔雌醇片（每片含屈螺酮 3mg，炔雌醇 0.03mg）1 片 p.o. q.d.×21 天后停药。

2．多糖铁复合物胶囊 300mg p.o. q.d.。

3．停药后等待月经来潮复诊。

2020-11-03（第五次就诊）

主诉：今日停药第 3 天，月经来潮。

查体：T 36.1℃，P 82 次 /min，R 20 次 /min，BP 114/67mmHg。专科检查拒查。血常规，Hb 115g/L。

治疗方案：使用屈螺酮炔雌醇片（每片含屈螺酮 3mg，炔雌醇 0.03mg）调整周期，从月经来潮第 3 天开始口服屈螺酮炔雌醇片 1 片 q.d.×21 天后停药。停药后月经来潮第 3 天再开始口服下一周期药物。按照此方法服用 3 个月经周期后停药，观察月经恢复情况。若服药 3 个月经周期后，停药 1 个月经周期未来潮则建议复诊。

问题（含答案要点）

问题 1：试评价该患者使用屈螺酮炔雌醇片治疗的合理性。

答案要点：

1. 患者为青春期女性，首次就诊门诊诊断 AUB-O，查 Hb 78g/L。根据 2018 年《排卵障碍性异常子宫出血诊治指南》，对于青春期 AUB-O 患者，当 Hb <90g/L 时，出血期止血不适合选用孕激素内膜脱落法，同时由于高效合成孕激素内膜萎缩法不良反应多，不推荐青春期患者选用，故药物治疗推荐使用复方短效口服避孕药内膜萎缩法。

2. 因患者处于急性出血期，推荐用法为短效 COC 1 片 / 次，口服，3 次 /d，待出血在用药 1～3 天完全停止后，继续维持原剂量治疗 3 天以上仍无出血可开始减量，每 3～7 天减少 1 片，仍无出血，可继续减量到 1 片 /d，维持至血红蛋白含量正常、希望月经来潮时停药。本患者急性出血期止血方案严格遵照推荐执行，药物选择及用法用量合理。

3. 因青春期患者 AUB-O 的主要原因是 HPO 轴精细调节尚未成熟，导致无排卵或稀发排卵，孕激素缺乏。故在血止之后需要进行调整周期治疗，以保护子宫内膜，避免 AUB 复发。

4. 青春期 AUB-O 患者调整周期推荐使用天然孕激素或地屈孕酮定期撤退法，或者使用短效 COC 连续治疗 3～6 个月经周期后停药观察患者自身月经周期情况，若 AUB 复发可再重新启动治疗。

5. 本患者选用短效 COC 连续治疗 3 个月经周期规律月经，药物选择和用法用量合理。

问题 2：患者首次就诊使用屈螺酮炔雌醇片，临床药师应给予患者哪些用药指导？

答案要点：

1. 屈螺酮炔雌醇片吸收不受进食影响，为减少药物对胃肠道的刺激，请在三餐餐后立即服药。

2. 按时、按量服用屈螺酮炔雌醇片对止血至关重要，建议根据就餐时间设定闹钟提醒自己服药，避免漏服。

3. 出血通常在用药 1～3 天完全停止，血止后用药方案会有调整，您需要留意出血情况，在医生要求的时间复诊。

4. 服药后常见不良反应包括轻度的恶心、食欲减退、头晕、乏力、嗜睡、呕吐、乳房胀痛等，通常不影响继续治疗。但若出现单侧腿肿胀或沿腿部静脉肿胀、腿部疼痛、皮温上升、突发气短或呼吸急促、突发咳嗽伴出血、突发视力改变、严重头晕或头痛、胆汁淤积性黄疸或胆汁淤积性瘙痒、意识障碍等，需警惕严重不良反应发生，及时停药就医。

（吴　越　杨　勇）

参 考 文 献

[1] KJERULFF K H, ERICKSON B A, LANGENBERG P W. Chronic gynecological conditions reported by US women: findings from the National Health Interview Survey, 1984 to 1992. Am J Public Health, 1996, 86(2): 195-199.

[2] SINGH S, BEST C, DUNN S, et al. No. 292-abnormal uterine bleeding in pre-menopausal women. J Obstet Gynaecol Can, 2018, 40(5): e391-e415.

[3] 中华医学会妇产科学分会妇科内分泌学组. 排卵障碍性异常子宫出血诊治指南. 中华妇产科杂志, 2018, 53(12): 801-807.

[4] 谢幸, 孔北华, 段涛. 妇产科学. 9版. 北京: 人民卫生出版社, 2018.

[5] 徐丛剑, 华克勤. 实用妇产科学. 4版. 北京: 人民卫生出版社, 2018.

[6] APTER D, VIHKO R. Early menarche, a risk factor for breast cancer, indicates early onset of ovulatory cycles. J Clin Endocrinol Metab, 1983, 57(1): 82-86.

[7] Practice bulletin no. 136: management of abnormal uterine bleeding associated with ovulatory dysfunction. Obstet Gynecol, 2013, 122(1): 176-185.

[8] 中华医学会妇产科学分会绝经学组. 围绝经期异常子宫出血诊断和治疗专家共识. 中华妇产科杂志, 2018, 53(6): 396-401.

[9] Faculty of Sexual & Reproductive Healthcare. FSRH clinical guidance: drug interactions with hormonal contraception [EB/OL]. [2023-04-15]. https://www.fsrh.org/standards-and-guidance/documents/ceu-clinical-guidance-drug-interactions-with-hormonal/

第二节　闭　　经

闭经（amenorrhea）是常见的妇科症状，表现为无月经或月经停止。闭经可分为生理性闭经和病理性闭经。女性一生中有几个阶段会发生生理性闭经，如青春期前、妊娠期、哺乳期、绝经期。病理性闭经情况复杂，发病率为3%～4%，根据既往有无月经来潮，分为原发性闭经（primary amenorrhea）和继发性闭经（secondary amenorrhea）两类。WHO将闭经归纳为3种类型：Ⅰ型无内源性雌激素产生，卵泡刺激素（FSH）水平正常或低下，催乳素（PRL）水平正常，无下丘脑-垂体器质性病变的证据；Ⅱ型有内源性雌激素产生，FSH及PRL水平正常；Ⅲ型为 FSH 水平升高，提示卵巢衰竭。不同病因导致的闭经，其治疗方法和结局不同，药物治疗在其中占据重要地位。本节内容参考国内外关于闭经诊治相关指南和专著，重点阐述闭经的基本诊治流程和药学监护中需要注意的问题。

一、病因及病理生理学

由于正常月经的形成有赖于下丘脑 - 垂体 - 卵巢 - 子宫轴结构和功能的完整，因此按生殖轴病变和功能失调的部位，又可将闭经分为下丘脑性闭经、垂体性闭经、卵巢性闭经、子宫性闭经以及下生殖道发育异常性闭经。

（一）下丘脑性闭经

下丘脑性闭经是由中枢神经系统包括下丘脑各种功能和器质性疾病引起的闭经。此类闭经的特点是下丘脑合成和分泌促性腺激素释放激素（gonadotropin-releasing hormone，GnRH）功能缺陷、失调或抑制，导致垂体促性腺激素（gonadotropin，Gn），即 FSH 和黄体生成素（LH）特别是 LH 的分泌功能低下，故属低 Gn 性闭经。按病因又可分为功能性、基因缺陷或器质性、药物性三大类。

1. 功能性闭经　此类闭经是因各种应激因素抑制下丘脑 GnRH 分泌所致，治疗及时可逆转。①应激性闭经：精神打击、环境改变等可引起内源性阿片类物质、多巴胺和促肾上腺皮质激素（adrenocorticotropic hormone，ACTH）释放激素水平应激性升高，从而抑制下丘脑 GnRH 的分泌，使排卵功能发生障碍而导致闭经。②运动性闭经：运动员在持续剧烈运动后可出现闭经，与患者的心理、应激反应程度及体脂下降有关。若体重减轻 10%～15%，或体脂丢失 30% 时将出现闭经。③营养相关性闭经：慢性消耗性疾病、肠道疾病、营养不良以及神经性厌食症，致使体重急剧下降，最终导致下丘脑多种神经内分泌激素分泌水平降低，引起垂体多种促激素包括 LH、FSH、ACTH 等分泌水平下降。

2. 基因缺陷或器质性闭经　①基因缺陷性闭经：因基因缺陷引起的先天性 GnRH 分泌缺陷，主要包括伴有嗅觉障碍的卡尔曼综合征与不伴有嗅觉障碍的特发性低 Gn 性闭经。卡尔曼综合征是由于染色体 Xp22.3 的 *KAL-1* 基因缺陷所致，特发性低 Gn 性闭经是由于 GnRH 受体 1 基因突变所致。②器质性闭经：包括下丘脑肿瘤，最常见的为颅咽管瘤，肿瘤沿垂体柄生长可压迫垂体柄，影响下丘脑 GnRH 和多巴胺向垂体的转运，从而导致低 Gn 性闭经伴垂体催乳素分泌增加；尚有炎症、创伤、化疗等原因。

3. 药物性闭经　长期使用抑制中枢或下丘脑的药物，如抗精神病药、抗抑郁药、避孕药、甲氧氯普胺、鸦片等可抑制 GnRH 的分泌而导致闭经；药物性闭经是可逆的，一般停药后均可恢复月经。

（二）垂体性闭经

垂体性闭经是由于垂体病变或损伤导致 Gn 分泌降低而引起的闭经。

1. 垂体肿瘤 位于蝶鞍内的腺垂体中各种腺细胞均可发生肿瘤，最常见的是分泌 PRL 的腺瘤，闭经程度与 PRL 对下丘脑 GnRH 分泌的抑制程度有关。

2. 空蝶鞍综合征 由于蝶鞍隔先天发育不全，或肿瘤及手术破坏蝶鞍隔，使充满脑脊液的蛛网膜下腔向垂体窝（蝶鞍）延伸，压迫腺垂体，使下丘脑分泌的 GnRH 和多巴胺经垂体门脉循环向垂体的转运受阻，从而导致闭经，可伴 PRL 水平升高和溢乳。

3. 先天性垂体病变 先天性垂体病变包括单一 Gn 分泌功能低下的疾病和垂体生长激素缺乏症；前者可能是 LH 或 FSH α、β 亚基或其受体异常所致，后者则是由于腺垂体生长激素分泌不足所致。

4. 希恩综合征 是由于产后出血和休克导致的腺垂体急性梗死和坏死，可引起腺垂体功能低下，是低 Gn 性闭经。

5. 手术和放疗损伤 由于治疗垂体或其邻近部位肿瘤的需要，进行手术或放疗而导致垂体受损。

（三）卵巢性闭经

卵巢性闭经是由于卵巢本身原因引起的闭经，属于高 Gn 性闭经，分为先天性性腺发育不全、酶缺陷、卵巢不敏感综合征及后天各种原因引起的卵巢功能减退。

1. 先天性性腺发育不全 患者性腺呈条索状，分为染色体异常和染色体正常两种类型。①染色体异常型：包括染色体核型为 45，X0 及其嵌合体，如 45，X0/46，XX 或 45，X0/47，XXX，也有 45，X0/46，XY 的嵌合体。45，X0 女性除性征幼稚外，常伴面部多痣、身材矮小、蹼颈、盾胸、后发际低、腭高耳低、肘外翻等临床特征，称为特纳（Turner）综合征。45，X0/46，XY 嵌合体还可以有各种程度的男性化表现。②染色体正常型：染色体核型为 46，XX 或 46，XY，称为 46，XX 或 46，XY 单纯性腺发育不全。XX 型应视为卵巢早衰的极端表现形式，可能与基因缺陷有关，患者为女性表型，性征幼稚；而 XY 型是由于睾丸不发育，因而也缺乏雄激素和雌激素，外生殖器保持在幼稚型，而且由于睾丸从未发育，因而未产生过抗米勒管激素（anti-Müllerian hormone，AMH），所以与 XX 型一样，均可有子宫。

2. 酶缺陷 包括 17α- 羟化酶或芳香化酶缺乏。由于上述酶缺陷，雄激素和雌激素合成障碍，导致雌激素缺乏以及 FSH 反馈性升高，临床多表现为原发性闭经、性征幼稚。46，XX 型患者有子宫，卵巢内有许多始基卵泡及窦前卵泡和极少数小窦腔卵泡,在高 FSH 的作用下可以有卵泡发育,但发育的卵泡也不能合成雌激素,因而卵泡逐渐长大,可形成囊肿,内膜始终无反应。

3. 卵巢不敏感综合征(insensitive ovarian syndrome,IOS)　又称为卵巢抵抗综合征(resistant ovarian syndrome,ROS)。Gn 受体突变可能是发病原因之一。卵巢内多数为始基卵泡及初级卵泡,但对 Gn 不敏感,无卵泡发育和排卵;内源性 Gn 特别是 FSH 水平升高;但由于卵巢间质在高 LH 刺激下产生的雄烯二酮在外周组织可转化为雌激素,因此可有女性第二性征发育。

4. 早发性卵巢功能不全(premature ovarian insufficiency,POI)　又称为卵巢早衰(premature ovarian failure,POF),是指女性 40 岁之前出现至少 4 个月闭经,性激素紊乱,2 次(间隔至少 1 个月)血清 FSH 浓度大于 25IU/L,伴雌激素水平下降。与遗传因素、病毒感染、自身免疫性疾病、医源性损伤或特发性原因有关。其中遗传方面已确定与 *FMR1*(fragile X mental retardation 1)基因前突变之间存在联系,该基因缺陷是造成脆性 X 综合征的原因。脆性 X 综合征是一种 X 连锁性疾病,它是遗传性精神发育迟滞最常见的原因。在家族性 POI 病例中,约 14% 的患者可发现存在 *FMR1* 基因前突变。

(四)子宫性及下生殖道发育异常性闭经

1. 子宫性闭经　子宫性闭经分为先天性和获得性两种。先天性子宫性闭经的病因包括米勒管发育异常的 MRKH(Mayer-Rokitansky-Kuster Hauser)综合征和雄激素不敏感综合征,以及其他子宫缺如的性发育异常疾病;获得性子宫性闭经的病因包括感染、创伤导致子宫腔粘连引起的闭经。①MRKH 综合征:该类患者卵巢发育、女性生殖激素水平及第二性征完全正常;但由于胎儿期双侧副中肾管形成的子宫段未融合而导致先天性无子宫,或双侧副中肾管融合后不久即停止发育,子宫极小,无子宫内膜,并常伴有泌尿道畸形。②雄激素不敏感综合征:患者染色体核型为 46,XY,性腺是睾丸,血中睾酮为正常男性水平,但由于雄激素受体缺陷,使男性内外生殖器分化异常。雄激素不敏感综合征分为完全性和不完全性两种。完全性雄激素不敏感综合征为完全没有雄激素作用的临床表现,外生殖器女性型且发育幼稚,无阴毛;不完全性雄激素不敏感综合征即有部分雄激素作用,可存在腋毛、阴毛,但外生殖器性别不清。③子宫内膜损伤和子宫腔粘连:一般发生在反复人工流产术后或刮宫、子宫腔感染或放疗后;子宫内膜结核时也可使子宫腔粘连变形、缩小,最后形成瘢痕组织而引起闭经;子宫腔粘连时可因子宫内膜无反应及子宫内膜破坏引起闭经。④各种医源性原因进行子宫内膜剥除术或子宫切除。

2. 下生殖道发育异常性闭经　包括子宫颈闭锁、阴道横隔、阴道闭锁及处女膜闭锁等。子宫颈闭锁可因先天性发育异常和后天子宫颈损伤后粘连所致,常引起子宫腔和输卵管积血。阴道横隔是由于两侧副中肾管融合后其尾端与泌尿生殖窦相接处未贯通或部分贯通所致,可分为完全性阴道横隔及不全性阴道横隔。阴道闭锁常位于阴道下段,其上 2/3 段为正常阴道,由于泌尿生殖窦未形成阴道下段所致,经血积聚在阴道上段。处女膜闭锁系泌尿生殖窦上皮未能贯穿前庭部所致,由于处女膜闭锁而导致经血无法排出。

(五)其他原因所致闭经

1. 性激素水平升高的疾病　包括 PCOS、先天性肾上腺皮质增生症(congenital adrenal hyperplasia,CAH)、分泌雄激素的卵巢肿瘤及卵泡膜细胞增殖症等。①PCOS:基本特征是排卵障碍及高雄激素血症,常伴有卵巢多囊样改变和胰岛素抵抗,PCOS 病因尚未完全明确,目前认为是一种遗传与环境因素相互作用的疾病。临床常表现为月经稀发、闭经及性激素过多等症状,育龄期妇女常伴有不孕。②分泌雄激素的卵巢肿瘤:主要有卵巢性索间质肿瘤,包括卵巢支持 - 间质细胞瘤、卵巢卵泡膜细胞瘤等;临床表现为明显的高雄激素血症体征,并呈进行性加重。③卵泡膜细胞增殖症:卵泡膜细胞增殖症是卵巢间质细胞 - 卵泡膜细胞增殖产生雄激素,可出现男性化体征。④CAH:CAH 属常染色体隐性遗传病,常见的有 21- 羟化酶和 11β- 羟化酶缺陷。由于上述酶缺乏,皮质醇的合成减少,使 ACTH 反应性增加,刺激肾上腺皮质增生和肾上腺合成雄激素增加;故严重的先天性 CAH 患者可导致女性出生时外生殖器男性化畸形,轻者青春期发病,可表现为与 PCOS 患者相似的高雄激素血症体征及闭经。

2. 甲状腺疾病　常见的甲状腺疾病为桥本甲状腺炎及毒性弥漫性甲状腺肿(Graves 病)。常因自身免疫抗体引起甲减或甲亢,并抑制 GnRH 的分泌从而引起闭经。也可因抗体的交叉免疫破坏卵巢组织而引起闭经。

二、临床表现及诊断

(一)闭经的分类和临床表现

闭经的临床表现有以下两类:年龄超过 14 岁,第二性征未发育;或年龄超过 16 岁,第二性征已发育,月经还未来潮,为原发性闭经,约占闭经的 5%。正常月经建立后月经停止 6 个月,或按自身原有月经周期计算停止 3 个周期以上,为继发性闭经,约占闭经的 95%。

根据病因,闭经的分类如表 7-5 所示。

表 7-5　不同部位病变所致闭经的分类

类别	原发性闭经	继发性闭经
下丘脑性闭经	功能性	功能性
	应激性闭经	应激性闭经

续表

类别	原发性闭经	继发性闭经
下丘脑性闭经	运动性闭经	运动性闭经
	神经性厌食所致闭经	营养相关性闭经
	营养相关性闭经	器质性
	基因缺陷或器质性	下丘脑浸润性疾病
	GnRH 缺乏症	下丘脑肿瘤
	下丘脑浸润性疾病	头部创伤
	下丘脑肿瘤	药物性
	头部创伤	
	药物性	
垂体性闭经	垂体肿瘤	垂体肿瘤
	空蝶鞍综合征	空蝶鞍综合征
	先天性垂体病变	希恩综合征
	垂体单一 Gn 缺乏症	
	垂体生长激素缺乏症	
卵巢性闭经	先天性性腺发育不全	卵巢早衰
	染色体异常	特发性
	特纳综合征及其嵌合型	免疫性
	染色体正常	损伤性（炎症、化疗、放疗、手术）
	46，XX 单纯性腺发育不全	
	46，XY 单纯性腺发育不全	
	酶缺陷	
	17α- 羟化酶缺陷	
	芳香化酶缺陷	
	卵巢不敏感综合征	
子宫性闭经及下生殖道发育异常性闭经	子宫性	子宫腔或子宫颈粘连
	MRKH 综合征	感染性，多见于结合性感染
	雄激素不敏感综合征	创伤性，多次人工流产术后及反复刮宫
	下生殖道发育异常性	
	子宫颈闭锁	
	阴道闭锁	
	阴道横隔	
	处女膜闭锁	

续表

类别	原发性闭经	继发性闭经
其他	雄激素水平升高的疾病	
	PCOS	
	分泌雄激素的卵巢肿瘤	
	卵泡膜细胞增殖症	
	CAH	
	甲状腺疾病	

(二)诊断

1. 病史　详细询问患者月经史、婚育史、服药史、子宫手术史、家族史以及发病的可能起因和伴随症状，如环境变化、精神心理创伤、情感应激、运动性职业或过强运动、营养状况及有无头痛、溢乳等；对原发性闭经者应了解青春期生长和发育进程。

2. 体格检查　检查全身发育状况，包括智力、身高、体重、第二性征发育情况、有无发育畸形、有无甲状腺肿大、有无乳房溢乳、皮肤色泽及毛发分布。对原发性闭经、性征幼稚者还应检查嗅觉有无缺失。

3. 妇科检查　检查内、外生殖器发育情况及有无畸形；已婚妇女可通过检查阴道及子宫颈黏液了解体内雌激素的水平。

4. 实验室辅助检查　有性生活史的妇女出现闭经，必须首先排除妊娠。通过病史及体格检查对闭经病因及病变部位有初步了解，再通过有选择的辅助检查明确诊断。不同部位所致闭经的孕激素试验、雌孕激素试验结果见表7-6。

表7-6　不同部位所致闭经的孕激素试验、雌孕激素试验结果表

部位	孕激素试验	雌孕激素试验	FSH 和 LH	雌激素	孕激素
生殖道	无撤血	无撤血	正常	正常	正常
卵巢	无撤血	有撤血	高	缺乏	缺乏
垂体下丘脑	无撤血	有撤血	不高(正常或低)	缺乏	缺乏
其他因素	有撤血	不做	正常	有	缺乏

(1)评估雌激素水平以确定闭经程度

1)孕激素试验：孕激素撤退后有出血者，说明体内有一定水平的内源性雌激素影响；停药后无撤退性出血者，则可能存在两种情况：①内源性雌激素水平低下；②子宫病变所致闭经。孕激素试验方法为：首推黄体酮20mg/d，肌内注射3~5天。口服多用于初步判断孕激素肯定会有撤退出血者：醋酸甲羟孕酮 10mg/d，口服 8~10 天；地屈孕酮 10~20mg/d，口服 8~10 天；微粒化黄体酮

100mg/次，每天 2 次，口服 10 天。

2）雌孕激素试验：服用雌激素如戊酸雌二醇或 17β- 雌二醇 2～4mg/d 或结合雌激素 0.625～1.25mg/d，20～30 天后再加孕激素（见孕激素试验方法）。①如果雌孕激素试验不来月经，说明闭经是生殖道原因，包括各种先天性或后天性疾病，比如先天性无子宫、阴道或子宫颈闭锁或者后天子宫内膜破坏等。②如果雌孕激素试验来月经，说明体内缺乏雌激素，但是生殖道正常，此时生殖激素的结果就变得尤为重要，需要根据它进行下一步判断。③如果 FSH 和 LH 高，E_2 低，说明病变部位在卵巢，属于卵巢性闭经，可见于 POI 或绝经。④如果 FSH 和 LH 正常或者偏低，E_2 低，说明为中枢性闭经，病变部位在下丘脑或垂体，为低 Gn 性闭经。需要注意的一点是：下丘脑 - 垂体性闭经并不一定伴随 FSH 和 LH 降低，有些情况还在正常早卵泡期范围，在孕激素试验不能撤退出血且雌孕激素可以撤退出血的前提下，只要 FSH 和 LH 不高，即可初步判断病因在下丘脑垂体水平。

（2）激素水平测定：建议停用雌孕激素类药物至少 1 个月后行 FSH、LH、促甲状腺激素（TSH）等激素水平测定。①PRL 及 TSH 测定：血 PRL>1.1nmol/L（25mg/L）诊断为高 PRL 血症；PRL、TSH 水平同时升高提示甲状腺功能减退引起的闭经。②FSH、LH 测定：FSH>40IU/L（相隔 1 个月，两次以上测定），提示卵巢衰竭；FSH>20IU/L，提示卵巢功能减退；LH<5IU/L 或者正常范围提示病变环节在下丘脑或垂体。③其他激素的测定：肥胖或在临床上存在多毛、痤疮等高雄激素血症体征时尚需测定胰岛素、雄激素（睾酮、硫酸脱氢表雄酮）、孕酮和 17- 羟孕酮，以确定是否存在胰岛素抵抗、高雄激素血症或先天性 21- 羟化酶缺陷等疾病。

（3）垂体兴奋试验：为了进一步明确病变部位是在垂体还是下丘脑，可采用 GnRH 垂体兴奋试验。但这样的试验对于治疗的意义不大，因为无论患者的意愿是希望月经来潮还是生育，治疗方法是一样的。GnRH 刺激试验：上午 8 时静脉注射 GnRH 100μg（溶于 5ml 生理盐水中），于用药前及用药后 15 分钟、30 分钟、60 分钟、120 分钟分别采血测定 LH。①正常：静脉给药后 LH 值比基值升高 2～3 倍，高峰出现在 15～30 分钟；②活跃反应：高峰值比基值升高 5 倍；③延迟反应：高峰出现于注射后 60～90 分钟；④无反应或低弱反应：给药后 LH 值无变化，一直处于低水平或稍有上升但不足基值的 2 倍。结果解读：①病变在卵巢，LH 基值增高，注射 GnRH 后明显活跃；②病变在垂体，LH 基值低，注射 GnRH 后低弱反应或无反应；③病变在下丘脑，LH 基值低，注射 GnRH 后正常或延迟反应。

5. 其他辅助检查

（1）影像学检查：①超声检查，盆腔内有无子宫，子宫形态、大小及内膜厚度，有无占位性病变，卵巢大小、形态、卵泡数目及有无卵巢肿瘤。②子宫输卵管造影，了解有无子宫腔病变和子宫腔粘连。③头痛、溢乳或者高 PRL 血症患者应进行头颅和 / 或蝶鞍的 MRI 或 CT 检查，以确定是否存在颅内肿瘤及空蝶鞍综合征等；有明显男性化体征者，还应进行卵巢和肾上腺超声或 MRI 检查，以排除肿瘤。

（2）基础体温测定：了解卵巢排卵功能。

（3）宫腔镜检查：排除子宫腔粘连等。

（4）腹腔镜检查：能直视下观察卵巢形态、子宫大小，对诊断多囊卵巢综合征等有价值。

（5）染色体检查：高 Gn 性闭经及性分化异常者应进行染色体检查。

三、治疗目的及原则

（一）治疗目的

治疗闭经的首要目的，是治疗隐藏在闭经这一临床表现背后的女性各类妇科内分泌功能异常和器质性疾病。包括针对主要病因给予药物或手术治疗去除诱因；行激素补充治疗，促进、维持第二性征发育并减轻症状；针对疾病病理生理紊乱行内分泌治疗；对有生育要求并适合生育的患者行促排卵治疗。

（二）治疗原则

1. 针对病因开展治疗　部分患者去除病因后可恢复月经。如神经、精神应激导致闭经的患者应进行有效的心理疏导；低体重或因过度节食、消瘦所致闭经者应调整饮食、加强营养；运动性闭经者应适当减少运动量及训练强度；对于下丘脑（颅咽管肿瘤）、垂体肿瘤（不包括分泌 PRL 的肿瘤）及卵巢肿瘤引起的闭经，应手术去除肿瘤；含 Y 染色体的高 Gn 性闭经，其性腺具恶性潜能，应尽快行性腺切除术；因生殖道畸形经血引流障碍而引起的闭经，应手术矫正使经血流出通畅。

2. 雌激素和 / 或孕激素治疗　对青春期性幼稚及成人低雌激素血症所致的闭经，应采用雌激素治疗。对青春期性幼稚患者，在身高尚未达到预期高度时，治疗起始应从小剂量开始，在身高达到预期高度后，可增加剂量促进性征进一步发育，待子宫发育后，可根据子宫内膜增生程度定期加用孕激素或采用雌孕激素序贯周期疗法。成人低雌激素血症闭经者则先采用单纯雌激素治疗，以促进和维持全身健康和性征发育，待子宫发育后，同样需根据子宫内膜增生程度定期加用孕激素或采用雌孕激素序贯周期疗法。青春期女性的周期疗法中建议选用天然或接近天然的孕激素，如地屈孕酮和微粒化黄体酮，有利于生殖轴功能恢复；有雄激素过多体征的患者可采用含抗雄激素作用的孕激素配方制剂；对有一定水平的内源性雌激素的闭经患者，则应定期采用孕激素治疗，使子宫内膜定期脱落。

3. 针对疾病病理、生理紊乱进行内分泌治疗　根据闭经的病因及其病理、生理机制，采用有针对性的内分泌治疗以纠正体内紊乱的激素水平，从而达到治疗目的。如对 CAH 患者应采用糖皮质激素长期治疗；对有明显高雄激素血症体征的 PCOS 患者，可采用复方短效口服避孕药治疗；对合并胰岛素抵抗的 PCOS 患者可选用二甲双胍治疗；对高催乳素血症患者使用多巴胺受体激动剂治疗。上述治疗可使患者恢复月经，部分患者可恢复排卵。

4. 促排卵治疗　①FSH 和 PRL 水平正常的闭经患者，体内有一定水平的内源性雌激素，可首选枸橼酸氯米芬或来曲唑作为促排卵药物；②对于低 Gn 性闭经患者，在采用雌激素治疗促进生殖器官发育，子宫内膜已获得对雌孕激素的反应后，可采用尿促性素（hMG）联合 hCG 治疗，促进卵泡发育及诱导排卵，需注意监护警惕卵巢过度刺激综合征（OHSS）的发生；③对于 FSH 水平升高的闭经患者，由于其卵巢衰竭，不建议采用促排卵药物治疗。

5. 辅助生育治疗　对于有生育要求，诱发排卵后未成功妊娠，或合并输卵管问题的闭经患者，或男方因素不孕者可采用辅助生殖技术治疗。

四、药物治疗及药学监护

（一）闭经患者的药物治疗选择

除外生殖道闭经的患者体内不缺乏任何激素，主要治疗方法为手术治疗外，根据生殖轴病变和功能失调部位的不同，分别对闭经的药物治疗进行阐述。

1. 卵巢性闭经　患者体内缺乏雌、孕激素，可用人工周期建立规律月经周期。补充雌孕激素。有生育要求者，因为卵巢功能已经基本衰竭，所以需要借助赠卵 IVF 来完成生育。

2. 下丘脑垂体性闭经　通常缺乏雌、孕激素，可用人工周期建立规律月经周期。卵巢功能基本正常，生育问题需要用促性腺激素促排卵解决。神经性厌食症患者主要是由于强迫症和过度营养不良造成闭经，可采用抗抑郁药治疗，并辅以心理治疗和鼓励进食，同时在恢复自身妇科内分泌功能之前，可采用雌孕激素序贯治疗。过度运动造成的闭经如果单用孕激素不能撤退性出血，也应该适当给予雌孕激素序贯治疗。

3. 精神因素　患者体内缺乏孕激素，可定期孕激素撤退恢复月经。精神因素解除后多数可自行恢复排卵，如果仍无排卵，可用枸橼酸氯米芬或芳香化酶抑制剂促排卵帮助生育。

4. 多囊卵巢综合征　患者缺乏孕激素并且常伴有高雄激素，欲来月经可定期孕激素撤退，治疗高雄激素症状可用复方短效口服避孕药，促进生育可用口服促排卵药物或注射促排卵药物。若促排卵治疗失败，则需考虑体外受精胚胎移植技术。

5. 高催乳素血症 主要缺乏孕激素，有时也会出现雌、孕激素同时缺乏，但治疗上不需要任何雌、孕激素，可用多巴胺受体激动剂来解决月经和生育问题，常用药物有溴隐亭、卡麦角林和喹高利特。

6. 绝经过渡期 患者体内缺乏孕激素，欲来月经可定期孕激素撤退；如果在月经稀发和闭经的同时已经出现更年期症状，则说明已经有雌激素缺乏，可以用序贯方法补充雌孕激素。此类患者的生育要求不应给予支持。

不同类型闭经治疗策略总结见表7-7。

表7-7 不同类型闭经的治疗策略

类型	缺乏的激素	恢复月经	生育
生殖道	都不缺	手术，内膜修复	手术，内膜修复
卵巢	缺 E 和 P，卵巢功能衰退	E+P 周期	使用赠卵 IVF-ET
下丘脑垂体	缺 E 和 P，但卵巢正常	E+P 周期	Gn 促排卵
精神因素	缺 P	P	自然或口服促排卵
PCOS	缺 P，但有高雄激素	P，复方短效口服避孕药	口服促排卵，Gn
高催乳素血症	缺 P 或同时缺 E 和 P	溴隐亭	溴隐亭
绝经过渡期	缺 P 或同时缺 E 和 P	P，或 MHT	劝退

注：E，雌激素；P，孕激素；IVF-ET，体外受精胚胎移植术；Gn，促性腺激素；MHT，绝经激素补充。

（二）常用药物治疗方案

闭经患者常用的雌激素、孕激素及雌孕激素药物治疗方案见表7-8。多囊卵巢综合征、高催乳素血症的药物治疗详见相应章节。

1. 激素治疗 对于原发性闭经患者，激素应用的目的是促进生长和第二性征发育，诱导人工月经来潮；对于继发性闭经患者，激素应用的目的是补充性激素，诱导正常月经，防止激素水平低下造成的生殖器官萎缩、骨质疏松等影响。

表7-8 闭经患者的雌、孕激素治疗方案

	治疗方案	用药时间	注解
雌激素	结合雌激素 0.3～1.25mg/d	连续服药	子宫发育前单纯使用雌激素
	17β- 雌二醇或戊酸雌二醇 0.5～2mg/d		
孕激素	地屈孕酮 10～20mg/d	于月经周期第11～15天起，连续用药10～14天	可与雌激素配伍使用，也可单独应用。推荐优选地屈孕酮或微粒化黄体酮
	微粒化黄体酮胶囊 200～300mg/d		
	醋酸甲羟孕酮 4～6mg/d		

续表

治疗方案		用药时间	注解
雌孕激素复合包装	雌二醇片/雌二醇地屈孕酮片每天1片（白片含雌二醇1mg、灰片含雌二醇1mg+地屈孕酮10mg；红片含雌二醇2mg、黄片含雌二醇2mg+地屈孕酮10mg）	前14天服白片/红片，后14天服灰片/黄片	根据患者情况个体化的选择服药规格和种类
	戊酸雌二醇片/雌二醇环丙孕酮片（白片含戊酸雌二醇2mg；浅橙红色片含戊酸雌二醇2mg+醋酸环丙孕酮1mg）	前11天服白片，后10天服浅橙红色片，停药7天开始下一周期治疗。停药期间可有撤退性出血	

　　（1）单纯应用雌激素：①促进身高增长和第二性征发育。对青春期性幼稚患者，如特纳综合征及性腺发育不良患者，在身高尚未达到预期高度时，通常推荐从骨龄11～12岁开始雌激素治疗，治疗起始应从小剂量开始，如17β-雌二醇或戊酸雌二醇0.5mg/d或结合雌激素0.3mg/d；在身高达到预期高度后，可增加剂量，如17β-雌二醇或戊酸雌二醇1～2mg/d或结合雌激素0.625～1.25mg/d，促进性征进一步发育，待子宫发育后，可根据子宫内膜增生程度定期加用孕激素或采用雌孕激素序贯周期疗法。②促进生殖器官发育及月经来潮。原发性闭经患者为低雌激素水平者，第二性征往往发育不良或完全不发育，应用小剂量雌激素模拟正常青春期水平，刺激女性第二性征和生殖器官发育，如结合雌激素0.625mg/d，17β-雌二醇或戊酸雌二醇1mg/d，使用过程中定期监测子宫内膜厚度，当子宫内膜厚度超过6mm时，开始定期加用孕激素，造成撤退性出血（人工月经周期）。对于继发性闭经的患者，如果闭经时间过长，子宫萎缩且对激素治疗反应不良的情况下，可以先单纯应用雌激素促进子宫生长，刺激子宫内膜的受体表达和对激素的反应，当持续应用到内膜厚度超过6mm，可以加用孕激素10～14天，停药撤退性出血，之后便可以进入周期性雌孕激素补充治疗。③雌激素补充治疗。当患者雌激素水平低下，而子宫缺如或已行子宫切除时，可单纯应用雌激素进行激素替代治疗，如结合雌激素0.3～0.625mg/d，17β-雌二醇或戊酸雌二醇0.5～2mg/d，无须加用孕激素。

　　（2）雌孕激素周期序贯治疗：半周期雌孕激素联合，如结合雌激素0.625～1.25mg/d，或17β-雌二醇或戊酸雌二醇1～2mg/d，连续应用21～28天，最后10～14天加用孕激素，如地屈孕酮10～20mg/d，或微粒化黄体酮200～300mg/d，或醋酸甲羟孕酮4～6mg/d。也可选用市面上有的周期序贯治疗复合包装。对于先天性性腺发育不良、卵巢早衰、下丘脑性闭经等缺乏自身分泌雌孕激素能力的患者，建议持续进行雌孕激素治疗直至平均绝经年龄，以维持女性性征、生殖系统功能、全身健康等需要。

（3）单纯应用孕激素：对于有一定雌激素水平的Ⅰ度闭经患者，可以应用孕激素后半周期治疗，避免长期雌激素刺激缺乏孕激素抵抗造成子宫内膜过度增生，充分转化子宫内膜并引起子宫内膜功能层剥脱性出血。可于月经周期第11~15天起，使用口服孕激素，如地屈孕酮10~20mg/d，或微粒化黄体酮胶囊200~300mg/d，或醋酸甲羟孕酮4~6mg/d，共10~14天。

2. 促排卵治疗　对于有生育要求的妇女，有些闭经患者在进行数个周期的激素治疗后排卵恢复，可自然怀孕；但有些患者无法恢复自发排卵，要在周期治疗诱导生殖器官发育正常后行促排卵治疗。

（1）氯米芬及来曲唑：适用于有一定内源性雌激素的Ⅰ度闭经患者。若患者单用孕激素撤退后无出血，雌孕激素序贯试验后才有撤退性出血，口服促排卵药物并不能为此类患者助孕。从月经来潮或撤退性出血的第2~6天开始，氯米芬50~150mg/d，或来曲唑2.5~7.5mg/d，连续5天，从最低剂量开始试用，若无效，下一周期可逐步增加剂量。使用过程中密切监测卵巢大小和卵泡生长情况。

（2）尿促性素：适用于子宫及卵巢功能正常，有生育要求的低促性腺激素闭经患者。月经来潮或撤退性出血的第3~5天开始，每天肌内注射1支（每支含FSH和LH各75IU），期间根据B超监测卵泡发育情况增减用量，优势卵泡直径达18mm时肌内注射绒促性素5 000~10 000IU诱发排卵。

（3）纯卵泡刺激素：每支含纯化的FSH 75IU，主要适用于LH不低的患者，如PCOS患者，使用方法同Gn，在撤退性出血的第3~5天开始使用，每天75IU，之后通过定期监测卵泡发育情况调整药量，直至卵泡成熟，使用绒促性素诱发排卵。

（4）GnRH脉冲泵治疗：适用于下丘脑性闭经患者，青春期发育前可考虑用人工周期替代治疗使第二性征发育，成年后希望生育时可用GnRH脉冲泵治疗。每60~90分钟诱导1次脉冲，释出GnRH 5μg，过快或过慢释药将诱导卵泡发育异常或出现异常黄体期。GnRH脉冲治疗达到排卵与妊娠的成功率高，不易有卵巢过度刺激综合征和多胎，但比较麻烦、费时、费事。现已被使用促性腺激素直接刺激排卵所代替。

3. 其他治疗　闭经伴高催乳素血症的患者使用溴隐亭治疗；伴肾上腺功能低下者使用泼尼松治疗；伴甲状腺功能减退者使用左甲状腺素钠治疗。

（三）药物监护要点

1. 治疗前的药学评估　闭经的病因复杂，药物治疗前需明确诊断。

（1）详细询问病史：在排除妊娠、排除需手术治疗的病因后，针对下丘脑 -

垂体 - 卵巢 - 子宫轴不同部位病变引起闭经的特点，结合患者年龄，详细了解其现病史、月经史、婚育史、既往史、个人史、家族史等有关信息，重点掌握其既往是否有过月经来潮，末次月经时间（需要区分是自然月经还是激素治疗后撤退性出血），发病前有无诱因，有无伴随症状等信息。同时了解患者有无生育需求。

（2）详细询问既往及目前用药情况，掌握患者用药经验及依从性，以便有针对性进行药学监护及宣教。

（3）评估药物治疗适应证、禁忌证和慎用情况，牢牢把握"缺什么补什么"的治疗原则，为患者制订个体化药物治疗方案。

2. 治疗中的药学监护 从药物治疗有效性、安全性和依从性角度开展药物治疗管理。

（1）药物治疗的有效性评估

1）对青春期性幼稚患者，初始小剂量启动雌激素治疗，评估其身高增长情况。达到预期身高后，增加雌激素治疗剂量以促进女性第二性征发育，期间需监测其子宫、乳房、会阴等的发育情况。通过 B 超监测子宫内膜增生程度，若内膜厚度超过 6mm，及时加用孕激素或采用雌孕激素序贯治疗，观察是否有定期撤退性出血。若患者为幼稚子宫，补充雌激素后第二性征发育，子宫也逐渐长大、内膜增厚；若为始基子宫，补充雌激素后第二性征发育，但子宫不会长大。

2）对成人低雌激素血症闭经者同样先采用单纯雌激素治疗，监测其第二性征发育和维持情况。待子宫发育后，同样需监测其子宫内膜增生情况，内膜厚度超过 6mm 时定期加用孕激素或采用雌孕激素序贯周期疗法治疗，并观察随访是否有定期撤退性出血。

3）若患者伴有潮热、出汗、失眠、情绪波动等绝经相关症状，还需监护用药后此类症状是否缓解；并监测患者骨密度以评估患者骨骼健康情况。

（2）药物治疗的安全性评估

1）雌激素类药物常见不良反应：①生殖系统，阴道出血模式改变、异常撤退性出血、突破性出血、点状出血；子宫平滑肌瘤体积增大；阴道假丝酵母菌病；子宫颈分泌物量的改变。②乳房触痛、增大。③胃肠道，恶心、呕吐、腹绞痛、腹胀、胆汁淤积性黄疸、胆囊疾病发生率增加、胰腺炎。④皮肤，停药后黄褐斑或黑斑病持续存在、多形红斑、红斑结节、红斑疹、头发脱落、多毛症。⑤心血管系统，静脉血栓栓塞、肺栓塞。⑥眼角膜弯曲度变陡，对角膜接触镜耐受性下降。⑦中枢神经系统，头痛、偏头痛、头晕、精神抑郁。⑧其他，体重增加或减轻、糖耐量下降、卟啉症加重、水肿、性欲改变等。

2）孕激素类药物常见不良反应：①消化系统，腹痛、便秘、腹胀；②神经系统，头昏、头痛、睡眠障碍、困倦；③情绪波动；④生殖系统，阴道分泌物增多、子宫不规则出血（常见于漏服）；⑤乳房疼痛；⑥体重改变；⑦甲羟孕酮长期大剂量使用可导致骨密度降低。

3）雌孕激素序贯疗法的不良反应通常轻微，较常见不良反应主要有乳房胀痛，此外部分患者可能出现恶心、腹胀等胃肠道不适症状，通常不影响药物的继续使用，若患者实在不能耐受，还可以通过使用较低剂量或改变雌激素给药途径来减轻。阴道不规则出血通常发生在初始用药 6 个月以内，发生原因常与体内雌激素水平波动相关，随服药时间延长症状可自行消失。

4）可能的药物相互作用：请参阅第七章第一节异常子宫出血的对应内容。

（3）药物治疗的依从性评估：雌、孕激素类药物遵医嘱按周期规律服用，与药物治疗结局密切相关。药师需随访患者是否按时、按量、按规律服药，记录患者是否存在漏服、误服以及采取了何种补救措施，以评估患者依从性。

（4）患者教育：对患者进行充分的用药教育，消除患者用药疑虑是提升药物治疗有效性、安全性、依从性的重要保障。

1）强调按时、按量用药，不可自行停药或改变用药方案，按要求随访和检查。

2）服药方法：雌激素、孕激素的吸收均不受进食影响，可在一天中的任何固定时间服药。告知患者服药后常见不良反应通常不影响继续治疗。但若出现单侧腿肿胀或沿腿部静脉肿胀、腿部疼痛、皮温上升、突发气短或呼吸急促、突发咳嗽伴出血、突发视力改变、严重头晕或头痛、胆汁淤积性黄疸或胆汁淤积性瘙痒、意识障碍等，需警惕严重不良反应发生，告知患者及时停药就医。

3）服药不依从的后果：为了进一步增加患者的依从性，应告知患者未规律服药的后果。间断不规律服用雌孕激素类药物，不但不能保证治疗效果，还可能导致异常阴道出血等不良反应。若是单纯服用雌激素，未及时监测并根据内膜增生情况加用孕激素，还会增加内膜癌变风险。

3. 治疗终点确定 ①神经精神应激、神经性厌食症、营养不良、运动强度过大，以及某些肿瘤、生殖道畸形等因素所引起的闭经，去除病因后月经可能自行恢复；②单纯雌激素治疗，若是为了促进患者身高增长和 / 或第二性征发育，需根据患者身高增长及性征发育情况，决定何时加用孕激素治疗；③对于有一定雌激素水平的 I 度闭经患者，应用孕激素后半周期定期撤退法，避免长期雌激素刺激造成子宫内膜过度增生，或对于 PCOS 等患者可选择 COC 治疗，应注意长期药物治疗管理；④对于先天性性腺发育不良、卵巢早衰、下丘脑性闭经等缺乏自身分泌雌孕激素能力的患者，建议持续进行雌孕激素治疗直至平均绝经年龄，以维持女性性征、生殖系统功能、全身健康等需要。

五、案例

病历摘要 1：

基本信息： 患者，女性，39 岁，身高 156cm，体重 40kg，BMI 16.44kg/m²。

主诉： 停经 2 年，述潮热、乏力、心悸、全身痛。

现病史： 患者 4 年前开始月经不规律，服用一段时间中药治疗，后停药停经 2 年，未治疗。近期潮热、乏力等症状较前明显加重后就诊。

既往史： 既往体健，否认结核病史、产时出血史，否认高血压、糖尿病、心脏病、血栓病、乳腺病史。

月经婚育史： 初潮 13 岁，既往月经规律，7/25～29 天，月经量中，无痛经。G2P2。20 岁结婚，丈夫体健。

个人史： 生于当地，无不良嗜好。

家族史： 母亲早绝经。

过敏史： 否认药物、食物过敏史。

查体： 外阴（－）；阴道萎缩；子宫颈光滑；子宫前位，正常大小，无压痛；双附件（－）。

辅助检查： 尿 hCG（－）；甲状腺激素（－）；肝肾功血脂（－）；宫颈液基细胞学：未见宫颈上皮内瘤变（CIN）；HPV 病毒筛查（－）；阴道 B 超：子宫前后径 2.8cm，内膜线状，双附件（－）；肝胆胰脾 B 超（－）；乳腺 B 超（－）；心电图（－）；内分泌六项：FSH 131.7IU/L，LH 20.36IU/L，E_2 41pmol/L（pmol/L=pg/ml×3.67），T 1.05nmol/L，PRL 415mIU/L，P 0.7nmol/L（nmol/L=ng/ml×3.18）；骨密度示骨量减少。

诊断： 停经。

诊治过程： 行雌孕激素试验，1 个月后复诊。

治疗方案： 给予戊酸雌二醇片/雌二醇环丙孕酮片治疗。

2017-02-14（第二次就诊）

主诉： 用药后停药第 4 天月经来潮，症状缓解，无特殊不适。

治疗方案：

1. 继续给予戊酸雌二醇片/雌二醇环丙孕酮片复合包装治疗。

2. 强调补充钙和维生素 D。

3. 3 个月后复诊。

2017-05-16（第三次就诊）

主诉： 用药期间月经规律，现症状已有明显缓解，无特殊不适；体重增加 4kg。

治疗方案：

1. 继续给予戊酸雌二醇片/雌二醇环丙孕酮片复合包装治疗。

2．建议患者加强锻炼、控制饮食、规律作息,继续补充钙和维生素D。

3．3个月后复诊。

2017-08-15(第四次就诊)

主诉:用药期间月经规律,症状缓解,但是体重明显增加,现体重54kg。

查体:外阴、阴道畅;宫颈光滑;子宫常大无压痛;双附件未扪及异常。

治疗方案:

1．更换戊酸雌二醇片/雌二醇环丙孕酮片复合包装为雌二醇/雌二醇地屈孕酮片(2mg/10mg)复合包装。

2．加强锻炼、控制饮食、规律作息,继续补充钙和维生素D。

3．6个月后复诊。

2018-01-30(第五次就诊)

主诉:服用雌二醇片/雌二醇地屈孕酮片复合包装(2mg/10mg)6个月,用药期间月经规律,已无明显症状,体重恢复至50kg。

查体:外阴、阴道畅;宫颈光滑;子宫常大无压痛;双附件未扪及异常。

辅助检查:甲状腺激素(-);肝肾功血脂(-);阴道B超:子宫前后径2.9cm,内膜0.4cm,双附件(-);肝胆胰脾B超(-);乳腺B超(-);心电图(-)。

治疗方案:

1．继续给予雌二醇片/雌二醇地屈孕酮片(2mg/10mg)复合包装治疗。

2．加强锻炼、控制饮食、规律作息,继续补充钙和维生素D。

3．1年后复诊。

问题(含答案要点)

问题1:患者首次使用戊酸雌二醇片/雌二醇环丙孕酮片复合包装,临床药师应给予患者哪些用药指导?

答案要点:

1．确保患者掌握正确的服药方法。并于每天固定时间服用1片,避免漏服。

2．消除患者疑虑,告知患者正确服药不但可以规律月经,消除低雌激素症状,还可长远保护骨骼、心血管系统、认知功能等,提高其生活质量,并且不良反应通常轻微可控,以保证患者服药的依从性。

3．嘱患者如果忘记服药,忘记的药片应在24小时内服用,以避免发生撤退性出血。如果出现间断性出血,应继续服药以避免出现更严重的出血。

4．嘱患者不要超剂量服用,药物放置远离儿童。停药期间,钙片和维生素D应继续服用。

5．嘱患者服用药物后,可能出现腹痛、恶心、消化不良、皮疹、阴道点滴出血、体重增加或减轻、情绪低落等不良反应,通常不影响继续治疗。若出现以下不良反应,应尽快停药并来院就诊:偏头痛或频繁而异常重度的头痛、心血管意外和栓塞、胆汁淤积性黄疸或胆汁淤积性瘙痒复发、乳腺疾病。

问题2:患者在2017年8月15日将激素药物治疗方案由戊酸雌二醇片/雌二醇环丙孕酮片复合包装,更换为雌二醇片/雌二醇地屈孕酮片(2mg/10mg)复合包装治疗,试评价是否合理?

答案要点:

1. 药物治疗方案更换合理。

2. 两者区别在于:①其中所含孕激素不同,前者所含孕激素为环丙孕酮,后者所含孕激素为地屈孕酮。地屈孕酮相对于环丙孕酮而言不抑制排卵,长期使用不增加心血管疾病和乳腺癌的风险或风险较低。②前者为周期序贯复方药物,有停药间歇期;后者为连续序贯复方药物,在两个药物治疗周期之间无须停药,服用更方便,体内激素水平波动较小。

3. 性激素类药物引起体重增加的不良反应与雌激素导致的水钠潴留有关,因为地屈孕酮有一定抗盐皮质激素的作用,故可对抗水钠潴留而使该不良反应发生率减少。

4. 环丙孕酮有弱糖皮质激素的活性,可增进食欲并增加脂肪的堆积。在通过饮食和运动控制体重仍然持续增长的情况下,更换药物不失为一种更好的选择。

病历摘要2:

基本信息:患者,女性,18岁,身高140cm,体重50kg,BMI 25.5kg/m²。

主诉:外院诊断特纳综合征6年,8个月前月经初次来潮后停经至今,希望有正常月经来潮。

现病史:患者6年前因发育缓,个子小,就诊外院,染色体检查45XO,诊断为特纳综合征,开始不规则服用炔雌醇0.005mg q.d.×2年,后炔雌醇0.01mg q.d.联合醋酸甲羟孕酮6mg q.d.序贯治疗4年。期间因反复疱疹,间断用药。2018年2月初次月经来潮。

既往史:诉既往曾诊断高血压。否认糖尿病、心脏病、血栓病、乳腺病史。

月经史:初潮17岁,初潮后停经至今。

个人史:生于当地,无不良嗜好。

家族史:无特殊。

过敏史:否认药物、食物过敏史。

查体:血压151/99mmHg;外阴(-);阴道畅;宫颈光滑;子宫前位,无压痛;双附件(-)。

辅助检查:甲状腺激素(-);肝肾功能(-);血脂:TC 6.23mmol/L,TG 3.55mmol/L,LDL-C 3.94mmol/L,HDL-C 1.38mmol/L。经直肠B超:子宫

前后径 2.4cm，子宫内膜厚约 0.3cm，肌层回声大致均匀。左卵巢大小约 1.7cm×1.0cm，内未见窦卵泡回声，右卵巢显示不清，双侧附件区未见确切异常团块回声。肝胆胰脾 B 超：胆囊壁胆固醇沉着，余未见异常。心脏 B 超：先天性主动脉瓣二叶式畸形？主动脉瓣中度关闭不全，三尖瓣轻度关闭不全。乳腺 B 超（−）；心电图（−）；内分泌六项：FSH 61.2IU/L，LH 9.11IU/L，E_2 12.2pg/ml，T 0.55ng/ml，PRL 305.6mIU/L，P 1.05ng/ml；骨密度示骨量低于同龄正常范围。

诊断：闭经，特纳综合征，高血压，先天性心脏病，高脂血症，骨量减少。

诊治过程：请患者先就诊心内科，心内科医生给予硝苯地平控释片 30mg p.o. q.d.，氯沙坦钾氢氯噻嗪片 1Co p.o. q.d.（12.5mg 氢氯噻嗪 +50mg 氯沙坦钾），阿托伐他汀钙片 10mg p.o. q.n.。治疗 6 周后复诊，患者门诊测血压 124/72mmHg；血脂：TC 4.88mmol/L，TG 2.13mmol/L，LDL-C 1.98mmol/L，HDL-C 2.0mmol/L。

治疗方案：

雌二醇片 / 雌二醇地屈孕酮片复合包装：雌二醇 2mg p.o. q.d.×14 天；雌二醇地屈孕酮 2mg/10mg p.o. q.d.×14 天

碳酸钙 / 维生素 D_3 片 600mg/120U p.o. q.d.×35 天

维生素 D_3 滴剂 400U p.o. q.d.×35 天

硝苯地平控释片 30mg p.o. q.d.×35 天

氯沙坦钾氢氯噻嗪片 1 片（12.5mg 氢氯噻嗪 +50mg 氯沙坦钾）p.o. q.d.×35 天

阿托伐他汀钙片 10mg p.o. q.n.×35 天

制订服药时间表，5 周后复诊。

2018-12-25（第二次就诊）

主诉：用药后停药第 5 天月经来潮，乳房有胀痛，余无特殊不适。血压、血脂控制稳定。

治疗方案：

1. 继续给予雌二醇片 / 雌二醇地屈孕酮片复合包装治疗。

2. 建议患者控制饮食、适当锻炼、规律作息，继续补充钙和维生素 D。

3. 鼓励患者坚持服用抗高血压药和调血脂药，按要求于心内科复诊。

4. 3 个月后妇科内分泌联合门诊复诊。

2019-03-26（第三次就诊）

主诉：用药期间月经规律。血压控制稳定，血脂已正常。

治疗方案：

1. 继续给予雌二醇片 / 雌二醇地屈孕酮片复合包装治疗。

2. 建议患者控制饮食、适当锻炼、规律作息，继续补充钙和维生素 D。

3. 鼓励患者按要求于心内科复诊，坚持服用心内科处方药物。

4. 6 个月后复诊。

问题（含答案要点）

问题 1：患者 12 岁于外院诊断特纳综合征，开始炔雌醇 0.005mg q.d.×2 年，后炔雌醇 0.01mg q.d. 联合醋酸甲羟孕酮 6mg q.d. 序贯治疗 4 年，试评价该治疗方案是否合理？

答案要点：

1. 患者启动雌激素替代治疗的年龄合理。目前国际上公认特纳综合征患者雌激素治疗启动年龄为 12～13 岁，这样既可以诱导患者青春期发育，使其发育过程尽可能与正常同龄人保持一致，又可改善患者认知功能、骨量峰值、子宫终体积、肝脏功能和生活质量，且不会影响成年身高。

2. 患者雌激素替代治疗药物有更优选择。炔雌醇为高效合成雌激素，0.005mg 炔雌醇等效 1mg 口服雌二醇，与天然雌激素相比，其对凝血系统、纤溶系统、血脂代谢等的影响更大。我国从患者用药便利性及依从性出发，通常推荐选择口服戊酸雌二醇或 17β- 雌二醇 0.25～0.5mg/d 起始，之后每 6 个月增加剂量 0.25～0.5mg/d，在 2 年内逐渐增加至成人剂量 2mg/d。

3. 患者单纯雌激素治疗 2 年后添加孕激素行序贯治疗，孕激素的添加时机合理。对特纳综合征患者，通常在雌激素应用 2～4 年，或者监测子宫内膜厚度超过 6mm，或者子宫内膜有突破性出血后，可考虑加用孕激素建立人工周期，模拟正常月经。

4. 建立人工周期通常可采用连续序贯或周期序贯的治疗方法。连续序贯为在治疗过程中每天口服或经皮雌激素 28 天，后 10～14 天加用孕激素；周期序贯为在治疗过程中每周期有 3～7 天不用任何药物，连续口服或经皮雌激素 21～25 天，后 10～14 天加用孕激素，停药 3～7 天，再开始下一周期治疗。

5. 患者孕激素治疗药物有更优选择。醋酸甲羟孕酮虽然是可选药物，但其为合成孕激素。推荐患者优选天然或接近天然的孕激素，如地屈孕酮或微粒化黄体酮，具有更高的乳腺和心血管系统安全性。

问题 2：结合此患者情况，试评价阿托伐他汀钙的使用是否合理及药学监护要点。

答案要点：

1. 他汀类药物可抑制胆固醇的合成，降低血胆固醇与低密度脂蛋白胆固醇水平，也有较弱的降低甘油三酯和升高血清高密度脂蛋白作用。

2. 此患者高血压诊断明确，为了降低动脉粥样硬化性心血管疾病的发病风险，也为了激素替代治疗降低心血管系统风险作准备，其 LDL-C 的目标值应降至<3.4mmol/L，TG 的目标值应降至<1.7mmol/L。但此患者 LDL-C 为

3.94mmol/L，TG 为 3.55mmol/L，有使用阿托伐他汀的指征。

3. 阿托伐他汀半衰期长，体内代谢产物同样具有活性，因此其对 HMG-CoA 还原酶抑制剂活性的半衰期为 20～30 小时。同时，虽然食物可以降低药物的吸收速度和吸收量，但是不影响药物降低 LDL-C 的效果，故可教育患者本药可在一天中任意固定时间服药。

4. 阿托伐他汀为 CYP3A4 的底物，主要经此酶代谢。虽然雌孕激素也是 CYP3A4 的底物，但是它们之间不会发生有临床意义的相互作用，可以同时使用。

5. 阿托伐他汀主要导致的不良反应有肌肉毒性和肝功能异常，与服药剂量相关；其次为关节肿痛、神经系统、消化系统不良反应等。应告知患者进行相关监测。

（吴 越 杨 勇）

参 考 文 献

[1] 郁琦，邓姗. 协和妇科内分泌手册. 北京：人民卫生出版社，2018.

[2] 中华医学会妇产科学分会内分泌学组. 闭经诊断与治疗指南（试行）. 中华妇产科杂志，2011，46（9）：712-716.

[3] GORDON C M，ACKERMAN K E，BERGA S L，et al. Functional hypothalamic amenorrhea: an endocrine society clinical practice guideline. J Clin Endocrinol Metab，2017，102（5）：1413-1439.

[4] 谢幸，孔北华，段涛. 妇产科学. 9 版. 北京：人民卫生出版社，2018.

[5] 徐丛剑，华克勤. 实用妇产科学. 4 版. 北京：人民卫生出版社，2018.

[6] 中华医学会儿科学分会内分泌遗传代谢学组. Turner 综合征儿科诊疗共识. 中华儿科杂志，2018，56（6）：406-413.

[7] 中华医学会妇产科学分会绝经学组. 中国绝经管理与绝经激素治疗指南. 协和医学杂志，2018，9（6）：19-32.

[8] 中华医学会妇产科学分会绝经学组. 早发性卵巢功能不全的激素补充治疗专家共识. 中华妇产科杂志，2016，51（12）：881-886.

[9] 冯欣，丁新. 妇科疾病雌、孕激素药物治疗的药学监护. 北京：人民卫生出版社，2020.

[10] 孙爱军，杨欣，邓成艳，等. 女性性激素临床实用手册. 北京：人民卫生出版社，2017.

第三节　多囊卵巢综合征

多囊卵巢综合征（polycystic ovary syndrome，PCOS）是常见的妇科内分泌代谢性疾病，以长期无排卵和 / 或高雄激素血症为基本特征，普遍存在胰岛素抵抗,临床表现呈现高度异质性,患病率为 5%～10%,严重影响患者的生命质量、生育及远期健康。本节内容参考国内外关于多囊卵巢综合征的相关指南,简述基本的诊治流程与药学监护中的问题。

一、病因及病理生理学

(一)病因

PCOS 的确切病因至今尚不清楚。PCOS 与遗传因素存在一定关系。现有的研究表明,PCOS 发病有明显家族聚集性,如具有肥胖、2 型糖尿病、脂溢性脱发、高血压等家族史的患者 PCOS 的发生率较高。目前发现可能与 PCOS 相关的基因包括 CYP450、黄体生成素受体基因、卵泡抑素基因、胰岛素基因、胰岛素受体基因等。PCOS 的发生还与宫内环境以及出生后的饮食结构、生活方式等密切相关。因此,PCOS 可能是遗传与环境因素共同作用的结果。

(二)病理生理

PCOS 病理生理的基本特征有:长期排卵功能障碍、雄激素增高、卵巢呈多囊样改变伴间质增生、胰岛素抵抗等。

(1)排卵功能障碍:PCOS 患者卵泡数量增多,产生过多的抑制素 B 和雌激素,抑制卵泡刺激素释放,影响卵泡募集和发育;LH 增高,促进卵泡闭锁或过早黄素化;卵巢局部因子失衡,抑制卵泡发育。PCOS 患者因内分泌和卵巢局部因子异常表现为排卵障碍,出现月经紊乱,表现为月经稀发、闭经和不规则出血。

(2)雄激素增高:正常女性循环中的雄激素主要来源于肾上腺和卵巢,少部分来源于腺体外组织转化。PCOS 患者发生高雄激素的机制复杂,可能与胰岛素抵抗、促性腺激素和性激素分泌失调、肾上腺皮质功能增强等相关。雄激素分泌过多是 PCOS 的重要临床特征,可影响卵泡发育,导致排卵障碍,表现出多毛、痤疮、月经失调。

(3)卵巢多囊样改变:PCOS 患者初始募集阶段的卵泡较正常人群明显增多,是正常者的 6 倍,而其卵泡在发育的周期性募集和成熟受到抑制,呈现多囊样改变。同时,PCOS 患者卵巢皮下基质增大,出现卵巢间质增大。

(4)胰岛素抵抗:PCOS 患者胰岛素抵抗的机制可能与胰岛素基因及受体基因缺陷,丝氨酸磷酸化异常增加有关。其他因子异常,如炎症因子、脂肪细胞因子等也可干扰胰岛素的调控。此外,高雄激素与高胰岛素会相互影响,加重胰岛素抵抗。

二、临床表现及诊断

(一)临床常见症状

PCOS 的常见临床表现有:①月经失调,可表现为月经稀发、闭经或不规则子宫出血；②不孕症，因为无排卵或稀发排卵，女性受孕概率下降；③雄激素增高，致面部、前额、双颊、肩部等处出现痤疮，也可致多毛症；④肥胖，以腹型肥胖为主；⑤黑棘皮病，一种严重胰岛素抵抗的皮肤表现，在外阴、腹股沟、腋下、颈后等皮肤折皱处呈灰棕色、天鹅绒样片状角化甚至疣状。

（二）诊断

1. 诊断依据

（1）病史：①现病史，患者年龄、就诊的主要原因、月经情况，如有月经异常应仔细询问异常的类型，是否有月经稀发、闭经、不规则出血等；超重或肥胖患者应详细询问体重改变情况、饮食和生活习惯。②既往史，既往就诊的情况、相关检查的结果、治疗措施及治疗效果。③家族史，家族中糖尿病、肥胖、高血压、体毛过多的病史，以及女性亲属的月经异常情况、生育状况、妇科肿瘤病史。④婚姻状况、孕产史和目前是否有生育要求也应考虑。

（2）体格检查：①全身体格检查，身高、体重、腰围、臀围、血压、乳房发育、有无挤压溢乳、体毛多少与分布、有无黑棘皮征、痤疮；②妇科检查，阴毛分布及阴蒂大小。

（3）B超检查：多囊卵巢是超声检查对卵巢形态的一种描述。多囊卵巢超声相的定义为：一侧或双侧卵巢内直径 2～9mm 的卵泡数≥12 个，和 / 或卵巢体积≥10cm³（卵巢体积按 0.5× 长径 × 横径 × 前后径计算）。超声检查前应停用性激素类药物至少 1 个月。稀发排卵患者若有卵泡直径 >10mm 或有黄体出现，应在以后的月经周期进行复查。多囊卵巢并非 PCOS 患者所特有，应注意鉴别。

（4）实验室检查：检查雄激素、FSH、LH、催乳素、抗米勒管激素等，进行口服葡萄糖耐量试验，酌情选择甲状腺功能、胰岛素释放试验、皮质醇、促肾上腺皮质激素释放激素、17- 羟孕酮测定。PCOS 患者血清总睾酮水平正常或轻度升高，通常不超过正常范围上限的 2 倍，可伴有雄烯二酮、脱氢表雄酮、硫酸脱氢表雄酮水平正常或轻度升高；抗米勒管激素明显增高；非肥胖 PCOS 患者多伴有 LH/FSH 比值≥2；部分患者可伴有血清催乳素水平轻度增高。

2. 诊断标准　根据 2011 年中国 PCOS 的诊断标准，对育龄期及围绝经期女性，月经稀发或闭经或不规则子宫出血是诊断必需条件，再有下列两项中的一项符合，即可诊断为"疑似 PCOS"：①高雄激素临床表现和 / 或高雄激素血症；②超声下表现多囊卵巢。具备疑似 PCOS 诊断条件后，需排除其他可能引起高雄激素的疾病和引起排卵异常的疾病才能是"确定 PCOS"的诊断。可根据患者有无肥胖、有无糖耐量受损、有无高雄激素症状等将患者细分，便于管理。青春期女性需更严格的标准，要求同时符合以下三个标准，包括：①初潮后月经稀发持续至少 2 年或闭经；②高雄激素临床表现或高雄激素血症；③超声下卵巢多囊样表现,卵巢有多个卵泡,间质回声增强及体积增大(>10cm³)。

应排除甲状腺疾病、高催乳素血症、不典型的先天性肾上腺增生、库欣综合征或产生雄激素的肿瘤、低促性腺素性功能减退症等。库欣综合征表现高皮质醇血症,约80%的患者会出现月经周期紊乱,并常出现多毛体征。根据测定血皮质醇水平的昼夜节律、24小时尿游离皮质醇、小剂量地塞米松抑制试验可确诊库欣综合征。非经典型先天性肾上腺皮质增生临床主要表现为血清雄激素水平和/或17-羟孕酮、孕酮水平的升高,部分患者可出现超声下的多囊卵巢及月经紊乱,检查17α-羟孕酮水平和ACTH刺激60分钟后17α-羟孕酮水平可诊断。卵巢或肾上腺分泌雄激素的肿瘤患者可出现男性化体征,血清睾酮或脱氢表雄酮水平显著升高2.0~2.5倍,应通过超声、MRI等影像学检查协助鉴别诊断,排除药物性高雄激素血症。甲状腺疾病、高催乳素血症、功能性下丘脑性闭经、早发性卵巢功能不全均可通过相应的检测明确。

三、治疗目的及原则

(一)治疗目的

由于PCOS患者不同的年龄和治疗需求、临床表现的高度异质性,应该根据患者主诉、治疗需求、代谢改变,采取个体化对症治疗措施。PCOS的治疗目的包括调整月经周期,避免子宫内膜增生及病变;治疗高雄激素与胰岛素抵抗,避免对代谢和生育的不利影响;促进生育。

(二)治疗原则

1. 基础治疗 PCOS患者首选的基础治疗是生活方式干预,尤其是对合并超重或肥胖的PCOS患者。生活方式干预包括饮食控制、运动和行为干预,可有效改善超重或肥胖PCOS患者健康相关的生命质量。

饮食控制包括坚持低热量饮食、调整主要的营养成分、替代饮食等。监测热量的摄入和健康食物的选择是饮食控制的主要组成部分。改变不良的饮食习惯、减少精神应激、戒烟、少酒、少咖啡。运动可有效减轻体重和预防体重增加,适量规律的耗能体育锻炼(如每周至少5次30分钟的运动)是减重最有效的方法,还可改善PCOS患者胰岛素抵抗情况。生活方式干预应包含加强对低热量饮食计划和增加运动的措施依从性的行为干预。行为干预包括对肥胖认知和行为两方面的调整,建议临床医师、心理医师、营养医师多学科团队参与,使患者逐步改变易于引起疾病的生活习惯和心理状态。

2. 药物治疗 主要为内分泌治疗,通过药物调整月经周期,降低体内高雄激素水平;针对肥胖或胰岛素抵抗患者使用胰岛素增敏剂;有生育要求者促进生育治疗。具体见本节"四、药物治疗及药学监护"。

3. 其他治疗 腹腔镜卵巢打孔术不常规推荐,主要适用于氯米芬抵抗、来曲唑治疗无效、顽固性 LH 分泌过多、因其他疾病需腹腔镜检查盆腔、随诊条件差不能进行促性腺激素治疗监测者。建议选择 BMI≤34kg/m²、基础 LH>10U/L、游离睾酮水平高的患者作为治疗对象,可能出现的问题包括治疗无效、盆腔粘连、卵巢功能不全等。

四、药物治疗及药学监护

(一)药物治疗

1. 调整月经 由于 PCOS 患者长期无排卵,子宫内膜长期受雌激素作用,缺乏孕激素拮抗,发生子宫内膜增生性病变风险增高,需使用药物调整月经。主要适用于青春期、育龄期无生育要求、因排卵障碍引起月经紊乱的患者。如患者月经周期短于 2 个月,可先观察随诊,无须用药。

(1)孕激素:周期性使用孕激素可以作为青春期、围绝经期 PCOS 患者的首选,也可用于育龄期有妊娠计划的 PCOS 患者。周期性使用孕激素不抑制卵巢轴的功能或抑制较轻,对代谢影响小,但是无降低雄激素、治疗多毛及避孕的作用。建议用药时间一般为每周期 10～14 天,优先使用天然孕激素黄体酮或地屈孕酮。常见治疗方案有口服地屈孕酮(10～20mg/d,每月 10～14 天)、口服微粒化黄体酮(100～200mg/d,每月 10～14 天),黄体酮肌内注射(20mg/d,每月 3～5 天)、口服醋酸甲羟孕酮(10mg/d,每月 10～14 天),推荐首选口服制剂。不愿意选择口服或注射用药的患者,也可选用含孕激素的宫内节育器。

(2)复方口服避孕药:复方口服避孕药不仅可调整月经周期,预防子宫内膜增生,还可使高雄激素症状减轻,适用于育龄期无生育要求的 PCOS 患者,青春期患者酌情使用。因围绝经期患者用药可致血栓风险增高,应慎用。用药 3～6 个周期后可停药观察,症状复发后可再用药。如无生育要求,育龄期推荐持续使用。

(3)雌孕激素周期序贯治疗:极少数 PCOS 患者雌激素水平较低,子宫内膜薄,单一孕激素治疗后子宫内膜无撤药出血反应,需要采取雌孕激素序贯治疗。用于雌激素水平偏低、有生育要求患者或围绝经期症状的 PCOS 患者,可控制月经紊乱,又可缓解低雌激素症状。可口服雌二醇 1～2mg/d(每月 21～28 天),后半周期加用孕激素 10～14 天。

2. 降雄激素

(1)复方口服避孕药:COC 可作为无生育要求且存在高雄激素血症、多毛、痤疮的育龄期 PCOS 患者的首选治疗。对于有高雄激素临床表现的初潮前女孩,若青春期发育已进入晚期(如乳房发育≥Tanner Ⅳ级)也可选用 COC 治疗。含环丙孕酮、屈螺酮的药物不仅能降低卵巢和肾上腺的雄激素产生,还可阻止雄激素的外周作用。由于炔雌醇环丙孕酮片的增加血栓风险,不建议作为

PCOS 首选,只建议用于中到重度多毛与痤疮的治疗。屈螺酮炔雌醇片可用于青春期 PCOS,特别是肥胖女性。治疗痤疮,一般用药 3～6 个月可见效;治疗性毛过多,服药至少需要 6 个月才显效;停药后可能复发。有中重度痤疮或性毛过多,还应皮肤科就诊,联合其他药物治疗或物理治疗。

(2)抗雄激素药:COC 治疗效果不佳、有 COC 禁忌或不能耐受 COC 的高雄激素患者可选用抗雄激素药。常用药物有螺内酯、氟他胺、非那雄胺。螺内酯 50～200mg/d,至少使用 6 个月才见效,大剂量使用时,应定期监测血钾,育龄期女性服药期间应避孕。氟他胺 250mg,每日 2 次,可用于多毛症,但该药可损害肝功能,已较少使用。抗雄激素药可与 COC 联合应用,或用药期间做好避孕。

3. 调整代谢 有胰岛素抵抗的患者使用胰岛素增敏剂,如二甲双胍,可降低胰岛素水平,提高胰岛素敏感性,降低循环中的雄激素水平,预防 2 型糖尿病等代谢综合征的发生。二甲双胍适用于 PCOS 伴胰岛素抵抗的患者,也适用于氯米芬抵抗的 PCOS 不孕患者促排卵前的预治疗。二甲双胍疗效不佳时,可联合使用吡格列酮,用于无生育要求的患者。吡格列酮可能存在生殖毒性,尽管尚缺乏人类相关数据,但使用时应做好避孕。阿卡波糖可在肠道内竞争性抑制葡萄糖苷酶,降低多糖及蔗糖分解成葡萄糖,使糖的吸收相应减缓,具有降低餐后血糖的作用,可单用或联合其他口服降血糖药、胰岛素。

4. 促排卵治疗 对于合并超重或肥胖患者,应通过生活方式干预先减重,以便增加促排卵药物的敏感性。对于合并胰岛素抵抗的患者,预先使用二甲双胍。在减重、控制血糖后,部分 PCOS 不孕患者可获得自发排卵。如仍未排卵者,可给予药物促排卵。

(1)选择性雌激素受体调节剂:如氯米芬,可与雌激素受体结合,竞争性抑制内源性雌激素对中枢的负反馈作用,促进 FSH 分泌,是 PCOS 诱导排卵的传统一线用药。从自然月经或撤退性出血的第 2～5 天开始使用氯米芬,50mg/d,共 5 天;如无排卵则每周期增加 50mg,直至 150mg/d。如卵泡期长或黄体期短提示剂量可能过低,可适当增加剂量;如卵巢刺激过大可减量至 25mg/d。单独用药建议不超过 6 个周期。经过 3～6 个周期仍未妊娠,应考虑更改治疗方案,尤其是 35 岁以上患者。

(2)芳香化酶抑制剂:来曲唑是第三代芳香化酶抑制剂,可抑制雌激素合成,降低血中雌激素浓度,减少雌激素对下丘脑的负反馈,增加卵泡对 FSH 的敏感性,为 PCOS 诱导排卵的一线用药,并可用于氯米芬抵抗或失败患者的治疗。从自然月经或撤退性出血的第 2～5 天开始,2.5mg/d,共 5 天;如无排卵则每周期增加 2.5mg,直至 5.0～7.5mg/d。在使用来曲唑时,在卵泡直径为 20～23mm 时使用 hCG 触发排卵可提高妊娠率。

（3）促性腺激素与控制性卵巢排卵：常用的药物包括人绝经期促性腺激素、高纯度 FSH 和基因重组 FSH、促性腺激素释放激素类似物。适用于氯米芬抵抗和 / 或失败的无排卵不孕患者。此类患者需要由专业的生殖妇产医生管理。参考第十章不孕症和辅助生殖技术。

（二）药学监护

1. 疗效评估　药物治疗期间，监测患者是否形成正常月经周期，恢复排卵；对于高雄激素血症患者，监测雄激素是否恢复至正常水平；多毛、痤疮等症状是否于半年后改善。

2. 药物不良反应监测　①COC 可能引起倦怠、情绪改变、乳房肿胀或疼痛等现象，可能存在过敏反应、出现皮疹。②使用螺内酯可干扰体内钠钾代谢，需监测电解质，防止出现高钾、低钠血症。可出现胃肠道反应，如恶心、呕吐、胃痉挛及腹泻等。长期使用可致乳房胀痛。③二甲双胍存在胃肠道反应，普通片剂较肠溶胶囊更常见，主要为恶心、腹泻、腹痛。

3. 用药教育　①COC 不能用于下列情况，如发生需停药：出现或既往有静脉或动脉血栓形成的血栓栓塞性疾病（如深静脉血栓形成、肺栓塞、心肌梗死）或脑血管意外；出现或既往有血栓形成的前驱症状（如短暂性脑缺血发作、心绞痛）；出现静脉或动脉血栓形成的严重或多重危险因素，与重度高甘油三酯血症相关的胰腺炎或肝功能未恢复的严重肝脏疾病、肝脏肿瘤、甾体激素敏感的恶性肿瘤。②有心血管疾病高危险因素、40 岁以上吸烟女性不宜使用 COC。③螺内酯禁用于高钾血症患者，肝肾功能不全、低钠血症、乳房增大患者慎用，用药期间应监测电解质、心电图。④使用抗雄激素治疗时，应做好避孕。⑤二甲双胍主要不良反应为胃肠道反应，可使用缓释剂以减少不良反应。⑥使用氯米芬促排卵治疗存在多胎妊娠风险。

4. 其他　建议患者进行生活方式调整，鼓励患者健康饮食、规律生活、适量规律运动。对有生育要求的患者，要求其定期随访，择机生育。

五、案例

病历摘要 1：

基本信息：患者，女性，26 岁，身高 160cm，体重 56.5kg，BMI 22.07kg/m²，腰围 76cm，臀围 95cm，腰臀比 0.80。

主诉：月经不规律，要求调整月经。

现病史：未婚，有性生活，未避孕未孕 1 年。近 2 年有闭经 1 次，7 个月未见月经。现月经稀发，周期 45～59 天 1 次，月经不规律半年以上，现停经 23 天。希望调节月经。

既往史：无。

月经婚育史：平素月经稀发，周期不规律。初潮 12 岁，4～7/45～59 天，月经量中，偶发痛经，未婚，G0P0。

个人史：生于当地，无不良嗜好，无传染病及冶游史，无高血压等病史。

家族史：否认家族遗传史。

过敏史：否认药物、食物过敏史。

查体：生命体征平稳；面部无明显痤疮；脐下：无多毛；双乳：无多毛，无溢乳。妇科检查无异常。

辅助检查：尿 hCG（-）；阴道 B 超：子宫平位，子宫大小 4.2cm×3.5cm×3.9cm，实质回声均匀，未见明显肿物和结节回声，宫腔线清晰，内膜厚约 4mm，左卵巢 3.8cm×1.8cm，内可见 10 多个无回声卵泡，较大的 11mm×9mm，右卵巢 3.4cm×2.9cm，内可见 10 多个无回声卵泡，较大的直径 10mm。内分泌六项：FSH 8.03IU/L，LH 13.14IU/L，E_2 82.92pg/ml，T 75.14ng/dl，PRL 12.26ng/ml，P 1.07ng/ml；空腹血糖 4.3mmol/L；OGTT 正常。其余检查无明显异常。

诊断：多囊卵巢综合征。

2020-01-06（第一次就诊）

治疗方案：屈螺酮炔雌醇片 1 片（3mg：0.03mg）p.o. q.d.×21 天，月经第 2 天开始用药。治疗 3 个周期。

2020-10-12（第二次就诊）

主诉：半年前用药后，月经基本规律 3 个月，近 2 次月经周期再次延长，在 4～6/40 天。近期有生育意愿，拟备孕。

治疗方案：

来曲唑片 2.5mg p.o. q.d.×5 天，月经第 2 天开始用药。

月经后 10 天开始 B 超监测排卵，指导同房。

问题（含答案要点）

问题 1：患者首次使用屈螺酮炔雌醇片，临床药师应给予患者哪些用药指导？

1. 正确的用药方法　在月经开始的第 1～5 天内使用，按照包装所示顺序用药，每天约在同一时间用药，建议可选择睡前，每天 1 片，连服 21 天，停药 7 天后开始服用下一盒药。

2. 月经　在停药后 2～3 天可出现月经，月经可能持续到下一盒药用药前，但不影响用药开始时间。月经间期可能出现突破性出血或点滴状出血，为正常用药现象，一般可在继续用药 2～3 个周期后消失。

3. 漏服　如发现漏服应在想起时立即补服 1 片。如果漏服时间超过 12 小时，存在怀孕可能。漏服还可能出现点滴或突破性出血。

4. 食物药物相互作用　用药期间使用其他药物、饮酒等都可能改变药物药效,出现避孕失败或异常出血。其他药物治疗前应询问专业人员。

5. 不良反应 出现恶心、乳房疼痛是较常见的不良反应。但如果出现头痛、胸闷胸痛、腹痛等症状应及时就医。

6. 生活行为 鼓励患者健康饮食、规律生活、适量规律运动,不饮酒、茶、咖啡。

问题2:患者第二次就诊时给予来曲唑片治疗是否合理并说明原因。

1. 患者初次就诊,以月经稀发、B超示卵巢多囊样改变,诊断为多囊卵巢综合征,患者要求调整月经。屈螺酮炔雌醇片治疗后,月经短期内恢复正常,停药后复发,考虑患者后续自发排卵障碍。患者第二次就诊有生育要求,根据2018年《多囊卵巢综合征中国诊疗指南》,可考虑使用促排卵药物,因此患者有使用来曲唑指征。

2. 氯米芬和来曲唑都可作为PCOS患者的促排卵药物。氯米芬是选择性雌激素受体调节剂,而半衰期长达5~7天,可阻断及耗竭雌激素受体,在卵泡晚期呈现对阴道、宫颈和子宫内膜的抗雌激素作用,降低子宫内膜厚度、精子穿透能力,降低妊娠率。来曲唑属于芳香酶抑制药,抑制雌激素合成,对雌激素受体不产生影响。来曲唑半衰期在45~48小时,停药后可解除对雌激素对下丘脑的负反馈,更利于单卵泡发育,对宫颈黏膜和子宫内膜的影响更小。综上,相较于氯米芬,来曲唑具有较好的妊娠率,选择来曲唑治疗是恰当的。

问题3:患者使用来曲唑片,临床药师应给予患者哪些用药指导?

1. 告诉该患者从自然月经或撤退性出血的第2~5天开始口服使用来曲唑片,2.5mg/d,连用5天。

2. 使用来曲唑需按期进行排卵监测。如2.5mg/d剂量方案未能诱导排卵,下个周期将增加剂量。

3. 妊娠安全性 使用芳香化酶抑制剂来曲唑诱导排卵,可能与胚胎致畸性有关,但目前尚未发现来曲唑比使用氯米芬存在更大的致畸风险,与自然妊娠的先天畸形率相当。来曲唑半衰期更短,理论上在排卵前被清除,不影响受精和早期胚胎发育。因此,使用来曲唑促排卵是安全的。

病历摘要2:

基本信息: 患者,女性,28岁,身高160cm,体重92kg,BMI 35.94kg/m²,腰围96cm,臀围105cm,腰臀比0.914。

主诉: 月经不规律,要求调整月经并备孕。

现病史: 已婚,有性生活,未避孕未孕2年。月经稀发,4~6/60~90天,末次月经是2020年3月28日,现停经43天。现有生育要求就诊。

既往史: 无。

月经婚育史：平素月经稀发，周期不规律。初潮 9 岁，4～6/60～90 天，月经量中，已婚，G0P0。

个人史：生于当地，无不良嗜好，无传染病及冶游史，无高血压等病史。

家族史：父母肥胖症、父母高血压。

过敏史：否认药物、食物过敏史。

查体：生命体征平稳；面部轻度痤疮表现；无多毛表现，无明显溢乳。妇科检查无异常。

辅助检查：尿 hCG（－）；阴道 B 超：子宫前位，子宫大小 4.74cm×3.77cm，肌层回声均匀，子宫内膜线居中厚约 8.7mm，左卵巢 2.94cm×2.01cm，内可见 10 多个小囊泡，较大的 11.7mm，右卵巢 3.06cm×2.07cm，内可见 10 多个小囊泡，较大的直径 7.5mm。内分泌检查：FSH 5.55IU/L，LH 20.37IU/L，E_2 67.06pg/ml，T 1.17nmol/L，PRL 27.33ng/ml，OGTT 5.8-10.2-8.5mmol/L；LH/FSH>3，催乳素、睾酮偏高。其余检查无明显异常。

诊断：多囊卵巢综合征。

治疗方案：

1. 地屈孕酮片 10mg p.o. b.i.d.×10 天。

2. 吡格列酮二甲双胍片 1 片（15mg：0.5g）p.o. b.i.d.。

3. 减重。

问题

问题 1：患者使用吡格列酮二甲双胍片是否合理？

答案要点：

1. 患者系肥胖、糖耐量受损，确诊为 PCOS。此类患者存在胰岛素抵抗，血中胰岛素增高，可促进卵巢雄激素合成，抑制肝脏合成雄激素结合球蛋白，导致血中雄激素增高，降低卵泡对 LH 反应，导致卵泡闭锁。

2. 二甲双胍属于胰岛素增敏剂，可降低胰岛素水平，提高胰岛素敏感性，降低循环中的雄激素水平。

3. 吡格列酮为噻唑烷二酮类口服降血糖药，属于选择性过氧化物酶体增殖物激活受体激动剂，可提高外周和肝脏胰岛素敏感性，从而降低血糖，对胰岛素抵抗糖尿病患者有效。当二甲双胍疗效不佳时，可与噻唑烷二酮类药物联用。

4. 目前的动物实验表明，吡格列酮对仔胎存在生殖毒性，表现为分娩延迟、胚胎丢失，尽管尚缺乏人类相关数据。因此使用时应做好避孕。考虑患者有备孕计划，因此，该患者不适用吡格列酮二甲双胍片，应单独使用二甲双胍。

问题 2：患者初诊时给予地屈孕酮片治疗是否合理并说明原因。

答案要点：

1. 患者诊断为多囊卵巢综合征，且有生育要求，根据 2018 年《多囊卵巢综合征中国诊疗指南》，对于育龄期有妊娠计划的 PCOS 患者，可周期性使用孕激素调整月经周期，地屈孕酮是孕酮的立体异构体，可口服孕激素，无抗促性腺激素作用，不抑制卵巢轴的功能，不影响生育。故患者有使用地屈孕酮指征。

2. 本例患者现停经 43 天，尿 hCG（－），内分泌检查及 B 超示患者处于卵泡期水平，子宫内膜厚约 0.8cm，需补充孕激素转化内膜后撤退出血。患者月经周期长，雌激素长期作用引起的子宫内膜增生，应使用地屈孕酮转化子宫内膜。地屈孕酮转化子宫内膜的剂量为 10～20mg/d，每周期转化内膜总剂量为 140mg；给予患者地屈孕酮片 10mg p.o. b.i.d.×10 天治疗合理。

3. 地屈孕酮无雌激素、雄激素及肾上腺皮质激素作用；对糖脂代谢无影响。本例患者肥胖，糖耐量受损，使用地屈孕酮治疗，对代谢影响小。

4. 地屈孕酮禁忌证包括对本品成分或任何辅料过敏者、肿瘤、严重肝脏疾病史等，本例患者无地屈孕酮禁忌，可以使用。

5. 地屈孕酮在妊娠期使用无致畸性，不影响患者备孕。

问题 3：如患者更换吡格列酮二甲双胍为二甲双胍肠溶片 0.5g p.o. t.i.d.，临床药师应给予患者哪些用药指导？

1. 由于二甲双胍肠溶片的外层肠溶衣耐胃酸而不耐碱性肠液，只有从胃排空到肠道后崩解才能释放，因此需要进食前 0.5 小时服用，以使药物空腹状态下快速从胃排入肠道内而发挥疗效。建议患者分别在早餐、中餐、晚餐前半小时整片吞服，不可嚼碎。

2. 食物药物相互作用 用药期间使用其他药物、饮酒等都可能改变药物药效。其他药物治疗前应询问专业人员。

3. 二甲双胍在生殖领域应用广泛，安全性相对较高，对于肥胖患者或胰岛素抵抗患者，妊娠期间继续使用可提高临床妊娠率和活产率，但妊娠期使用二甲双胍在我国国内仍属于超说明书用药，需充分告知患者。

4. 用药期间至少每年检查 1 次肾功能和血常规，定期检查血糖。

5. 不良反应 可能出现恶心、呕吐、腹痛、腹泻等胃肠道反应，多数可自行缓解；如出现肌肉痛、呼吸困难等乳酸性酸中毒表现，请立即就诊。

6. 生活行为 鼓励患者健康饮食、规律生活、适量规律运动，不饮酒、茶、咖啡。

（李 慧 吴雅莉）

参 考 文 献

[1] 徐丛剑，华克勤. 实用妇产科学. 4 版. 北京：人民卫生出版社，2018.

[2] 陈子江，乔杰，黄荷凤. 多囊卵巢综合征指南解读. 北京：人民卫生出版社，2019.

[3] 中华医学会妇产科学分会内分泌学组及指南专家组. 多囊卵巢综合征中国诊疗指南. 中

华妇产科杂志，2018，53（1）：2-6.

[4] 全国卫生产业企业管理协会妇幼健康产业分会生殖内分泌学组. 青春期多囊卵巢综合征诊治共识. 生殖医学杂志，2016，25（9）：767-770.

[5] 赵霞，张伶俐. 临床药物治疗学：妇产科疾病. 北京：人民卫生出版社，2016.

[6] 宋颖，李蓉. 多囊卵巢综合征中国诊疗指南解读. 实用妇产科杂志，2018，34（10）：22-26.

[7] TEEDE H J，MISSO M L，COSTELLO M F，et al. International evidence-based guideline for the assessment and management of polycystic ovary syndrome. Melbourne Australia：Copyright Monash University，2018.

[8] American College of Obstetricians and Gynecologists' Committee on Practice Bulletins—Gynecology. ACOG practice bulletin no 194：polycystic ovary syndrome. Obstet Gynecol，2018，131（6）：e157-e171.

[9] BRIGGS G G，FREEMAN R K，TOWERS C V，et al. Drugs in pregnancy and lactation. 11th ed. Philadelphia：Wolters Kluwer Health，2017.

第四节　经前期综合征

经前期综合征（premenstrual syndrome，PMS）又称经前紧张综合征（premenstrual tension syndrome，PMTS），是育龄期女性常见问题。PMS 指月经来潮前 7~14 天周期性出现的身体症状和心理症状的总称。这些症状包括乳房胀痛、头痛、小腹胀痛、水肿、烦躁、紧张、焦虑、失眠等，严重者甚至可出现自杀倾向、行为退化、工作能力差，临床表现多样，个体差异大。临床诊断的关键在于症状的出现呈月经周期性，发生在黄体期，且这些症状严重到影响正常的生活、工作、人际关系。伴有严重情绪不稳定者称为经前焦虑症（premenstrual dysphoric disorder，PMDD）。PMS 患病率各地区报道不一致。有文献报道中国有高达 21.2% 的育龄妇女有经前期综合征，2.1% 的妇女有经前焦虑症。本节内容参考国内外关于 PMS 的相关指南与文献，简述 PMS 的基本诊治流程和药学工作中常见的问题。

一、病因及病理生理学

PMS 病因涉及诸多因素，但其准确病因机制仍未明确。主要涉及社会心理因素、内分泌因素及神经递质的调节等。

（1）社会心理因素：不稳定的情绪、焦虑、压力均可加重经前症状，充分的休息与放松的心态可使症状减轻，说明社会心理因素在 PMS 的发生上有一定的作用。

（2）内分泌因素：PMS 仅出现于育龄女性，青春期前、妊娠期、绝经后期均不会出现，且 PMS 仅发生在黄体期，呈现月经周期性，因此雌激素与孕激素在 PMS 发生中发生作用。此外，排卵前后血中睾酮水平上升，围月经期不下降，睾酮/雌激素比值、睾酮/孕激素比值处于高值，也与 PMS 发生有关。

（3）神经递质：一些神经递质受卵巢甾体激素调节，如 5- 羟色胺、乙酰胆碱、γ- 氨基丁酸、多巴胺等。如选择性 5- 羟色胺再摄取抑制剂已被证明能减轻 PMS 症状，支持了 5- 羟色胺与 PMS 发生有关。

二、临床表现及诊断

（一）临床表现

经前期综合征的临床表现呈现月经周期性，出现在黄体期，随着月经的开始而消退，主要包括躯体、心理和行为三个方面，个体差异大，受躯体健康状态、人格和环境影响。①躯体症状有水潴留，表现出乳房胀痛、体重增加、面部水肿，有腹部不适或胀满感，清晨表现最为明显。此外乳房、肌肉、背部、关节等各处疼痛发生率也较高。PMS 还可表现出一些自主神经功能障碍，如恶心、呕吐、头晕、潮热出汗、低血糖等。②心理症状主要为负性情绪或心境，如消极悲观、空虚孤独、抑郁、焦躁，可出现记忆力减低、思绪混乱等，严重者甚至表现出自杀倾向。③PMS 还可表现出行为改变，患者回避社交、工作出错，性功能减退或亢进等。经前期综合征临床症状严重者可影响正常的生活、工作与人际关系。有些患者临床症状表现更为复杂，没有呈现月经周期变化，不在黄体期加重，或不存在无症状时间，可能是使用外源性孕激素、左炔诺孕酮宫内缓释节育系统，或者子宫切除术、无排卵月经等原因导致。

（二）诊断

1. 诊断标准　确定临床症状出现的时间是诊断 PMS 和 PMDD 的关键，这些临床症状必须具有黄体期才出现、月经期即消失的月经周期特点。美国妇产科学会将 PMS 定义如下：周期性出现的身体症状和心理症状，发生在黄体期，月经期即消失，且这些症状严重到影响正常的生活、工作、人际关系，诊断标准如表 7-9 所示。美国国立精神卫生研究院的标准：PMS 要求临床症状呈月经周期性出现至少 2 个周期，心理症状严重程度较月经期后程度加重 30%。PMDD 则采用美国精神协会 DSM-V 推荐标准（表 7-10）。

2. 诊断方法　月经规律的 PMS 和 PMDD 可疑患者使用严重问题每日评定记录表（Daily Record of Severity of Problems，DRSP）（表 7-11）进行前瞻性评估，记录身体和心理与月经相关的症状。前瞻性评估应在没有启动治疗之前完成，不能是回顾性的，至少应记录连续 2 个及以上月经周期变化。对于难以获得 DRSP 或者难以确定诊断的变异 PMD 患者，可以连续使用促性腺激素释放激素（GnRH）类似物 3 个月用于明确诊断。

表 7-9 PMS 的诊断标准

如果患者在前 3 个月经周期的月经前 5 天内报告至少 1 种以下心理和身体症状，则可诊断为经前期综合征	
心理症状	身体症状
愤怒	腹胀
焦虑	乳房压痛或肿胀
迷茫	头痛
抑郁	关节和肌肉头痛
敏感	四肢肿胀
社交恐惧	体重增加

以上症状必须在月经开始后 4 天内缓解，在月经周期的前 13 天之前不会复发，需排除药物治疗、服用激素或乙醇。以上症状必须在两个前瞻性记录周期内重复出现。患者必须在社会生活、学习或工作方面表现出明显的功能障碍

表 7-10 PMDD 的诊断标准

A. 在常见的月经周期中，黄体期的最后 1 周至少存在 5 个下述症状，并且在月经开始后几天消退，直至月经后消失

B. 下述症状至少必须有 1 种症状

1. 情感不稳定，比如突然伤感、哭泣或对拒绝增加敏感性

2. 持续和明显的易怒或发怒或与他人的争吵增加

3. 明显的抑郁情绪，自我否定意识，感到失望

4. 明显焦虑、紧张、感到"激动"或"不安"

C. 下述症状至少出现 1 个，当与标准 B 中的症状合计时达到 5 个症状

1. 对平时活动（如工作、学习、友谊、嗜好）的兴趣降低

2. 主观感觉注意力集中困难

3. 无精打采、易疲劳或能量明显缺乏

4. 食欲明显改变，有过度摄食或产生特殊的嗜食渴望

5. 嗜睡或失眠

6. 主观感觉不安或失控

7. 其他身体症状，如乳房触痛或肿胀、头痛、关节或肌肉痛、肿胀感、体重增加

备注：在过去的 1 年内，A～C 的标准必须发生且满足月经周期性

D. 以上症状务必明显干扰工作、学习或日常的社会活动及与他人的关系（如逃避社会活动、生产力和工作学习效率低）

E. 以上这些症状务必不是另一种疾病加重的表现（如重度抑郁症、恐慌症、恶劣心境或人格障碍）

F. A 类症状必须通过 2 个月经周期的前瞻性评估进行确认

G. 以上症状需排除药物、其他治疗、其他疾病

  年轻女性如月经不规律,首先应查找月经不规律原因。处于绝经过渡期的女性尽管月经不规律,仍可存在 PMS 和 PMDD,应确定症状开始的时间,以便与围绝经期症状相区分。在诊断前还需排除以下情况:①激素治疗,如口服避孕药;②内分泌疾病,如甲亢或甲减;③原有的精神疾病,如抑郁或焦虑可能会在黄体期恶化,但并不是 PMS 和 PMDD;④其他疾病,如偏头痛、贫血、子宫内膜异位症等。

表 7-11 严重问题每日评定记录表(DRSP)

姓名		末次月经月份								
日期		1	2	3	4	5	……	29	30	31
月经										
症状 评分										
1. 悲伤、抑郁										
2. 紧张、焦虑										
3. 情绪波动										
4. 易怒										
5. 对平时的活动兴趣降低										
6. 注意力集中困难										
7. 无精打采、疲倦、缺乏精力										
8. 食欲增加、过度进食、特殊的食物欲望										
9. 嗜睡										
10. 感到不知所措或者失控										
11. 乳房压痛或肿胀、体重增加、头痛、关节或肌肉疼痛或其他身体症状										
上述现象导致日常生活、工作、学习效率低下										
上述现象导致了爱好或社交活动产生减少或回避										
上述现象干扰人际关系										

  注:每晚记下上述症状的评分,1- 无,2- 较小,3- 轻微,4- 中等,5- 严重,6- 极其严重。在有月经的日子标注"√"。

三、治疗目的及原则

(一)治疗目标

经前期紊乱的治疗目标是减轻身体症状、心理症状。

(二)治疗原则

包括非药物治疗,如改善生活方式、身体锻炼、认知行为治疗、放松技术和药物治疗,这些方法对 PMS 或 PMDD 的治疗均有效。

1. 调整生活方式 包括合理的饮食与营养、适当的身体锻炼、戒烟、限制咖啡的摄入。可改变的饮食习惯,如增加钙、镁、维生素 B_6、维生素 E 的摄入等,但尚没有确切、一致的研究表明维生素和微量元素治疗的有效性。体育锻炼可改善血液循环,但其对 PMS 的预防作用尚不明确,多数临床研究认为每天锻炼 20~30 分钟有助于加强药物治疗和心理治疗。

2. 心理治疗 心理因素在 PMS 发生中所起作用不容忽视。精神刺激可诱发和加重 PMS。要求患者日常保持乐观情绪,生活有规律,参加锻炼。行为疗法曾用以治疗 PMS,放松技术有助于改善疼痛症状。亲朋好友应对患者给予关心,在患者出现经前心境改变时予以容忍、体谅,在各方面给予照顾。避免患者在症状表现期间从事驾驶或其他具有危险性的作业。

3. 药物治疗 对中重度症状患者,推荐药物治疗。

4. 其他治疗 手术切除卵巢或放射破坏卵巢功能可治疗重症 PMS,但可导致绝经综合征及骨质疏松性骨折、心血管疾病等风险增加,仅在其他治疗均无效时酌情考虑。对育龄期女性不宜考虑此治疗方法。

四、药物治疗及药学监测

(一)药物治疗

1. 精神药物 选择性 5- 羟色胺再摄取抑制剂(selective serotonin reuptake inhibitor,SSRI)目前是严重 PMS 和 PMDD 的一线治疗药物,舍曲林、帕罗西汀、氟西汀、西酞普兰和艾司西酞普兰在黄体期或连续服用,可用于治疗 PMS 和 PMDD 的精神症状,并已被证明可缓解一些身体症状。5- 羟色胺和去甲肾上腺素再摄取抑制剂,如文拉法辛也可用于治疗 PMDD,3~4 周内即可达到疗效,并在随后的月经周期中持续。喹硫平是一种非典型抗精神病药,可同时阻断多巴胺受体及 5-HT 受体,可联合 SSRI 或 5- 羟色胺和去甲肾上腺素再摄取抑制剂治疗单用 SSRI 或 5- 羟色胺和去甲肾上腺素再摄取抑制剂治疗无效的 PMS。苯二氮䓬类抗焦虑药可改善患者焦虑、紧张和易激症状,如阿普唑仑,常用于一线治疗方案反应不佳的患者,但应防止滥用。

2. 激素药物

（1）复方口服避孕药：复方口服避孕药作用于 HPO 轴可抑制排卵，可用于治疗 PMS 和 PMDD 的周期性身体和精神症状，但其效果不是绝对的，有些患者用药后可能未见好转反而恶化。常见的 COC 为含有屈螺酮、左炔诺孕酮的药物。含有屈螺酮的 COC 可能是治疗 PMS 的有效方法，为药物干预的常用药，服用含屈螺酮的口服避孕药 3 个月确实能减轻 PMDD 患者症状的严重程度。四项中等质量的连续口服避孕药试验表明，使用左炔诺孕酮炔雌醇可改善 30%～59% 抑郁和身体症状。一项治疗 PMDD 试验发现，使用左炔诺孕酮炔雌醇连续治疗 112 天可最大程度改善 DRSP 评分。

（2）雌二醇：国外报道用 17β- 雌二醇或透皮雌二醇贴剂联合周期性孕激素治疗 PMS。

（3）达那唑：达那唑为人工合成 17α- 乙炔睾酮的衍生物，属于雄激素类固醇，可使卵泡刺激素和黄体生成激素释放减少，抑制垂体 - 卵巢轴，减少卵巢激素生成。黄体期使用 400mg/d 可改善乳房疼痛症状。达那唑的雄激素活性可致治疗中出现不可逆转的男性化作用限制了其临床应用。

（4）促性腺激素释放激素激动剂：GnRH-a 可在垂体水平通过降调节抑制垂体促性腺激素分泌，造成低促性腺激素水平及低雌激素水平，抑制卵巢活动，到达类似切除卵巢的作用，治疗 PMS 很有效。长期单独使用 GnRH-a 可因缺乏雌激素导致骨量丢失，除非它们用于诊断或治疗特别严重的 PMS，不作常规推荐。使用 GnRH-a 第 3 个月开始应进行反向添加治疗减少不良反应。

3. 利尿药　PMS 的主要症状与组织和器官水肿有关。醛固酮受体拮抗剂螺内酯不仅有利尿作用，对血管紧张素功能亦有抑制作用。螺内酯 25mg，每天 2～3 次可减轻水潴留，对精神症状亦有效，常见不良反应为高钾血症和胃肠道反应。

4. 镇痛药　经前子宫内膜释放前列腺素，改变平滑肌张力、免疫功能及神经递质代谢。解热镇痛药如甲芬那酸 250mg，每天 3 次，于经前 12 天起服用可治疗 PMS。如果疼痛是 PMS 的主要症状，解热镇痛药物有效。除对痛经、乳胀、头痛、痉挛痛、腰骶痛有效，对紧张易怒症状也报告有效。此类药物应餐中服用可减少胃刺激。

5. 多巴胺受体拮抗剂　高催乳素血症与 PMS 关系已有报道。溴隐亭为多巴胺受体拮抗剂，可降低催乳素水平并改善经前乳房胀痛，剂量 2.5mg，每日 2 次。

6. 其他药物　月见草油、牡荆油、圣约翰草提取物已被用于改善 PMS 症状，但尚没有一致的研究表明其有效性。圣约翰草提取物在我国被批准用于抑郁、焦虑的治疗，能通过 CYP3A4 及 P- 糖蛋白系统与多种药物产生相互作用。

（二）药学监护

1. 疗效评估　主要依据患者的反馈。让患者通过月经周期日记记录身体和心理症状的改善情况并进行自我评估，以此评价药物疗效。医疗专业人员使用评估工具（如 Clinical Global Impression Scales，CGIS）客观评价药物的治疗效果，一般 2～3 个月经周期起效。若至适宜药物剂量症状仍未改善，则应考虑调整用药方案。

2. 药物不良反应监测　SSRI 主要不良反应有性功能障碍、睡眠障碍、情绪紧张、胃肠道不适、头痛。突然停药可致撤药反应，常见有头痛、感觉异常、睡眠障碍、焦虑、恶心、呕吐、震颤等，少数患者可出现严重的或持续的撤药反应，因此停药时应逐步减量。SSRI 可能增加患者自杀倾向。屈螺酮具有抗雄激素和盐皮质激素，可能增加血栓风险，因此接受 COC 治疗的患者应评估血栓风险。

3. 用药教育　①SSRI 需遵照医嘱用药，不能突然停药。SSRI 与多种药物、食物存在相互作用。单胺氧化酶抑制剂司来吉兰、利奈唑胺，经 CYP2D6 代谢的药物、乙醇等均可影响 SSRI 的药效，增加用药风险，告知患者使用其他药物治疗前应向专业人士沟通。SSRI 还可引起 5-羟色胺综合征，表现出躁动、幻觉、恶心、呕吐等症状。低血压、心电图 Q-Tc 延长、低钠血症、头痛等也是 SSRI 不良反应的表现。用药期间不能从事需要注意力与协调性的活动，如驾车、高空作业。年轻人用药可能加重抑郁。②苯二氮䓬类药物，如阿普唑仑可因长期使用产生成瘾性，建议仅在黄体期有症状时使用。与其他药物存在相互作用，使用其他药物前应咨询专业人士，不能饮酒。用药期间避免驾车、高空作业等工作。③使用含有屈螺酮或左炔诺孕酮的 COC 应注意防范血栓风险，如出现下肢或足部肿胀、腿部疼痛、呼吸急促、胸闷胸痛、咳嗽咳血、头痛等症状应立即就医。COC 药物应按时服用，避免漏服。

五、案例

基本信息：患者，女性，16 岁，身高 160cm，体重 46.5kg。

主诉：月经前 1 周腹痛、腹胀不适，伴焦虑。

现病史：月经前 1 周感腹痛、腹胀，逐渐加重，同时感觉很烦躁、心情不好，难以集中精力学习，脾气也不好。月经后缓解，目前症状出现约半年。

既往史：无。

月经婚育史：无性生活。初潮 12 岁，月经基本规律，4～6/30 天，末次月经是 2020 年 3 月 14 日，月经量中。

个人史：生于当地，无不良嗜好，无传染病及冶游史，无高血压等病史。

家族史：否认家族遗传史。

过敏史：否认药物、食物过敏史。

查体：无特殊。

辅助检查：盆腹腔子宫附件 B 超未发现异常。

诊断·疑似经前期综合征

2020-03-29（第一次就诊）

治疗方案：维生素 B_6 10mg p.o. t.i.d.×14 天

2020-08-30（第二次就诊）

患者主诉月经前 1 周腹痛、腹胀不适，心情未好转，较前次就医未见明显改善。医生诊断经前期综合征。

治疗方案：舍曲林 50mg p.o. q.d.×14 天

问题（含答案要点）

问题 1：患者首次就诊使用维生素 B_6 片是否合理？

答案要点：

1．对于症状较轻的 PMS 患者，非药物治疗，如改善生活方式、身体锻炼、认知行为治疗等对 PMS 有效。增加钙、镁、维生素 B_6、维生素 E 的摄入等可能对治疗有效性。

2．维生素 B_6 可调节自主神经系统与下丘脑 - 卵巢轴关系，抑制催乳素合成，使用每次 10～20mg，每日 3 次，可使症状得到改善。

3．患者为青春期女性，出现症状的时间为半年。根据 PMS 和 PMDD 诊断要求，2 个月经周期前瞻性评估应在没有启动治疗之前完成。患者现未确诊，不宜直接给予药物治疗。因此，给予维生素 B_6 是恰当的。

问题 2：患者首次使用舍曲林，临床药师应给予哪些用药指导？

答案要点：

1．舍曲林可在早上或者晚上使用，50mg，口服，每天 1 次。

2．舍曲林在月经开始前 14 天使用，持续到月经开始停药。

3．记录月经周期日记，以便评估疗效。

4．50mg q.d. 的用药剂量可能不足以有效，建议 1～2 个月经周期后复诊，调整用药剂量。

5．用药期间可能出现头晕、疲劳、恶心、腹泻等症状，还可能出现原有情绪更低落、焦虑，食欲一般，继续用药可以耐受。

6．用药期间如果出现严重头痛、视物模糊、心慌心悸等严重症状应立即就医。

7．用药期间不能喝酒、吸烟、驾车。

8．建议月经前穿宽松服饰，适当保持乐观情绪，生活有规律，参加适量体育锻炼，有助于缓解症状。

病历摘要2：

基本信息：患者，女性，36岁，身高156cm，体重54kg。

主诉：既往诊断为经前期综合征，现要求避孕。

现病史：4年前诊断为经前期综合征，间断使用舍曲林治疗。通常月经前1周乳房胀痛、腹胀，偶有头痛、情绪低落，有时焦虑。使用舍曲林治疗有效。目前暂无生育意愿，想避孕。

既往史：无。

月经婚育史：26岁结婚，初潮12岁，月经规律，3～6/30天，月经量中，无痛经，G3P2，一次人工流产史。

个人史：生于当地，无不良嗜好，无传染病及冶游史，无高血压等病史。

家族史：否认家族遗传史。

过敏史：否认药物、食物过敏史。

查体：无特殊。妇科检查：无异常。

辅助检查：盆腹腔子宫附件B超未发现异常。内分泌检查未见异常。

诊断：经前期综合征

治疗方案：屈螺酮炔雌醇片1片（3mg：0.03mg）p.o. q.d.×21天

问题（含答案要点）

问题1：使用屈螺酮炔雌醇片治疗是否合理并说明原因。

答案要点：

1. 屈螺酮具有抗盐皮质激素的作用，可对抗雌激素引起的钠潴留，缓解PMS的部分症状。含有屈螺酮的屈螺酮炔雌醇片是有避孕需求的PMS患者的常用药，用药治疗3个月可见到疗效。

2. 使用屈螺酮炔雌醇片时应从雌激素含量较低的制剂开始治疗，优先选择3mg屈螺酮/0.02mg炔雌醇，治疗3个月，如患者在用药中仍出现突破性出血，才考虑雌激素含量更高的剂量3mg屈螺酮/0.03mg炔雌醇制剂。

3. 综上，医生应优先给患者开具3mg屈螺酮/0.02mg炔雌醇制剂。

问题2：结合患者情况，临床药师应给予哪些用药指导？

答案要点：

1. 患者4年前诊断为PMS，间断使用舍曲林治疗。舍曲林是治疗PMS的一线药物，患者本次就诊的屈螺酮炔雌醇片也具有治疗PMS的作用，建议患者暂时停用舍曲林，使用屈螺酮炔雌醇片（3mg：0.02mg）治疗3个月观察疗效。

2. 告知用药方法 在月经开始的第1～5天内使用，按照包装所示顺序用药，每天约在同一时间用药，建议可选择睡前，每天1片粉色药片，连服24天，然后用4天白色药片，然后开始服用下一盒药。

3. 在用药最初7天应使用屏障避孕法（如避孕套）以防怀孕。用药后不得漏服，否则可导致避孕失败。如发生漏服，请立刻补服，并做好其他避孕措施。

4．月经　在开始使用白色药片后2～3天可出现月经，月经可持续到下一盒药用药。月经间期可能出现突破性出血或点滴状出血，为正常用药现象，一般继续用药2～3个周期可消失。如3个月经周期后仍有出血请复诊。

5．记录月经周期日记，以便评估疗效。如治疗3个月，PMS症状未改善请复诊。

6．患者曾有头痛，建议在使用药物前排除脑血管疾病。

7．使用COC可能增加血栓风险，如出现下肢或足部肿胀、腿部疼痛、呼吸急促、胸闷胸痛、咳嗽咳血、头痛等症状应立即就医。

8．食物药物相互作用　用药期间使用其他药物、饮酒等都可能改变药物药效，出现避孕失败或异常出血。其他药物治疗前应询问专业人员。

9．用药期间不能喝酒、吸烟、驾车。

10．适当保持乐观情绪，生活有规律，参加适量体育锻炼，有助于缓解症状。

（李　慧　吴雅莉）

参 考 文 献

[1] QIAO M, ZHANG H, LIU H, et al. Prevalence of premenstrual syndrome and premenstrual dysphoric disorder in a population-based sample in China. Eur J Obstet Gynecol Reprod Biol, 2012, 162（1）：83-86.

[2] 徐丛剑，华克勤. 实用妇产科学. 4版. 北京：人民卫生出版社，2018.

[3] GREEN L J, O'BRIEN P M S, ANAY N, et al. Management of premenstrual syndrome. BJOG, 2017, 124（3）：e73-e105.

[4] HOFMEISTER S, BODDEN S. Premenstrual syndrome and premenstrual dysphoric disorder. Am Fam Physician, 2016, 94（3）：236-240.

[5] DICKERSON L M, MAZYCK P J, HUNTER M H. Premenstrual syndrome. Am Fam Physician, 2003, 67（8）：1743-1752.

[6] 赵霞，张伶俐. 临床药物治疗学：妇产科疾病. 北京：人民卫生出版社，2016.

[7] FREEMAN E W, HALBREICH U, GRUBB G S, et al. An overview of four studies of a continuous oral contraceptive（levonorgestrel 90 mcg/ethinyl estradiol 20 mcg）on premenstrual dysphoric disorder and premenstrual syndrome. Contraception, 2012, 85（5）：437-445.

[8] HALBREICH U, FREEMAN E W, RAPKIN A J, et al. Continuous oral levonorgestrel/ethinyl estradiol for treating premenstrual dysphoric disorder. Contraception, 2012, 85（1）：19-27.

第五节 围绝经期综合征

围绝经期综合征是指女性绝经前后出现性激素波动或减少所致的一系列躯体及精神心理症状。随着社会的发展，居民生活水平逐步提高，人类期望寿命逐渐延长，围绝经期妇女群体越来越庞大，预计到 2030 年我国 50 岁以上的妇女将增加到 2.8 亿以上。做好围绝经期妇女的健康管理，可以促进其身心健康，延缓老年性疾病的发生，为老年期健康打下基础。本节内容参考国内外关于围绝经期综合征的相关指南和共识，简述围绝经期综合征的基本诊治流程和药学监护中需要注意的问题。

围绝经期综合征的
药物治疗（微课）

一、定义

绝经是指月经永久性停止，属回顾性临床诊断，40 岁以上女性、末次月经后 12 个月仍未出现月经，排除妊娠后则可临床诊断为绝经。绝经的真正含义并非指月经的有无，而是指卵巢功能的衰竭。单纯子宫切除的妇女，虽然不再有月经来潮，如卵巢功能正常，则不属于绝经的范畴。

围绝经期是指妇女绝经前后的一段时期，包括从接近绝经出现与绝经有关的内分泌学、生物学和临床特征起至最后一次月经后 1 年。

绝经过渡期是从绝经前的生育期走向绝经的一段过渡时期，是从临床特征、内分泌学及生物学上开始出现绝经趋势的迹象直至最后一次月经的时期。绝经过渡期的起点是 40 岁以上的女性，在 10 个月之内发生两次相邻月经周期长度的变化≥7 天。

绝经后期指从绝经一直到生命终止的这段时期。

二、病理生理学

1. 卵巢变化 绝经前后最明显的变化是卵巢功能衰退，卵巢内卵泡数量减少，对促性腺激素不敏感，逐渐导致窦卵泡不能发育成为优势卵泡，出现不排卵，卵泡储备继续减少直至耗竭，卵巢体积逐渐缩小，卵巢皮质变薄。

2. 雌激素 绝经过渡早期雌激素水平波动很大，甚至可高于正常卵泡期水平，整个绝经过渡期雌激素水平并非逐渐下降，只是在卵泡完全停止发育后，雌激素水平才迅速下降。

3. 孕激素 比雌激素下降更早出现。绝经过渡期尚有排卵功能，仍有孕酮分泌。但因卵泡发育质量下降，导致孕酮分泌减少。绝经后期无孕酮分泌。

4. 促性腺激素 绝经过渡期卵泡刺激素（FSH）水平升高，呈波动性，黄体生成素（LH）仍在正常范围，FSH/LH 仍<1。绝经后 FSH 和 LH 均升高，其中 FSH 升高较 LH 更显著，FSH/LH>1。卵泡闭锁导致雌激素和抑制素水平降低以及 FSH 水平升高，是绝经的主要信号。

5. 雄激素 绝经后雄激素来源于卵巢间质细胞及肾上腺，总体雄激素水平下降。

6. 其他激素 绝经后妇女血抑制素水平下降，较雌二醇下降早且明显，可能成为反映卵巢功能衰退更敏感的指标。绝经后抗米勒管激素水平下降，较 FSH 升高、雌二醇下降早，能较早反映卵巢功能衰退。

三、临床表现及诊断

（一）临床表现

伴随着卵巢衰老的进程，围绝经期妇女可能会出现由性激素变化引起的月经紊乱、血管舒缩功能障碍、神经精神症状等。围绝经期也是老年女性慢性疾病如骨质疏松、心血管疾病和老年痴呆等的起始阶段。

1. 月经紊乱 月经紊乱是围绝经期的常见症状，表现为月经周期不规律、月经期持续时间长、停经一段时间后月经量过多等。此期间症状的出现主要取决于卵巢功能状态的波动性变化。

2. 血管舒缩症状 主要表现为潮热、多汗，是雌激素降低或波动的特征性症状。是一种常见的围绝经期综合征表现，其特点是反复突然出现的面部和上半身皮肤阵阵发红，伴有轰热，继之出汗，并扩散到身体的其他部位，通常持续1~3分钟。症状轻者每日发作数次，严重者十余次或更多，夜间或应激状态易促发。更年期妇女血管舒缩症状发生率较高，严重时可影响妇女的工作、生活和睡眠。

3. 自主神经失调症状 主要表现为心悸、头痛、头晕、失眠、易疲劳等，也有的更年期妇女出现记忆力减退或注意力不集中等。

4. 精神神经症状 主要表现为焦虑不安、情绪低落、抑郁、情绪波动大、不能自我控制等症状。

5. 骨质疏松和骨关节病 绝经后骨质流失加速与雌激素缺乏有关。围绝经和绝经后妇女骨质疏松初期无明显症状，随着病情进展，患者会出现疼痛、骨骼变形，严重者发生骨质疏松性骨折，同时可出现焦虑、恐惧等心理影响。绝经后骨质疏松是绝经后妇女腰腿痛的主要原因。

6. 心血管疾病风险增加 在影响绝经后女性健康的问题中心血管疾病居首位。绝经后妇女糖脂代谢异常增加，动脉硬化、冠心病的发生风险较绝经前明显增加，可能与雌激素低下有关。

7. 绝经泌尿生殖综合征(genitourinary syndrome of menopause,GSM)　绝经后由于雌激素水平下降,导致阴道和泌尿生殖道上皮细胞的组织学和功能改变,超过一半的绝经后女性会有泌尿生殖道萎缩相关症状,称为GSM,主要表现为泌尿生殖道萎缩症状,出现阴道干燥、性交困难及反复阴道感染,排尿困难、尿痛、尿急等反复发生的尿路感染。

8. 认知改变　可能与绝经后雌激素水平降低有关,绝经后期妇女比老年男性患病风险高。

(二)诊断

根据病史及临床表现诊断,但需注意除外相关症状的器质性病变及精神疾病。

1. 血清 FSH 值及 E_2 值测定　检查血清 FSH 值及 E_2 值了解卵巢功能。绝经过渡期血清 FSH>10IU/L,提示卵巢储备功能下降。闭经、FSH>40IU/L 且 E_2<10~20pg/ml,提示卵巢衰竭。

2. 抗米勒管激素(AMH)测定　AMH 低至 1.1ng/ml 提示卵巢储备下降;若低于 0.2ng/ml 提示即将绝经;绝经后 AMH 一般测不出。

四、一般保健指导

1. 健康生活方式　围绝经期是每位妇女的自然生理过程,不同妇女其更年期症状存在着个体差异,在这一时期,应该针对每个人的重点问题,给予正确的预防保健建议指导或积极治疗,为健康老年期打下良好基础。绝经对心血管、骨骼、认知会产生持续不良影响,需对绝经女性开展全面健康管理,包括每年健康体检、推荐合理饮食、增加社交脑力活动、健康锻炼。健康生活方式包括生活规律,按时休息;积极参与社会活动,充实生活内容;管理情绪,保持开朗、乐观、积极态度,保持心情舒畅;改变不良生活习惯,避免熬夜、憋尿、久坐等;避免外界伤害,避免摄入有害物质,不吸烟,避免二手烟等。

2. 运动建议　坚持户外运动和晒太阳,适当进行锻炼调节神经功能,促进机体代谢。每日规律有氧运动,每周累计运动 150 分钟,另加 2~3 次抗阻运动,以增加肌肉量和肌力。

3. 营养建议　饮食要定时定量、均衡,避免无节制,限制饱和脂肪酸摄入,结合各地的饮食习惯,建议全谷物纤维,饮食结构要多样化,粗细搭配,足量蔬菜和水果,每周 2 次鱼类食品,控糖、少油、限盐、限酒、戒烟,足量饮水。

4. 控制体重　适当控制体重,体重减轻 5%~10% 就足以改善与胰岛素抵抗相关的许多异常。BMI 18.5~23.9kg/m² 为正常,体重过高增加心血管疾病风险,低体重增加骨质疏松风险。

5. 预防骨质疏松　围绝经期开始就要采取措施维持骨健康,包括采用健康生活方式,摄入充足的钙和维生素 D。补钙可以增加骨密度,降低骨折风险,建议首先通过膳食补充,如果不能从膳食中获得足够的钙,建议服用钙补充剂。维生素 D 在钙的吸收和骨骼健康中起着重要的作用,可以改善肌肉性能,增加骨密度,预防骨质疏松性骨折。体内维生素 D 的来源主要为皮肤接触口光照射和从膳食中获得,必要时可补充外源性维生素 D。

五、药物治疗及药学监护

(一)绝经激素治疗

1. 绝经激素治疗(menopause hormone therapy,MHT)原则 ①启动 MHT 应在有适应证、无禁忌证、绝经女性本人有通过 MHT 改善生活质量的主观意愿前提下尽早开始;②在卵巢功能开始衰退并出现绝经相关症状时即开始给予治疗,可达到最大治疗益处;③应个体化给药,应在综合考虑下选择能达到治疗目的最低有效剂量;④MHT 治疗期间至少每年进行 1 次个体化获益 / 风险评估;⑤绝经过渡期女性与老年女性使用 MHT 的风险和获益不同,对年龄 <60 岁或绝经 10 年内、无禁忌证的女性,MHT 用于缓解血管舒缩症状、减缓骨量丢失和预防骨折的获益 / 风险比最高;⑥不推荐仅为预防心血管疾病和阿尔茨海默病目的而采用 MHT;⑦有子宫的女性在补充雌激素时,应加用足量足疗程孕激素以保护子宫内膜,已切除子宫的妇女,通常不必加用孕激素;⑧不推荐乳腺癌术后患者使用 MHT;⑨仅为改善绝经生殖泌尿综合征(GSM)时建议首选阴道局部雌激素治疗;⑩原则上不推荐≥60 岁或绝经 10 年以上开始启用 MHT;⑪ MHT 应用中应定期随访,评估风险和利弊,个体化调整治疗方案;⑫目前尚无证据支持限制 MHT 应用的时间,只要获益 / 风险评估结果提示获益大于风险则可继续使用 MHT。

2. 适应证 ①绝经相关症状:月经紊乱、潮热、多汗、失眠、情绪障碍等;②生殖泌尿道萎缩相关症状:阴道干涩、外阴疼痛、性交痛、瘙痒、尿频、尿痛等;③低骨量和骨质疏松:预防 60 岁以下及绝经 10 年以内女性骨质疏松的一线选择。

3. 禁忌证 ①已知或怀疑妊娠;②原因不明的阴道出血;③已知或可疑患乳腺癌;④已知或可疑患性激素依赖性恶性肿瘤;⑤最近 6 个月内患活动性静脉或动脉血栓栓塞性疾病;⑥严重肝、肾功能障碍;⑦血卟啉症、耳硬化症;⑧患有脑膜瘤(禁用孕激素)。

4. 慎用情况 慎用并非禁用,在应用前和应用过程中应咨询专业医生,共同确定应用 MHT 的时机和方式,同时采取比常规随诊更为严密的措施,监测病情的进展。慎用情况包括:子宫肌瘤、子宫内膜异位症、子宫内膜增生、有血栓形成倾向、尚未控制的糖尿病及严重高血压、胆囊疾病、癫痫、偏头痛、哮喘、高催乳素血症、系统性红斑狼疮、乳腺良性疾病及乳腺癌家族史。

5. 常用药物

（1）雌激素：天然雌激素，如戊酸雌二醇、17β- 雌二醇、结合雌激素。

（2）孕激素：①天然孕激素，如微粒化黄体酮；②合成孕激素，包括地屈孕酮、17α- 羟孕酮衍生物（如醋酸甲羟孕酮 MPA）、19- 去甲睾酮衍生物（如炔诺酮、醋酸炔诺酮、左炔诺孕酮、地诺孕素）、19- 去甲孕酮衍生物（如诺美孕酮）、螺内酯衍生物（如屈螺酮）等。地屈孕酮是最接近天然的孕激素，对乳腺刺激较小，屈螺酮具有较强的抗盐皮质激素作用和一定的抗雄激素作用，推荐应用天然雌激素、天然或最接近天然的孕激素。

（3）雌、孕激素复方制剂

1）雌、孕激素序贯制剂

雌二醇片 / 雌二醇地屈孕酮片：每盒 28 片，前 14 片仅含雌二醇，后 14 片每片含雌二醇及 10mg 地屈孕酮，因雌二醇含量不同分为两种剂型：1mg/10mg 和 2mg/10mg，1mg/10mg 中每片含 1mg 雌二醇，2mg/10mg 中每片含 2mg 雌二醇。

戊酸雌二醇片 / 雌二醇环丙孕酮片：每盒 21 片，前 11 片每片含 2mg 戊酸雌二醇，后 10 片每片含 2mg 戊酸雌二醇和 1mg 醋酸环丙孕酮。

2）雌、孕激素连续联合制剂

雌二醇屈螺酮片：每盒 28 片，每片含雌二醇 1mg 和屈螺酮 2mg。

（4）替勃龙：根据靶组织不同，其在体内的 3 种代谢产物分别表现出雌激素、孕激素及弱雄激素活性。推荐口服 1.25～2.5mg/d，适合于绝经后不希望来月经的妇女。

（5）阴道局部用雌激素：阴道局部应用雌激素能明显改善泌尿生殖道萎缩的相关症状。可选择雌三醇乳膏、普罗雌烯阴道胶囊、结合雌激素软膏，每日 1 次，连续使用 2 周，症状缓解后改为 2～3 次 /w，短期（3～6 个月）局部应用雌激素阴道制剂，无须加用孕激素，但缺乏超过 1 年使用的安全性数据，长期使用者应监测子宫内膜。

具体用药方案见表 7-12。

6. 药学监护要点

（1）疗效评估：患者潮红、出汗、失眠、尿频、尿痛等围绝经期相关症状减轻。MHT 的定期随诊非常重要，接受 MHT 的女性每年至少接受 1 次全面获益 / 风险评估，主要目的在于了解治疗效果，解释可能发生的不良反应，关注获益和风险，根据评估结果决定疗程长短和是否继续用药。年长女性应更谨慎评估 MHT 风险和关注不良事件，只要获益大于风险，鼓励坚持规范用药，定期随访。

表 7-12　围绝经期激素治疗用法用量及注意事项

治疗方案	适应证	药物通用名	用法用量	注意事项
单孕激素治疗方案	适用于绝经过渡期早期，调整卵巢功能衰退过程中的月经问题	地屈孕酮	口服，10～20mg/d，于月经或撤退性出血的第 14 天起，使用 10～14 天	
		微粒化黄体酮胶丸或胶囊	口服，200～300mg/d，于月经或撤退性出血的第 14 天起，使用 10～14 天	
		醋酸甲羟孕酮	口服，4～6mg/d，于月经或撤退性出血的第 14 天起，使用 10～14 天	
		左炔诺孕酮宫内缓释节育系统（LNG-IUS）	子宫腔内放置	尤其适合于有子宫内膜增生的患者
单雌激素治疗方案	适用于子宫已切除的妇女，通常连续应用	戊酸雌二醇	0.5～2mg/d	
		17β- 雌二醇	1～2mg/d	
		结合雌激素	0.3～0.625mg/d	
		半水合雌二醇贴	1/2～1 贴 /7d	避开乳房和会阴
		雌二醇凝胶	0.5～1 计量尺 /d	
雌、孕激素序贯用药	适用于有完整子宫、围绝经期或绝经后仍希望有月经样出血的女性	复方制剂：戊酸雌二醇片 / 雌二醇环丙孕酮片	1 片 /d，共 21 天，停药 7 天后再开始下一周期	
		雌激素 + 孕激素	雌激素：戊酸雌二醇 1～2mg/d，或结合雌激素 0.3～0.625mg/d，或半水合雌二醇贴 1/2～1 贴 /7d，或雌二醇凝胶 0.5～1 计量尺 /d 经皮涂抹 孕激素：地屈孕酮 10～20mg/d，或微粒化黄体酮胶丸或胶囊 100～300mg/d，或醋酸甲羟孕酮 4～6mg/d	模拟月经生理周期，用雌激素的基础上，每月加用孕激素 10～14 天，每周期停用雌激素 2～7 天
		复方制剂：雌二醇片 / 雌二醇地屈孕酮片	1 片 /d，用完 1 盒直接开始下 1 盒，中间不停药	

续表

治疗方案	适应证	药物通用名	用法用量	注意事项
雌、孕激素连续联合用药	适用于有完整子宫,绝经后不希望有月经样出血的妇女	复方制剂:雌二醇屈螺酮片	1片/d,连续给药	连续联合用药,中间不停药
		雌激素+孕激素	雌激素:戊酸雌二醇0.5～1.5mg/d,或结合雌激素0.3～0.45mg/d,或半水合雌二醇贴1/2～1贴/7d,或雌二醇凝胶0.5～1计量尺/d经皮涂抹	
			孕激素:地屈孕酮5mg/d,或微粒化黄体酮胶丸或胶囊100mg/d,或醋酸甲羟孕酮1～3mg/d	
替勃龙	适用于绝经后不希望来月经的妇女	替勃龙	1.25～2.5mg/d	

（2）药物不良反应监测

1）雌激素常见不良反应包括乳房疼痛,通常可以通过降低剂量来减轻这种反应,也有一些女性在接受孕激素治疗时,会出现心境症状和腹胀感。

2）长期大量应用雌激素可引起子宫内膜过度增生,雌激素应使用最低有效剂量,尽量缩短疗程,并结合孕激素使用。MHT中规范应用孕激素不增加子宫内膜癌的发生风险。

3）绝经激素治疗是否增加卵巢上皮性癌和子宫颈腺癌发生的风险目前尚有争议。

4）雌激素和孕激素联合用药的第1年常出现各种类型的突破性出血,直到子宫内膜开始萎缩。对于接受激素治疗的女性,若发生不明原因阴道不规则出血,可能需要评估子宫内膜以排除内膜病变。

5）对于正在接受雌激素和/或孕激素治疗的患者,发生肺栓塞和深静脉血栓的风险增加。MHT相关静脉血栓栓塞症的风险随年龄增长而增加,且与肥胖程度呈正相关。因此,在对有静脉血栓栓塞症高风险的妇女采用激素替代治疗时,选择经皮雌激素可能更安全。

6）替勃龙可减少血管舒缩症状,但有效性不如雌激素治疗,替勃龙对骨密度有益,对性功能障碍有轻度益处,但该药对有乳腺癌病史的女性会增加复发风险,可能增加60岁以上女性的脑卒中风险。虽然有些女性使用替勃龙出现阴道出血，但不规律出血的发生率低于 MHT。

（3）用药教育

1）地屈孕酮：有严重肝病史且肝功能未恢复正常、肝脏肿瘤病史的患者不能使用地屈孕酮；与或不与食物同服都可以，如果出现胃部不适，可与食物同服；用药期间定期作乳房和妇科检查；如果首次用药时出现非常严重的头痛、血压升高，或在用药过程中恶化，需及时就诊。

2）微粒化黄体酮胶丸或胶囊：有严重肝病史且肝功能未恢复正常、肝脏肿瘤病史的患者不能使用黄体酮；用药后尽量避免驾驶等危险行为；用药期间长时间不动会增加血栓风险，避免长时间坐或躺。

3）醋酸甲羟孕酮：如果存在血栓栓塞性疾病、严重肝功能障碍、骨转移产生的高钙血症不能使用醋酸甲羟孕酮；需在停用甲羟孕酮至少 3 个月后再接种活疫苗；用药期间如果出现视力突然丧失或眼球突出，看东西重影或偏头痛，立即停药检查。

4）戊酸雌二醇：如果存在以下情况，不能使用戊酸雌二醇，如雌激素依赖性肿瘤、子宫内膜增生或异位、原因不明的阴道出血、卟啉症、血栓栓塞性疾病、肝功能异常、重度肾病、重度心脏病、肝脏肿瘤、血脂异常、镰状细胞贫血、严重糖尿病、催乳素瘤；食物不影响雌二醇吸收，如果出现胃部不适，可将雌二醇与食物同服；不要擅自停药；用药期间避免饮酒或含有乙醇的饮料；用药期间需做好防晒措施；长时间卧床或久坐会增加血栓风险，注意适量运动；用药期间需要每年进行子宫内膜监测；使用雌二醇长达 1 年，需要进行充分检查，包括妇科检查；使用戊酸雌二醇 5 年以上，定期检查乳腺；需要定期进行血压、肝功能、腹腔、盆腔检查及宫颈细胞学检查，以评估药物的影响和疗效。

5）戊酸雌二醇片 / 雌二醇环丙孕酮片：食物不影响药效，可与或不与食物同服；建议每天固定在同一时间服药；首次用药可以在任意一天开始；但从其他激素补充疗法改为本药时，建议从出血后开始服用；如果漏服药物，建议在 24 小时内尽快补服，以免出现撤退性出血，如果出现出血，建议继续服药，以免出现更严重的出血；用药之后可能出现黄褐斑，注意做好防晒措施；用药期间如需避孕，建议采用非激素方法避孕；用药期间请定期复诊；本药可能影响血糖，如果患有糖尿病，需密切监测血糖；用药期间，可能出现出血，如果持续出现出血，或长期使用本药的患者首次出现出血，及时就诊；用药期间如果出现黄疸或肝功能恶化、血压明显升高、偏头痛、癫痫发作次数增加、突然出现的知觉障碍或可能预示血栓塞的症状，需立即就诊。

6）雌二醇片 / 雌二醇地屈孕酮片：食物不影响药效；用药期间如需避孕，建议采用非激素方法避孕；用药期间定期进行体检；用药刚开始的几个月可能出

现突破性出血或点滴样出血是正常的；如果出血发生在用药一段时间后，或停
药后仍继续存在，需及时就诊；用药期间出现黄疸、血压显著升高、偏头痛或血
栓栓塞性疾病，需及时就诊。

7）雌二醇屈螺酮片：食物不影响药物的吸收，固定在每天同一时间服药；
完整吞服药物，不要咬开或掰开服用；用药期间需做好防晒措施；避免长时间久
坐或久躺；药物可能影响血糖水平，用药期间需密切监测血糖值；用药期间需要
定期进行体检；用药期间如果出现频繁而严重的头痛、小腿或大腿疼痛、水肿、
皮肤温度升高、呼吸困难、胸痛、乳房肿块，尽快就诊。

8）替勃龙：建议每天固定同一时间服药；食物对药物吸收无明显影响；
完整吞服药物，不要咀嚼；如果漏服，在 12 小时内尽量补服，如果已经超过
12 小时，忽略漏服剂量，正常服用下一剂；用药期间应避免长时间不动，以
免增加发生血栓的风险；用药期间建议定期检查乳房、子宫内膜；替勃龙可
降低糖耐量；用药期间如果出现肝功能减退、血压显著升高、偏头痛，需立即
就诊。

9）半水合雌二醇贴：将药物涂抹或贴在干净、干燥、无破损的皮肤上，如手
臂、肩部、头颈部、腹部、大腿部、脸部、腰部，最好在沐浴后使用，贴片的部位应
经常更换，同一部位皮肤不宜连续贴 2 次；不要将雌二醇用于乳房、外阴或黏膜
处；用药期间避免饮酒，用药部位避免使用强烈的皮肤清洁剂、乙醇含量高的洁
肤品、角质层分离剂及其他影响皮肤的药物。

（二）血管舒缩症状治疗药物

1. 治疗药物

（1）选择性 5- 羟色胺再摄取抑制剂帕罗西汀、5- 羟色胺和去甲肾上腺素再
摄取抑制剂文拉法辛，以及 γ- 氨基丁酸衍生物如加巴喷丁，能够有效减轻潮热
症状。帕罗西汀可以每天 12.5mg 为起始剂量，每天 1 次，早晨服药，用药 2～3
周症状没有好转，可以增加至每天 25mg。加巴喷丁可以每天 300mg 为起始剂
量，可逐步加量至每天 900mg，加巴喷丁对缓解血管舒缩症状有效，但不良作用
较多。

（2）某些植物药，如黑升麻制剂，普遍用于治疗血管舒缩症状，不具有内在
雌激素活性，短期使用能有效减轻潮热等症状，长期用药的安全性尚需更多循
证医学研究数据支持。常用剂量为每次 1 片，每天 2 次。我国的希明婷片也可
用于治疗女性围绝经期综合征，对于改善烘热出汗、烦躁易怒、失眠、胁痛、头
晕耳鸣等症状有效，常用剂量为每次 1 片，每天 3 次，餐后服用。

（3）某些中成药，如坤泰胶囊和香芍颗粒，对治疗围绝经期综合征有效，中医
临床疗效与辨证论治密切相关，即根据患者症状及证候变化及时调整治疗用药。

（4）植物性雌激素，如大豆异黄酮、木脂素和香豆素，目前对于其疗效和安

全性尚缺乏长期研究数据。

2. 药学监护要点

（1）疗效评估：绝经期妇女潮热、出汗、失眠等血管舒缩症状好转。

（2）药物不良反应监测：帕罗西汀、文拉法辛和加巴喷丁宜从小剂量开始，逐渐增加剂量，尽可能采用最小有效剂量，使不良反应降至最小，治疗期间密切观察病情变化和不良反应。现有资料表明帕罗西汀、文拉法辛和加巴喷丁对缓解绝经期血管舒缩症状有一定效果，但其效果和不良反应与 MHT 不同，现阶段尚不能作为 MHT 的替代方案。

（3）用药教育

1）帕罗西汀会阻止他莫昔芬转化为活性代谢产物，因此使用他莫昔芬的女性不能使用该药，但文拉法辛阻断他莫昔芬转化的作用极小。帕罗西汀、文拉法辛和加巴喷丁的使用切忌频繁换药或突然停药，停药或换药应在专业医师的指导下进行。

2）黑升麻制剂起效较慢，通常需要连用 4 周才能见效。

3）坤泰胶囊服药 2 周症状无改善，应到医院诊治。

（三）泌尿生殖道萎缩治疗药物

1. 治疗药物

（1）阴道润滑剂可附着于阴道黏膜，改善干燥症状。

（2）阴道局部用雌激素：阴道雌激素用药能够改善阴道萎缩的情况。对于以泌尿生殖道萎缩症状为主的绝经后女性，如没有绝经激素治疗的禁忌证，首选阴道用雌激素治疗；若有禁忌证，首选阴道润滑剂治疗，如果治疗效果不好，可在严密监测下使用阴道局部雌激素治疗。阴道用雌激素可减少复发性尿路感染的次数。常用的阴道局部用雌激素制剂包括结合雌激素乳膏、雌三醇乳膏和普罗雌烯乳膏 / 软胶囊，其中普罗雌烯属于严格局部作用的雌激素，不吸收入血，安全性较高。治疗阴道外阴萎缩时，普罗雌烯阴道用软胶囊 1 次 /d 或乳膏 1～2 次 /d，连续使用 2 周左右，症状缓解后改为 2～3 次 /w。

（3）推荐抗胆碱药联合阴道局部用雌激素作为治疗绝经后女性膀胱过度活动症的一线治疗药物，M 受体拮抗剂首选用药为托特罗定、索利那新。

2. 药学监护要点

（1）疗效评估：绝经期妇女泌尿生殖道干燥、萎缩等症状好转。

（2）药物不良反应监测

1）使用不经阴道黏膜吸收的雌激素，如普罗雌烯乳膏 / 软胶囊，理论上无须加用孕激素保护子宫内膜。短期（<3 个月）应用可经阴道黏膜吸收的雌激素，如结合雌激素乳膏和雌三醇乳膏，通常无须加用孕激素，但现有证据尚无法提示上述药物长期使用的安全性问题，长期使用者应监测子宫内膜。

2）M 受体拮抗剂托特罗定、索利那新可能会引起口干、视物模糊、便秘、恶心等不良反应。

（3）用药教育：存在雌激素依赖性肿瘤或风险较高时，阴道雌激素治疗应谨慎使用。通常在阴道雌激素治疗 2～4 周后症状得到改善，改善症状及维持改善所需的治疗持续时间因患者而异。

（四）骨质疏松治疗药物

1. 治疗药物

（1）钙：单纯补钙可以增加骨密度，降低骨折风险。50 岁以上和绝经后女性钙的推荐摄入量为 1 000mg/d，可耐受最高摄入量为 2 000mg/d。为了增加钙吸收率和吸收总量，建议等量的钙以少量多次的方式摄入。

（2）维生素 D：维生素 D 可参与钙和磷的代谢，促进其吸收，并对骨质形成有重要作用。体内维生素 D 的来源主要为皮肤接触日光照射和从膳食中获得。必要时可补充外源性维生素 D。中国成人维生素 D 推荐摄入量为 400IU（10μg）/d，≥65 岁老年人推荐摄入量为 600IU（15μg）/d。维生素 D 用于骨质疏松防治时，剂量可为 800～1 200IU/d。为降低跌倒和骨折风险，建议绝经后女性血清 25（OH）D$_3$ 水平应≥75nmol/L。使用时应注意个体差异和安全性，定期监测血钙和尿钙浓度。

（3）双膦酸盐类：双膦酸盐有效抑制骨的重吸收，已被证明可有效预防椎体和髋部骨折。主要药物包括以依替膦酸二钠为代表的第一代双膦酸盐，以阿仑膦酸钠为代表的第二代双膦酸盐和以利塞膦酸钠为代表的第三代双膦酸盐。

（4）降钙素：降钙素轻微增加绝经 5 年以上女性的腰椎骨密度，降低椎体骨折风险，但对椎骨以外部位效果不明显。

（5）选择性雌激素受体调节剂：常用药物是雷洛昔芬，雷洛昔芬能增加骨密度，使椎体骨折风险降低，但对降低髋部或非椎体骨折的风险无显著影响。雷洛昔芬可以降低雌激素受体阳性的浸润性乳腺癌风险，但存在增加深静脉血栓栓塞症的风险。

2. 药学监护要点

（1）疗效评估：系统地监测轴骨骨密度的变化，有助于评价药物的疗效。

（2）药物不良反应监测

1）阿仑膦酸钠：用药后可能出现食管刺激，尤其是不按正确方法服用时，严重时可能引起食管溃疡、食管糜烂或食管炎，如果服药过程中出现了吞咽困难、吞咽疼痛或新发的胃灼热，可能是出现了食管问题，需及时就诊。

2）降钙素：经鼻给药可能会出现鼻炎和鼻出血，注射给药可能会出现面部潮红、恶心、呕吐等不良反应。

3）雷洛昔芬：雷洛昔芬可能会增加静脉血栓栓塞的风险，如果用药过程中出现了腿疼、四肢水肿、突然胸痛、呼吸短促、咳血，需及时就诊。肝功能不全患者使用雷洛昔芬需调整剂量，用药过程中需注意监测肝功能。服用雷洛昔芬的同时服用华法林或可与蛋白质高度结合的药物，要密切监测血药浓度。

（3）用药教育

1）阿仑膦酸钠：每天在清晨空腹时，用一满杯白水送服药物，用药后至少半小时内不要进食、喝饮料（包括矿泉水）或服用其他药物，否则可能降低药物的吸收。阿仑膦酸钠对食管有刺激，用药后半小时内或服药当天首次进食前不要躺卧。曾有服用阿仑膦酸钠后出现颌骨坏死的报道，用药期间请注意保持口腔卫生，接受常规的口腔检查。

2）降钙素：应注意药物的储存条件，均应冷藏保存。药物从冰箱取出后，应先放置 20 分钟待温度恢复到室温后再使用。

3）雷洛昔芬：雷洛昔芬可能增加静脉血栓栓塞和脑卒中的风险，用药期间要避免长时间不动。用药期间若行手术，应在卧床前至少 72 小时停药。考来烯胺可与雷洛昔芬结合，降低雷洛昔芬的吸收和疗效，如果在用药期间需要服用考来烯胺，需间隔至少 2 个小时。

六、案例

病历摘要 1：

基本信息：患者，女性，49 岁，身高 162cm，体重 72.5kg，BMI 27.63kg/m^2。

主诉：潮红、出汗 3 个月余，易激惹 1 个月余。

现病史：患者 3 个月前出现胸部皮肤潮红，夜晚入睡后易出汗，偶尔会因大量出汗浸湿衣服，症状逐渐加重。近 1 个月出现易激惹、情绪波动大，没有服用任何药物，月经紊乱 1 年余，现已停经 4 个月余。

既往史：2 年前发现血脂高，未治疗，调整饮食和生活方式，现在血脂已达正常水平。

月经婚育史：13 岁初潮，7/28 天，量中，无痛经，26 岁结婚，G2P1。

个人史：生于当地，无不良嗜好，无传染病及冶游史，无高血压、糖尿病等病史。

家族史：否认家族遗传史。

过敏史：否认药物、食物过敏史。

查体：生命体征平稳，神志清，妇科检查无异常。

辅助检查：尿 hCG（－）；阴道 B 超：子宫前位，子宫大小正常，内膜厚约 0.5cm；生殖内分泌检查：FSH 24IU/L, LH 49IU/L, E$_2$ 247pg/ml, P 0.55ng/ml; AMH 0.74ng/ml, 抑制素 B（INHB）68.70pg/ml；空腹血糖 8.37mmol/L；胰岛素

（空腹）140.13pmol/L，皮质醇373.55nmol/L，其余检查无明显异常。

诊断：围绝经期综合征

诊治过程：雌二醇片/雌二醇地屈孕酮片（2mg/10mg），口服，1个月后复诊，症状消失，有撤退性出血，继续用药。

治疗方案：雌二醇片/雌二醇地屈孕酮片（2mg/10mg），每日口服1片，每28天为一疗程，不间断连续服药，定期复查。

问题（含答案要点）

问题1：患者初诊时给予雌二醇片/雌二醇地屈孕酮片（2mg/10mg）是否合理，并说明原因。

答案要点：

1. 围绝经期妇女血管舒缩功能障碍主要表现为潮热、多汗，是雌激素降低或波动的特征性症状，是一种常见的围绝经期综合征表现，其特点是反复突然出现的面部和上半身皮肤阵阵发红，伴有轰热，继之出汗，并扩散到身体的其他部位，通常持续1~3分钟。更年期妇女血管舒缩症状发生率较高，严重时可影响妇女的工作、生活和睡眠。

2. 患者年龄49岁，出现月经紊乱和停经，经检查生殖激素六项中FSH和LH升高，可初步判断患者处于围绝经期状态，随之出现潮热、多汗等血管舒缩症状，可以诊断为围绝经期综合征，有绝经激素治疗的适应证，经检查患者无MHT的禁忌证和慎用情况，并且患者本人有通过药物治疗缓解症状的意愿，并且可以接受月经样出血，所以给予雌二醇片/雌二醇地屈孕酮片（2mg/10mg）进行激素替代治疗。

3. 根据《中国绝经管理与绝经激素治疗指南（2018）》，雌孕激素序贯方案适用于有完整子宫、围绝经期或绝经后仍希望有月经样出血的妇女。雌二醇片/雌二醇地屈孕酮片（2mg/10mg），每盒28片，前14片仅含雌二醇，后14片每片含雌二醇及10mg地屈孕酮，因雌二醇含量不同分为两种剂型（1mg/10mg）和（2mg/10mg），（1mg/10mg）中每片含1mg雌二醇，（2mg/10mg）中每片含2mg雌二醇。雌二醇片/雌二醇地屈孕酮片是雌、孕激素序贯治疗推荐制剂。

问题2：患者首次使用雌二醇片/雌二醇地屈孕酮片（2mg/10mg），临床药师应给予患者哪些用药指导？

答案要点：

1. 食物不影响药效，需按照包装上标明的次序不间断服药。

2. 用药期间如需避孕，建议采用非激素方法避孕。

3. 用药期间定期进行体检。

4. 用药刚开始的几个月可能出现突破样或点滴样出血，如果出血在治疗一段时间后才出现，或停药后仍继续存在，需及时就诊。

5. 如果用药期间出现黄疸、血压显著升高、偏头痛或血栓栓塞症状(如单腿疼痛样水肿、胸部突然疼痛、呼吸困难等),需立即就诊。

6. 常见不良反应包括头痛、腹部疼痛、乳房疼痛或触痛、背痛等。

病历摘要2:

基本信息:患者,女性,53岁,身高165cm,体重68.4kg,BMI 25.12kg/m^2。

主诉:阴道干燥,疼痛,性交痛半年。

现病史:患者51岁开始出现潮热、多汗、失眠等围绝经期综合征症状,未特殊治疗,现已好转。半年前开始出现阴道干涩症状,偶尔会出现性交痛。

既往史:无特殊。

月经婚育史:12岁初潮,月经规律,6~7/28~30天,量中,偶有痛经,25岁结婚,G3P1。

个人史:原籍出生,无不良嗜好,无传染病及治游史,无高血压、糖尿病等病史,否认吸烟史。

家族史:否认妇科肿瘤家族史。

过敏史:否认药物、食物过敏史。

查体:妇科检查示外阴已婚式,生殖器萎缩,大阴唇和小阴唇均呈现扁平样外观,阴道上皮干燥。

辅助检查:妇科阴道超声示子宫大小正常,内膜0.8cm,附件区未见异常。

诊断:围绝经期泌尿生殖器萎缩

诊治过程:患者门诊就诊后给予普罗雌烯阴道乳膏对症治疗,1周后电话随访,患者自诉症状缓解。

治疗方案:普罗雌烯阴道乳膏1~2次/d,连续使用20天左右,症状缓解后改为2~3次/w。

问题(含答案要点)

问题1:给予普罗雌烯阴道乳膏治疗是否合理,并说明原因。

答案要点:

1. 患者所出现的阴道干燥、疼痛、性交痛是围绝经期妇女生殖器萎缩的典型症状,其原因主要是体内雌激素水平降低,雌激素是维持女性生殖道正常生理状态的主要激素,绝经后女性雌激素分泌能力下降,导致阴道萎缩,阴道上皮扁平干燥,同时皮脂腺分泌减少,缺少润滑,所以出现性交痛。

2. 阴道雌激素用药能够改善阴道萎缩的情况,对于以泌尿生殖道萎缩症状为主的绝经后女性,如没有绝经激素治疗的禁忌证,首选阴道用雌激素治疗。阴道用雌激素可减少复发性尿路感染的次数。常用的阴道局部用雌激素制剂包括结合雌激素乳膏、雌三醇乳膏和普罗雌烯乳膏/软胶囊,其中普罗雌烯属于严格局部作用的雌激素,不吸收入血,安全性较高。

问题 2：患者使用普罗雌烯阴道乳膏，临床药师应给予患者哪些用药指导？

1. 普罗雌烯是一种雌激素，可以促进阴道黏膜修复，恢复黏膜营养功能。
2. 使用方法　清洗外阴后将足量的药物涂在外阴即可。
3. 用药后可能出现的不良反应包括局部刺激、瘙痒、过敏反应等。

（栗　芳　王　维　姜德春）

参 考 文 献

[1] 中华预防医学会妇女保健分会更年期保健学组. 更年期妇女保健指南（2015 年）. 实用妇科内分泌电子杂志，2016，3（2）：21-32.

[2] 谢幸，孔北华，段涛. 妇产科学. 9 版. 北京：人民卫生出版社，2018.

[3] 中华医学会妇产科学分会绝经学组. 中国绝经管理与绝经激素治疗指南（2018）. 协和医学杂志，2018，9（6）：512-525.

[4] 赵霞，张伶俐. 临床药物治疗学：妇产科疾病. 北京：人民卫生出版社，2016.

[5] 中国医师协会全科医师分会，北京妇产学会社区与基层分会. 更年期妇女健康管理专家共识（基层版）. 中国全科医学，2021，24（11）：1317-1324.

[6] 中华医学会妇产科学分会绝经学组. 绝经期管理与激素补充治疗临床应用指南（2012版）. 中华妇产科杂志，2013，48（10）：795-799.

[7] 中国老年学和老年医学学会骨质疏松分会妇产科专家委员会与围绝经期骨质疏松防控培训部. 围绝经期和绝经后妇女骨质疏松防治专家共识. 中国临床医生杂志，2020，48（8）：903-908.

[8] 《中成药治疗优势病种临床应用指南》标准化项目组. 中成药治疗更年期综合征临床应用指南（2020 年）. 中国中西医结合杂志，2021，41（4）：418-426.

[9] LEE S R，CHO M K，CHO Y J，et al. The 2020 menopausal hormone therapy guidelines. J Menopausal Med，2020，26（2）：69-98.

第六节　高催乳素血症

　　由各种原因引起的外周血催乳素（prolactin，PRL）呈持续增高，超过实验室检测数值上限（一般>1.14nmol/L，或 25ng/ml）的状态称为高催乳素血症。高催乳素血症是女性常见的下丘脑 - 垂体轴内分泌紊乱。有报道，在 24～35 岁的荷兰女性中，高催乳素血症年发病率为 23.9/10 万。本节内容参考高催乳素血症相关指南，简述高催乳素血症的临床特点、诊治流程及药物治疗中需关注的相关问题。

ER-13

高催乳素血症的诊治与药学监护（微课）

一、病因及病理生理学

（一）生理性升高

催乳素由腺垂体 PRL 细胞合成及分泌。卵泡晚期及黄体期血 PRL 可出现高峰。妊娠期血清 PRL 升高约 10 倍，自然临产时下降，于分娩前约 2 小时达低谷，产后 2 小时又升至高峰。产后未哺乳者，3~4 周可恢复正常；哺乳者由于乳头吸吮刺激 PRL 分泌，在产后 6~12 个月恢复正常，若延长哺乳时间，则高 PRL 状态相应延长。入睡后血 PRL 开始升高，早晨睡醒前达峰值，醒后迅速下降，9~11 点进入低谷[3]。进食、应激、寒冷、情绪紧张、低血糖、性生活、运动及乳头刺激均可使 PRL 短暂性升高。

（二）药理性升高

下丘脑通过催乳素释放抑制因子（PRIF）和催乳素释放因子（PRF）对 PRL 起双向调节作用。多巴胺是最主要的生理性 PRIF，由下丘脑弓状核结节漏斗多巴胺系统合成，经过垂体柄至垂体，通过结合 PRL 细胞表面的多巴胺 D_2 受体（dopamine D_2 receptor）抑制 PRL 的生成及分泌。故能够拮抗多巴胺或增强 PRF 刺激的药物可引起高催乳素血症，如多巴胺受体拮抗剂（吩噻嗪类、丁酰苯类、甲氧氯普胺、多潘立酮、舒必利等）；多巴胺耗竭剂（甲基多巴、利血平）；多巴胺转化抑制剂（阿片肽、吗啡、可卡因）；二苯氮类衍生物（苯妥英、地西泮）；H_2 受体拮抗剂（西咪替丁）；单胺氧化酶抑制剂（苯乙肼）；激素（雌激素、口服避孕药、抗雄激素类药物、促甲状腺激素释放激素）；其他（异烟肼）。

（三）病理性升高

1. 分泌 PRL 的垂体肿瘤　为高催乳素血症最常见原因。按直径分为微腺瘤（<1cm）和大腺瘤（≥1cm）。随着肿瘤体积增大，可引起压迫视交叉、下丘脑、第三脑室的症状，压迫垂体柄可阻断下丘脑多巴胺的抑制作用；若侵及蝶窦和海绵窦，累及脑神经，被称为"侵袭性催乳素瘤"。垂体肿瘤可出血、变性进而形成囊肿，极少恶变。

2. 影响下丘脑激素、神经递质生成、输送的病变和肿瘤　如颅咽管瘤、神经胶质瘤；脑膜炎症、结核、脑部放疗等影响 PRIF 的分泌和转运；脑部外伤可导致垂体柄切断；原发性空泡蝶鞍由于鞍隔先天性解剖缺陷导致，继发性空泡蝶鞍则因鞍内肿瘤经过放疗或手术等治疗后，抑或为产后增大的垂体复旧缩小后导致鞍内空间增大，又加上各种原因引起颅内压升高，脑脊液进入鞍内压迫垂体柄；下丘脑功能失调如假孕也可引起 PRL 升高。

3. 内分泌疾病　原发性甲减引起促甲状腺激素释放激素（TRH）升高，引起 PRL 细胞增殖，垂体增大，导致 PRL 升高；多囊卵巢综合征可能因雌激素持续刺激，提高了 PRL 分泌细胞的敏感性，也可引起 PRL 分泌增多；多发性内分泌瘤病 I 型患者有 PRL 瘤并可合并甲减、胃泌素瘤。

4. 胸部疾患或乳腺慢性刺激　如胸部外伤、乳腺手术、烧伤、带状疱疹、神经炎、乳头长期刺激等。

5. 异位 PRL 分泌　可见于支气管癌、卵巢畸胎瘤及肾癌等。

6. 其他　慢性肾衰竭时，PRL 在肾脏降解异常可能导致 PRL 升高，肝硬化患者由于雌激素和催乳素的灭活障碍引起高催乳素血症，此外还包括慢性肾功能不全、肾上腺瘤及肝性脑病。

7. 特发性　指血 PRL 水平轻度升高并伴有症状，但无明确原因。可能因下丘脑 - 垂体功能紊乱或 PRL 分泌细胞弥漫性增殖导致 PRL 分泌增加。若血 PRL 升高但无症状的患者可能为大催乳素或巨催乳素血症，这种 PRL 生物活性降低而免疫活性不变。此疾病数年后部分可自然痊愈或发展为微腺瘤，进展为大腺瘤者罕见。

二、临床表现及诊断

（一）高催乳素血症的临床表现

1. 月经紊乱　高水平的 PRL 可影响腺垂体促性腺激素的分泌，可表现为月经量少、稀发、无排卵性月经及闭经。以继发性闭经多见，原发性闭经、月经频发、量多及不规则出血较少见。

2. 不孕及流产　PRL 轻度升高时可引起黄体功能不足发生流产，随着 PRL 进一步升高，可导致排卵障碍出现不孕。

3. 溢乳　在非妊娠期及非哺乳期出现溢乳，停止哺乳>6 个月仍有乳汁分泌。乳汁通常呈乳白色、微黄色或透明状，非血性。由于有大分子 PRL、PRL 受体数或对 PRL 敏感性的差别，溢乳量与血 PRL 水平不呈正相关。

4. 肿瘤压迫症状　微腺瘤一般无明显症状，大腺瘤可出现头痛、呕吐、眼花、视野缺损、眼睑下垂、癫痫发作、脑脊液鼻漏等。瘤体压迫还可引起其他垂体激素分泌减少，比如生长激素分泌减少可引起儿童生长迟缓，促性腺激素分泌减少可引起闭经、青春期延迟，抗利尿激素分泌减少可导致尿崩，促甲状腺激素减少可继发甲减，促肾上腺皮质激素减少可导致肾上腺皮质功能减退。

5. 其他　长期高催乳素血症可引起雌激素水平低下导致骨量加速丢失，发生骨痛、骨密度下降及骨质疏松。低雌激素状态可使泌尿生殖道萎缩、性欲减退、性生活困难。少数患者可出现多毛、痤疮或合并多囊卵巢综合征。

（二）诊断

1. 病史　详细询问月经紊乱的出血模式、闭经或不孕的情况，头痛、眼花、视觉障碍的临床表现，婚育及哺乳史，溢乳量，服药史，发病前有无手术、放疗、应激、性交、过饱或过饿等情况,有无胸壁、乳腺、甲状腺、肝肾疾病史,采血时是否应激。

2. 查体 注意有无生殖道的萎缩及萎缩程度,泌乳量及其性状,多毛等。

3. 实验室检查 常规行 6 项生殖激素水平的检测。测定时应早晨空腹或仅进食碳水化合物早餐后,于 9~11 时到达,清醒静坐半小时,然后采血,争取"一针见血",尽量减少应激。高催乳素血症患者血清 PRL 水平呈持续异常增高(>1.14mmol/L 或 25ng/ml)。若 PRL 水平显著高于正常者则一次检查即可确定,若 PRL 增高低于 3 倍正常上限则至少检测 2 次。若仅存在 PRL 升高但未有相关临床症状,则需考虑巨催乳素血症可能。

4. 影像学检查 主要为 CT 和 MRI。MRI 对软组织分辨率高,多方位成像,且无放射线损伤,可多次重复。在对排除或确定压迫垂体柄、微腺瘤及空泡蝶鞍等鞍区病变的定性、定位诊断等多方面有明确优势,是鞍区病变首选的影像学检查方法。CT 增强检查对微腺瘤与周围结构的关系的确认和识别敏感性较差,在不具备 MRI 检查条件时可选用。

三、治疗目的及原则

(一)治疗目的

1. 微腺瘤与特发性高催乳素血症患者控制 PRL 水平,抑制溢乳,恢复正常月经和排卵功能。

2. 大腺瘤患者控制 PRL 水平,保留垂体功能,缩小瘤体,解除压迫,改善症状(如头痛、呕吐、眼花和视野缺损等)。

3. 预防疾病复发及远期并发症。

(二)治疗原则

1. 概要 生理性高催乳素应消除生理性影响因素;药理性高催乳素应请相关学科会诊,权衡利弊后决定是否换药或停药;空泡蝶鞍无须特殊处理;血PRL<100ng/ml、无溢乳或溢乳量少、月经规律、卵巢功能正常及特发性高催乳素血症的患者可随访观察。微腺瘤及特发性高催乳素血症患者伴有月经紊乱或闭经、溢乳、不孕、骨质疏松、泌尿生殖道萎缩等临床表现;大腺瘤伴有头痛、呕吐、视野缺损、脑脊液鼻漏等肿瘤压迫症状或经过垂体催乳素瘤手术或放疗后 PRL 水平高且伴随临床症状者应予以药物治疗。药物治疗无效或效果欠佳、无法耐受药物治疗;巨大垂体腺瘤伴视神经压迫,或药物治疗 2~3 个月后血 PRL 水平正常但瘤体未见明显改善者;侵袭性垂体腺瘤伴脑脊液鼻漏者;拒绝长期服药者;复发性垂体腺瘤则应手术治疗。侵袭性大腺瘤、术后肿瘤残留或复发、药物治疗无效或无法耐受、有手术禁忌或不愿手术、拒绝长期用药者可采取放射治疗。考虑到药物对肿瘤细胞有保护作用,可能影响放疗效果,建

议在放疗前 1~2 个月停止使用激素抑制药物,待放疗治疗 1 周后再继续药物治疗。

2. 严重度评估和监测　诊断明确后,对患者病情的轻重和进展的判断可决定采取何种干预措施。

(1)监测项目:血 PRL 的水平,有无溢乳,溢乳量的多少,月经紊乱的出血模式,是否存在闭经、不孕、泌尿生殖道萎缩及萎缩程度,是否有肿瘤压迫症状如头痛、呕吐、视野缺损等,视野筛查情况,6 项生殖激素水平以及垂体腺瘤的大小。

(2)监测频率:生理性高催乳素在消除生理性影响因素后复查血 PRL 水平;药理性高催乳素在换/停药后 3 天复查血 PRL 水平;需要药物治疗者应根据治疗效果个体化决定监测频率,当临床症状得到控制、PRL 水平恢复正常后,可 6 个月或 1 年监测 1 次;手术患者应在术后 3 个月复查,后酌情 6 个月或 1 年复查 1 次。

3. 一般治疗　治疗地点:无须干预的随访患者及药物治疗患者可选择门诊治疗,存在手术指征的患者应及时收住院治疗。

四、药物治疗及药学监护

(一)常用药物治疗方案

1. 多巴胺受体激动剂

(1)溴隐亭:非特异性多巴胺受体激动剂,兴奋多巴胺 D_1、D_2 受体,使下丘脑释放多巴胺,抑制 PRL 分泌和催乳素瘤细胞增殖从而缩小瘤体。疗效与个体敏感性有关,与剂量不一定呈正相关。初始剂量一般为 1.25mg/d,餐中服用,根据患者用药后反应每 3~7 天增加 1.25mg/d,直到常用有效剂量 5.0~7.5mg/d。但有少数患者每天剂量需达到 12.5mg 才见效。通常 3 个月为一疗程。在逐渐加量途中出现不耐受时可减量维持。溴隐亭口服吸收快而好,服药后 1~2 小时即发挥降 PRL 作用,5~10 小时血 PRL 可降低达 80% 以上,此最大效应可维持 8~12 小时。连续服药 1 个月后复查血 PRL 水平,以指导剂量调整。溴隐亭不良反应包括胃肠道异常(恶心、呕吐、便秘)、神经系统异常(头痛、困倦、头晕)及鼻充血,多可在短期内消退,若药物不良反应不可耐受,可更换其他药物或其他治疗手段。溴隐亭可透过胎盘,虽有报道发现确定妊娠后立即停用溴隐亭的妇女不良妊娠结局如流产、早产及胎儿畸形等的发生率与正常妇女无差异,但因证据尚缺乏,目前仍不推荐整个孕期服用溴隐亭,仍秉持将胎儿暴露时间控制在尽量少的范围内的原则,主张一旦妊娠则考虑停药,因为妊娠期肿瘤增大的风险较小。除非伴有视交叉压迫症状的未经治疗的大腺瘤患者在服用溴隐亭后发现妊娠才考虑全妊娠期使用溴隐亭。

（2）二氢麦角隐亭：高选择性多巴胺 D_2 受体激动剂及 α 受体拮抗剂。初始剂量一般从 5mg 开始，每天 2 次，餐时服用，1～2 周后根据血 PRL 水平逐步调整至最佳维持剂量，多为每天 20～40mg。疗效与溴隐亭相似，心血管类不良反应更少，耐受性更好。

（3）卡麦角林：为长效高选择性多巴胺 D_2 受体激动剂，抑制 PRL 作用较溴隐亭更强且不良反应更少，被公认是治疗高催乳素血症最有效的多巴胺激动剂。除此之外，卡麦角林亦能有效缩小微腺瘤和大腺瘤体积，且未见性别差异。50% 以上对溴隐亭抵抗（指日使用剂量达 15mg 但效果仍不满意）或不耐受的高催乳素血症患者换用卡麦角林仍有效。卡麦角林蛋白结合率约为 40%，广泛分布于垂体，与垂体多巴胺受体亲和力高，在垂体中消除非常缓慢，广泛的肝肠循环导致其半衰期非常长，约为 65 小时，因此每周仅需给药 1～2 次，进餐或餐后服用。初始剂量多为 0.25mg，一周 2 次。然后根据血 PRL 水平调整剂量，调整间隔至少为 4 周，每次增加 0.25mg，直至 1mg，一周 2 次。最高剂量可达每周 4.5mg。口服 3 小时内 PRL 水平即可降低，48～120 小时之间效应达到平台期，连续每周给药血 PRL 水平持续下降。本药不良反应更小，患者依从性更高，但由于价格昂贵，可及性还有待提高。

（4）喹高利特：为非麦角类强效多巴胺 D_2 受体激动剂，对多巴胺 D_1 受体有较弱的亲和力，是首个用于高催乳素血症的非麦角类衍生物。喹高利特较溴隐亭作用时间更长、效应更强，体外实验表明喹高利特对多巴胺 D_2 受体的亲和力约为溴隐亭的 35 倍。对 PRL 的分泌有强抑制作用，适用于原发或因微腺瘤和大腺瘤导致的高催乳素血症，溴隐亭不耐受或无效时。服药 2～4 个月后血清 PRL 水平得到抑制，对血清 PRL 抑制作用持续时间为 5 周。

2. 其他 维生素 B_6 作为辅酶在下丘脑中多巴向多巴胺转化时加强脱羟及转氨基作用，与多巴胺受体激动剂起协同作用。口服每次 20～30mg，每天 3 次。

（二）药学监护要点

1. 疗效评估 血 PRL 水平恢复正常，月经或生育能力恢复，视野缺损、头晕头痛等症状好转或消失，肿瘤体积缩小。接受多巴胺激动剂治疗的患者在治疗 1 个月起应定期检测血 PRL 及雌二醇水平，观察 PRL 下降情况及卵泡发育改善程度，指导药物剂量调整。微腺瘤患者若血 PRL 水平恢复正常，症状好转或消失则可考虑开始药物减量。大腺瘤患者每 3 个月行 MRI 检查，若血 PRL 水平正常，瘤体明显缩小，则可开始减量。减量速度常为每 1～2 个月减少溴隐亭 1.25mg/d，同时复查血 PRL 确保在正常水平，逐渐缓慢降低至最小有效维持剂量（可为 1.25mg/d 或隔日 1.25mg）。维持剂量疗程达 2 年后，血 PRL 水平正常、肿瘤消失或呈空泡蝶鞍，可考虑停药。停药初仍需监测血 PRL 水平，若升高仍需长期以最低有效剂量维持。若接受多巴胺激动剂治疗后血 PRL 水平正常但瘤体未见缩小应重新核对诊断，考虑是否换用其他治疗。有视野缺损或大腺瘤患者在初期治疗时每周复查 2 次视野，若 2 周内疗效不满意应在 1~3 周内复查 MRI，决定是否需要手术治疗。不推荐孕期行血 PRL 水平和 MRI 的检查，若出现神经压迫症状再行 MRI 明确病变情况。

2. 药物不良反应监测

（1）溴隐亭：服药后可能发生恶心、呕吐、便秘、头晕、头痛、困倦及直立性低血压等，说明书推荐于餐中服药，为防止突发晕厥亦可在睡前或晚餐后服用，或在服药前 1 小时服用镇吐药。大剂量治疗时可能发生剂量依赖性的不良反应如精神意识错乱、幻觉、口干、便秘等，减轻剂量可改善症状。

（2）二氢麦角隐亭：不良反应包括恶心、呕吐、消化不良、便秘、头痛、眩晕、嗜睡、血压降低、直立性低血压、心动过速及胸膜/肺/腹膜后纤维化。在用药时应监测是否出现背痛、下肢水肿及肾功能变化，如确诊或疑似腹膜后纤维化，应停药。

（3）卡麦角林：可出现直立性低血压、心悸、胸膜及心包纤维化、头痛、头晕、感觉异常、恶心、呕吐、便秘、腹痛、腹膜后纤维化等不良反应。用药期间应监测患者是否出现进行性纤维化的症状和体征，如呼吸困难、气促、持续性咳嗽或胸痛，腰、肋疼痛，下肢水肿，腹部包块、腹部压痛。

（4）喹高利特：头痛、头晕、疲劳、嗜睡、恶心、呕吐、便秘、食欲减退、消化不良、血压下降、直立性头晕、心悸及热潮红。

3. 用药教育 服药后可引起嗜睡或眩晕，故应告知患者在用药期间不可从事驾驶或有危险性的工作。在用药期间如果患者坐或躺后迅速起身，可能出现头晕或晕倒，应告知患者缓慢起身，爬楼梯时也应小心。当与抗高血压药合用时，发生直立性低血压的风险增加，更应提高警惕。应告知患者在使用溴隐亭后生育力可能恢复，若无妊娠计划应注意避孕；溴隐亭可导致双硫仑样反应，故在用药期间不应摄入乙醇或含有乙醇的饮品。卡麦角林由于是长效制剂，故建议在停药后至少 1 个月再行备孕。

五、案例

病历摘要 1：

基本信息：患者，女性，29 岁，身高 160cm，体重 56.5kg，BMI 22.07kg/m²。

主诉：结婚 2 年未孕，闭经 1 年。

现病史：结婚 2⁺，规律性生活，未避孕，未怀孕。2 年前月经逐渐不规律，月经稀发至 2 个月~半年 1 次，且经量较前明显减少。近 1 年来闭经，2 个月前发现双侧乳房触发泌乳，乳汁为乳白色，无血性。余未诉特殊不适。现为进一步治疗就诊。

既往史：无特殊。

月经婚育史：平素月经规律，初潮 12 岁，7/28～30 天，月经量中，无痛经。27 岁结婚，G0P0。

个人史：原籍出生，无不良嗜好，否认传染病史，平素生活较规律。

家族史：否认家族性遗传病、传染病史。

过敏史：否认食物、药物过敏史。

查体：生命体征平稳，双乳外观正常，乳头发育良好，触发溢乳。乳头及脐下未见多毛，面部无明显痤疮。子宫前位，正常大小，质软，活动可，无压痛，双侧附件未见明显异常。

辅助检查：妇科超声示子宫前位，大小 5.2cm×4.5cm×4.0cm，内膜厚约 0.32cm，左卵巢大小 3.8cm×2.3cm×2.7cm，右卵巢大小 3.8cm×2.9cm×2.5cm。

诊断：高催乳素血症

诊治过程：入院后生殖激素测定结果示 FSH 6.8mIU/ml，LH 8.0mIU/ml，E_2 46pg/ml，PRL 128ng/ml。垂体 MRI 示微腺瘤。肝肾功、甲状腺未见明显异常。后予以溴隐亭治疗，剂量为 1.25mg/d，逐渐加量至 2.5mg，每日 2 次。

问题（含答案要点）

问题 1：患者首次服用溴隐亭，临床药师应给予哪些用药指导？

答案要点：

1. 连续服药 1 个月后应复查血 PRL 水平。

2. 用药期间不应摄入乙醇或含有乙醇的饮品。

3. 服药后可能发生恶心、呕吐、便秘等消化道不良反应，多可在短期内消退，若不能耐受，可于餐中服药。

4. 本药可以导致直立性低血压，建议在睡前服药，服药时不要做可使血压下降的运动，如突然起立、泡澡或热水淋浴等。

问题 2：患者应如何增加剂量？

答案要点：

为减少药物的不良反应，初始剂量通常从小剂量开始，常为 1.25mg。根据患者用药的反应每 3～7 天增加 1.25mg/d，直到常用有效剂量 5.0～7.5mg/d。溴隐亭常见的不良反应包括胃肠道异常（恶心、呕吐、便秘）、神经系统异常（头痛、困倦、头晕）及鼻充血，多可在短期内消退，在逐渐加量的过程中出现不耐受时可减量维持。

病历摘要 2：

基本信息：患者，女性，39 岁，身高 168cm，体重 60kg，BMI 21.26kg/m^2。

主诉：泌乳 3 个月，闭经 2 个月伴视物模糊。

现病史：患者 3 个月前出现双乳触发泌乳，乳汁乳白色，未见血性，2 个月来闭经且伴视物模糊。

既往史：无特殊。

月经婚育史：平素月经规律，初潮 13 岁，7/30～35 天，月经量中，无痛经。24 岁结婚，G1P1。

个人史：原籍出生，无不良嗜好，否认传染病史。

家族史：否认家族性遗传病、传染病史。

过敏史：否认药物、食物过敏史。

查体：双侧乳房外观正常，乳头发育良好，可触发溢乳；意识清楚，双侧瞳孔等大等圆，直径 3mm，对光反射灵敏，眼球运动无异常，右眼视力 0.2，左眼视力 0.5；子宫前位，正常大小，质软，活动可，无压痛，双侧附件未见明显异常。

辅助检查：尿 hCG（-）；妇科超声示：子宫前位，子宫大 3.8cm×3.7cm×3.3cm，内膜厚约 0.35cm，左卵巢 3.3cm×2.5cm×2.0cm，右卵巢 3.8cm×2.3cm×2.0cm；头颅 MRI 提示：垂体增大，左侧岩骨尖可见不规则混杂信号，大小约 2.2cm×2.2cm×1.0cm。

诊断：垂体腺瘤

诊治过程：完善各项术前检查，采用经颞下入路行岩尖部肿瘤切除术。手术所见：肿瘤呈灰红色，质地软，与周围骨质连接不紧密，血供较丰富。术后病理结果提示：垂体腺瘤。术中出血 200ml，术后定期随访。术后 1 个月，患者视力好转，月经未恢复，仍有泌乳，PRL 680ng/ml。给予溴隐亭 2.5mg，每日 3 次。术后 3 个月，月经未恢复，仍有泌乳，PRL 52ng/ml，调整溴隐亭为 2.5mg，每日 1 次。

问题（含答案要点）

问题 1：患者的药物减量方案是否合理？

答案要点：患者何时启动药物减量应根据症状是否好转及血 PRL 水平决定。患者在术后 3 个月虽月经仍未恢复，仍有泌乳，但复查血 PRL 较前明显下降，故此时可考虑药物减量。药物减量应缓慢分次进行，通常每 1～2 个月减少溴隐亭 1.25mg/d，同时复查血 PRL 水平。当血 PRL 降至正常水平后，每次调整药物剂量仍需复查血 PRL 以确保处于正常水平，直至最小有效剂量。本患者药物减量速度过快，可能导致治疗效果不理想。

问题 2：若患者使用足量溴隐亭后血 PRL 水平已降至正常但月经仍未恢复，应如何处理？

答案要点：患者有过垂体手术史，可能损害垂体 Gn 细胞储备导致卵巢功能不恢复。建议复查生殖激素六项以判断垂体 Gn 及卵巢功能情况。若血 PRL 水平基本正常,雌二醇水平低于早卵泡期水平则应全面权衡获益和风险后,谨慎使用雌孕激素补充治疗,在用药过程中随诊血 PRL 水平变化,如升高需再重新评估利弊。

（粟　芳　周　茜　姜德春）

参 考 文 献

[1] 赵霞,张伶俐. 临床药物治疗学:妇产科疾病. 北京:人民卫生出版社,2016.

[2] MELMED S, CASANUEVA F F, HOFFMAN A R, et al. Diagnosis and treatment of hyperprolactinemia: an endocrine society clinical practice guideline. J Clin Endocrinol Metab, 2011, 96(2): 273-288.

[3] 中华医学会妇产科学分会内分泌学组. 女性高催乳素血症诊治共识. 中华妇产科杂志, 2016, 51(3): 161-168.

[4] 中国垂体腺瘤协作组. 中国垂体催乳素腺瘤诊治共识(2014 版). 中华医学杂志, 2014, 94(31): 2406-2411.

第八章

避孕与药物流产

第一节　避　孕

计划生育是我国的一项基本国策，是有计划的生育，使人们能够得到期望抚养的孩子数量并决定生育间隔及何时停止生育等，是妇女生殖健康的重要内容。避孕是计划生育的重要组成部分，我国常用的女性避孕方法有工具避孕、药物避孕、输卵管结扎及外用避孕法；男性避孕的主要方法有阴茎套避孕及输精管结扎术。本章主要介绍女性避孕药具的各种使用方法以及避孕失败后的补救措施。

ER-14

避孕药具的使用与
药学监护（微课）

一、避孕原理

避孕是计划生育的重要组成部分，是采用科学手段使妇女暂时不受孕。避孕主要是通过控制生殖过程中的三个关键环节：①抑制精子与卵子产生；②阻止精子与卵子结合；③使子宫环境不利于精子获能、生存，或不适宜受精卵着床和发育。女性避孕药具发挥作用的是甾体激素，主要包括复方口服避孕药、长效避孕针剂、皮下埋植剂、其他缓释系统避孕方法及紧急避孕法等，此类避孕措施效果确切，安全性较高，还有避孕以外的健康益处。

二、避孕药物

（一）复方口服避孕药

1. 避孕机制　COC 是雌、孕激素组成的复合制剂，雌、孕激素协同作用，对下丘脑 - 垂体 - 卵巢轴的功能调节和生殖道器官及输卵管功能均有多环节抑制作用，正确使用避孕有效率可达 99% 以上。

（1）对下丘脑、垂体的作用：抑制卵泡刺激素和黄体生成素，可能抑制垂体细胞功能及其对下丘脑的反应，雌、孕激素共同作用，垂体抑制完全。

（2）对卵巢的作用：由于对下丘脑、垂体的抑制作用，卵巢处于静止状态，无卵泡发育，早期卵泡闭锁，内源性雌、孕激素均处于低水平状态。

（3）对生殖道的作用：孕激素使宫颈黏液量少而黏稠，不利于精子活动和精子获能；使子宫内膜发育不良，功能层薄，不利于着床。雌激素维护子宫内膜处于一定的增生状态，保护子宫内膜完整性，减少突破性出血。雌、孕激素协同调节输卵管收缩的节律、振幅、强度及输卵管内液体量的变化。

总之，孕激素的作用是抑制中枢，抑制排卵，改变宫颈黏液及子宫内膜。雌激素的作用是协同抑制中枢，维持体内一定的雌激素水平，维护子宫内膜的完整性。由于对下丘脑-垂体抑制完全，FSH 和 LH 均为低水平，进而抑制卵泡生长发育，导致内源性雌激素低水平，抑制子宫内膜增生。它实际上是一个连续联合方案的人工周期配方，而周期性服药总是能够造成适量的撤退性出血，达到维持"规律月经"效果。在高效避孕的同时，也可以用于异常子宫出血、子宫内膜异位症等妇科疾病的预防和治疗。

2. 常用 COC COC 的使用已有 50 余年历史，其发展体现在以下两个方面：①雌激素剂量由 150μg 减少到 30～35μg，甚至 20μg。②发现和应用更具有天然孕激素特性。不同类型的孕激素：第 1 代孕激素伴有较强的雄激素作用，现已少用；第 2 代，避孕效能更高；第 3 代，与第 2 代相比，其抑制排卵的作用更强，且几乎无雄激素作用。新型孕激素有类似于天然孕酮的生理活性，并具有抗雄激素的作用，有些还具有抗盐皮质激素的作用，常见孕激素的药理学特性见表 8-1。

COC 是目前全球范围内广泛使用的高效避孕方法之一，为含有低剂量雌激素和孕激素（与女性体内天然的雌激素和孕激素相似）的复合甾体激素制剂，主要通过抑制排卵，发挥避孕作用。常见的 COC 见表 8-2。

表 8-1 不同孕激素在治疗剂量下的药理学特性

种类	孕激素活性	雌激素活性	糖皮质激素活性	雄激素活性	抗雄激素活性	抗盐皮质激素活性
天然孕酮	+	−	−	−	±	+
屈螺酮	+	−	−	−	+	+
炔诺酮（第1代）	+	−	−	±	−	−
左炔诺孕酮（第2代）	+	−	−	±	−	−
孕二烯酮（第3代）	+	−	−	±	−	±
诺孕酯（第3代）	+	−	−	±	−	−

续表

种类	孕激素活性	雌激素活性	糖皮质激素活性	雄激素活性	抗雄激素活性	抗盐皮质激素活性
去氧孕烯（第3代）	+	−	−	±		
地诺孕素	+	−	−	−	+	
醋酸环丙孕酮	+	−	±	−	+	

注：+有活性；−无活性；±治疗剂量下活性可忽略。

表 8-2 常见复方口服避孕药

药品名称	成分	规格/特点	备注
复方炔雌醇片（口服避孕片0号）	炔诺酮 0.3mg+甲地孕酮 0.5mg+炔雌醇 0.035mg	22片	
复方炔诺酮片（口服避孕片1号）	炔诺酮 0.6mg+炔雌醇 0.035mg	22片	
复方醋酸甲地孕酮片（口服避孕片2号）	醋酸甲地孕酮 1mg+炔雌醇 0.035mg	22片	
复方左炔诺孕酮片	左炔诺孕酮 0.15mg+炔雌醇 0.03mg	22片	孕激素活性较强，含量较低
	左炔诺孕酮 0.15mg+炔雌醇 0.03mg	28片（21片/活性片+7片/空白片）	
左炔诺孕酮炔雌醇（三相）片	黄色6片（第1~6日）：左炔诺孕酮 0.05mg+炔雌醇 0.03mg；白色5片（第7~11日）：左炔诺孕酮 0.075mg+炔雌醇 0.04mg；棕色10片（第12~21日）：左炔诺孕酮 0.125mg+炔雌醇 0.03mg	21片	按照女性生理周期设计，药物总剂量比单相片低
复方孕二烯酮片	孕二烯酮 0.075mg+炔雌醇 0.03mg	28片（21片/活性片+7片/空白片）	
去氧孕烯炔雌醇片（妈富隆）	去氧孕烯 0.15mg+炔雌醇 0.03mg	21片	孕激素活性较强，含量较低
去氧孕烯炔雌醇片（欣妈富隆）	去氧孕烯 0.15mg+炔雌醇 0.02mg	21片	目前雌激素含量最少的避孕药

续表

药品名称	成分	规格/特点	备注
屈螺酮炔雌醇片（优思明）	屈螺酮 3mg+ 炔雌醇 0.03mg	21 片	具有抗水钠潴留作用，可有效控制体重
屈螺酮炔雌醇片（Ⅱ）（优思悦）	屈螺酮 3mg+ 炔雌醇 0.02mg	28 片（24 片 / 活性片 +4 片 / 空白片）	具有抗水钠潴留作用，且可缓解经前期不适感
炔雌醇环丙孕酮片	醋酸环丙孕酮 2mg+ 炔雌醇 0.035mg	21 片	具有抗雄激素作用，可用于治疗痤疮，一般不作为避孕药首选

3. 禁忌证和慎用情况

（1）禁忌证：以下情况不能使用复方口服避孕药（绝对禁忌证，WHO 分级 4 级），见表 8-3。

表 8-3 复方口服避孕药的使用禁忌证

类别	描述
个人情况和生育史	母乳喂养产妇：产后<6 周
	未哺乳妇女产后<21 天，且合并其他 VTE 风险因素［WHO 3 级（慎用）或 4 级（禁忌）］
	吸烟：年龄≥35 岁且每天≥15 根烟
心血管疾病	动脉血管疾病的多种风险因素，如高龄、吸烟、糖尿病、高血压、已知的高脂血症（WHO 3 级或 4 级）
	高血压：收缩压≥160mmHg 或舒张压≥100mmHg 或伴血管病变
	DVT 或 PE：DVT 或 PE 病史，急性 DVT 或 PE，DVT 或 PE 抗凝治疗，长期制动的大手术
	已知与血栓形成相关的突变，如凝血因子 V Leiden 突变，凝血酶原突变，蛋白 S、蛋白 C、抗凝血酶缺陷
	缺血性心脏病
	卒中（脑血管意外病史）
	复杂性瓣膜性心脏病：肺动脉高压、房颤风险、亚急性细菌性心内膜炎病史
风湿性疾病	系统性红斑狼疮抗磷脂抗体阳性或未知
神经系统情况	持续的无先兆偏头痛，且年龄≥35 岁
	有先兆的偏头痛
乳腺疾病	目前患乳腺癌

续表

类别	描述
内分泌情况	糖尿病合并肾脏、视网膜或神经病变（WHO 3 级或 4 级）
	糖尿病合并其他血管病变（WHO 3 级或 4 级）
	糖尿病病史>20 年（WHO 3 级或 4 级）
消化道疾病	初发的病毒性肝炎急性期或发作期
	重度失代偿性肝硬化
	肝细胞性腺瘤或恶性肝脏肿瘤

注：DVT，深静脉血栓形成；PE，肺栓塞。

（2）慎用情况：具有下列的任何情况时，除非其他方法不能提供或不被接受，通常不应该使用 COC，如果使用，需要认真随访（WHO 分级 3 级），见表 8-4。

表 8-4　复方口服避孕药的慎用情况

类别	描述
个人情况和生育史	母乳喂养产妇：产后≥6 周且<6 个月
	未哺乳女妇产后<21 天且未合并其他 VTE 风险因素，产后≥21～42 天且合并其他 VTE 风险因素［WHO 2 级（酌情使用）或 3 级（慎用）］
	吸烟：年龄≥35 岁且每天<15 根烟
心血管疾病	高血压病史（包括妊娠高血压），现无法测量
	血压控制满意且血压可测量
	血压：140～159/90～99mmHg
	已确诊的高脂血症（WHO 3 级或 2 级）
神经系统情况	持续的无先兆偏头痛，且年龄<35 岁
	初发的无先兆偏头痛，且年龄≥35 岁
乳腺疾病	乳腺癌病史：近 5 年未发病
消化道疾病	有症状且正在治疗的胆囊疾病
	正在发病的有症状的胆囊疾病
	使用 COC 后相关的胆囊炎病史

注：VTE，静脉血栓栓塞。

4. 药学监护

（1）服药时间：建议每日相对固定时间服用，不可随意更改服药时间，以保障避孕效果，只有规律服药才能预防妊娠。漏服或多服 COC 的处理如下。

漏服 1 片：在发现漏服时立即服用该片药，并按照处方继续每日服用 1 片。根据想起漏服药物的时间，患者可能在一日内服用 2 片。因为漏服 1 片药不会逆转卵巢抑制,所以无须额外的避孕措施。

漏服≥2片:如果连续漏服含激素药片≥2片,应在常规时间服用剩下的药物,并且通常需要使用备用避孕措施,如避孕套。如果是在激素药的最后1周漏服药物,应继续服完最后1周的激素药(第3周),然后跳过原本的第4周(安慰剂),在次日立即启用新的一盒药。如果不能开始服用下一盒药,应先使用备用避孕措施,直到下一盒中的激素药已连用7日。

多服药:如果在同一日内误服了2片,应在第2日重新恢复每日1片的正常方案,而不应跳过1日。

(2)停药情况:出现下肢肿胀疼痛、腹痛、胸痛、头痛、眼睛问题(视力障碍、复视、视神经盘水肿、视网膜血管病变等)等,或因手术或其他原因使得下肢制动1周以上,应停药。

(3)药物相互作用 影响药物吸收和肝肠循环的药物:如导泻药、止泻药可干扰COC的吸收,减弱避孕效果。抗生素类药物可干扰肠道内正常菌群的生长,使雌激素的水解不充分,影响COC的肝肠循环和初始吸收,从而影响避孕效果。

影响药物代谢:肝药酶诱导剂如卡马西平、利福平、巴比妥类、扑米酮等可降低COC的作用,引起突破性出血和避孕失败。

(4)不良反应:类早孕反应、月经改变、额面部或腹部色斑、体重变化、头痛、性欲和情绪改变等。

(5)健康筛查:使用COC之前及服药期间,应进行常规健康筛查,包括当前用药、吸烟情况、血压、血糖、体重、乳房检查、妇科检查等,必要时宫颈细胞涂片等实验室检查。健康、不吸烟且体重正常的女性可一直使用激素避孕措施直到绝经年龄。

(6)加强随访:相对禁忌证者,服药期间应加强随访,如有异常及时诊治。

(7)意外妊娠:对服药期间妊娠者,目前无已知风险,是否继续妊娠自行决定。

(8)避孕以外的用途:应用COC可避免非意愿妊娠,同时还可用于功能失调性子宫出血、多囊卵巢综合征、子宫内膜异位症、月经过多、经前期综合征和围绝经期激素治疗等。

(二)长效避孕针剂

长效避孕针主要为孕激素类药物,有单孕激素与复方雌孕激素两种制剂,是经过酯化而具有长效作用的孕激素衍生物(如己酸羟孕酮、庚酸炔诺酮)和一些短效孕激素化合物,制成微结晶混悬液,经肌内注射后,在局部沉积储存,缓慢释放和吸收,从而发挥长效作用。肌内注射1支可以避孕1个月,甚至3个月,避孕有效率达99%以上。

1. 避孕机制 与COC相似,通过抑制排卵、改变宫颈黏液、改变子宫内膜发挥作用。

2. 常见避孕针　见表 8-5。

表 8-5　复方雌孕激素避孕针种类和用法

名称	成分	用法
复方甲地孕酮避孕针	雌二醇 3.5mg＋甲地孕酮 25mg	第一周期：注射 2 次，分别于月经来潮当天算起的第 5 天和第 12 天各注射 1 支。第二周期：按第 2 次注射日期计算，每隔 30～31 天注射 1 支，或于每月行经的 10～12 天注射 1 支
复方庚酸炔诺酮注射液	戊酸雌二醇 5mg＋庚酸炔诺酮 50mg	每月 1 次可以避孕 1 个月。第 1 次给药时，可于月经来潮第 5 天同时注射 2ml，自第 2 个月起，均在月经第 10～12 天注射 1ml
复方己酸羟孕酮注射液	戊酸雌二醇 5mg＋己酸羟孕酮 250mg	第 1 次在月经周期的第 5 天肌内注射 2ml，或分别于月经来潮第 5 天及第 15 天各肌内注射 1 支，以后于每个月月经周期的第 10～12 天注射 1ml。（若月经期短，宜在月经来潮第 10 天注射，即药物必须在排卵前 2～3 天内注射，以提高避孕效果）
醋酸甲羟孕酮注射液	醋酸甲羟孕酮 150mg	首次给药应在月经周期第 5 天之内，以后每 3 个月注射 1 针。不应将醋酸甲羟孕酮作为一种长期节育方法（超过 2 年），除非其他方法不能有效节育

3. 禁忌证和慎用情况

（1）复方避孕针同 COC。

（2）单纯孕激素避孕针：绝对禁忌证（WHO 分级 4 级）为现患乳腺癌。

具有下列的任何情况时，除非其他方法不能提供或不被接受，通常不应该使用单纯孕激素避孕针，如果使用，需要认真随访（WHO 分级 3 级）。详细见表 8-6。

表 8-6　单纯孕激素避孕针的慎用情况

类别	描述
个人情况和生育史	母乳喂养产妇：产后<6 周
心血管疾病	存在动脉血管疾病的多种风险因素，如高龄、吸烟、糖尿病、高血压、已知的高脂血症
	高血压：收缩压≥160mmHg 或舒张压≥100mmHg 或伴血管病变
	急性 DVT 或 PE
	缺血性心脏病
	卒中（脑血管意外病史）
风湿性疾病	系统性红斑狼疮抗磷脂抗体阳性或未知，系统性红斑狼疮重度血小板减少
神经系统情况	任何年龄在使用这一避孕方法时出现或加重的有局灶性神经症状的偏头痛

续表

类别	描述
生殖系统疾病	乳腺癌病史，5 年内无复发迹象；不明原因阴道出血确诊之前
内分泌情况	糖尿病合并肾脏、视网膜、神经病变、其他血管病变或糖尿病20年以上
胃肠道情况	重度失代偿性肝硬化
	肝细胞性腺瘤或恶性肝脏肿瘤

4. 药学监护

（1）注射要求：为保证避孕效果和减少月经的改变，按时注射，并要将药液抽净，注射时作深部肌内注射。

（2）过敏：注射避孕针后，极个别妇女由于体质因素可出现过敏反应，故每次注射避孕针时，应观察 15 分钟后方可离去。

（3）生育力恢复：注射避孕针停用后生育力的恢复有一个过程，比口服避孕药和宫内节育器使用者停用后生育力恢复的平均时间迟，且对每一个使用者而言，事前难以预料停用后的恢复时间。因此，对于停药后急于妊娠者不适用。

（4）健康体检：开始使用单纯孕激素避孕针的女性，无须进行常规妇科检查、乳房检查、血压测量及实验室检查。青少年、肥胖及围绝经期的女性均可使用单纯孕激素避孕针。

（5）不良反应：月经紊乱、体重增加、头痛头晕、抑郁、阴道分泌物减少、性欲下降、骨密度及糖脂代谢改变等。

（三）皮下埋植剂

皮下埋植剂是埋植于皮下的一种长效可逆缓释系统，是在育龄妇女的上臂内侧皮下埋植含单方孕激素避孕药的硅胶囊（棒），药物以缓慢恒定的速度释放进入血液，以达到长期避孕的目的。

1. 避孕机制 主要为使宫颈黏液变黏稠，阻止精子进入子宫腔；使子宫内膜呈不规则分泌期，不利于孕卵着床。皮下埋植剂不完全抑制排卵，因此，使用过程中有时可发现增大的卵泡和暂时性的卵巢功能性囊肿，可自行消失。80%以上的妇女在取出埋植剂后 2 个月内恢复排卵。

2. 国内外使用的皮下埋植剂 见表 8-7。

表 8-7 常见的皮下埋植剂

药品名称	孕激素及含量	数量/根	避孕有效期
左炔诺孕酮埋植剂（Norplant）	左炔诺孕酮 216mg	6	FDA 批准 5 年
左炔诺孕酮埋植剂（Jadelle）	左炔诺孕酮 150mg	2	FDA 批准 3 年，11 个国家批准 5 年
依托孕烯植入剂（Implanon）	依托孕烯 68mg	1	FDA/NMPA 批准 3 年

续表

药品名称	孕激素及含量	数量/根	避孕有效期
左炔诺孕酮硅胶棒Ⅰ型	左炔诺孕酮 216mg	6	说明书规定 5 年
左炔诺孕酮硅胶棒Ⅱ型	左炔诺孕酮 150mg	2	说明书规定 4 年

左炔诺孕酮与依托孕烯两种孕激素的生物活性和作用特点：①孕激素受体亲和力不同，依托孕烯对孕激素受体的亲和力是左炔诺孕酮的 3～5 倍，其孕激素活性更大，雄激素样活性相关的不良反应更小；②达到有效浓度的时间不同，左炔诺孕酮埋植后 24 小时血药浓度达到有效避孕浓度，依托孕烯在埋植后 8 小时可达到有效避孕浓度；③对卵泡的抑制不同，依托孕烯对卵泡活动的抑制更强。

3. 禁忌证和慎用情况

绝对禁忌证（WHO 分级 4 级）：现患乳腺癌。

具有下列任何情况时，除非其他方法不能提供或不被接受，通常不应该使用皮下埋植剂，如果使用，需认真随访（WHO 分级 3 级）。详细见表 8-8。

表 8-8　皮下埋植剂的慎用情况

类别	描述
血栓	急性 DVT 或 PE
	缺血性心脏病
	卒中（脑血管意外病史）
风湿性疾病	系统性红斑狼疮抗磷脂抗体阳性或未知
神经系统情况	任何年龄在使用这一避孕方法时有偏头痛
生殖系统疾病	乳腺癌病史，5 年内无复发迹象；不明原因阴道出血确诊之前
胃肠道情况	重度失代偿性肝硬化
	肝细胞性腺瘤或恶性肝脏肿瘤

4. 药学监护

（1）埋植时间：月经来潮 1～7 天内，依托孕烯埋植剂建议在月经第 1～5 天植入；人工流产术后立即放置；母乳喂养者产后 6 周以后、非母乳喂养者产后即可埋植；月经未转经者，应排除妊娠后埋植。

（2）埋植剂植入：严格无菌操作，避免感染；放置在皮下，避免游走移位；放置术后休息 5 天，限制手术侧手臂活动 3 天，以利于埋植剂固定在皮下。

（3）需取出情况：埋植剂放置后，如果发生如下情况应立即取出：异常大量出血或持续出血、剧烈头痛、腹痛、急性视觉失调、皮肤或眼睛发黄、长期不活动的状况（如手术、卧床不起）、可疑妊娠、放置部位感染或疼痛。

（4）不良反应：月经模式改变、类早孕反应、乳房胀痛、体重增加、头痛、功能性卵巢囊肿、术后伤口感染、埋植剂脱出、取出困难等。

（四）其他缓释系统避孕方法

缓释系统避孕法是通过控制释放机制，每日恒速释放最低有效剂量的甾体避孕药达到长期避孕目的。低剂量使其拥有良好的安全性，自动持续释放药物给使用者带来更多方便，非口服给药避免了肝脏首过效应，提高了生物利用度，因此具有良好的发展前景。这类缓释系统是利用新型合成高分子材料硅橡胶的良好渗透性和稳定性，以不溶性多聚物作为控制释放速率的骨架制剂，除前述的皮下埋植剂外，还有宫内释放系统、阴道避孕环、皮肤贴片等。

1. 宫内释放系统　目前仅一种类型，左炔诺孕酮宫内缓释节育系统（LNG-IUS），商品名为曼月乐，内含左炔诺孕酮的药囊，每日释放左炔诺孕酮 20μg，可持续使用 5 年，避孕效果与输卵管绝育术相当。

（1）避孕机制：主要包括 3 个方面，即左炔诺孕酮使子宫颈黏液变厚，阻止精子通过子宫颈管进入子宫腔与卵母细胞结合；子宫内膜高浓度的左炔诺孕酮下调了内膜中雌激素受体（estrogen receptor，ER）、孕激素受体（progesterone receptor，PR）的表达，使子宫内膜对血液循环中的雌二醇失去敏感性，从而发挥强的子宫内膜增生拮抗作用，使受精卵无法着床；LNG-IUS 可抑制精子在子宫和输卵管内的正常活动，抑制精子与卵母细胞的结合从而阻止受精。

（2）禁忌证和慎用情况

绝对禁忌证（WHO 分级 4 级）：产后脓毒血症、感染性流产、不明原因的阴道出血、β- 人绒毛膜促性腺激素（β-hCG）持续升高或恶性疾病（妊娠滋养细胞疾病）、宫颈癌（待治疗）、乳腺癌疾病期、子宫内膜癌、子宫肌瘤导致子宫腔变形、人体解剖结构致使子宫腔变形、盆腔炎发作期、化脓性宫颈炎或衣原体感染或淋病、盆腔结核等。

具有下列的任何情况时，除非其他方法不能提供或不被接受，通常不应该使用宫内释放系统，如果使用，需要认真随访（WHO 分级 3 级）。详细见表 8-9。

表 8-9　左炔诺孕酮宫内缓释节育系统的慎用情况

类别	描述
个人情况和生育史	产妇：产后≥48 小时～<4 周
血栓	急性 DVT 或 PE
	缺血性心脏病
风湿性疾病	系统性红斑狼疮抗磷脂抗体阳性或未知
神经系统情况	任何年龄在使用这一避孕方法时有偏头痛
生殖系统疾病	β-hCG 降低或无法检测（妊娠滋养细胞疾病）；乳腺癌病史，5 年内无复发迹象；卵巢癌
感染性疾病	性传播疾病、严重艾滋病、盆腔结核

续表

类别	描述
胃肠道情况	重度失代偿性肝硬化
	肝细胞性腺瘤或恶性肝脏肿瘤
抗逆转录病毒治疗	替诺福韦、拉米夫定、依非韦伦等

（3）LNG-IUS 在妇科疾病患者中的临床应用：LNG-IUS 治疗月经过多的效果与子宫内膜切除术相当，费用更低且可逆；显著改善内异症和子宫腺肌病相关疼痛和月经过多症状，并预防术后复发；有效缓解原发性痛经症状；有效减少症状性子宫肌瘤患者的月经量；降低子宫内膜息肉术后复发的风险；治疗子宫内膜增生；补充围绝经期的孕激素；降低子宫内膜癌、卵巢癌和盆腔炎的风险。

（4）药学监护

不良反应：出血模式改变。大多数女性会出现可预期的月经模式改变，部分使用者在放置后 6 个月内可出现不规则出血和点滴出血，但随后症状可逐渐缓解甚至消失。功能性卵巢囊肿、卵泡增大，通常无明显症状且相对较小，可自行缓解。移位和脱落及引起体重变化、性生活时的不适感。

长期应用的安全性：LNG-IUS 可降低子宫内膜癌和卵巢癌的发生风险，不增加乳腺癌的发生风险。对糖脂代谢及骨密度无明显影响。

2. 阴道避孕环　有单孕激素和雌孕激素复方制剂，均是以硅橡胶作为载体，制成环状，由妇女自行放置于阴道穹隆处，通过恒定释放一定剂量的避孕药，经阴道黏膜吸收，达到避孕效果。复方激素阴道环与复方口服避孕药的益处相同，包括避孕、调节出血、保护子宫内膜，以及减轻部分女性的痛经和子宫内膜异位症相关疼痛。

（1）避孕机制：单孕激素阴道避孕环的作用与单纯孕激素制剂相同，雌孕激素阴道避孕环的作用与复方短效口服避孕药相同。阴道避孕环的使用失败率和方法失败率均低于 COC。

（2）常见药物

甲硅环（甲地孕酮硅橡胶环）：含有甲地孕酮，每日释放甲地孕酮 150μg，可持续使用 1 年。甲硅环于月经周期的第 5 天放置，将环置于阴道深处，直达穹隆。

NUVA-Ring：含有依托孕烯和炔雌醇，每日释放依托孕烯 120μg 和炔雌醇 15μg，与其他复方激素避孕相比，其炔雌醇的浓度更低。在月经周期的 5 天内放入阴道深处，连续使用 3 周后应取出并弃去，间隔 1 周重新放置 1 只新环。

可通过自查来观察其位置，如环有下移，可用手指推入阴道内深部。

（3）禁忌证：动脉血栓栓塞或静脉血栓栓塞的风险高，包括吸烟的 35 岁以上女性；雌激素或孕激素敏感性癌症，包括乳腺癌；肝脏肿瘤或肝脏疾病，尤其是肝功能检查结果异常；未确诊或异常的子宫出血；可能或证实有妊娠；患有丙型肝炎,正使用含奥比他韦/帕利普韦/利托那韦(含或不含达塞布韦)的联合治疗。

(4)药学监护要点

1)放置时间:于月经周期的第1~5天置入阴道,持续使用3周后取出,保持1周无环期,1周后开始使用下一个避孕环。新的避孕环置入时间应与第一个环的置入时间相同,如果置入晚于3小时,则在随后7天内使用避孕套避孕。避孕环离开阴道不能超过3小时,超过3小时者,则在随后7天内应用避孕套避孕,且阴道避孕环保持在阴道内至少7天。如果无环期超过7天,则在此后的7天内使用避孕套避孕。

2)出现下列情况应警惕意外妊娠:阴道避孕环在使用的第1周内脱出阴道且超过3小时;无环间期超过7天;阴道避孕环持续在阴道内超过4周;连续2个周期没来月经。

3)不良反应:有子宫脱垂、阴道前后壁膨出、患慢性咳嗽等腹内压增高者较易脱落。常见的不良反应是出血模式改变、阴道分泌物增多、异物感、反复脱落,一般无须处理。

3. 避孕贴剂 避孕贴剂是贴敷于妇女皮肤的缓释避孕系统,较COC在剂量、保持平稳血药浓度及给药方式等方面均有明显的优越性,并且可以避免肝脏的首过效应。避孕贴剂可持续贴于臂部、下腹部等部位,每次1周,连贴3周,第4周停用后再开始1个新的用药周期。目前我国尚无注册上市的避孕贴剂。

(1)避孕机制:由于是复方雌孕激素制剂,仅是改变给药途径,其作用与复方短效口服避孕药相同。

(2)常用药物

炔雌醇-诺孕曲明透皮贴(商品名:Xulane):每片含炔雌醇0.75mg和诺孕曲明6mg,每日可释放炔雌醇35μg和诺孕曲明150μg。

炔雌醇-左炔诺孕酮透皮贴(商品名:Twirla):每日释放约30μg炔雌醇和125μg左炔诺孕酮。美国FDA于2020年批准该药上市。

(3)禁忌证:与其他雌孕激素避孕药具相同,如血栓栓塞病史、雌激素依赖性肿瘤及肝功能异常。

(4)药学监护:透皮贴可贴在臂部、腹部或躯干上部(包括胸壁,但不包括乳房)。透皮贴剂连续使用3周,每周更换1次,之后暂停1周。每次使用新的透皮贴时,应贴于不同的部位。如透皮贴脱落<24小时,可在相同部位重新贴上或立即更换新透皮贴。如脱落>24小时,应使用新贴,并且这周的当日为新的更换日,在该周期的最初7日应采取额外避孕措施或避免性行为。

对于BMI≥30kg/m²的女性,由于VTE的风险增加而禁用炔雌醇-诺孕曲明透皮贴,由于意外妊娠的风险增加而禁用炔雌醇-左炔诺孕酮透皮贴。

药物相互作用:透皮贴避免了肠吸收及肝脏的首过效应,故很难影响其他药物(如抗癫痫药和抗生素)的有效性,其自身有效性也很难受到同时使用其他药物的影响。但支持该理论的研究有限，且数据主要是从口服雌孕激素避孕药的研究外推而来。

常见不良反应：最初几个周期内出现不定期出血、乳房压痛及使用部位反应。与其他复方雌孕激素避孕药具使用者一样，透皮避孕贴使用者出现的全身不良反应一般能良好耐受，并常在使用的3～6个月内缓解。

日常的洗澡、游泳、运动甚至桑拿或潮湿环境都不影响其黏附性，如果在使用过程中出现贴片脱落现象，应尽快重新贴上。

（五）紧急避孕法

指在无保护性交后、避孕方法失败或不当后的一定时间内（72～120小时内），采用服药或放置宫内节育器以避免非意愿妊娠。常见药物包括单孕激素（左炔诺孕酮）、雌孕激素复合制剂（国内使用含左炔诺孕酮复方短效避孕药）、米非司酮（仅限于我国及周边少数国家使用）。

（1）避孕机制：阻止或延迟排卵；干扰受精或阻止着床。

（2）适用人群：无防护的性交后，包括未采取避孕措施、体外射精、安全期避孕中日期计算错误、被强奸者；避孕失败后，包括避孕套破裂或滑脱、发现宫内节育器部分或完全脱落、复方短效口服避孕药在第1周漏服≥3片者。

（3）常用药物：紧急避孕药物有甾体激素类和非甾体激素类，具体分为大剂量孕激素、大剂量雌孕激素、抗孕激素三种。

1）单孕激素制剂：左炔诺孕酮片（每片0.75mg或1.5mg）、左炔诺孕酮肠溶胶囊（每个胶囊0.75mg或1.5mg），性交后72小时内口服0.75mg，12小时后重复1次；或者单次口服1.5mg。有效率为60%～85%。

2）雌孕激素复合制剂：复方左炔诺孕酮短效口服避孕药（炔雌醇0.03mg+左炔诺孕酮0.15mg），在性交后72小时内服用4片，相隔12小时再服用4片。有效率47%～89%，72小时后服用无效。因不良反应较突出，目前已逐渐淘汰。

4）米非司酮：在性交后120小时内单次口服（10mg或25mg），有效率可达90%以上。

5）醋酸乌利司他：第二代选择性孕酮受体调节剂，在无保护性生活后120小时（5天）内尽早服用单次30mg本品。

（4）禁忌证

1）已确认妊娠，紧急避孕药对已妊娠的妇女无作用。

2）左炔诺孕酮制剂紧急避孕药的禁忌证与单纯孕激素避孕药相似。

3）紧急避孕药防止意外妊娠的作用大于对身体的潜在不利影响，但有心血管疾病、肝脏疾病、偏头痛等情况，应在咨询后确定是否使用。

（5）药学监护

1）药品服用：紧急避孕药越早服用避孕效果越好。紧急避孕药只对距离服药最近的一次无保护性交产生避孕作用,对服药后发生的性交无避孕作用。按规定、按剂量服药,不必多服。多服或同一个月经周期多次服药不能提高紧急避孕的有效率,只会增加不良反应的发生率和严重程度。

2)补服:因服用药物剂量较大,可能会有恶心、呕吐,若在服药的 1 小时内发生呕吐,应补服 1 次。

3)不良反应:恶心和呕吐、乳房胀痛、头痛、头晕、乏力、不规则子宫出血、月经提前或延迟。服药后过几天可能有阴道流血,一般不必处理,但此出血不是月经,必须注意预计月经期是否有真正的月经来潮。

4)紧急避孕是一次性的补救措施,与常规避孕方法相比,紧急避孕药激素含量大、避孕有效率低,因此不能替代常规避孕方法,服用紧急避孕药后应尽快落实常规避孕措施。

5)避孕失败:如果月经过期超过 1 周者,必须复诊作妊娠试验。含左炔诺孕酮紧急避孕药失败的妇女可以知情选择继续妊娠。

6)随访:启动紧急避孕药后 3 周内会来月经,月经的开始时间可以比平时更早或更晚,3 周内没有月经则应接受妊娠试验。若出血量大合并腹痛、月经不复潮等均应及时就诊。

三、小结

复方甾体激素避孕方法含有人工合成的雌激素和孕激素,具有较好的月经周期调控作用,可保护子宫内膜,降低子宫内膜癌及盆腔炎症性疾病的发生,改善子宫内膜异位症引起的痛经等,但同时也增加了与雌激素相关的不良反应的发生。因此在使用前应进行咨询,排除禁忌情况,使用后定期随访,不断进行安全性评估。单纯孕激素避孕方法不含雌激素,对于无心脑血管疾病危险因素的女性,不会增加心肌梗死或脑血管意外的风险,最显著的优势是保护子宫内膜,减少子宫内膜癌及盆腔炎症性疾病的发生,有效缓解子宫内膜异位痛经。与复方甾体激素避孕方法相比,单纯孕激素避孕方法相对安全,但仍要严格进行禁忌证筛查。

甾体避孕药对生育的影响是可逆的,即服药期间不孕,停用后可迅速恢复生理周期。而且避孕药本身无致畸作用,停药后妊娠无须任何顾虑。短效的和缓释的药物剂量低,代谢清除快,停药 7 天期间药物基本被清除,停药后的第 1 个月经周期即可恢复排卵,恢复生育能力。长效的药物剂量高,如醋酸甲羟孕酮避孕针,药物活性成分的清除会慢一些,正常周期的开始也可能延迟。总体来说,使用甾体药物避孕期间可降低意外妊娠的风险,调节月经,降低盆腔感染的发生等,从而对生育力产生保护作用。另外,静脉血栓栓塞与雌激素剂量有关,也与孕激素种类有关,需要综合评估后使用。不同甾体激素类避孕药具的对比见表 8-10。因此,作为药师,对不能或暂时不能妊娠的妇女应做好避孕咨

表8-10 不同的避孕方式的对比

避孕方式	避孕理论有效率	避孕实际有效性	如何使用	使用时限	生育力恢复时间	不良反应	优势	劣势	备注
LNG-IUD	>99%	>99%	子宫内放置	5年	取出后，即可怀孕	点滴出血或闭经	避孕效果与输卵管绝育术相当，还可用于妇科疾病的治疗	存在一定的异物刺激和继发妇科感染的风险，放置时不适及脱落	无雌激素
皮下埋植剂	>99%	>99%	植入上臂	3~5年	80%以上女性2个月内恢复排卵	月经出血模式改变，如无月经、月经稀发、点滴出血或闭经等	不影响母乳喂养，血栓风险低。尤其适用于存在产褥感染、子宫畸形、子宫腔变形，IUD频繁脱落及对绝育手术有顾虑的女性	有创操作，置入时不适，存在一定的继发感染的风险	无雌激素
长效避孕针	>99%	96%	注射	3个月	可能延迟4~10个月排卵	月经模式改变，点滴出血或闭经。可能导致食欲增加/体重增加	长效，不需要每日服药，可避免肝脏首过效应，消化道反应轻微	停药后生育力恢复延迟，不适用于短期内生育女性	单孕激素、复方雌孕激素两种制剂

续表

避孕方式	避孕理论有效率	避孕实际有效性	如何使用	使用时限	生育力恢复时间	不良反应	优势	劣势	备注
口服避孕药	>99%	92%	口服	每天同一时间	停药后，即可怀孕	短暂的头痛，恶心，乳房压痛，情绪改变，点滴出血等	可靠可逆，无创伤，调节月经周期，改善经前不适，缓解痛经，降低卵巢囊肿、盆腔炎、子宫内膜癌等妇科疾病的发生	需规律服用，可能会发生漏服。40岁以上女性服用血栓风险增加。与其他药物同时服用，可能存在相互作用	需定期体检
避孕贴片	>99%	91%	贴在皮肤上	每周	停药后，即可怀孕	不定期出血，乳房触痛，粘贴部位反应，脱落	使用方便，可随时启动和终止使用。血药浓度平稳，无肝脏首过效应	隐蔽性较差	我国无上市产品
阴道避孕环	>99%	91%	放置在阴道内	成分不同，时限不同	停药后1个月内	不规则出血，阴道分泌物增加	使用方便，无肝脏首过效应	异物感和脱落	甲硅环使用时限为1年；依托孕烯块雌醇阴道避孕环使用时限为3周

询，并提供有效避孕方法，以防止意外妊娠或母体疾病因素终止妊娠。这对于保护妇女的生殖健康、减轻对疾病的影响、提高医疗安全、降低医疗费用、促进医患和谐具有重要的临床意义和社会价值。

（毕 娟 王 卓）

参 考 文 献

[1] 谢幸，孔北华，段涛. 妇产科学. 9 版. 北京：人民卫生出版社，2018.

[2] 徐丛剑，华克勤. 实用妇产科学. 4 版. 北京：人民卫生出版社，2018.

[3] 复方口服避孕药临床应用中国专家共识专家组. 复方口服避孕药临床应用中国专家共识. 中华妇产科杂志，2015，50（2）：81-91.

[4] Medical eligibility criteria for contraceptive use. Geneva: World Health Organization，2015.

[5] UpToDate. 雌 - 孕激素复方口服避孕药的患者选择、咨询和使用. 2021.

[6] 中华医学会计划生育学分会. 临床诊疗指南与技术操作规范：计划生育分册. 2017 修订版. 北京：人民卫生出版社，2017.

[7] 《皮下埋植避孕方法临床应用专家共识》编写组. 皮下埋植避孕方法临床应用专家共识. 中华妇产科杂志，2013，48（6）：476-480.

[8] 郎景和，冷金花，邓姗，等. 左炔诺孕酮宫内缓释系统临床应用的中国专家共识. 中华妇产科杂志，2019，54（12）：815-825.

[9] UpToDate. 激素缓释阴道避孕环. 2020.

[10] 中华医学会计划生育学分会，国家卫生健康委科学技术研究所. 青少年避孕服务指南. 中华妇产科杂志，2020，55（2）：83-90.

[11] UpToDate. 避孕：透皮避孕贴. 2021.

[12] UpToDate. 紧急避孕. 2021.

[13] 中华医学会计划生育学分会. 40 岁及以上女性避孕指导专家共识. 中华妇产科杂志，2020，55（4）：239-245.

第二节 药 物 流 产

药物流产是指使用药物而非手术的方法终止妊娠。目前终止妊娠常用的药物是米非司酮和前列腺素类药物。药物流产应在具备抢救条件，如急诊刮宫、吸氧、输液、输血的区、县级及以上医疗服务机构进行。年龄 <18 岁或 >40 岁的孕妇要求药物终止妊娠，且无禁忌证，须住院实施。

一、药理作用

米非司酮是一种类固醇类的抗孕激素制剂，具有抗孕激素及抗糖皮质激素作用。在米非司酮配伍米索前列醇药物流产中，米非司酮通过阻滞孕激素后继发的蜕膜坏死和胎盘剥离，增加子宫和宫颈肌肉对米索前列醇作用的敏感性，软化宫颈来发挥作用。米索前列醇是前列腺素类似物，具有软化宫颈、增强子宫张力及宫内压作用，与米非司酮序贯联用可显著增加或诱发子宫自发收缩的频率和幅度。两者配伍应用流产成功率达 90% 以上。

二、适应证

1. 孕 16 周内的宫内妊娠，本人自愿要求使用药物终止妊娠而无禁忌证者；因某些疾病（包括遗传性疾病）不宜继续妊娠者；因胎儿畸形或异常不宜继续妊娠者。

2. 机械手术流产操作困难或高风险的高危病例，如生殖道畸形（残角子宫例外）、严重骨盆畸形、子宫极度倾屈、宫颈发育不良或坚韧、瘢痕子宫、哺乳期子宫、多次人工流产、宫腔粘连病史者等。

3. 对手术流产有顾虑或恐惧心理者。

三、禁忌证

1. 肾上腺疾病、糖尿病等内分泌疾病，肝肾功能异常。

2. 患有血液系统疾病和有血栓栓塞病史。

3. 贫血（血红蛋白 <80g/L。血红蛋白含量为 80～90g/L 需住院药物流产。

4. 患有心脏病、高血压（收缩压 >130mmHg 和 / 或舒张压 >90mmHg）、低血压（收缩压 <90mmHg 和 / 或舒张压 <60mmHg）、青光眼、癫痫、严重胃肠功能紊乱。

5. 性传播疾病或外阴、阴道等生殖道炎症未经治疗；阴道清洁度≥Ⅱ度，尚未达到正常（≤Ⅰ度）。

6. 胎盘附着位置异常者。

7. 宫内节育器合并妊娠者。

8. 异位妊娠包括特殊部位妊娠，如子宫瘢痕部位妊娠、子宫颈妊娠、宫角妊娠等。

9. 过敏体质，有严重的药物过敏史者。

10. 妊娠剧吐。

11. 长期服用下列药物，如利福平、异烟肼、抗癫痫药、抗抑郁药、西咪替丁、前列腺素抑制剂、巴比妥类药物。

12. 吸烟超过 15 支 /d 或酒精成瘾者。

四、用药方案

目前终止妊娠常用的药物是米非司酮和前列腺素类药物。米非司酮的使用分顿服法和分服法两种,在服用米非司酮的第3天给予前列腺素类药物,前列腺素类药物主要包括米索前列醇或卡前列甲酯栓,任选一种。具体使用方法见表8-11。

表8-11 用于药物流产的药物使用方法

孕周	≤7周			8～16周	
用药时间	顿服法	分服法		顿服法	分服法
第1天	米非司酮200mg	米非司酮50mg,间隔12小时再服米非司酮25mg	米非司酮50mg,间隔12小时再服米非司酮25mg	米非司酮200mg	米非司酮100mg
第2天			早晚各服米非司酮25mg,间隔12小时		
第3天	米索前列醇0.6mg或卡前列甲酯栓1mg	米非司酮25mg+米索前列醇0.6mg或卡前列甲酯栓1mg		米索前列醇0.4mg,口服;无妊娠物排出,可间隔3小时(口服)或6小时(阴道给药)重复给予米索前列醇0.4mg。用药次数≤4次	

五、用药监护

1. 服药要求 按时服药,不能漏服,用药期间不可同时服用吲哚美辛、水杨酸及镇静药等药物。米非司酮给药前后禁食1小时,米索前列醇空腹顿服。若服用米非司酮后30分钟内呕吐,应再次给药。

2. 给药间隔 在米非司酮顿服法中,米非司酮和米索前列醇的给药间隔目前推荐为36～48小时。2016年美国FDA批准的服用方法为首日米非司酮200mg顿服,之后24～48小时给予米索前列醇。

3. 米索前列醇给药途径 米索前列醇有多种给药方式,包括口服、阴道给药、舌下含服。阴道给药、舌下含服避免了肝脏代谢途径,临床效果优于口服给药。舌下含服由口腔黏膜直接吸收使得药物产生作用的时间短、血药浓度上升快,但药物相关不良反应较明显。口服和舌下给药避免了阴道给药的不适感,患者的接受度和依从性可能更高。

4. 不良反应 米非司酮和米索前列醇的不良反应主要包括恶心、腹部绞痛、阴道出血和胃肠道不适,潜在并发症包括出血、感染、不全流产或未识别的异位妊娠。少数患者会有短暂的发冷、寒战、手足发红、发痒或麻木的感觉,也有过敏性休克和罕见不良反应(如严重药物性心律不齐、肢体抽搐、眼外肌麻痹等)的个案报道。

5. 药物相互作用 米非司酮由 CYP3A4 代谢,是 CYP3A4 的中度抑制剂,理论上可与其他影响 CYP3A4 功能的药物发生相互作用。米非司酮的半衰期较长,会与 CYP3A4 发生不可逆结合,因此对于治疗指数较窄的药物,应考虑其与米非司酮的潜在相互作用,例如免疫抑制剂(如环孢素、西罗莫司、他克莫司)、心血管系统药物(如钙通道阻滞剂、抗心律失常药等)、镇痛 / 麻醉药(如芬太尼、氯胺酮、美沙酮等)。对于高度依赖于 CYP3A4 的其他药物,单剂量米非司酮对其代谢和作用的影响可能持续最长达 2 周。

6. 服用米非司酮后、应用米索前列醇之前,大多数患者没有阴道出血和盆腔绞痛。如果有这些症状,大多数患者仍应使用米索前列醇,因为单用米非司酮有效性低;但若是到急诊就诊后确认已排出妊娠物,则不应使用米索前列醇。1%~5% 的患者在仅服用单剂米非司酮后排出妊娠物,无须使用米索前列醇。

7. 在第 4 次米索前列醇用药后 24 小时内未完全排出妊娠产物者,判断为药物流产失败,可改用其他方法终止妊娠。

8. 孕周≥10 周者必须收入院后再行药物流产;孕 8~9 周者以住院药物流产为宜,也可酌情在门诊观察下行药物流产。

9. 继续妊娠 如应用米非司酮和米索前列醇后继续妊娠,需要通过手术方式终止妊娠,且一旦服用米非司酮,药物流产的作用不可逆转。

六、随访

1. 服用米非司酮后观察阴道开始出血时间、出血量,如有组织排出或出血量多于月经量应及时就诊。对于≤7 周内的妊娠,服用米索前列醇后,留院观察 6 小时。

2. 用药 1 周后随访 重点了解胚囊未排出者离院后阴道出血和胚囊排出情况。胚囊仍未排出者应作超声检查,确诊为继续妊娠或胚胎停止发育者,实施负压吸引术。

3. 用药 2 周后随访 离院前已排出胚囊且出血少于经量者,关注出血状况(如出血量、持续时间)。阴道出血未净者,超声检查或同时测定血 hCG,综合临床情况处理,建议 1 周后随访。观察期间有活动性出血、持续性出血、体温升高等应及时就诊。

4. 用药 6 周后随访(月经恢复后) 进行流产效果的最终评定并了解月经恢复情况,指导落实高效避孕措施。

5. 血清 hCG 使用 hCG 确认完全流产时,建议在给予米非司酮当日检测基线血清 hCG，完全药物流产后血清 hCG 迅速下降，通常在第 5～14 日复查 hCG 数值应下降 80% 以上。研究显示，药物流产成功的患者，服用米非司酮后 72 小时内，血清 hCG 平均下降 50%～70%，排出妊娠物后 24 小时内下降 >50%。少数情况下，如果超声显示宫内妊娠物完全排出，但流产后 hCG 水平处于平台期或升高，可能要怀疑宫内宫外同时妊娠或妊娠滋养细胞疾病。

对于药物流产之前超声未看到孕囊和卵黄囊的较早期妊娠患者，在服用米非司酮当日测定基线 hCG，第 3～5 日复查 hCG。如果 hCG 水平处于平台期或升高，应评估患者是否为异位妊娠。

6. 药物流产必须在医护人员监护下进行，严密观察出血情况及不良反应的发生。药物流产后休息 2 周，月经复潮前禁止性交。

七、流产效果评定

1. 完全流产　用药后胚囊完整排出，或未见完整胚囊，但出血自行停止，子宫恢复正常，B 超显示正常者。

2. 不全流产　用药后胚囊自然排出，但因出血多，或出血时间长而行清宫手术，病理检查证实为绒毛组织及妊娠物者。

3. 失败　对于妊娠≤7 周的患者，用药第 8 天未见胚囊排出，经超声检查证实胚胎继续发育或胚胎停止发育，最终采用手术方式终止妊娠者均为药物流产失败。对于妊娠 8～16 周的患者，最后 1 次使用米索前列醇 24 小时后未见妊娠产物排出，或用药后 24 小时内无妊娠产物排出且阴道流血量多需行急诊手术者。

八、案例

病例摘要 1：

基本信息：患者，女性，31 岁，身高 153cm，体重 58kg，BMI 24.78kg/m^2。

主诉：药物流产 1 个月，如何进行避孕？

现病史：咨询者 2020 年 10 月意外怀孕，因系统性红斑狼疮（SLE）处于疾病活动期，系统性红斑狼疮疾病活动指数（SLE-DAI）评分为 12 分，经多学科会诊后评估不宜继续妊娠，于 2021 年 1 月行药物流产。现药物流产后 1 个月余，咨询者有生育要求，寻求最佳避孕方案。

既往史：2009 年确诊为系统性红斑狼疮，给予羟氯喹片、泼尼松片、碳酸钙 D$_3$ 片治疗 2 个月后病情平稳。2012 年停药，半年后，病情加重，随机尿蛋白（++），给予羟氯喹片、泼尼松片、碳酸钙 D$_3$ 片和吗替麦考酚酯片治疗，2 个月后尿蛋白阴性，停吗替麦考酚酯片。2019 年随机尿蛋白（+++），口服吗替麦考酚酯片不缓解，停吗替麦考酚酯片，并于 2019-06—2019-12 给予环磷酰胺治疗

6 疗程,用药过程中同时给予甲泼尼龙和羟氯喹。后因新冠疫情,未规范就诊。2020 年 6 月尿蛋白(+++),未在意。2020 年 10 月意外怀孕,并于 2021 年 1 月行人工流产。

月经婚育史:平素月经规律,初潮 13 岁,3/24 天,月经量少,痛经(+),23 岁结婚,G2P0。2018 年因左侧输卵管妊娠行腹腔镜下左侧输卵管切除术。2020 年 10 月避孕套避孕失败致意外怀孕,2021 年 1 月药物流产。

个人史:生于当地,无不良嗜好,无疫源接触史,无粉尘及有毒化学物品、放射性物质接触史,无传染病及冶游史,无高血压、糖尿病等其他慢性病史。

家族史:否认家族遗传史。

过敏史:否认药物、食物过敏史。

查体:生命体征平稳,无不适主诉。妇科检查无异常。

辅助检查(2021.02.03):补体 C3 0.24g/L(0.79～1.52),补体 C4 0.03g/L (0.16～0.38),类风湿因子 21.90IU/ml(<20),抗 β2- 糖蛋白 1 抗体阳性(阴性),抗 β2- 糖蛋白 1 抗体 IgA 47.35SAU(<20),抗双链 DNA 抗体 353.4IU/ml (<100),抗单链 DNA 抗体>200Ru/ml(<20),抗心磷脂抗体阴性,抗心磷脂抗体 IgG<9.4GPL(<20),抗心磷脂抗体 IgM<9.4MPL(<20),抗 β2- 糖蛋白 1 抗体 IgG<9.4 SGU(<20),抗 β2- 糖蛋白 1 抗体 IgM<9.4SMU(<20),抗 ENA 抗体 RNP 弱阳性,24 小时尿蛋白 1 540.0mg/24h(28～141),尿蛋白 / 尿肌酐 1 379.8mg/g。

诊断:

1. 系统性红斑狼疮
2. 狼疮性肾炎
3. 肾病综合征

治疗方案:

甲泼尼松片(10 盒)40mg p.o. q.d.

硫酸羟氯喹片(8 盒)200mg p.o. b.i.d.

醋酸钙胶囊(3 瓶)0.6g p.o. q.d.

骨化三醇胶丸(3 盒)0.25μg p.o. q.d.

缬沙坦胶囊(4 盒)80mg p.o. q.d.

他克莫司胶囊(2 盒)1mg p.o. t.i.d.

雷贝拉唑钠肠溶胶囊(2 盒)10mg p.o. q.d.

问题 1:在该患者的避孕方面,我们可以给出什么建议?

答案要点:

1. 严格避孕,适时妊娠　目前该患者 SLE-DAI 评分为 8 分,SLE 处于轻度活动期,此时妊娠,患者病情加重风险较高,发生母胎不良结局风险也较高,因此目前该患者应严格避孕。SLE 患者有妊娠计划时必须接受孕前评估,包括评估母胎风险,调整用药以尽量降低对胎儿影响等。

2. 避孕方式的选择 SLE 女性避孕方式的选择取决于多种因素,包括患者价值观及偏好、避孕方式的有效性及不良反应、基础疾病的活动性、血栓栓塞风险,以及药物相互作用。

(1)《中国系统性红斑狼疮患者围产期管理建议》指出,SLE 患者可以采取的避孕措施包括口服避孕药、工具避孕、宫内节育器(IUD)等。该患者 31 岁,现无子女,有妊娠意愿,应选择可逆避孕措施。

(2)复方短效口服避孕药适用于病情稳定、抗磷脂抗体阴性、无肾病综合征、没有血栓病史的患者,而该患者目前处于疾病活动期,目前少量资料发现疾病活动期患者有血栓栓塞及疾病加重风险,应避免使用含有雌激素的口服避孕药,因此暂时不推荐该患者选择复方短效口服避孕药避孕。

(3)工具避孕(如避孕套)避孕的实际有效性较低,且该患者有避孕套避孕失败的经历,因此对该患者而言,单纯工具避孕不作为一线推荐。

(4)2016 年欧洲抗风湿病联盟(EULAR)指出宫内节育器可用于所有无妇科禁忌证的 SLE 患者。宫内节育器作为一种长效可逆的避孕措施,被认为是一种非常有效的避孕方式,常见的包括含左炔诺孕酮的 IUD 和含铜 IUD。对于 SLE 患者而言,尚无证据表明左炔诺孕酮宫内节育器会增加血栓形成风险,其额外的获益是还可以减轻痛经和月经出血。而含铜的 IUD 因不含孕激素,不存在孕激素可致的血栓潜在风险,但含铜 IUD 有可能引起月经量过多和痛经加重的不良反应。实际应用可根据患者意愿进行选择,两者都是可逆的,当计划妊娠时,取出即可。

问题 2:我们该如何指导该患者科学备孕?
答案要点:

1. SLE 患者的妊娠必须是有计划的,所有处于生育年龄的 SLE 患者均应采取严格且有效的避孕措施。《2020 中国系统性红斑狼疮诊疗指南》指出,SLE 患者备孕前应向风湿免疫科、妇产科医生进行生育咨询并进行相关评估。

2. **糖皮质激素** 糖皮质激素是 SLE 的基础用药,建议使用不含氟的糖皮质激素,使用剂量视患者的病情轻重程度而定,尽量使用最小的可控制疾病的剂量,糖皮质激素的使用剂量为泼尼松 15mg/d(或相当剂量)以下方可考虑妊娠,妊娠过程中疾病复发需使用中到高剂量激素时也应尽快减量至 15mg/d 以下;妊娠 3 个月内使用激素可能增加胎儿唇腭裂风险,因此不推荐妊娠 3 个月内使用中高剂量激素。高剂量多周使用可能导致胎儿宫内发育迟缓、早产等。

3. **羟氯喹** 羟氯喹可降低 SLE 孕妇的早产率,减少狼疮复发,减轻病情,同时降低发生胎儿不良结局的风险，持续的羟氯喹治疗可降低妊娠期间和产后SLE的复发。对无禁忌的SLE患者，建议妊娠全程使用羟氯喹，并评估眼部相关风险，高风险患者建议每年进行1次眼科检查，低风险的患者建议服药第5年起每年进行1次眼科检查。

4. 免疫抑制剂　对妊娠期疾病活动的患者，可考虑激素、羟氯喹与在妊娠期间可用的免疫抑制剂联合使用来控制病情。硫唑嘌呤、环孢素和他克莫司可用于预防或控制妊娠期间的SLE复发，但不应使用吗替麦考酚酯、环磷酰胺、来氟米特、甲氨蝶呤和雷公藤等。已经服用这些药物的患者，建议停药半年后再考虑妊娠。服用来氟米特者应先进行药物清除治疗后再停药半年尚可考虑妊娠。

5. 他克莫司　是SLE患者在妊娠期可以选用的免疫抑制剂之一，但食物可影响他克莫司的吸收速率和程度，尤其高脂饮食影响较大，建议餐前1小时或餐后2小时服用，同时应注意药物间的相互作用，凡是影响CYP3A酶系统的药物均可影响他克莫司药物的药物浓度，且个体差异大，建议进行血药浓度监测。

6. 因此建议患者按时用药，定期随访，待SLE病情稳定、不活动且保持稳定至少6个月再尝试怀孕。计划妊娠前，建议药学门诊咨询，告知使用的所有药物，包括中草药及保健品等，评估备孕期及妊娠期使用的安全性。

7. 从备孕期开始服用含有叶酸的复合维生素。

病例摘要2:

基本信息: 患者，女性，32岁，哺乳期，身高162cm，体重60kg，BMI 22.86kg/m²。婴儿8个月，健康状况好。

主诉: 同房未避孕1天。

现病史: 无。

既往史: 2015年剖宫产一女婴，2018年于腹腔镜下胆结石剥除术，2020年剖宫产一男婴。

月经婚育史: 平素月经规律，初潮15岁，3～5/28～30天，月经量中，无痛经。25岁结婚，G2P2。

个人史: 生于当地，无不良嗜好，无疫源接触史，无粉尘及有毒化学物品、放射性物质接触史，无传染病及冶游史，无高血压、糖尿病等其他慢性病史。

家族史: 否认家族遗传史。

过敏史: 无。

查体: 无不适主诉。

辅助检查: 无。

诊断: 哺乳期未采取有效避孕措施。

问题 1：根据患者的主诉（同房未避孕 1 天。），我们可以给出什么建议？

答案要点：

1. 应尽快服用紧急避孕药，市面上常见的紧急避孕药是成分为左炔诺孕酮的单方孕激素制剂，因为它不含有可能减少产奶的雌激素，因此在哺乳期紧急情况下是可以选用的。其规格为两种，0.75mg/ 片和 1.5mg/ 片，左炔诺孕酮 1.5mg/ 片单次口服 1 片，0.75mg/ 片需两次口服，每次 1 片，中间间隔 12 小时。但其中孕激素（左炔诺孕酮）含量比较高，一片 0.75mg 或 1.5mg，比日常使用的避孕药高出数倍，国内说明书提示暂停授乳至少 3 天。

2. *Medications and mothers milk*（17th ed）中指出，用于紧急避孕的左炔诺孕酮无论 1.5mg 单次还是 0.75mg 两次哺乳建议是可接受的。西班牙母乳数据库 Lactancia 中描述：左炔诺孕酮片能与血浆蛋白广泛结合，排泄进乳汁的量并不显著，在婴儿或母乳喂养中没有观察到短期或长期的不良反应。UpToDate《紧急避孕》指出所有紧急避孕法均可用于哺乳期女性，左炔诺孕酮进入母乳的量极少。

3. 现考虑幼儿 8 个月，根据幼儿对奶粉接纳程度，以及母亲哺乳意愿，可选用规格为 0.75mg/ 片的左炔诺孕酮制剂、2 次服用的紧急避孕用药方案，可以在服用第 1 片前喂奶 1 次，间隔 12 小时服用第 2 片前再喂奶 1 次，不用刻意停止哺乳。

4. 监护计划

（1）紧急避孕药仅对距离服药最近的一次无保护性生活产生避孕作用，多服或同一个月经周期多次服药不能提高紧急避孕的有效率，只会增加不良反应的发生率和严重程度。若在口服紧急避孕药后 1 小时内发生呕吐，则应重复服药。

（2）不良反应：紧急避孕药常见的不良反应包括恶心、头痛、乳房胀痛、不规则子宫出血、月经提前或延迟等，一般情况下症状轻微，无须特殊治疗。

（3）避孕失败：紧急避孕药的有效率约为 85%，如果月经延迟 1 周，应行妊娠试验，以明确是否避孕失败。如避孕失败，可评估后选择继续妊娠。

（4）与常规避孕法相比，紧急避孕药激素含量大，避孕有效率相对较低，因此不能替代常规避孕方法。在口服紧急避孕药后，应同时启动其他避孕方法。

问题 2：针对患者后续的避孕方式选择，我们可以给出什么样的建议？

答案要点：

1.《女性避孕方法临床应用的中国专家共识》指出，对于哺乳期可采用永久避孕法、长效可逆避孕方式、复方避孕药具、哺乳期闭经避孕法和屏障避孕法等，同时需要结合患者是否哺乳、产后时间、是否有生育意愿及母体疾病等进行选择。

2. 永久避孕法　如输卵管结扎或输精管结扎，即通过手术阻断输卵管或输精管,防止精卵相遇以阻止妊娠,适用于已完成生育,且不愿意使用可逆避孕法的家庭。

3.长效可逆避孕法 对于产后4周以上哺乳女性,Cu-IUD和LNG-IUD均可选用。皮下埋置剂尤其适用于存在产褥感染、子宫畸形、子宫腔变形、IUD频繁脱落及对做绝育术有顾虑的育龄女性,哺乳期妇女产后6周可选用。

4.复方避孕药具 由于雌激素会减少产奶量,故对于选择继续哺乳的女性不适合。

5.哺乳期闭经避孕法 该方法适用于产后6个月内,月经未恢复且完全或近乎完全母乳喂养的妇女。

6.屏障避孕法 如避孕套,实际避孕效率相对较低,不作一线选择。

该咨询者,G2P2,无母体合并疾病,且处于产后6个月以上,无生育意愿,建议可选用永久避孕法或放置宫内节育器进行长期避孕。

(毕 娟 王 卓)

参 考 文 献

[1] UpToDate. 紧急避孕. 2021.

[2] 中华医学会计划生育学分会. 40岁及以上女性避孕指导专家共识. 中华妇产科杂志, 2020, 55(4): 239-245.

[3] UpToDate. 早期妊娠终止: 药物流产. 2021.

[4] 中华医学会计划生育学分会. 米非司酮配伍米索前列醇终止8~16周妊娠的应用指南. 中华妇产科杂志, 2015, 50(5): 321-322.

[5] 中国系统性红斑狼疮研究协作组专家组, 国家风湿病数据中心. 中国系统性红斑狼疮患者围产期管理建议. 中华医学杂志, 2015, 95(14): 1056-1060.

[6] ANDREOLI L, BERTSIAS G K, AGMON-LEVIN N, et al. EULAR recommendations for women's health and the management of family planning, assisted reproduction, pregnancy and menopause in patients with systemic lupus erythematosus and/or antiphospholipid syndrome. Ann Rheum Dis, 2017, 76(3): 476-485.

[7] 中华医学会风湿病学分会, 国家皮肤与免疫疾病临床医学研究中心, 中国系统性红斑狼疮研究协作组. 2020中国系统性红斑狼疮诊疗指南. 中华内科杂志, 2020, 59(3): 172-185.

[8] 中国系统性红斑狼疮研究协作组专家组. 糖皮质激素在系统性红斑狼疮患者合理应用的专家共识. 中华内科杂志, 2014, 53(6): 502-504.

[9] 他克莫司在狼疮肾炎中应用的中国专家共识讨论组. 他克莫司在狼疮肾炎中应用的中国专家共识. 中华风湿病学杂志, 2017, 21(7): 483-485.

[10] 程利南, 狄文, 丁岩, 等. 女性避孕方法临床应用的中国专家共识. 中华妇产科杂志,

2018，53（7）：433-447.

[11] 侯自红，顾向应，吴尚纯. 产后和流产后使用长效可逆避孕方法的技术指南. 国际生殖健康/计划生育杂志，2013，32（4）：267-268，289.

[12] THOMAS W H，HILARY E R. Medications & Mothers' Milk.New York，NY：Springer Publishing Compan，2017.

第九章

妇 科 肿 瘤

第一节　妇科抗肿瘤药总论

妇科恶性肿瘤是妇科常见多发病之一，严重威胁女性身心健康。随着肿瘤内科治疗水平的提高以及新药研发，尤其是靶向治疗药物的应用，肿瘤治疗药物适应证不断地更新，对抗肿瘤药的合理使用也提出了新的挑战。肿瘤内科医师和药师应熟悉药物的药效学和药动学特点，了解疾病的病因、病理和病理生理机制和治疗原理等，从而更好地服务于患者。

一、妇科抗肿瘤药分类及常用药物简介

抗肿瘤药通常是根据其来源和作用机制以及化疗药物作用靶点进行分类。

（一）根据来源及作用机制分类

一般分为烷化剂、抗代谢药、抗生素、植物药、激素和其他（包括铂类、门冬酰胺酶、靶向治疗等）六大类。这显然不能概括目前抗肿瘤药的发展，未能包括生物反应调节剂和基因治疗等。

（二）根据化疗药物作用的分子靶点分类

①作用于DNA化学结构的药物（包括烷化剂、蒽环类和铂类化合物）；②影响核酸合成的药物（主要是抗代谢药）；③作用于DNA模板影响DNA转录或抑制DNA依赖RNA聚合酶而抑制RNA合成的药物；④影响蛋白质合成的药物（如高三尖杉酯碱、紫杉类、长春碱等）；⑤其他类型的药物（如激素、生物反应调节剂、单克隆抗体等）。

但目前抗肿瘤药发展迅速，传统分类多不能概括现有的药物和即将进入临床的药物。我们参考了Devita等的专著 *Cancer: Principle & Practice of Oncology*（第6版）的分类和药物的作用机制，主要考虑便于临床使用，试将已经进入或即将进入临床的药物分类如表9-1所示。

表 9-1　妇科抗肿瘤药分类及常用药物简介表

类别	作用机制	分类	代表药物
细胞毒性药物	作用于DNA化学结构	烷化剂	环磷酰胺、异环磷酰胺
		铂类化合物	顺铂、卡铂、奥沙利铂
		抗肿瘤抗生素	多柔比星、表柔比星、吡柔比星
	抗代谢类	二氢叶酸还原酶抑制剂	甲氨蝶呤
		胸腺核苷合成酶抑制剂	氟尿嘧啶、卡培他滨
		嘌呤核苷酸合成抑制剂	巯嘌呤
		核苷酸还原酶抑制剂	羟基脲
		DNA聚合酶抑制剂	阿糖胞苷 吉西他滨
	作用于核酸转录		放线菌素D
	拓扑异构酶抑制剂		伊立替康、托泊替康、依托泊苷
	主要作用于有丝分裂M期，干扰微管蛋白合成	紫杉类	紫杉醇、多西他赛
		长春碱类	长春新碱
激素类	抗雌激素		他莫昔芬、托瑞米芬、依西美坦
	芳香化酶抑制剂		氨鲁米特、福美坦、来曲唑、阿那曲唑
	孕激素		甲孕酮、甲地孕酮
	性激素	雄激素	甲睾酮、丙酸睾酮
		雌激素	己烯雌酚
	抗雄激素		氟他胺
	黄体生成素释放激素激动剂/拮抗剂		戈舍瑞林、醋酸亮丙瑞林
生物反应调节剂			干扰素、白细胞介素-2、胸腺肽类
单克隆抗体			利妥昔单抗、西妥昔单抗、曲妥珠单抗、贝伐珠单抗

续表

类别	作用机制	分类	代表药物
其他	新生血管生成抑制剂		重组人血管内皮抑制素
	表皮生长因子受体抑制剂		吉非替尼、厄洛替尼
	基因治疗		
	肿瘤疫苗		

二、妇科抗肿瘤药毒性总结和评估

抗肿瘤药是通过干扰肿瘤细胞的增殖作用来抑制肿瘤细胞的生长或杀伤肿瘤细胞。由于肿瘤细胞与正常组织细胞间缺少根本性的代谢差异，大多数抗肿瘤药在抑制或杀伤肿瘤细胞的同时也会对机体的某些正常细胞、组织和器官造成损害。目前临床应用的抗肿瘤药大多数选择性较低，因此抗肿瘤药都具有一定的不良反应，表现为多种临床症状，严重者须中断化疗，导致化疗失败。本节简述妇科常用抗肿瘤药较为特异的毒性反应。

（一）顺铂

顺铂是妇科肿瘤化疗中最常用的药物之一，其肾毒性显著，特别是肾小管损伤。目前临床尚没有一种检查手段可以敏感地反映出肾小管受损程度。为了更好地检测肾功能，推荐每3个月检查1次肾血图，对于肾功能能够有整体的评价，每个月均应该在化疗前检查血肌酐或肌酐清除率，肌酐清除率<60ml/min 时化疗需要慎重。

（二）异环磷酰胺

异环磷酰胺代谢产物丙烯醛具有膀胱刺激性，可导致膀胱黏膜出血从而发生出血性膀胱炎，使用异环磷酰胺化疗期间必须每天检查尿常规，重点关注尿红细胞的变化。

（三）蒽环类药物

蒽环类药物（多柔比星、表柔比星、吡柔比星）对于心肌有影响，并呈现剂量限制性，发生后难以消退。心脏毒性的检测方法主要是超声心动图，其绝对标准是左室射血分数不应该低于60%。相对标准是和上次化疗相比左室射血分数下降不超过20%。患者化疗期间应关注活动后有无胸闷和心悸，出现时应及时行超声心动图检查。

（四）紫杉醇

紫杉醇对心脏的传导系统有影响，主要表现房室传导阻滞、心律失常等，化疗期间需进行心电监测。

（五）博来霉素和平阳霉素

博来霉素和平阳霉素用药期间最严重的不良反应是肺纤维化，且属于剂量限制性，发生后很难逆转。肺功能测定（主要是 CO 弥散功能）是检测肺纤维化最敏感和有效的方法。一般 CO 弥散功能不能低于 70%，或者与上次相比较下降不超过 20%。化疗期间应向患者宣教注意活动后有无气促和胸闷，出现时应检测肺功能并考虑停药。

三、妇科肿瘤化疗常见不良反应的类型与处理

（一）消化道不良反应

消化道不良反应包括食欲减退、恶心、呕吐、腹泻、黏膜炎、肝功能损害、便秘等，消化道不良反应是化疗药物最常见的不良反应之一。

1. 恶心、呕吐 是最常见的消化道不良反应，通常也是患者最恐惧的反应，大多数接受化疗的患者有恶心和呕吐。不同的化疗药物引起的呕吐风险程度不同，因此，化疗前预防止吐方案应根据不同的化疗方案而定。

《NCCN 临床实践指南：止吐（2021.V1）》推荐，对于高致吐风险的肠外化疗药急性和延迟性呕吐的预防，可使用 A[第 1 天：奥氮平 5～10mg，p.o. q.d.，NK-1 受体拮抗剂选择 1 种，5-HT$_3$ 拮抗剂选择 1 种；第 2、3、4 天：奥氮平 5～10mg p.o. q.d.，第 2、3 天，阿瑞匹坦 80mg p.o. q.d.（如果第 1 天使用阿瑞匹坦），第 2、3、4 天地塞米松 8mg p.o./i.v. q.d.]、B（第 1 天：奥氮平 5～10mg，p.o. q.d.，帕洛诺司琼一次 0.25mg i.v.，地塞米松一次 12mg p.o./i.v.；第 2、3、4 天：奥氮平 5～10mg p.o. q.d.）或 C[第 1 天：奥氮平 5～10mg，p.o. q.d.，NK-1 受体拮抗剂选择 1 种，5-HT3 拮抗剂选择 1 种，地塞米松一次 12mg p.o./i.v.；第 2、3 天：阿瑞匹坦 80mg p.o. q.d.（如果第 1 天使用阿瑞匹坦），第 2、3、4 天：地塞米松 8mg p.o./i.v. q.d.]三种不同方案在化疗前及过程中止吐，包含奥氮平、NK-1 受体拮抗剂、5-HT$_3$ 受体拮抗剂、地塞米松联合镇吐用药。而根据《肿瘤药物治疗相关恶心呕吐防治中国专家共识（2019 年版）》，对于高致吐性方案所致恶心呕吐的预防，推荐在化疗前采用三药联合方案，首选 5-HT$_3$ 受体拮抗剂、地塞米松和 NK-1 受体拮抗剂的联用方案。对于中致吐风险的肠外化疗药，2021 年 NCCN 指南推荐采用 D、E 或 F 方案中的一种即可，D 方案为 5-HT$_3$ 受体拮抗剂和地塞米松的二联止吐方案，E 方案为奥氮平、帕洛诺司琼、地塞米松的联合使用，F 方案则为 NK-1 受体拮抗剂、5-HT$_3$ 受体拮抗剂、地塞米松三药的联合使用。而中国指南，则推荐采用 5-HT$_3$ 受体拮抗剂联合地塞米松的标准二联方案，对于有焦虑或抑郁倾向的患者，可考虑在此方案基础上加用奥氮平。对于低致吐风险的肠外化疗药，NCCN 指南推荐地塞米松或甲氧氯普胺或丙氯拉嗪或 5-HT$_3$ 受体拮抗剂其中一种化疗前使用进行预防止吐，NCCN 指南这一点

与中国指南一致，中国指南建议使用单一镇吐药，推荐 5-HT$_3$ 受体拮抗剂、地塞米松、多巴胺受体拮抗剂（如甲氧氯普胺）或氯丙嗪预防呕吐。对于最低或轻微致吐性方案所致恶心呕吐的预防，均推荐不必在化疗前常规给予镇吐药，如果患者发生呕吐，后续治疗前参照低致吐性方案所致恶心呕吐的预防进行处理。

2. 口腔溃疡及胃肠道反应 大约 40% 的正在接受初始化疗的患者在每个治疗周期中将发生口腔并发症。甲氨蝶呤、放线菌素 D 发生口腔溃疡较常见，氟尿嘧啶（5-FU）次之。严重时口腔溃疡可由口腔延至咽部、食管甚至肛门；有时也波及尿道或阴道黏膜。胃肠黏膜病变轻者无症状，严重者如大剂量 5-FU 等可引起严重腹泻，甚至发生黏膜剥脱性肠炎，危及生命。

防治口腔溃疡：保持口腔清洁，生理盐水 500～1 000ml 冲洗口腔，再以 0.05% 过氧化氢溶液漱口后，用青黛散、锡类散或口腔溃疡散涂患处；可用 2% 利多卡因溶液漱口以缓解疼痛；如果黏膜炎伴有口咽部假丝酵母菌感染，可以加用制霉菌素、咪康唑等抗真菌药。

防治胃肠道反应：化疗中如出现腹泻一日超过 4～5 次（尤其大剂量 5-FU 化疗者），应立即停止化疗，口服双歧杆菌乳杆菌三联活菌片或其他益生菌制剂。进食低纤维素、高蛋白食物和补充足够液体；如症状未控或继续发展，则需要注意伪膜性肠炎的可能，应及早诊断和处理。

3. 肝脏损害 多数抗肿瘤药可导致不同程度的肝损害。一般发生于化疗后 7～14 天，多表现为一过性 GPT 升高为主。停药或给予保肝药物后多能恢复。大剂量甲氨蝶呤可能引起严重肝损害，甚至导致肝萎缩，关键在于及时发现、积极治疗。

既往有肝或者基础疾病患者使用抗肿瘤药更易发生肝损害，且发生暴发性肝炎的风险也较高，建议这些患者尽量避免使用有明确肝功能损害的抗肿瘤药，如果无法避免则应适当减量。对于已经出现的肝损害，应积极保肝治疗，必要时联合治疗。

（二）骨髓抑制

1. 概述 骨髓抑制是化疗最常见的限制性毒性反应。粒细胞半衰期 6～8 小时，因此，通常最先表现为粒细胞下降；血小板半衰期 5～7 天，降低出现较晚；红细胞半衰期 120 天，化疗影响较小，通常下降不明显。不同类型化疗药物骨髓抑制的程度、出现及持续的时间以及骨髓功能恢复的时间均有所不同。长春瑞滨、紫杉醇、托泊替康、吉西他滨、氮芥类烷化剂、蒽环类、甲氨蝶呤、卡铂等药物骨髓抑制程度通常较重。培美曲塞、博来霉素、长春新碱、门冬酰胺酶及顺铂等骨髓抑制通常出现较快，恢复也较快，白细胞减少通常最低值出现在用药后 1～2 周，2～3 周恢复。而亚硝脲类、丝裂霉素、丙卡巴肼、白消安等白细胞减少通常最低值出现较晚,3～8周不等,恢复也较慢,1～2个月。白细胞减少<$1.0×10^9$/L,特别是粒细胞<$0.5×10^9$/L持续5天以上,患者发生严重细菌、真菌或病毒感染机会大大增加,可达90%以上,且病情危重。血小板<$50.0×10^9$/L,特别是<$20.0×10^9$/L则处于出血危险,可发生脑出血、胃肠道及妇女月经期大出血等。

2. 防治

(1)预防性使用粒细胞集落刺激因子(G-CSF):目的主要是预防或减轻化疗后粒细胞下降的程度,或缩短粒细胞下降的时间,从而减少发热、严重感染和死亡的发生风险。当白细胞下降过早或过低时,需使用G-CSF,G-CSF的预防使用可选择普通短效剂型重组人粒细胞刺激因子注射液(rhG-CSF)多次注射,或者半衰期更长的聚乙二醇化重组人粒细胞刺激因子注射液(PEG-rhG-GSF)单次注射。具体用法:①rhG-CSF,每日剂量为5μg/kg,1次/d,化疗后次日即开始使用或最长至化疗后3～4日内开始每日使用,持续用药,直至中性粒细胞计数从最低点恢复至正常或接近正常水平;②PEG-rhG-GSF,单次剂量成人6mg,儿童100μg/kg(最大剂量为6mg),每周期化疗24小时后使用,推荐与下一周期化疗间隔时间至少为12日。基于已有临床证据,PEG-rhG-GSF可用于3周或2周化疗方案后中性粒细胞下降的预防,每周化疗方案不推荐使用。使用长效G-CSF预防通常无须检测血常规。

(2)血小板<$50.0×10^9$/L,可皮下注射白介素-11(IL-11)或血小板生成素(TPO)等预防出血,血小板计数<$20×10^9$/L属血小板减少出血危象,应予以输注血小板等治疗。

(3)血红蛋白<100g/L,可皮下注射促红细胞生成素(EPO),同时注意补充铁剂。

(三)泌尿系统损害

1. 概述 导致肾脏损害的常用化疗药有顺铂、甲氨蝶呤、异环磷酰胺、环磷酰胺、丝裂霉素等,尤其以大剂量顺铂和甲氨蝶呤最为严重。一般发生于用药24小时后,3～7天最明显。环磷酰胺、异环磷酰胺可能引起出血性膀胱炎。

2. 防治 ①水化:化疗前一天开始至化疗后2～3天,每天输液2 000～3 500ml,保证24小时尿量>2 500ml,不足者可增加补液量并使用利尿药;②碱化:用大剂量甲氨蝶呤时,既要水化还要碱化尿液(输注或口服$NaHCO_3$,保持尿pH>6.4,测尿pH 2～3次/d);③利尿:输注顺铂后可给予利尿药利尿;④解救:为防治甲氨蝶呤(MTX)的肾毒性给予四氢叶酸(CF)解救,CF的用量为MTX剂量的10%～15%,肌内注射,开始时间因方案而异;⑤为预防环磷酰胺、异环磷酰胺导致的出血性膀胱炎,可应用环磷酰胺、异环磷酰胺的同时及应用后 4 小时、8 小时静脉给予美司钠。

（四）心脏毒性

1. 概述 心脏毒性是蒽环类药物最严重的毒副作用，临床研究和实践观察显示蒽环类药物导致的心脏毒性往往呈进展性和不可逆性，特别是初次使用蒽环类药物就可能造成心脏损害，如多柔比星、表柔比星、柔红霉素和阿柔比星等。大剂量的环磷酰胺、长春新碱、氟尿嘧啶也可能具有心脏毒性。

2. 防治 蒽环类药物导致的心脏毒性通常呈现进展性和不可逆性，并且具有累积性，往往影响抗肿瘤治疗和患者生活质量，严重者甚至可能危及生命。早期监测和积极预防蒽环类物引起的心脏毒性显得尤为重要。①心脏毒性药物治疗前应充分评估心脏毒性的风险，酌情适当调整用药剂量或方案，加强监测心功能，亦可采用其他剂型（如脂质体剂型）等。②右丙亚胺（DZR）可以有效地预防蒽环类药物所致心脏毒性。推荐第 1 次使用蒽环类药物前使用右丙亚胺。右丙亚胺与蒽环的剂量比为（10～20）:1，右丙亚胺用专用溶媒乳酸钠配置后，再用 0.9% 氯化钠或 5% 葡萄糖注射液稀释至 200ml，快速静脉滴注，30 分钟内滴完，滴完后即刻给予蒽环类药物。③蒽环类药物的慢性及迟发性心脏毒性与其累积剂量相关，因此限制蒽环类药物的累积剂量可以降低其心脏毒性的发生率。

（五）肺毒性

1. 概述 引起肺毒性的抗肿瘤药主要为博来霉素、甲氨蝶呤、丝裂霉素、白消安、吉西他滨等。肺毒性临床表现常为隐匿、缓慢的咳嗽、呼吸急促。

2. 防治 肺毒性的处理主要为预防，上述药物应用期间应密切观察患者有无呼吸道症状，定期进行胸部 X 线及肺功能检查，及早诊断，及时停药。控制药物总剂量，如博来霉素总量应在 300mg（效价）以下，对高龄、联合放疗、肾功能损害以及高浓度吸氧患者，适当限制化疗药物总量。出现肺毒性时给予积极对症治疗，可予以吸氧、皮质类固醇类治疗，乙酰半胱氨酸有延缓或减轻肺纤维化作用，发热则加用抗感染治疗，也可配合益气养阴、清热润肺、活血化瘀中药治疗。

（六）神经毒性

1. 概述 神经毒性分为周围性和中枢性两种类型。引起神经毒性的常用化疗药有紫杉醇、顺铂、奥沙利铂和长春碱类等，多表现为外周神经损伤；而异环磷酰胺的神经毒性主要表现为可逆性脑病变，发生率为 5%～20%。环磷酰胺、氟尿嘧啶、亚硝基脲类等药物的神经毒性相应少见。

2. 防治 目前，尚无预防或逆转化疗所致神经毒性的手段。关键在于密切观察，以便在神经功能障碍出现之前及时调整治疗方案或药物剂量以减轻神经毒性。卡铂的非血液系统毒性较低,当联合使用紫杉醇时被用来代替顺铂。多西他赛的神经毒性轻于紫杉醇,有更少的手足针刺感及麻木。目前,尚没有足够说服力的药物治疗化疗药物所引起神经毒性。氨磷汀是一种前体药物,在体内可转变为一种自由基清除剂,可能对化疗药物的神经毒性有拮抗作用。其他可能有效的药物有还原型谷胱甘肽、甲钴胺等。

(七)皮肤毒性

1. 概述 皮肤毒性分为局部性和全身性两种类型,主要表现为皮疹、手足皮肤反应、皮肤干燥、瘙痒、脱发、色素沉着/减退、毛发脱落和甲沟炎/指甲改变等,其中以手足皮肤反应和痤疮样皮疹最受临床关注。局部性皮肤毒性主要由药物外渗/外漏引起局部毒性,常见化疗药有蒽环类、放线菌素、依托泊苷、异环磷酰胺及长春碱类;全身性皮肤毒性包括脱发、皮疹、皮炎、瘙痒等。皮疹常见于甲氨蝶呤,严重者可出现剥脱性皮炎。而手足综合征是足底和掌面皮肤的一种表皮反应,这种不良反应报道发生于 1/3 使用脂质体多柔比星治疗的患者,其他引起症状的药物包括氟尿嘧啶、长春新碱等。

2. 防治 化疗引起的手足皮肤反应支持性预防性措施:穿戴宽松的鞋袜和手套,鞋子加用软垫以减少摩擦;避免反复搓揉手脚,避免暴露于过热和压力高的环境中,外出时避免长时间阳光照射;局部经常涂抹保湿的润滑乳液。此外,有学者观察到采用冰袋冷敷降低手足皮肤的温度,对预防脂质体多柔比星和氟尿嘧啶输注引起的手足皮肤反应可起到一定的作用。暂停治疗和药物减量是减轻手足皮肤反应最有效的措施,可根据反应的严重程度和发生次数制定相应的策略。

(八)过敏性反应

1. 概述 超敏反应是化疗药物常见的不良反应之一,严重超敏反应甚至危及患者的生命,紫杉醇制剂及铂类是妇科肿瘤患者出现超敏反应常见的化疗药物。主要表现为瘙痒、荨麻疹、面部肿胀、支气管痉挛、低血压等。接受紫杉醇注射液治疗患者的超敏反应发生率高达 30%～41%,其中严重超敏反应的发生率为 2%～5%。表现为局部或全身性潮红、呼吸困难(伴或不伴有支气管痉挛)、氧饱和度显著下降、低血压(有时会发生高血压)、血管神经性水肿、全身性荨麻疹等;也有可能发生胸部不适(胸痛)、背部疼痛、骨盆及腹部压迫性疼痛;发生超敏反应的患者常伴随恶心、呕吐及腹泻等胃肠道症状。

2. 防治

(1)铂类药物的防治:发生Ⅰ～Ⅱ级过敏反应的患者,下一程化疗仍可以继续给予铂类药物,可采用以下方法降低过敏反应再次发生的风险:①延长铂类药物的输注时间;②给予地塞米松、苯海拉明、西咪替丁/雷尼替丁等药物进行"预处理"。需要注意的是上述方法并不能完全避免过敏反应的发生,患者在化疗过程中仍需注意严密监护。发生Ⅲ～Ⅳ级过敏反应的患者不应再重新使用铂类药物。

（2）紫杉醇制剂的防治：在紫杉醇制剂（紫杉醇注射液及紫杉醇脂质体）输注前，推荐通过糖皮质激素联合组胺 H_1 和 H_2 受体拮抗剂进行预处理，白蛋白结合型紫杉醇无须预处理。目前紫杉醇注射液输注前推荐的预处理方法主要有两种：①紫杉醇输注前 12 小时及 6 小时分别给予地塞米松 20mg 口服（个别国产厂家建议地塞米松的剂量为 10mg），紫杉醇输注前 30～60 分钟静脉滴注或肌内注射苯海拉明 50mg（或其同类药异丙嗪 25～50mg）及静脉注射西咪替丁 300mg（或其同类药雷尼替丁 50mg）；②紫杉醇输注前 30～60 分钟静脉滴注地塞米松 20mg，静脉滴注或肌内注射苯海拉明 50mg（或其同类药异丙嗪 25～50mg）及静脉注射西咪替丁 300mg（或其同类药雷尼替丁 50mg）。需要注意的是，不论哪一种预处理方案都不能完全避免超敏反应。紫杉醇注射液输注过程中（尤其是前两次输注），需要密切注意观察输液患者的反应，一旦出现过敏征兆，应立即停止药品输注并进行对症处理。

（九）卵巢功能损害

1. 概述　化疗损伤卵巢功能的影响因素较多，主要包括肿瘤患者年龄，化疗药物种类、剂量及化疗方案等。患者年龄越大，化疗后卵巢功能受损的概率就越大。其次，化疗损伤卵巢的程度因药物种类而异，按照损害程度可分为高、中和低性腺毒性的药物，其中烷化剂类如环磷酰胺和白消安对卵巢的毒性最强。化疗药物剂量也是影响卵巢功能的一个重要因素，随着患者化疗药物的累积剂量不断增加，其对卵巢功能的损伤进一步加重。此外，联合化疗相对于单一化疗药物更加严重，且不同化疗方案对卵巢功能的影响程度不同。

2. 防治　目前已应用于临床的卵巢功能保存措施包括卵子、胚胎及卵巢组织的冻存和移植，促性腺激素释放激素激动剂（GnRH-a）主要应用于卵巢功能的保护。此外，科学家正在进行一些前沿探索，包括干细胞治疗、其他保护剂等对化疗性卵巢损伤的保护作用。

四、妇科肿瘤的靶向治疗

分子靶向治疗是指通过干扰肿瘤生长和进展涉及的特异性分子而阻断肿瘤生长和扩散的治疗手段。广义的分子靶点包括了参与肿瘤细胞分化、细胞周期、细胞凋亡、细胞迁移、浸润行为、淋巴结转移、远处转移等过程的、从 DNA 到蛋白/酶水平的任何亚细胞分子。

（一）分子靶向药物的分类

1. 分子靶向药物的结构分类　按药物结构，分子靶向治疗可以分为小干扰

RNA、反义寡核苷酸、经修饰的肽、单克隆抗体、核酶、基因治疗、细分子等。

2. 分子靶向药物的机制分类

（1）抗血管生成药：靶向作用于 VEGF 受体，抑制新生血管生成，代表药物有贝伐珠单抗、帕唑帕尼、西地尼布、阿帕替尼、安罗替尼。

（2）多腺苷二磷酸核糖聚合酶（PARP）抑制剂：PARP 抑制剂通过抑制肿瘤细胞 DNA 损伤修复，促进肿瘤细胞发生凋亡，代表药物有奥拉帕利、尼拉帕利。

（3）免疫治疗药物：靶向作用于 PD-1 受体，激活体内 T 淋巴细胞吞噬肿瘤细胞功能，代表药物有帕博利珠单抗、纳武利尤单抗。

（二）妇科常见靶向代表药物介绍

分子靶向治疗作为肿瘤治疗的新手段，通过特异性地靶向作用于肿瘤发生发展过程中起关键作用的分子或相关细胞的信号转导通路控制细胞基因表达，从而抑制或杀死肿瘤细胞。妇科肿瘤常见代表靶向制剂为抗血管生成药、PARP 抑制剂及免疫治疗药物。

1. 抗血管生成药

（1）贝伐珠单抗：贝伐珠单抗靶向作用于 VEGF，阻止 VEGF 与内皮细胞表面 VEGF 受体相互作用，从而减少微血管生长，抑制转移性疾病的进展。

适应证： NCCN 指南推荐化疗联合贝伐珠单抗可用于上皮性卵巢癌的初治和复发（包括铂敏感和铂耐药）患者的治疗和维持治疗，复发卵巢恶性性索间质肿瘤的治疗，高危、复发、转移子宫内膜癌的治疗，宫颈癌一线和二线治疗等。

用法用量： ①铂耐药型复发卵巢癌，静脉滴注，10mg/kg，每 2 周给药 1 次，联合紫杉醇、多柔比星脂质体或托泊替康（每周给药 1 次）中的任意一种；静脉滴注，15mg/kg，每 3 周给药 1 次，联合托泊替康（每 3 周给药 1 次）。②复发或转移性宫颈癌，15mg/kg，静脉滴注，每 3 周给药 1 次，联合紫杉醇和顺铂或紫杉醇和托泊替康中的任意一种。③晚期及复发子宫肿瘤一线联合紫杉醇＋顺铂/卡铂，既往接受过化疗且进展的子宫肿瘤二线单药治疗，15mg/kg q.21d.。

注意事项： ①胃肠道穿孔和瘘，在发生了胃肠道穿孔的患者中，应该永久性地停用贝伐珠单抗。接受贝伐珠单抗治疗的持续性、复发性或转移性宫颈癌患者出现阴道和胃肠道的任何部分间瘘管形成（胃肠阴道瘘）的风险可能增加。②非胃肠道瘘，在采用贝伐珠单抗治疗时，患者发生瘘的风险可能增加。发生了气管食管（TE）瘘或任何一种 4 级瘘的患者，应该永久性地停用贝伐珠单抗。③出血，采用贝伐珠单抗基因单抗治疗的患者出血的风险加大，特别是与肿瘤有关的出血。在使用过程中发生了 3 级或 4 级出血患者，应该永久性地停用贝伐珠单抗单抗。④高血压，在采用贝伐珠单抗治疗的患者中，观察到高血压的发生率有所升高。对于有高血压病史的患者，在开始贝伐珠单抗治疗之前，应该对既往所患有的高血压给予充分的控制。对于采用抗高血压治疗不能充分控制的明显高血压患者，或者发生了高血压危象或高血压脑病的患者，应该永久性地停用贝伐珠单抗。

（2）帕唑帕尼：帕唑帕尼属于酪氨酸激酶抑制剂（TKI），主要作用于血管内皮生长因子（VEGF）、血小板源性生长因子受体（PDGFRA）、血小板衍生生长因子受体β（PDGFRβ）和成纤维细胞生长因子受体1-3（FGFR1-3）等靶点。

超说明书用药：单药或与吉西他滨联用，用于铂敏感或铂耐药的复发性卵巢上皮癌、输卵管癌或原发性腹膜癌；单药用于一线化疗后疾病未进展的Ⅱ～Ⅳ期卵巢上皮癌、输卵管癌或原发性腹膜癌。

用法用量：帕唑帕尼800mg，每天1次，化疗期间持续口服，化疗结束后维持口服治疗直至发生肿瘤进展或不良反应无法耐受。

注意事项：①帕唑帕尼不应和食物一起服用，用药期间选择在进餐前至少1小时或进餐后2小时。②该药有肝脏损伤的潜在风险，有可能为致命性损伤，因此，需要监测患者的肝功能，如果转氨酶升高至上限的3倍且伴有高胆红素血症（总胆红素>上限的2倍且直接胆红素所占比>35%）则需要停药。其他需要停药的症状包括过敏、转氨酶升高至上限的8倍，无论有无胆红素水平变化。③其他常见不良反应为高血压、胃肠道反应、疲乏、腹泻、恶心、呕吐、食欲下降。

（3）西地尼布：西地尼布主要是一种泛血管内皮生长因子（pan-VEGF）受体酪氨酸激酶抑制剂。主要抑制VEGFR、VEGFR-2、VEGFR-3和PDGFR，通过抑制血管形成，抑制肿瘤进展。

超说明书用药：适于晚期和复发妇科恶性肿瘤及维持治疗中。

用法用量：西地尼布20mg，每天1次。化疗期间持续口服，化疗结束后维持口服治疗直至发生肿瘤进展或不良反应无法耐受。

注意事项：①西地尼布如果只在化疗期间使用而不进行维持治疗，则无法达到治疗效果。②化疗期间使用西地尼布时，最常见的不良反应为腹泻、中性粒细胞减少和声音变化，而在化疗后维持用药时，不良反应的种类有所不同，患者更多出现腹泻、高血压和声音改变。在维持治疗阶段，导致患者停药的主要原因是不良反应而非肿瘤进展。

（4）阿帕替尼：阿帕替尼为小分子抗血管生成靶向药物，高度选择性竞争细胞内VEGFR-2的ATP结合位点，阻断下游信号转导，抑制肿瘤组织新血管生成。

超说明书用药：试用于晚期和复发妇科恶性肿瘤及维持治疗中。

用法用量：阿帕替尼250mg，每天2次，化疗期间持续口服，化疗结束后维持口服治疗直至发生肿瘤进展或不良反应无法耐受。

注意事项：①卵巢癌患者使用阿帕替尼时，如果发生 3 度及以上骨髓毒性、高血压、手足综合征、蛋白尿，可减量至 250mg，每天 1 次；②药物应在餐后半小时服用（每天服药的时间应尽可能相同），以温开水送服。

（5）安罗替尼：安罗替尼是一种新型小分子多靶点酪氨酸激酶抑制剂，具有抑制多靶点包括 VEGFR、PDGFR、FGFR、c-Kit 的特点。

超说明书用药：试用于晚期和复发妇科恶性肿瘤及维持治疗中。

用法用量：安罗替尼 12mg，每天 1 次，早餐前口服。

注意事项：①安罗替尼服药需要在早餐前，最好提前 1 小时，为 3 周疗程，连续口服 2 周后停药 1 周，再开始下一疗程用药。持续用药直至出现肿瘤进展。②该药可同时阻断血管生成通路和肿瘤驱动通路。③患者用药期间最常见的不良反应包括高血压、发力、手足反应、胃肠道反应、肝功能异常、蛋白尿等。④如果患者出现无法耐受的不良反应，可减量至 10mg，如果 10mg 仍然无法耐受，则减量至 8mg，低于 8mg 时此药无效。

2. PARP 抑制剂　PARP 抑制剂通过抑制肿瘤细胞 DNA 损伤修复，促进肿瘤细胞发生凋亡。人体内 DNA 损伤修复过程主要有两种，一种是 PARP 参与的 DNA 单链断裂后的损伤修复，另一种是 *BRCA1/2* 参与的同源重组修复。这两种机制中的一种修复过程障碍时，另一种机制可以代偿。如果细胞的两种 DNA 损伤修复能力都受到抑制，则可能促进细胞的凋亡。妇科恶性肿瘤常用的 PARP 抑制剂主要有奥拉帕利和尼拉帕利。

适应证：奥拉帕利及尼拉帕利适用于 *BRCA* 突变的（gBRCAm 或 sBRCAm）晚期上皮性卵巢癌、输卵管癌或原发性腹膜癌初治成人患者在一线含铂化疗达到完全缓解或部分缓解后的维持治疗；铂敏感的复发性上皮性卵巢癌、输卵管癌或原发性腹膜癌成人患者在含铂化疗达到完全缓解或部分缓解后的维持治疗。

用法用量：奥拉帕利推荐剂量为 300mg，每日 2 次，相当于每日总剂量为 600mg。尼拉帕利：推荐剂量为每日 1 次口服 300mg，直至出现疾病进展或不可耐受的不良反应。

注意事项：用药期间常见的各类不良反应为贫血、血小板减少、中性粒细胞下降、恶心、呕吐、腹泻、上呼吸道感染、疲乏、食欲下降、关节痛、肌痛、味觉障碍和头痛等。奥拉帕利发生率最高的不良反应依次为恶心、疲乏和贫血，大多为 1～2 级不良反应，3～4 级的贫血发生率为 20%。尼拉帕利发生率最高的不良反应依次为恶心、血小板减少症和疲乏，大多为 1～2 级不良反应。患者应在既往抗肿瘤治疗引起的血液学毒性恢复之后，才开始使用 PARP 抑制剂。在治疗最初的 12 个月内，推荐在基线进行全血细胞检测，随后每月检测 1 次，之后定期监测治疗期间出现的具有临床意义的参数变化。

3. 免疫治疗药物 FDA 已批准抗 PD-1 抗体可用于成人和儿童不可切除或转移 MSI-h/dMMR 实体肿瘤的一线治疗。NCCN 等权威指南推荐抗 PD-1 和 PD-L1 抗体作为晚期、难治性、复发性妇科恶性肿瘤的治疗方法。

（1）帕博利珠单抗：帕博利珠单抗为抗 PD-1 抗体，阻断 PD-1 功能，激活体内 T 淋巴细胞吞噬肿瘤细胞的功能，已广泛适用于晚期、复发、转移的全身各系统实体肿瘤。

用法用量：帕博利珠单抗 2mg/kg 或总量 200mg，静脉维持 30 分钟，3 周疗程。

注意事项：①用药后可能发生自身免疫性心包炎、自身免疫性胰腺炎等多器官自身免疫反应，严重者可危及生命；②NCCN 指南已将该药纳入宫颈癌、子宫内膜癌、卵巢癌、外阴癌和恶性黑色素瘤的治疗推荐。

（2）纳武利尤单抗

用法用量：方案 A，2 周疗程，单次纳武利尤单抗 240mg，i.v.gtt.，静脉维持 60 分钟；方案 B，4 周疗程，单次纳武利尤单抗 480mg，i.v.gtt.，静脉维持 60 分钟。

注意事项：①两种用法的效果相仿；②可持续用药至 1 年，或出现肿瘤再次进展；③用药后最常见的不良反应为皮疹、腹泻和疲倦等。

五、妇科肿瘤的内分泌治疗

激素治疗包括甲地孕酮及他莫昔芬（两者可交替使用）、孕激素类、芳香化酶抑制剂等。激素治疗仅用于子宫内膜样腺癌，主要为孕激素，用于早期子宫内膜癌需保留生育功能的年轻患者及晚期、复发性或无法手术的患者。以高效药物、大剂量、长疗程为佳，4~6 周可显效。对肿瘤分化良好、孕激素受体阳性者疗效较好，对远处复发者疗效优于盆腔复发者。治疗时间尚无统一标准，但至少应用 1 年以上，总有效率 25%~30%。最常用的孕激素主要有 3 种。

（1）醋酸羟孕酮（MPA）

用法用量：每日 500~1 000mg 口服。

注意事项：心脏病、癫痫、抑郁症、糖尿病、偏头痛、哮喘慎用。

（2）醋酸甲地孕酮（MA）

用法用量：每日 160mg 口服。

注意事项：①治疗前排除妊娠。治疗期间必须有安全的避孕措施。②不推荐在妊娠最初 4 个月内使用，应将潜在危险告知患者。正在使用的育龄妇女应劝其不要怀孕。③常规的密切监测适用于所有采用本品治疗的复发性或转移肿瘤患者，具有血栓性静脉炎病史的患者应慎用。

（3）己酸羟孕酮（HPC）

用法用量： 每日250～500mg肌内注射。

注意事项： ①曾报道出现过敏反应，包括血管神经性水肿，如有发生，必要时停药；②可能发生动脉或深静脉血栓形成或血栓栓塞事件，如有发生则停药；③抑郁，有加重的风险，必要时可能需要停药。

（李长艳　汤　静）

参 考 文 献

[1] DEVIE V T, HELLMAN S, ROSENBERG S A.Cancer: Principles and Practice of Oncology. 6th Edition.USA: Lippincott Williams Wilkins, 2001: 1065-1086.

[2] 赵琳蕾. 妇科肿瘤患者使用化疗药物的不良反应及护理. 临床合理用药杂志, 2013, 6（5C）: 147.

[3] 赵霞, 张伶俐. 临床药物治疗学: 妇产科疾病. 北京: 人民卫生出版社, 2016.

[4] 石远凯, 孙燕. 临床肿瘤内科手册. 北京: 人民卫生出版社, 2015.

[5] 李晶, 张丙忠. 妇科恶性肿瘤化疗手册. 北京: 人民卫生出版社, 2018.

[6] National Comprehensive Cancer Network. NCCN clinical practice guidelines in oncology: antiemesis（version1）. [2023-04-15]. www.nccn.org/patients.

[7] 中国抗癌协会肿瘤临床化疗专业委员会, 中国抗癌协会肿瘤支持治疗专业委员会. 肿瘤药物治疗相关恶心呕吐防治中国专家共识（2019 年版）. 中国医学前沿杂志（电子版）, 2019, 11（11）: 16-26.

[8] 中国抗癌协会肿瘤临床化疗专业委员会, 中国抗癌协会肿瘤支持治疗专业委员会. 肿瘤化疗导致的中性粒细胞减少诊治专家共识（2019 年版）. 中国肿瘤临床, 2019, 46（17）: 876-881.

[9] 中国临床肿瘤学会, 中华医学会血液学分会. 蒽环类药物心脏毒性防治指南（2013 年版）. 临床肿瘤学杂志, 2013, 18（10）: 925-934.

[10] 紫杉醇制剂超敏反应预处理指导意见专家组. 紫杉醇制剂超敏反应预处理指导意见. 中国现代应用药学, 2019, 36（8）: 1023-1027.

[11] 王世宣. 女性恶性肿瘤患者化疗时卵巢损伤的防治策略专家共识. 实用妇产科杂志, 2020, 36（9）: 667-670.

[12] 中华人民共和国国家卫生健康委员会. 新型抗肿瘤药物临床应用指导原则（2020 年版）. [2023-04-15]. http://www.nhc.gov.cn/yzygj/s7659/202012/6c00e8559ee54cd29585c7f39e8a23c4.shtml.

[13] 中华人民共和国国家卫生健康委员会. 子宫内膜癌诊治规范（2018 年版）. [2023-04-15]. http://www.nhc.gov.cn/yzygj/s7659/201812/b21802b199814ab7b1219b87de0cae51.shtml.

第二节 妇科肿瘤的药物治疗

一、卵巢癌

卵巢恶性肿瘤是女性生殖器官常见的恶性肿瘤之一，可
发生于女性生命周期中任何年龄，不同组织学类型肿瘤的好
发年龄段各异，发病率随年龄增加而成比例升高。卵巢癌患
者好发年龄段为 60～64 岁；在低收入国家中，患者中位年龄
要小 10 岁。卵巢上皮性癌较确定的致病危险因素为生育因
素。未生育女性罹患卵巢上皮性癌的风险是已生育女性的 2

卵巢癌的诊疗与药学
监护（微课）

倍。生育年龄早、早绝经和使用口服避孕药可降低卵巢癌的发生风险。这些因
素与输卵管癌之间的关系尚不明确。

（一）分期原则

2014 年更新的 FIGO 分期将卵巢癌、输卵管癌和腹膜癌进行了合并，见
表 9-2。

表 9-2　FIGO 2014 年卵巢癌、输卵管癌、腹膜癌分期

分期	标准
Ⅰ期（T1-N0-M0）	肿瘤局限于卵巢或输卵管
ⅠA（T1a-N0-M0）	肿瘤局限于一侧卵巢（包膜完整）或输卵管，卵巢和输卵管表面无肿瘤；腹水或腹腔冲洗液未找到癌细胞
ⅠB（T1b-N0-M0）	肿瘤局限于双侧卵巢（包膜完整）或输卵管，卵巢和输卵管表面无肿瘤；腹水或腹腔冲洗液未找到癌细胞
ⅠC	肿瘤局限于单或双侧卵巢或输卵管，并伴有如下任何一项：ⅠC1（T1c1-N0-M0），手术导致肿瘤破裂；ⅠC2（T1c2-N0-M0），手术前肿瘤包膜已破裂或卵巢、输卵管表面有肿瘤；ⅠC3（T1c3-N0-M0），腹水或腹腔冲洗液发现癌细胞
Ⅱ期（T2-N0-M0）	肿瘤累及一侧或双侧卵巢或输卵管并有盆腔扩散（在骨盆入口平面以下）或原发性腹膜癌
ⅡA（T2a-N0-M0）	肿瘤蔓延至或种植到子宫和/或输卵管和/或卵巢
ⅡB（T2b-N0-M0）	肿瘤蔓延至其他盆腔内组织

续表

分期	标准
Ⅲ期（T1/T2-N1-M0）	肿瘤累及单侧或双侧卵巢、输卵管或原发性腹膜癌，伴有细胞学或组织学证实的盆腔外腹膜转移或证实存在腹膜后淋巴结转移
ⅢA	
ⅢA1（T3a1-N1-M0）	仅有腹膜后淋巴结阳性（细胞学或组织学证实）
ⅢA1（i）期	转移灶最大直径≤10mm
ⅢA1（ii）期	转移灶最大直径>10mm
ⅢA2（T3a2-N0/N1-M0）	显微镜下盆腔外腹膜受累，伴或不伴腹膜后阳性淋巴结
ⅢB（T3b-N0/N1-M0）	肉眼盆腔外腹膜转移，病灶最大直径≤2cm，伴或不伴腹膜后阳性淋巴结
ⅢC（T3c-N0/N1-M0）	肉眼盆腔外腹膜转移，病灶最大直径>2cm，伴或不伴腹膜后阳性淋巴结（包括肿瘤蔓延至肝包膜和脾，但无转移到脏器实质）
Ⅳ期（任何T，任何N，M1）	超出腹腔外的远处转移
ⅣA	胸腔积液中发现癌细胞
ⅣB	腹腔外器官实质转移（包括肝实质转移和腹股沟淋巴结及腹腔外淋巴结转移）

（二）临床表现及组织学分类

1. 临床表现　早期多无症状。晚期主要症状为腹胀、腹部肿块、腹水及其他消化道症状；部分可有消瘦、贫血、不规则阴道流血或绝经后出血等。此外可出现尿频、便秘、气急和心悸等压迫症状。

2. 组织学分类　根据世界卫生组织（WHO）制定的女性生殖器肿瘤组织学分类（2014 版），卵巢肿瘤分为 14 大类，其中主要组织学类型为上皮性肿瘤、生殖细胞肿瘤、性索 - 间质肿瘤及转移性肿瘤。50%～70% 卵巢癌为上皮来源。FIGO 采用 WHO 卵巢上皮性癌组织学分类方法，推荐所有卵巢上皮性癌按照下述分类方式进行分类。卵巢、输卵管和腹膜癌组织学分类方法如下：①浆液性肿瘤；②黏液性肿瘤；③内膜样肿瘤；④透明细胞肿瘤；⑤伯纳勒肿瘤；⑥未分化癌（属于恶性上皮结构肿瘤，但其分化极差，无法归入任何一组）；⑦混合型上皮性肿瘤（肿瘤由 5 种常见上皮性肿瘤中的 2 种或以上组成）；⑧患者为高级别浆液性癌，外观上卵巢和输卵管被附带累及且其并非原发部位，根据病理学判断，这些患者可以归类为腹膜癌或原发部位不明确的浆液性癌。本章重点介绍卵巢上皮性恶性肿瘤。

（三）筛查及诊断

1. 筛查　目前，尚无行之有效的筛查方法可降低卵巢癌、输卵管癌和腹膜癌的致死率。鼓励有遗传风险的女性接受降低卵巢癌风险的预防性双附件切除术，这是降低这一人群死亡率的最有效方法。联邦预防医学工作组不推荐对无症状女性通过盆腔检查、盆腔超声或血清肿瘤标志物检测的方式进行卵巢癌筛查。

2. 诊断　结合病史和体征，辅以必要的辅助检查确定：①肿块来源是否卵巢；②肿块性质是否为肿瘤；③肿块是良性还是恶性；④可能组织学类型；⑤恶性肿瘤转移范围。常用的辅助检查有：①影像学检查，如超声、磁共振、CT、PET 检查；②肿瘤标志物，包括血清 CA125、血清 AFP、血清 hCG、性激素、血清 HE4；③腹腔镜检查；④细胞学检查。

（四）治疗

1. 治疗原则　卵巢癌初次治疗原则以手术为主，辅以化疗、放疗以及靶向治疗等综合治疗。

手术是卵巢恶性肿瘤的主要治疗方法，但除肿瘤仅局限于卵巢的少数早期患者外，绝大部分患者单纯手术难以治愈；而大多数卵巢恶性肿瘤又是化疗敏感的肿瘤，因此，外科手术联合化疗成为目前卵巢癌关键而有效的治疗手段。放射治疗效果也是确切的，特别对于术后小的残留肿瘤有效，但由于卵巢癌放射治疗的放疗野过大，需要遮挡肝脏和肾脏，在某种程度上也减少了腹膜肿瘤的受量而影响疗效，且放射治疗引起的胃肠道不良反应较大，目前临床上多被化疗所代替。目前的研究表明靶向药物在中晚期卵巢癌辅助治疗中的应用改善了卵巢癌患者的预后。

2. 化疗

（1）一线化疗：卵巢恶性肿瘤患者术后应根据其组织学类型、细胞分化程度、手术病理分期和残余灶大小决定是否接受辅助性治疗。经全面分期手术后确定为Ⅰa 或Ⅰb 期/低级别浆液性癌或 G1 子宫内膜样癌患者术后可观察，Ⅰa 或Ⅰb 期/G2 的子宫内膜样癌患者术后可观察也可化疗。其余患者推荐接受辅助化疗，Ⅰ期患者 3～6 个周期化疗，Ⅱ～Ⅳ期患者推荐 6 个周期化疗，目前没有证据显示更多周期的一线化疗能够改善患者的预后。对于满意减瘤的Ⅱ～Ⅲ期患者可考虑选择腹腔化疗。一线化疗包括术后辅助化疗和新辅助化疗。新辅助化疗以紫杉醇联合卡铂为首选，也有研究探讨抗血管药物如贝伐珠单抗在新辅助化疗中的应用，疗效尚待确定，需要注意的是术前 4～6 周需停止贝伐珠单抗的应用。NCCN 临床实践指南：卵巢癌包括输卵管癌和原发性腹膜癌（2023.V2）指出，对于Ⅰ期肿瘤，首选紫杉醇联合卡铂方案，其他推荐方案有卡铂联合脂质体多柔比星方案。卵巢上皮性肿瘤的化疗方案见表 9-3。

表9-3 卵巢上皮性肿瘤的化疗方案

方案	药物及用药用量	给药途径	周期及疗程	备注
TC 3 周疗	紫杉醇 175mg/m², >3 小时，d1；卡铂 AUC 5~6，>1 小时，d1	i.v.gtt.	每 3 周 1 次，3~6 个疗程	需要化疗的 I 期，首选
PLD+C	多柔比星脂质体 30mg/m²，d1；卡铂 AUC 5，>1 小时，d1	i.v.gtt.	每 3 周 1 次，3~6 个疗程	I 期，可用于化疗后易发生神经毒性的患者（如糖尿病患者），不能耐受紫杉醇的患者
DC	多西他赛 60~75mg/m²，>1 小时，d1；卡铂 AUC 5~6，>1 小时，d1	i.v.gtt.	每 3 周 1 次，3~6 个疗程	I~IV 期，可用于化疗后易发生神经毒性的患者（如糖尿病患者），不能耐受紫杉醇毒性的患者
TC 3 周疗	紫杉醇 175mg/m²，>3 小时，d1；卡铂 AUC 5~6，>1 小时，d1	i.v.gtt.	每 3 周 1 次，3~6 个疗程	II~IV 期
剂量密集型 TC	紫杉醇 80mg/m²，>1 小时，d1、d8、d15；卡铂 AUC 5~6，>1 小时，d1	i.v.gtt.	每 3 周 1 次，3~6 个疗程	II~IV 期
TC 周疗	紫杉醇 60mg/m²，>1 小时，d1；卡铂 AUC 5~6，>1 小时，d1	i.v.gtt.	每周 1 次，共 18 周	II~IV 期，主要适合老年人（>70 岁）和有合并症患者
PLD+C	脂质体多柔比星 30mg/m²，>30 分钟，d1，卡铂 AUC 5，>1 小时，d1	i.v.gtt.	每 4 周 1 次，6 个疗程	II~IV 期
TC+B1	紫杉醇 175mg/m²，>3 小时，d1；卡铂 AUC 5~6，>1 小时，d1；贝伐珠单抗 7.5mg/kg，>30~90 分钟，d1	i.v.gtt.	每 3 周 1 次，共 6 个疗程，后继续贝伐珠单抗 12 个疗程	II~IV 期
TC+B2	紫杉醇 175mg/m²，>3 小时，d1；卡铂 AUC 6，>1 小时，d1；贝伐珠单抗 7.5mg/kg，>30~90 分钟，d1	i.v.gtt.	每 3 周 1 次，共 6 周，然后贝伐珠单抗巩固至 22 个疗程	II~IV 期

续表

方案	药物及用药用量	给药途径	周期及疗程	备注
TP	紫杉醇 135mg/m², >24 小时, i.v., d1; 顺铂 75~100mg/m², i.p., d2; 紫杉醇 60mg/m², i.p., d8	i.v.gtt. 联合腹腔化疗	每 3 周 1 次, 6 个疗程	Ⅱ~Ⅲ期（达到满意减瘤术的患者，均可用于中间肿瘤细胞减灭术（interval debulking surgery, IDS）后的辅助化疗
TC	紫杉醇 135mg/m², >3 小时, i.v., d1; 卡铂 AUC 6, i.p., d1; 紫杉醇 60mg/m², i.p., d8	i.v.gtt.	每 3 周 1 次, IDS 后至少 3 个疗程	

注：T，紫杉醇；C，卡铂；PLD，多柔比星脂质体；D，多西他赛；B，贝伐珠单抗；P，顺铂。

（2）二线化疗：卵巢癌复发后或一线化疗中进展者采用二线化疗。末次化疗至复发的时间间隔是影响二线治疗效果的主要因素，据此将复发肿瘤分成两类。①铂耐药复发：肿瘤在铂类为基础的一线治疗中无效（铂类难治型），或化疗有效但无化疗间隔<6 个月复发者（铂耐药型）；②铂敏感复发：肿瘤在铂类为基础的一线化疗中有效，无化疗间隔≥6 个月复发者。对于铂敏感复发的病例，首先判断是否适合再次减瘤术，不适合手术或者再次减瘤术后仍需接受含铂的联合化疗，可选择的方案包括：卡铂/紫杉醇 3 周方案、卡铂/紫杉醇/贝伐珠单抗、卡铂/多西他赛、卡铂/吉西他滨、卡铂/吉西他滨/贝伐珠单抗、卡铂/多柔比星脂质体、顺铂/吉西他滨、卡铂/白蛋白结合型紫杉醇等，有效率为 30%~80%。黏液性癌选择 5-FU/ 甲酰四氢叶酸/ 奥沙利铂或卡培他滨/ 奥沙利铂方案。对于铂耐药的病例，再次化疗效果较差，治疗目的应更多考虑患者的生活质量，延长生存期。应鼓励耐药复发患者参与临床试验。对铂耐药复发者，首选非铂类单药（多柔比星脂质体、多西他赛、白蛋白结合型紫杉醇、口服依托泊苷、吉西他滨、紫杉醇周疗、托泊替康）± 贝伐珠单抗，有效率 10%~25%。其他可能有效的药物包括六甲蜜胺、卡培他滨、异环磷酰胺、伊立替康、奥沙利铂、培美曲塞和长春瑞滨。卵巢上皮性肿瘤的化疗方案见表 9-3。

（3）靶向治疗

1）PARP 抑制剂：在 *BRCA1/2* 基因突变的肿瘤患者中，应用 PARP 抑制剂后可抑制单链断裂的损伤修复，促进肿瘤细胞凋亡，发挥抗肿瘤作用。目前已经在欧美国家上市的 PARP 抑制剂主要有奥拉帕利、尼拉帕利和卢卡帕利。《中国卵巢上皮性癌维持治疗专家共识（2020）》推荐 PARP 抑制剂用于晚期卵巢癌一线维持治疗及复发性卵巢癌的维持治疗。一线维持治疗推荐：①仅有 *BRCA* 检测结果时，对 tBRCAm 患者，奥拉帕利单药 2 年维持治疗（NCCN：gBRCAm

患者 1 类推荐,sBRCAm 患者 2A 类推荐)、尼拉帕利单药 3 年维持治疗、奥拉帕利 + 贝伐珠单抗维持治疗均可选择。②有同源重组修复缺陷(homologous recombination deficiency,HRD)检测结果可参考时,对于 tBRCAwt/HRD+ 晚期卵巢上皮性癌,推荐进行奥拉帕利(2 年)+ 贝伐珠单抗(15 个月)联合维持治疗,或尼拉帕利单药(3 年)维持治疗;对于 HRD 未知 / 阴性晚期卵巢上皮性癌患者,可选择尼拉帕利单药或者贝伐珠单抗单药(NCCN:2A 类推荐)维持治疗。对于铂敏感复发维持治疗专家推荐:①在以铂类为基础的化疗后达到完全缓解(CR)或部分缓解(PR),推荐 PARP 抑制剂(奥拉帕利、尼拉帕利或卢卡帕利)维持治疗(NCCN:2A 类推荐);②在以铂类为基础的化疗后达到 CR 或 PR,如果之前已与化疗联用贝伐珠单抗,推荐贝伐珠单抗维持治疗(NCCN:2A 类推荐)。

2)抗血管生成药:贝伐珠单抗作为抗血管生成药之一,在卵巢癌的一线治疗、铂敏感复发、铂耐药复发的治疗中均有价值。《中国卵巢上皮性癌维持治疗专家共识(2020)》指出,贝伐珠单抗 / 卡铂 / 紫杉醇用于一线治疗后及一线维持治疗(2B),贝伐珠单抗维持治疗可使患者无进展生存期(PFS)延长 2~4 个月。用法推荐:7.5mg/kg×12 个周期;或 15mg/kg×22 个周期,每 3 周 1 次。对铂敏感复发性卵巢上皮性癌,标准 PC 化疗联合贝伐珠单维持治疗,直至疾病进展,可以延长患者中位总生存期 4.9 个月;吉西他滨联合卡铂 + 贝伐珠单抗维持治疗与吉西他滨联合卡铂 + 安慰剂的化疗方案,能延长中位 PFS 4 个月。贝伐珠单抗二线维持治疗适用于化疗联合贝伐珠单抗治疗后达到 PR 或 CR 后继续贝伐珠单抗单药维持治疗,贝伐珠单抗二线维持治疗推荐剂量:15.0mg/kg,静脉滴注,每 3 周 1 次;铂耐药复发患者也可使用 10.0mg/kg,静脉滴注,每 2 周 1 次,持续至疾病进展或不可耐受的毒性。

(4)免疫治疗:免疫治疗在多种实体肿瘤中显示出了良好的效果,主要涉及免疫检查点抑制剂(PD1/PD-L1)、肿瘤疫苗、过继性细胞免疫治疗等方面。目前有多项关于免疫检查点抑制剂在卵巢癌尤其是铂耐药复发卵巢癌中的 I 期 /II 期临床研究,显示出了一定的反应率,尤其是与 PARP 抑制剂或其他药物联合应用的时候,疗效更好。研究较多的免疫治疗药物如帕博利珠单抗、纳武利尤单抗等。

(5)放疗:卵巢上皮性癌对放射治疗中度敏感,但由于卵巢癌的生物学特点,易出现盆腹腔广泛转移,且有有效的化疗药物可以选择,而盆腹腔放疗多有近期和远期并发症,所以放疗基本不再用于卵巢癌术后的辅助治疗。即使是对放疗敏感的无性细胞瘤,术后亦以化疗为主要辅助治疗手段。目前放疗仅用于部分复发卵巢癌的姑息治疗。对于肿瘤局限,例如仅有腹膜后或纵隔淋巴结转移,但手术难以切除,且化疗效果不佳,可考虑调强放射治疗。

(6)激素治疗:对于无法耐受化疗或化疗无效的复发患者,可考虑激素治疗, 药物包括: 他莫昔芬、芳香化酶抑制剂 (来曲唑、阿那曲唑等)、高效孕激素及促性腺激素释放激素类似物等, 总体有效率大约 10%。

(五) 随访

经治疗获得完全缓解的患者, 治疗前 2 年每 3 个月复查 1 次; 后 3 年每 3~6 个月复查 1 次; 5 年之后每年复查 1 次, 复查时注意询问患者有无不适症状。

二、子宫内膜癌

子宫内膜癌简称内膜癌, 是指具有浸润肌层和远处扩散潜能的、原发于子宫内膜的上皮性肿瘤。它是发生于子宫内膜的一组上皮性恶性肿瘤, 又称子宫体癌, 是女性生殖道三大常见恶性肿瘤之一。其多发生于围绝经期及绝经后妇女。随着人口平均寿命的增加以及生活习惯的改变, 子宫内膜癌的发病率近 20 年呈持续上升和年轻化趋势。

(一) 临床表现

70%~75% 的患者为绝经后妇女, 平均年龄约 55 岁, 主要表现为阴道流血、月经紊乱、阴道异常排液、疼痛等症状, 约 90% 的患者出现阴道流血或阴道排液症状。早期患者妇科检查可无异常发现。晚期可有子宫增大, 合并子宫腔积脓时可有明显压痛, 子宫颈管偶有癌组织脱出, 触之易出血。癌灶浸润周围组织时, 子宫固定或在宫旁扪及不规则结节状物。

(二) 子宫内膜癌的分期

手术病理分期能较全面准确地反映子宫内膜癌的转移浸润状况, 并由此制订正确的术后治疗方案, 便于不同的肿瘤治疗中心进行疗效的比较。目前, 采用 FIGO 2009 年发布的手术病理分期标准 (表 9-4)。

表 9-4　子宫内膜癌手术病理分期 (FIGO, 2009 年)

FIGO 分期标准	
Ⅰ期	肿瘤局限于子宫体
ⅠA	肿瘤浸润肌层深度 <1/2
ⅠB	肿瘤浸润肌层深度 ≥1/2
Ⅱ期	肿瘤侵犯宫颈间质, 但无宫体外蔓延
ⅢA	肿瘤侵犯浆膜层和 / 或附件
ⅢB	阴道和 / 或宫旁受累
ⅢC	盆腔淋巴结和 / 或腹主动脉旁淋巴结转移
ⅢC1	盆腔淋巴结阳性
ⅢC2	主动脉旁淋巴结阳性和 / 或盆腔淋巴结阳性
Ⅳ期	肿瘤侵犯膀胱和 / 或直肠黏膜, 和 / 或远处转移
ⅣA	肿瘤侵犯膀胱和 / 或直肠黏膜
ⅣB	远处转移, 包括腹腔内和 / 或腹股沟淋巴结转移

（三）治疗

子宫内膜癌治疗原则：子宫内膜癌的治疗以手术治疗为主，辅以放疗、化疗和激素等综合治疗。手术是子宫内膜癌的主要治疗手段，除不能耐受手术或晚期无法手术的患者外，都应进行全面的分期手术。对于伴有严重内科并发症、高龄等不宜手术的各期子宫内膜癌，可采用放射治疗和药物治疗。

1. 全身化疗 适用于晚期（Ⅲ～Ⅳ期）或复发患者以及特殊病理类型患者。近年来也用于一些具有高危因素（ⅠB 期、G3）的早期患者的术后辅助治疗。方案推荐为紫杉醇 + 卡铂。对于晚期患者，ⅢA～ⅢC 期推荐的方案为全身化疗和 / 或体外放疗 ± 腔内放疗。ⅣA/ⅣB 期主要治疗为全身化疗。若患者能耐受，推荐多药联合化疗方案。常用的子宫内膜癌药物治疗方案见表 9-5。

表 9-5 子宫内膜癌常用药物治疗方案

治疗类型	分期	常用方案	疗程
术后辅助化疗或姑息化疗	Ⅲ～Ⅳ期或复发转移	**多药联合方案**	3～6 周期
		卡铂 + 紫杉醇（或多西他赛）：紫杉醇 135～175mg/m^2，d1；卡铂 AUC 4～5，d1；每 3～4 周重复	
		顺铂 + 多柔比星：多柔比星 30～40mg/m^2，d1；顺铂 50～70mg/m^2，d1；每 3～4 周重复	
		顺铂 + 多柔比星 + 紫杉醇：紫杉醇 135～175mg/m^2，d1；顺铂 50mg/m^2，d1；多柔比星 30～40mg/m^2，d1（在紫杉醇前用）；每 3～4 周重复	
		异环磷酰胺 + 紫杉醇（癌肉瘤 1 类证据）：紫杉醇 135mg/m^2，d1；异环磷酰胺 1.6g/m^2，d1～3（同时用美司钠解毒）；每 3～4 周重复	
		异环磷酰胺 + 顺铂（癌肉瘤）：异环磷酰胺 1.5g/m^2，d1～3 或 d1～4（同时用美司钠解毒）；顺铂 20mg/m^2，d1～4；每 3～4 周重复	
		依维莫司 + 来曲唑（用于子宫内膜样癌）	
		单药方案	
		顺铂：50～70mg/m^2；每 3～4 周重复	
		卡铂：AUC 4～5，每 3～4 周重复	
		多柔比星（或脂质体多柔比星）：多柔比星 40～50mg/m^2 或脂质体多柔比星 30～40mg/m^2，每 3～4 周重复	

续表

治疗类型	分期	常用方案	疗程
术后辅助化疗或姑息化疗		紫杉醇（或白蛋白结合紫杉醇）：150～175mg/m²，每3～4周重复	
		贝伐珠单抗：15mg/kg，每3周重复	
		多西他赛：60～75mg/m²，每3～4周重复	
		异环磷酰胺：2.0g/m²，d1～3，每3～4周重复（同时用美司钠解毒）	
激素治疗	通常用于G1、G2内膜样癌	孕激素类：甲地孕酮160～320mg/d，醋酸甲羟孕酮250～500mg/d	连续服用至少6个月
		抗雌激素类：他莫昔芬20～40mg/d，托瑞米芬60mg/d	
		芳香化酶抑制剂：来曲唑2.5mg/d，阿那曲唑1mg/d	

2. 靶向治疗

（1）mTOR抑制剂：mTOR抑制剂雷帕霉素类似物依维莫司、西罗莫司，已获批为子宫内膜癌Ⅱ期临床试验的单药治疗药物，目前在联合治疗方案中正进行评估。

（2）抗血管生成药：血管内皮生长因子（VEGF）的过表达导致血管增生和给肿瘤供氧和营养的增多。贝伐珠单抗是一种针对VEGF的单克隆抗体，在复发子宫内膜癌妇女中已将其作为应用药物之一。索拉非尼和舒尼替尼是两种阻断VEGFR的靶向制剂。舒尼替尼已被证明部分缓解率为15%，VEGF和VEGFR抑制剂的效用仍待评估。表皮生长因子受体（EGFR）和人表皮生长因子受体2（HER2）的抑制剂完成了复发或转移性子宫内膜癌的Ⅱ期临床试验。

3. 激素治疗 激素治疗包括甲地孕酮及他莫昔芬（两者可交替使用）、孕激素类、芳香化酶抑制剂等。激素治疗仅用于子宫内膜样腺癌，主要为孕激素，用于早期子宫内膜癌需保留生育功能的年轻患者及晚期、复发性或无法手术的患者。以高效药物、大剂量、长疗程为佳，4～6周可显效。对肿瘤分化良好、孕激素受体阳性者疗效较好，对远处复发者疗效优于盆腔复发者。治疗时间尚无统一标准，但至少应用1年以上。总有效率25%～30%。最常用的孕激素主要有3种：①醋酸甲羟孕酮（MPA），每日500～1 000mg口服；②醋酸甲地孕酮（MA），每日160mg口服；③己酸羟孕酮（HPC），每日250～500mg肌注。不推荐早期患者术后常规应用激素治疗。

除以上的治疗外还包括综合治疗，以及特殊类型子宫内膜癌（浆液性癌、透明细胞癌）的综合治疗，不再重点讲述。

（四）随访

完成治疗后患者前 2～3 年每 3～6 个月随访 1 次，以后每 6～12 个月随访 1 次。

三、宫颈癌

宫颈癌是全球妇女中第三大最常见的恶性肿瘤，在我国居首位。早期宫颈癌以手术治疗为主，中晚期则以同步放化疗为主。化疗在宫颈癌中的应用包括新辅助化疗、术后辅助化疗、放疗同步化疗及晚期复发患者的姑息性治疗。

（一）临床表现

主要症状有阴道出血及阴道分泌物增多，一些早期，甚至少数的晚期癌症患者可无症状。阴道出血可表现为接触性出血、绝经后出血或不规则出血。亦可因组织坏死而有臭味。肿瘤累及盆壁组织（神经、骨、淋巴结）则有剧痛。若侵及膀胱则有尿频、尿痛、血尿及尿瘘等症状。若侵及直肠，则有排便困难、便血、里急后重及直肠阴道瘘等症状。

（二）分期

见表 9-6。

表 9-6　宫颈癌的临床分期（FIGO，2009 年）

Ⅰ期	肿瘤局限于子宫颈
ⅠA	镜下浸润癌，间质浸润深度≤5.0mm，水平浸润范围≤7.0mm
ⅠA1	间质浸润深度≤3.0mm，水平浸润范围≤7.0mm
ⅠA2	间质浸润深入>3.0mm，但不超过 5.0mm，水平浸润范围≤7.0mm
ⅠB	临床肉眼可见病灶局限于子宫颈，或是镜下病灶>ⅠA 期
ⅠB1	临床肉眼可见病灶最大直径≤4.0cm
ⅠB2	临床肉眼可见病灶最大直径>4.0cm
Ⅱ期	肿瘤已经超出子宫颈，但未达盆壁，或未侵及阴道下 1/3
Ⅱ期	无宫旁浸润
ⅡA1	临床肉眼可见病灶最大直径≤4.0cm
ⅡA2	临床肉眼可见病灶最大直径>4.0cm
ⅡB	有明显宫旁组织浸润
Ⅲ期	肿瘤侵及盆壁和 / 或侵及阴道下 1/3 和 / 或导致肾盂积水或无功能肾
ⅢA	肿瘤侵及阴道下 1/3，未侵及盆壁

续表

ⅢB	肿瘤侵及盆壁和／或导致肾盂积水或无功能肾
ⅣV期	肿瘤超出真骨盆或侵及膀胱或直肠黏膜（活检证实），泡状水肿不能分为Ⅳ期
ⅣA	肿瘤侵及盆腔邻近器官
ⅣB	肿瘤侵及远处器官

（三）治疗

1. 宫颈癌主要的治疗方法为手术和放疗。化疗用于以下几个方面：同期放化疗，即宫颈癌放疗过程中的化疗增敏；晚期、转移患者的全身治疗；复发患者的化疗；新辅助治疗。

2. 宫颈癌常用药物治疗方案见表9-7。

表9-7　宫颈癌常用药物治疗方案

方案	使用药物	给药途径	用量	疗程间隔
TP	紫杉醇（T）	静脉滴注，3小时滴完	$135\sim175mg/m^2$	3周
	顺铂（P）	静脉滴注	$75mg/m^2$	
TC	紫杉醇（T）	静脉滴注，3小时滴完	$175mg/m^2$	3周
	卡铂（C）	静脉滴注	$350mg/m^2$	
托泊替康／顺铂	托泊替康（TPT）	静脉滴注，D1～3	$0.75mg/m^2$	3周
	顺铂（P）	静脉滴注	$50mg/m^2$	
GP	吉西他滨（G）	静脉滴注，半小时滴完，D1、D8	$800mg/m^2$	4周
	顺铂（P）	静脉滴注，D1、D8	$30mg/m^2$	
IC	异环磷酰胺（I）	静脉滴注	$5g/m^2$	4周
	卡铂（C）	静脉滴注	$320mg/m^2$	
紫杉醇／奈达铂	紫杉醇（T）	静脉滴注，3小时滴完	$135\sim175mg/m^2$	3周
	奈达铂（NDP）	静脉滴注	$80\sim100mg/m^2$	
伊立替康／奈达铂	依立替康（CPT-11）	静脉滴注	$160mg/m^2$	3周
	奈达铂（NDP）	静脉滴注	$60mg/m^2$	
多西他赛／卡铂	多西他赛（D）	静脉滴注，1小时滴完	$75mg/m^2$	3周
	卡铂（C）	静脉滴注	$320mg/m^2$	

(四)随访

建议治疗后 2 年内每 3～6 个月随访 1 次,第 3～5 年每 6～12 个月 1 次,5 年后每年 1 次。高危患者应缩短随访间隔(如第 1～2 年每 3 个月 1 次),低危患者可以延长(如 6 个月 1 次)。至少每年进行 1 次子宫颈(保留生育功能)或阴道细胞学检查。随访时需要进行仔细的临床评估,教育患者了解复发的早期症状,如阴道排液、体重减轻、厌食,盆腔、髂关节、背部或腿部疼痛等。鼓励患者戒烟或减少吸烟。随访过程中不需要进行影像学检查,有症状或怀疑复发时可选用。

四、妊娠滋养细胞肿瘤

妊娠滋养细胞疾病(gestational trophoblastic disease,GTD)是一组原发于子宫胎盘组织的良恶性肿瘤。GTD 具有独特的发病机制,即由具有局部侵袭性或转移潜能的妊娠组织发展而来的母体肿瘤。世界各地区的 GTD 发病率不同,与欧洲和北美相比,亚洲人群的发病率更高。造成各地发病率不同的原因主要是诊断标准、实践报道、流行病学数据的质量、饮食及营养等因素方面的差异。美国报道的 GTD 发病率为每 1 000 次妊娠中约有 1 次。

(一)GTD 的分类

根据 2014 年 WHO 的分类,GTD 在组织学上可分为:①妊娠滋养细胞肿瘤(GTN),包括绒癌、胎盘部位滋养细胞肿瘤(PSTT)和上皮样滋养细胞肿瘤(ETT);②葡萄胎妊娠,包括完全性葡萄胎、部分性葡萄胎和侵蚀性葡萄胎;③非肿瘤病变,包括超常胎盘部位反应和胎盘部位结节;④异常(非葡萄胎)绒毛病变。虽然 WHO 新分类将侵蚀性葡萄胎列为交界性或不确定行为肿瘤,但在临床上仍将其归类于恶性肿瘤,并与绒癌合称为 GTN。由于其独特的组织学来源及生物学行为,使其成为最早可以化疗治愈的实体肿瘤。

(二)临床表现

阴道流血是最常见的症状,在葡萄胎排空、流产或足月产后,有持续的不规则阴道流血,量多少不定。也可出现一段时间的正常月经后再停经,然后又出现阴道流血。另外常伴有子宫复旧不全或不均匀性增大,卵巢黄素化囊肿及假孕症状等。绒癌可出现肺转移、脑转移、阴道转移、肝转移等,转移部位可出现局部出血。

(三)临床分期及预后评分标准

国际滋养细胞肿瘤学会(ISSTD)于 1998 年即提出了新的 GTN 分期与预后评分修改意见,并提交 FIGO 讨论,FIGO 于 2000 年审定并通过了该分期标准(表 9-8)。

表 9-8　滋养细胞肿瘤 FIGO 2000 解剖分期标准

期别	标准
I	病变局限于子宫
II	病变超出子宫但局限于生殖器官（宫旁、附件及阴道）
III	病变转移至肺伴或不伴有生殖道转移
IV	病变转移至脑、肝、肠、肾等其他器官

　　预后评分系统目前应用 FIGO 于 2000 年审定并通过的分期及预后评分标准（表 9-9），该评分系统更加客观地反映了 GTN 患者的实际情况，在疾病诊断的同时更加简明地指出了患者除分期之外的病情轻重及预后危险因素。一些期别较早的患者可能存在较高的高危因素，而一些期别较晚的患者可能仍属于低危组。值得强调的是，诊断时新的分期与评分系统的结合，更有利于患者治疗方案的选择及对预后的评估。

表 9-9　滋养细胞肿瘤 FIGO 2000 预后评分标准

预后因素	计分			
	0	1	2	4
年龄/岁	<39	>39		
末次妊娠	葡萄胎	流产	足月产	
开始间隔/月	<4	4～6	7～12	>12
hCG/(IU/L)	$<10^3$	10^3～10^4	$>10^4$～10^5	$>10^5$
肿瘤最大直径/cm		3～4	≥5	
转移部位		脾、肾	胃肠道	脑、肝
转移瘤数目[1]/个		1～4	5～8	>8
化疗			单药化疗	多药化疗

　　注：[1] 肺内转移瘤直径超过 3cm 者或根据胸片可计数的予以计数；总计分 0～6 分为低危，>6 分为高危。

（四）治疗原则与方案

　　治疗原则以化疗为主，辅以手术和放疗等其他治疗手段。治疗方案的选择根据 FIGO 分期、年龄、对生育的要求和经济情况综合考虑，实施分层或个体化治疗。

　　1. 低危滋养细胞肿瘤的治疗　低危 GTN 治疗方案的选择主要取决于患者有无子宫外转移灶和保留生育功能的要求。根据最新的 FIGO 关于 GTN 的治疗指南,对于选择性低危患者,可以采用单药化疗。选择指标包括预后评分 0～4 分、末次妊娠为葡萄胎、病理诊断为非绒癌患者。常用的一线单一化疗药物有 MTX、Act-D、5-FU 等。9%～33% 的低危 GTN 患者首次单药化疗后会产生耐药或者对化疗方案不耐受。当对第 1 种单药化疗有反应,但 hCG 不能降至正常或因毒性反应阻碍化疗的正常实施,且 hCG<300IU/L 时,可以改为另一种单药化疗。当对一线单药化疗无反应(hCG 升高、或出现新病灶)或者对两种单药化疗均反应不佳时,建议改为联合化疗。对于预后评分 5～6 分或者病理诊断为绒癌的低危患者,一线单药化疗失败的风险明显增高,可以按照预后评分高危患者的方案选择联合化疗。停止化疗指征是 hCG 正常后巩固化疗 2～3 个疗程。

2. 高危滋养细胞肿瘤的治疗 治疗原则是以联合化疗为主、结合手术等其他治疗的综合治疗。化疗方案是首推 EMA-CO 方案(包含依托泊苷、甲氨蝶呤、放线菌素 D、环磷酰胺、长春新碱)或以 5-FU 为主的联合化疗方案。EMA-CO 方案初次治疗高危转移病例的完全缓解率及远期生存率均在 90% 以上,根据现有报道,EMA-CO 方案耐受性较好,最常见的毒副反应为骨髓抑制,其次为肝肾毒性。停止化疗的指征为 hCG 正常后再巩固化疗 3～4 个疗程。

(五)常用药物治疗方案

见表 9-10。

表 9-10 妊娠滋养细胞肿瘤常用药物治疗方案

分类	方案	使用药物	给药途径	用量	用药时机
单药化疗方案	5-FU	5-FU	i.v.gtt.	28～30mg/(kg·d),配 5% GS 500ml,每天 8～10h,匀速滴入	q.d.,8～10 天为一个疗程,间隔 12～14 天
	KSM	KSM	i.v.gtt.	500μg(10～13μg/kg),5% GS 200ml	q.d.×5 天为 1 个疗程,间隔 9 天
	MTX+CF	MTX+CF	i.m.	MTX 1～2mg/(kg·d),配 4ml NS。CF 1/10MTX 量,配 4ml NS	MTX i.m.(3pm) q.o.d.(在化疗 d1、3、5、7用)CF i.m.(3pm)q.o.d.(用 MTX 24h 后开始)(d2、4、6、8用)用药期间尿量要求在 2 500ml 以上,尿 pH>6.5

分类	方案	使用药物	给药途径	用量	用药时机
多药联合化疗方案	FAV（VCR+5-FU/FUDR+KSM）	NS	i.v.gtt.	500ml	d1
		VCR	i.v. 或者入壶（床旁化药）	2mg	d1
		5-FU/FUDR	i.v.gtt.	24～26mg/（kg·d）配 5% GS 500ml	q.d.，匀速 8h。有脑转移的患者用 10% GS 500ml 维持
		KSM	i.v.gtt.	4～6μg/（kg·d）配 5% GS 250ml	q.d.，i.v.gtt.（1h），d1、4 测体重。有脑转移的患者用 10% GS 500ml 维持
		昂丹司琼	i.v.gtt.	8mg，配 5% GS 100ml	q.d.
	FAEV（VCR+5-FU/FUDR+KSM+VP-16）	NS	i.v.gtt.	500ml	d1
		VCR	i.v.，床旁化药	2mg	d1，化疗前 3h
		VP-16	i.v.gtt.	100mg/（m²·d），浓度每 1ml 不超过 0.25mg	q.d.（1h），d1、3 测体重
		5-FU/FUDR	i.v.gtt.	800～900mg/（m²·d），配 5% GS 500ml	q.d.（匀速 8h）
		昂丹司琼	i.v.gtt.	8mg，配 5% GS 100ml	q.d.
	EMA/CO	KSM	i.v.gtt.	500μg 配 5% GS 250ml	d1（1h），脑转移患者用 5% GS 250ml
		VP-16	i.v.gtt.	100mg/m² 配 250ml NS	d1（1h）
		MTX	i.v.	100mg/m² 配 30ml NS	d1
			i.v.gtt.	200mg/m² 配 1 000ml NS	d1（12h）
		KSM	i.v.gtt.	500μg 配 5% GS 250ml	d2（1h）
		VP-16	i.v.gtt.	100mg/m²，浓度每 1ml 不超过 0.25mg	d2（1h）
		CF	i.m.	15mg，配 4ml NS	q.12h.（从静脉推 MTX 开始 24h 后开始，共 4 次）

457

续表

分类	方案	使用药物	给药途径	用量	用药时机
多药联合化疗方案	EMA/EP	NS	i.v.gtt.	500ml	d8
		VCR/VDS	i.v.	2mg	d8 化疗前 3h
		CTX	i.v.gtt.	600mg/m² 配 500ml NS	d8（2h）（下一个疗程 d15 开始，重复 d1）
		KSM	i.v.gtt.	500μg 配 5% GS 250ml	d1（1h），脑转移患者用 5% GS 250ml
		VP-16	i.v.gtt.	100mg/m²，浓度每 1ml 不超过 0.25mg	d1（1h）
		MTX	i.v.	100mg/m² 配 30ml NS	d1
			i.v.gtt.	200mg/m² 配 1 000ml NS	d1（12h）
		CF	i.m.	15mg，配 4ml NS	q.12h.（从静脉推 MTX 开始 24 小时后开始，共 4 次）
		VP-16	i.v.gtt.	150mg/m²，浓度每 1ml 不超过 0.25mg	d8
		DDP（水剂）	i.v.gtt.	75mg/m² 配 500ml NS	d8（下一个疗程 D15 天开始，重复 d1）（该方案可用于对 EMA/CO 耐药的患者）

注：5-FU，氟尿嘧啶；KSM，放线菌素 D；MTX，甲氨蝶呤；CF，亚叶酸钙；VCR，长春新碱；FUDR，氟尿苷；VP-16，依托泊苷；VDS，长春地辛；CTX，环磷酰胺；DDP，顺铂；NS，0.9% 的氯化钠溶液；GS，葡萄糖注射液。

（六）随访

GTN 治疗后，应定期监测 hCG 至少 12 个月并可靠避孕。虽然某些患者可能需要心理和性心理咨询，但是 GTN 治愈后对将来的生育、妊娠和后代没有影响。

（李长艳 汤 静）

参 考 文 献

[1] 李晶，吴妙芳，林仲秋.《FIGO 2018 妇癌报告》——卵巢癌、输卵管癌、腹膜癌诊治指南解读. 中国实用妇科与产科杂志，2019，35（3）：304-313.

[2] 石远凯，孙燕. 临床肿瘤内科手册. 6 版. 北京：人民卫生出版社，2015.

[3] 中华人民共和国国家卫生健康委员会. 卵巢癌诊疗规范（2018 年版）. 2018, http://www. nhc.gov.cn/yzygj/s7659/201812/b21802b199814ab7b1219b87de0cae51.shtml.

[4] National Comprehensive Cancer Network. NCCN clinical practice guidelines in oncology: ovarian cancer continue including fallopian tube cancer and primary peritoneal cancer (Version 1). [2023-04-15]. https://www.nccn.org/patients/guidelines/cancers.aspx.

[5] 汤静, 吴越. 妇产科临床药师实用手册. 上海：复旦大学出版社, 2021.

[6] 赵霞, 张伶俐. 临床药物治疗学：妇产科疾病. 北京：人民卫生出版社, 2016.

[7] 中华人民共和国国家卫生健康委员会. 子宫内膜癌诊治规范（2018 年版）. [2023-04-15]. http://www.nhc.gov.cn/yzygj/s7659/201812/b21802b199814ab7b1219b87de0cae51.shtml.

[8] 王丽娟, 冯凤芝, 林仲秋.《2020 NCCN 妊娠滋养细胞肿瘤临床实践指南（第一版）》解读. 中国实用妇科与产科杂志, 2020, 36（1）：74-79.

[9] 中国抗癌协会妇科肿瘤专业委员会. 妊娠滋养细胞疾病诊断与治疗指南（第四版）. 中国实用妇科与产科杂志, 2018, 34（9）：994-1001.

[10] 林荣春, 黄妙玲, 林仲秋.《FIGO 2015 妇癌报告》解读连载七——妊娠滋养细胞疾病诊治指南解读. 中国实用妇科与产科杂志, 2016, 32（1）：57-60.

第三节 妇科肿瘤常见化疗方案的药学监护

一、TC 方案

（一）化疗前监护

首次化疗前须核对患者诊断，明确化疗适应证；评估患者状况，排除化疗禁忌证；制订化疗方案，规范抗肿瘤治疗。在每次化疗前，均需确认患者一般状态和器官功能可耐受化疗，有条件者可进行化疗药物敏感性监测，每 2～3 个化疗疗程可全面评估化疗疗效，以决定后续治疗方案或决定何时终止治疗。

1. 疗效评估 每 2～3 个化疗疗程可全面评估化疗疗效（症状、体征、肿瘤标志物及影像学肿瘤变化），具体可根据 WHO 实体瘤疗效评价标准或 RECIST 疗效评价标准。

2. 患者状况评估

（1）一般状况评估：评估患者体力、心理等状态是否可进行化疗。可采用 ECOG（美国东部肿瘤协作组）评分（表 9-11），需 ECOG<3 分。

（2）系统评估：详细地进行病史记录、体格及专科检查，并对全身脏器功能评估。特殊药物需重点评估特定的脏器功能，如铂类药物需要重点评估耳、肾脏功能等。应无严重并发症，心、肺、肝、肾及骨髓功能基本正常时，方可化疗。

表 9-11　体力状况 ECOG 评分标准,Zubrod-ECOG-WHO(ZPS,5 分法)

0	活动能力完全正常,与起病前活动能力无任何差异
1	能自由走动及从事轻体力活动,包括一般家务或办公室工作,但不能从事较重的体力活动
2	能自由走动及生活自理,但已丧失工作能力,日间不少于 1/2 时间可以起床活动
3	生活仅能部分自理,日间 1/2 以上时间卧床或坐轮椅
4	卧床不起,生活不能自理
5	死亡

实验室检查:①血常规;②肝肾功能全项(胆红素,谷丙转氨酶,碱性磷酸酶,血清白蛋白,血肌酐、尿素氮,电解质);③凝血功能检测(推荐第 1 疗程前检查);④尿常规或 24 小时尿蛋白定量(对于使用铂类十分重要);⑤肿瘤标志物(特别是 CA125、SCC、AFP 等)。

影像学及其他检查:胸部 X 线 /CT/MRI/PET,主要评估疾病进展及疗效;心电图 / 超声心动图(紫杉醇、多西他赛,及蒽环类药物推荐);肺功能检查,尤其使用博来霉素或平阳霉素时。

(3)用药评估:关注患者的药物 / 食物过敏史,对紫杉类药物、铂类药物和甘露醇严重过敏史。紫杉醇的溶剂为无水乙醇,应排除严重酒精过敏史后方可使用。

同时服用其他药物:如降压、降糖、调脂、镇痛等药物,是否与本化疗方案药物或预处理药物发生相互作用。

曾有过化疗史的患者:需详细了解患者的用药种类、累积的剂量、毒性反应等。既往发生Ⅲ级以上的严重不良反应且恢复较慢的患者,谨慎再次使用同品种药物,必要时可调整药物品种或剂量,同时可采用一定的预防措施,如预防呕吐等。

(二)化疗过程中监护

患者输注化疗药物过程中,医护人员应密切观察患者情况,监测患者的血常规和生化指标,对可能的药物反应进行准备,必须制定处理药物反应的标准流程图以应对严重不良反应,特别是紫杉醇、卡铂过敏情况的监控和护理。

1. 紫杉醇监护

(1)输注前

1)建立化疗静脉通道:多疗程化疗建议安置经外周深静脉导管(PICC)或静脉输液港。

2)化疗药物配制:明确药物浓度、配伍和保存;严格按照药品说明书进行,保证药物稳定性,减少毒副作用。需避光药物采用遮光保存和使用。

溶媒选择:紫杉醇包含不同剂型,因此溶媒选择不同,应加以注意。紫杉醇脂质体只能溶于 5% 葡萄糖注射液中。紫杉醇的终浓度为 0.3～1.2mg/ml,不同厂家浓度要求不同。未稀释的浓液不得接触聚氯乙烯(PVC)器皿。配置好的溶液在室温及室内照明情况下,可稳定 27 小时。糖尿病患者配伍中的 GS 尽量都改为 0.9% 氯化钠注射液。

预处理:应用紫杉醇前 12 小时及 6 小时,口服地塞米松 20mg,或在给药之前 30～60 分钟静脉滴注地塞米松 20mg;应用紫杉醇前 30～60 分钟,苯海拉明(或同类药物)50mg;应用紫杉醇前 30～60 分钟,西咪替丁 300mg 或雷尼替丁 50mg。

给药速度:紫杉醇调低给药速度可以降低毒性反应的发生率及严重程度,可以提高患者的耐受性。

(2)输注过程中

1)由于紫杉醇容易发生过敏,首次使用,可以给小剂量观察有无过敏,如果无异常表现,再配置剩余的其他药量输注。

2)生命体征监测:使用紫杉醇全程进行心电监护,注意心电图的变化;如果没有心电监护条件,则化疗第 1 小时每 15 分钟测量血压、脉搏 1 次,此后每半小时测量 1 次至用药结束 2 个小时。

3)输液反应:紫杉醇可导致输液反应(见于 27% 的患者),也见于接受多柔比星脂质体治疗者。应用紫杉类时曾出现过输液反应者,如为轻度输液反应(例如面色潮红、皮疹、寒战),可以充分医患沟通和备有可用的急救设施后考虑再次应用。再次输注可以从较前次用药更慢的速率开始,并在可耐受情况下缓慢增加滴速。但缓慢输注不同于脱敏治疗。

详见第九章第一节"三、妇科肿瘤化疗常见不良反应的类型与处理"。

4)警惕过敏反应:紫杉醇由于其溶媒原因,易引起过敏反应。多发生在化疗开始 5～30 分钟内,即便小剂量也易引起严重过敏反应。严重过敏反应通常少于 2%,90% 以上发生于第 1 个疗程。轻度反应(潮红、皮疹、瘙痒):应停止输液,给予 H_1 受体拮抗剂,如果症状仍没有缓解,给予皮质类固醇,或加用肾上腺素。严重反应(气短、需要治疗的血压改变、呼吸困难、胃肠道症状)或危及生命的反应:应当停止输液,给予氧疗、支气管扩张剂、雾化吸入 H_1 受体拮抗剂、H_2 受体拮抗剂(西咪替丁、法莫替丁)、皮质类固醇(如甲泼尼龙、氢化可的松、地塞米松),如需要可注射 0.9% 氯化钠注射液。严重过敏者给予白蛋白紫杉醇或多柔比星脂质体替代。

5)其他:绝大部分患者用药过程中会出现颜面潮红,该反应多由紫杉醇注射液中的乙醇导致。紫杉醇外渗后,一般症状较轻,对于外渗没有特殊治疗方案。建议输注过程中密切监测可能的渗漏。

2. 卡铂监护

（1）输注前

配制要求：①溶媒选择，卡铂的溶媒根据生产厂家不同有所差异，如国产卡铂只能溶于 5% 葡萄糖注射液中。进口卡铂则 5% 葡萄糖注射液或 0.9% 氯化钠注射液均可使用。②给药浓度，有厂家推荐终浓度为 0.5mg/ml，不同厂家浓度要求不同。

给药速度：铂类药物调低给药速度可以降低毒性反应的发生率及严重程度，可以提高患者的耐受性。

给药剂量：由于卡铂主要由肾脏代谢，推荐通过患者的肾功能情况计算卡铂剂量。主要根据 GFR 来计算，如果没有 GFR，可以使用血肌酐或肌酐清除率来推算。

若前期化疗中采用方案内的药物出现肾衰竭时，无论水化是否能阻止肾毒性，应先降低卡铂用量或停药。

（2）输注过程中

1）输液反应：卡铂在输注时可能发生输液反应，通常症状较轻，通过减慢给药速率、停药后迅速干预等措施可以缓解，但是对卡铂有轻度反应史的患者即使缓慢输注，仍然可能出现更严重的反应。因此，可考虑邀请过敏反应科医生进行会诊。

具体症状和处理详见第九章第一节"三、妇科肿瘤化疗常见不良反应的类型与处理"。

2）警惕过敏反应：铂类的过敏反应更为常见，发生率 16%。其特点是在初始化疗时较少发生，而倾向于在多次使用致敏药物后发生。表现为皮疹、瘙痒、哮鸣和呼吸困难。通常是轻度反应，可能导致严重的过敏性休克。对于铂类过敏患者，可以由有铂类脱敏治疗经验的专科医师进行脱敏治疗，否则不能再次使用。

具体症状和处理详见第九章第一节"三、妇科肿瘤化疗常见不良反应的类型与处理"。

3. 其他监护

（1）TC 化疗方案的间隔为 3 周。

（2）给药顺序：紫杉醇与铂类化合物联合使用时，用药顺序是一定要先用紫杉醇，后用铂类药物。

（3）按照正确的给药顺序、速度和时间进行化疗。根据细胞周期、药物作用机制、毒副作用决定输注顺序和速度，以增加化疗药物疗效，减少不良反应及耐药发生。

（4）合理使用止吐、预防过敏等辅助药物。

（三）化疗后监护

每次化疗结束后，应密切监测和随访患者，及时处理化疗不良反应，评估治疗效果及远期并发症的可能性。总体完成化疗后，经评估达到治愈（GTT）或缓解后，可进入观察或维持治疗。①常规监测项目：全血细胞计数及分类每周 2 次，电解质，血清学肿瘤标志物，肝、肾功能检查，尿常规或 24 小时尿肌酐检查每疗程复查，必要时增加频率，异常时对症处理。②询问并记录化疗不良反应（严重程度和分类见第九章第一节"三、妇科肿瘤化疗常见不良反应的类型与处理"）。Ⅱ度以上的不良反应需要医疗干预。

（1）TC 化疗方案的不良反应

骨髓毒性：该毒性反应是紫杉醇 + 卡铂的剂量限制性毒性，发生率较高。对于前期发生过Ⅲ级以上的骨髓毒性患者，可考虑预防性给药治疗，一般再次化疗结束后 24～72 小时后开始使用 G-CSF；贫血可给予口服铁剂、加强营养，必要时可以考虑给予促红细胞生成素、红细胞输注；对于化疗期间出现血小板抑制的患者，除了 TPO 和白介素 -11 的预防应用，以及输注血小板之外，还需嘱患者减少活动，避免跌倒或磕碰，刷牙改为漱口水漱口，避免进食坚硬食物，还可以减少化疗药物的剂量。如果通过前面两个方法还不能安全度过化疗期，唯一可采用的方法就是更换化疗方案。

中性粒细胞减少伴发热（FN）：该方案具有一定的 FN 风险，可评估 FN 风险后，对于高 FN 风险者，建议一级预防性使用 G-CSF；对于低 FN 风险者，不常规预防性使用 G-CSF；如果既往化疗中发生过 FN，也可以考虑二级预防性使用 G-CSF。

周围神经毒性：紫杉醇与卡铂均有周围神经毒性，早期表现为手足麻木，进一步发展为感觉丧失、持物不稳。可不停药，多数患者会逐渐耐受。如出现感觉消失则为停药指征，以免发生运动性神经病。为减轻紫杉醇诱导的末梢神经炎，治疗期间可给予 B 族维生素；为缓解肌肉、关节痛等症状可用镇痛药。停药后一般需 1～2 个月或更长时间恢复。

（2）关注紫杉醇不良反应：①脱发一般发生于化疗开始后 2～3 周，紫杉类发生更早，通常导致完全脱发，几乎所有患者的头发在化疗结束后再生；②可能出现腹痛、腹泻、便血及伪膜性肠炎。紫杉醇主要经 CYP2C8 和 CYP3A4 代谢，慎与其已知底物、诱导剂（如利福平、卡马西平、苯妥英、依非韦伦、奈韦拉平）或抑制剂（如红霉素、氟西汀、吉非罗齐）合用。

（3）关注卡铂不良反应：①卡铂的肾毒性无剂量依赖性，约 15% 的患者血尿素氮或肌酐水平升高；②根据治疗方案，卡铂是呕吐中高度风险药物，应关注呕吐的预防；③15% 的患者可能会发生听力缺损，大约 1% 的患者有临床症状；④卡铂可能引起血浆中的电解质（如钾、钠、氯等）浓度下降，使用期间注意监测；⑤卡铂会改变肾功能，不建议与氨基糖苷类抗菌药物及其他肾毒性药物合用。

（四）患者教育

根据患者及家属受教育程度进行化疗相关的教育和培训，告知化疗方案、可能带来的不良反应及注意事项，如骨髓抑制、口腔溃疡、腹泻、恶心呕吐、肝肾功能异常等。如果患者出现任何药物反应的症状或体征，需要立即与医生汇报，尤其在患者出院后。如情况较重，随时急诊就诊。

1. 骨髓毒性　该毒性应是含紫杉醇＋卡铂的剂量限制性毒性，发生率较高，紫杉醇与卡铂均有骨髓抑制作用。患者出院后需定期监测血常规，有异常需随诊。在血象较低时应注意保暖与减少在人群较多的场所活动，避免感染发生；如果患者出现血小板降低则注意不要剧烈活动，避免磕碰，降低出血的发生率。

2. 过敏反应　紫杉醇与卡铂均有过敏反应。告知患者如何预防和治疗过敏反应及并发症，如何减轻化疗引起的不良反应。

3. 胃肠道反应　卡铂为中高度致吐化疗药物，一般预防给予镇吐药，可有效防止呕吐的发生，但仍可能会有食欲减退的表现。

4. 肾脏及泌尿系统异常　卡铂通过肾脏排泄，使用卡铂化疗的患者应多饮水，以保证良好的尿排出量，减小肾毒性。

5. 外周神经病变　是一种主要的剂量限制性不良反应。紫杉类与铂类药物都有外周神经毒性，以紫杉醇为显著，多表现为手脚麻木、感觉异常、疼痛、感觉丧失和功能障碍等。告知患者随着化疗进行，多数可逐渐耐受，如果持续加重要告知医护人员。目前尚无医学证实的防治药物。

6. 合并其他疾病　化疗过程中同时服用慢性疾病治疗药物时，如降压、降糖、调脂等药物时要告知医师或药师，便于有针对性地给予调整。

7. 脱发　脱发一般发生于化疗开始后2～3周，紫杉类发生更早，通常导致完全脱发，几乎所有患者的头发在化疗结束后再生。预先告知患者脱发风险，建议恰当的时候戴假发等。

8. 性功能障碍、生育　性功能障碍一般和手术以及放疗有关，但化疗也可导致黏膜干涩和表面出血。告知患者性功能障碍需要积极处理，包括使用阴道润滑剂、激素替代治疗、阴道扩张和必要的性咨询，明确告知在化疗期间禁止性生活是没有医学根据的。

9. 化疗诱发卵巢早衰和不孕的风险　取决于患者的年龄、药物剂量和种类。从30岁开始，这种风险逐步增加，超过40岁的妇女增加程度尤为明显。未完成生育及有不孕风险的妇女，需与医疗团队讨论生育力保存的问题。

10. 妊娠 / 哺乳　化疗对胚胎具有潜在的致突变、致畸和致肿瘤作用。妊娠合并妇科恶性肿瘤需要多学科团队合作处理，母亲的预后及胎儿的风险都应考虑到。早孕期间应避免化疗，铂类可相对安全地用于孕中期和孕晚期，对胎儿的风险并不大。但目前长期的随访资料有限，且无前瞻性研究结果。此外，化疗期间避免母乳喂养。

二、TP 方案

本方案监护和注意事项基本和"TC 方案"相同，由于顺铂和卡铂的不同，主要区别为以下顺铂的监护及注意事项。

1. 加强止吐　由于顺铂的致吐作用较卡铂强，为强致吐药物，推荐采用三联止吐方案——地塞米松 +5-HT$_3$ 受体拮抗剂 +NK-l 受体拮抗剂。如果止吐方案中选择了阿瑞匹坦，由于阿瑞匹坦是 CYP3A4 的中等抑制剂、诱导剂，所以地塞米松的剂量应减半，并同时考虑阿瑞匹坦对其他合用药物的影响。如果没有 NK-l 受体拮抗剂选择，可以选择奥氮平作为替代。5HT$_3$ 受体拮抗剂推荐使用中长效制剂，相关临床研究中使用帕洛诺司琼。

2. 加强水化　顺铂的肾毒性为剂量依赖性毒性，为减小顺铂肾毒性，用药当天及在 24 小时内患者应充分水化，并保证良好的尿排出量。每天水化给液量应保证在 3 000～3 500ml，每日尿量为 2 000～3 000ml，并在化疗过程中关注肾、心脏功能。硫代硫酸钠可减轻顺铂的肾脏毒性作用。

3. 电解质的补充　由于患者呕吐、大剂量水化及利尿药的使用会引起电解质紊乱，因此可以在化疗中给予适量钾、钠、钙等电解质的补充。

4. 骨髓毒性　该毒性应是 TP 方案的剂量限制性毒性，发生率较高。顺铂主要表现为白细胞和粒细胞减少。对于前期发生过Ⅲ级以上的骨髓毒性患者，可考虑预防性给予 G-CSF。

5. 耳毒性　铂类药物主要经肾脏排泄，慎与氨基糖苷类抗生素及利尿药等可能有肾毒性或耳毒性的药物联用，否则会增强顺铂的肾毒性及耳毒性。

6. 顺铂一般溶于 0.9% 氯化钠注射液中，这与顺铂在溶媒中顺式与反式的比例有关。顺铂为金属配合物抗肿瘤药，顺式有效，反式无效，通常以静脉注射给药。其水溶液不稳定，能逐渐水解和转化为反式，生成水合物，进一步水解生成无抗肿瘤活性且有剧毒的低聚物，而低聚物在 0.9% 氯化钠注射液中可迅速完全转化为顺铂，因此在顺铂的注射剂中加入氯化钠，临床上不会导致中毒危险。

三、BEP 方案

（一）化疗前监护

本方案的化疗药物包括博来霉素、依托泊苷及顺铂。化疗前监护主要同

"TC方案"。

其中影像学及其他检查需重点评估肺功能检查（使用博来霉素）等。在进行博来霉素注射前需要询问患者活动后有无憋气的现象，如果有应及时来医院检查肺功能。每次化疗前后均须认真地核对博来霉素总量。肺功能基础较差者，间质性肺炎及肺纤维化出现的频率较高，总剂量应在150mg以下。对于一般患者，总剂量也不可超过400mg。由于博来霉素也主要经过肾脏排出，加上方案中合用顺铂，对肾功能应认真监测，化疗前最好检查肾血流图。博来霉素应用后会出现药物热，故在用药前予以NSAID进行预防，如吲哚美辛片（25mg p.o. t.i.d.）。

（二）化疗过程中监护

化疗过程中监护的基本原则同"TC方案"。

其中顺铂的监护同"TP方案"。

1. 博来霉素监护 药物配制及给药：博来霉素需用5～20ml稀释液（如0.9%氯化钠注射液，也可选注射用水或葡萄糖溶液）溶解后缓慢静脉注射，也可缓慢滴注，给药时间不少于10分钟。

吸氧增加的患者（如全身麻醉时），使用博来霉素肺毒性的风险增加。因此，推荐减少吸氧的浓度。其他时间尽量不要给患者吸氧，减少肺毒性的风险。

博来霉素的药物剂量单位为mg或国际单位，计算剂量时需注意。

避免博来霉素接触眼睛。如不小心接触药液，应立即洗手。

2. 依托泊苷监护 药物配制及给药：依托泊苷应使用0.9%氯化钠注射液溶解，在葡萄糖溶液中不稳定易形成沉淀；稀释后的浓度不超过0.25mg/ml（浓度大于0.4mg/ml非常不稳定，容易产生沉淀）；滴注时间不小于30分钟（输注过快可发生低血压、喉痉挛等过敏反应），并注意避免血管外渗漏。依托泊苷含有苯甲醇和聚山梨酯，均有可能导致过敏，禁止用于儿童肌内注射。

同时低蛋白血症患者使用该方案，可能会由于血液中游离药物浓度的增加而导致严重的毒性反应。低白蛋白血症的患者发生依托泊苷相关性毒性反应的风险较高。

CYP3A4诱导剂（强）可能降低依托泊苷的血清浓度，如合用需加强监控。肾功能损害：肌酐清除率为15～50ml/min，将起始剂量减至推荐剂量的75%。肝功能损害：如果胆红素为1.5～3.0mg/dl或GOT>3倍ULN，将剂量减至推荐剂量的50%。

静脉外渗的预防与处理：依托泊苷属于刺激性明显的药物，注射部位也常见（包括红斑、灼痛等）局部刺激反应，一旦药物外渗，应立即停止给药。

3. 其他监护 注意本方案的给药顺序为博来霉素、依托泊苷、顺铂。

药物相互作用：博来霉素可降低地高辛和苯妥英的治疗药物浓度，用药期间需密切监测。

顺铂（90%）与依托泊苷（97%）为高血浆蛋白结合率药物，与血浆蛋白结合率高的药物合用时，可能会影响药物的排泄及体内药物单体的浓度。

（三）化疗后监护

化疗后监护的基本原则同"TC方案"。其中顺铂的监护同"TP方案"。

博来霉素和依托泊苷都可导致间质性肺炎等肺毒性。因此，除常规监测项目（如血常规、肝肾功能等）外，需重点评估肺功能。应定期进行X线和肺功能检查，尤其注意肺活量、一氧化碳扩散容积、动脉氧分压、影像学等指标。当发现肺部异常时，应立即停止用药，进行适当的对症治疗。尤其是CO弥散功能的变化，如果弥散功能不正常，应核对有无贫血。如果有贫血，应予以校正，如果校正后仍然不正常应停用平阳霉素和博来霉素。

应用顺铂和依托泊苷可能会发生严重的骨髓抑制和由此导致的感染和出血。

应检测肝肾功能（胆红素、GPT、GOT、肌酐等）、白蛋白；监测生命体征（血压）；监测输液反应的迹象。

（四）患者用药教育

患者教育的基本原则同"TC方案"。

指导患者报告骨髓抑制的相关症状和体征，具体见第九章第一节"三、妇科肿瘤化疗常见不良反应的类型与处理"。

告知患者药物可能会导致脱发、寒战、腹泻、黏膜炎症、食欲减退、恶心、呕吐、无力、发热或不适。药物也可能会导致严重的不良反应，比如充血性心力衰竭、Stevens-Johnson综合征（流感样症状、播散性红疹或皮肤/黏膜水疱）、中毒性表皮坏死松解症（广泛表皮剥脱或皮肤水疱）或肝毒性。老年患者发生骨髓抑制、肾毒性、胃肠道反应和脱发的风险较高。

注意活动后有无气促和胸闷，出现时应及时告诉医生或来医院就诊，检测肺功能并考虑停药。

由于药源性的免疫抑制，建议患者在治疗期间避免接种疫苗。

由于药物具有刺激性，建议经静脉途径用药的患者报告药物外渗的相关症状和体征。

患者用药期间不应摄入乙醇。

四、案例

病史摘要：

基本信息：患者，女性，40岁，身高160cm，体重67kg。

入院时间：2020年6月1日

主诉：宫颈浸润性鳞状细胞癌ⅠB2期术后放疗后4次化疗后复发术后，要求化疗。

现病史：患者平素月经规律，13岁初潮，周期4~5/30天，轻度痛经，LMP：2017年10月23日。2016年9月起，患者同房后偶有阴道出血，量少。2017年10月20日，因尿频、尿急、尿痛，至当地医院行妇科检查，发现宫颈外口一肿块，约4cm×3cm×3cm，蒂部与宫颈口相连，行宫颈组织活检，病理提示：（宫颈）考虑小圆细胞恶性肿瘤。2017年11月01日，患者在全麻下行腹腔镜下广泛全子宫+双侧输卵管切除术+双侧卵巢高位悬吊术+盆腔淋巴结清扫+膀胱镜检查+双侧输尿管支架置入术。术后病理：①广泛全子宫，宫颈浸润性鳞状细胞癌，非角化型，部分为低分化鳞状细胞癌，病灶大小4.2cm×3cm，浸润宫颈深纤维肌层，浸润深度2cm，最深处距外侧壁0.2cm；脉管内见癌栓；癌灶向上未累及宫颈内口，向下达阴道穹隆。阴道壁穹隆处见高级别鳞状上皮内病变，双侧宫旁组织及阴道壁切缘均未见癌累及。余无殊。②（双侧盆腔+双侧髂总）淋巴结15枚，其中（右侧盆腔）1/5、（左侧盆腔）1/7枚淋巴结见鳞癌转移。患者术后病理提示有高危因素，遂于2017年11月15日给予注射用紫杉醇脂质体210mg d1+卡铂注射液700mg d2静脉化疗。2017年11月30日至2018年1月8日外院放疗（盆腔VMAT 1.8Gy×28Fx，保护卵巢），其间于2017年12月14日、2018年2月23日、2018年3月21日结合化疗综合治疗：注射用紫杉醇脂质体210mg d1+卡铂注射液650~700mg d2。患者出院后定期复查肿瘤标志物及影像学检查，未见明显异常。末次化疗时间：2018年3月21日。2020年4月22日，外院PET-CT提示宫颈恶性肿瘤综合治疗后病例：①首先考虑右肺上叶、纵隔淋巴结转移可能，右肺上叶原发性MT伴纵隔淋巴结、同叶转移不除外；②两肺下叶微小结节，部分磨玻璃结节（ground glass nodule，GGN），随访；③甲状腺双叶病变，结合超声检查；④脂肪肝。于2020年4月28日外院全麻下行胸腔镜手术（video-assisted thoracic surgery，VATS）右肺上叶切除术，术后病理示恶性肿瘤2灶，结合病史疑宫颈癌转移来源，建议提供宫颈癌切片行对比，切缘：未见恶性病变。患者为求进一步诊治来院就诊，门诊拟"宫颈癌术后同步放化疗后复发"收入院。

既往史：否认肝炎、结核等传染病史，有剖宫产手术史16年，否认输血史，曾自测血压偏高，最高140/95mmHg，不定期测血压，未予治疗用药。

月经婚育史：13岁初潮，周期4~5/30天，轻度痛经。G1P1。

个人史：无吸烟、嗜酒等不良嗜好。

家族史：无家族性肿瘤、遗传性病史。

过敏史：否认药物、食物过敏史。

查体：T 37℃，P 96次/min，R 18次/min，BP 139/101mmHg。阴道畅，阴道

顶愈合好,宫颈缺如,宫体缺如,双附件缺如,盆腔检查无异常。

辅助检查：

2020-05-28 谷丙转氨酶 91U/L；γ-GT 100U/L；尿酸 458μmol/L；空腹血糖 7.9mmol/L。

2020-05-28 肿瘤相关：罗马指数（绝经后）5.56%；罗马指数（绝经前）1.35%；CA125 抗原 14.57U/ml；人附睾蛋白 4 23.8pmol/L。

2020-05-28 鳞状细胞癌相关抗原 0.50ng/ml。

2020-05-28 妇科常规彩色超声（经阴道）：（经阴道＋腹部）全子宫已切除。阴道顶（-）；双髂窝（-）。（附件）右卵巢：未探及；左卵巢：未探及。（盆腔积液）：无。诊断结论：盆腔未见明显异常占位。

入院诊断：

1. 宫颈癌宫颈浸润性鳞状细胞癌ⅠB2 期术后放疗后 4 次化疗后复发术后

2. 高血压

3. 2 型糖尿病

2020-06-01（入院当天）

初始治疗方案：见表 9-12。

表 9-12 初始治疗方案

药品名称	用量	用法
双环醇片	25mg	p.o. t.i.d.

2020-06-02（入院第 2 天）

主诉：一般情况可，无不适主诉。

查体：T 36.5℃，P 82 次/min，R 18 次/min，BP 139/84mmHg，心肺无殊，腹软，无压痛。昨起监测 4 次血糖（空腹＋三餐后）：昨晚餐后 11.2mmol/L，睡前 7.6mmol/L，今晨空腹血糖 7.6mmol/L，今早餐后血糖 12mmol/L。

处理：①调控血压及血糖；②拟明日化疗；③患者系 2 型糖尿病，予地塞米松减量。

辅助检查：无。

治疗方案：

加用：注射用还原型谷胱甘肽 1.2g i.v.gtt. q.d.

苯磺酸氨氯地平片 5mg p.o. q.d.

醋酸地塞米松片 10mg p.o. s.t.

2020-06-03（入院第 3 天）

主诉：9:58 予以紫杉醇注射液 30mg 加入 100ml 0.9% 氯化钠注射液试滴，

试滴 10ml 后感面部潮红、气急、心率增快，予以急停紫杉醇注射液静脉滴注，更换补液，心电监护、吸氧，甲泼尼龙 40mg 静脉注射。查体：BP 132/92mmHg，SpO_2 98%，P 107 次 /min，R 24 次 /min，胸前区皮肤红疹，给予补液、抗过敏治疗。

10:45 患者气急、面色潮红、心率增快明显缓解。查体：BP 116/80mmHg，SpO_2 98%，P 95 次 /min，R 22 次 /min，胸前区皮肤红疹。

14:00 患者无气急，面色潮红、心率增快明显缓解。查体：BP 112/76mmHg，SpO_2 98%，P 84 次 /min，R 18 次 /min，胸前区皮肤红疹消退。予以停心电监护，停吸氧，嘱患者多饮水。

查体：T 36.8℃，P 90 次 /min，R 20 次 /min，BP 130/82mmHg，心肺无殊，腹软，无压痛。

辅助检查：无。

治疗方案：

加用：醋酸地塞米松片 10mg p.o. s.t.

帕洛诺司琼注射液 0.25mg i.v.gtt. q.d.

注射用兰索拉唑 30mg i.v.gtt. q.d.

紫杉醇注射液 30mg+0.9% 氯化钠注射液 100ml i.v.gtt. s.t.

注射用甲泼尼龙琥珀酸钠 40mg i.v. s.t.

乳酸钠林格注射液 500ml i.v.gtt. s.t.

异甘草酸镁注射液 200mg i.v.gtt. q.d.

2020-06-04（入院第 4 天）

主诉：一般情况可，无不适主诉。

查体：T 36.8℃，P 90 次 /min，R 20 次 /min，BP 130/82mmHg，心肺无殊，腹软，无压痛。昨空腹及三餐后血糖监测：11.8-12.6-12.7-10.8mmol/L。

处理：更改化疗方案为注射用紫杉醇（白蛋白结合型）+ 顺铂 + 贝伐珠单抗，给予注射用紫杉醇（白蛋白结合型）100mg 试滴，未见明显不适反应，后续给予注射用紫杉醇（白蛋白结合型）300mg+ 贝伐珠单抗 400mg 静脉滴注，化疗同时给予胰岛素调整血糖。

治疗方案：

加用：昂丹司琼片 8mg p.o. q.d.

注射用紫杉醇（白蛋白结合型）100mg+0.9% 氯化钠注射液 100ml i.v.gtt. s.t.，试滴慢滴

注射用紫杉醇（白蛋白结合型）300mg +0.9% 氯化钠注射液 100ml i.v.gtt. s.t.

生物合成胰岛素 10IU i.h. q.d.

贝伐珠单抗注射液 400mg i.v.gtt. s.t.

停用：帕洛诺司琼注射液

2020-06-05（入院第 5 天）

主诉：一般情况可，轻度恶心。

查体：T 36.8℃，P 88 次/min，R 18 次/min，BP 127/83mmHg，尿量 3 400ml，心肺无殊，腹软，无压痛。昨空腹及三餐前后 7 次血糖监测：14-14.6-11.9- 拒测 -9.5-9.2mmol/L。

辅助检查：白细胞 $4.57×10^9$/L，血红蛋白 127g/L，血小板 $130×10^9$/L，中性粒细胞 $2.81×10^9$/L。

治疗方案：

加用：帕洛诺司琼注射液 0.25mg i.v. once

顺铂注射液 90mg i.v.gtt. s.t.

维生素 B_6 注射液 200mg+ 维生素 C 注射液 2g+ 氯化钾注射液 10ml+0.9% 氯化钠注射液 500ml i.v.gtt. q.d.

停用：双环醇片

2020-06-06（入院第 6 天）

主诉：患者一般情况可，无不适主诉。

查体：T 36.9℃，P 88 次/min，R 20 次/min，BP 113/67mmHg，尿量 3 800ml，心肺无殊，腹软，无压痛。昨日血糖监测：6.4-7.5-7-9.9mmol/L。

辅助检查：无。

治疗方案：

加用：氯化钾注射液 10ml i.v.gtt. q.d.

停用：帕洛诺司琼注射液

2020-06-08（入院第 8 天）

主诉：患者一般情况可，无不适主诉。

查体及辅助检查：T 36.9℃，P 88 次/min，R 20 次/min。心肺无殊，腹软，无压痛。患者化疗过程顺利，化疗结束后未见明显特殊不适。

今日出院。

治疗方案：

停用：注射用还原型谷胱甘肽、异甘草酸镁注射液、注射用兰索拉唑、昂丹司琼片、生物合成胰岛素、氯化钾注射液、维生素 B_6 注射液 + 维生素 C 注射液 + 氯化钾注射液

出院诊断：

1. 宫颈癌　宫颈浸润性鳞状细胞癌 I B2 期术后放化疗综合治疗后

2. 2 型糖尿病

3. 高血压

出院带药：无。

问题（含答案要点）：

问题 1：该患者诊断为复发性宫颈癌，简述其辅助治疗原则。

答案要点：

1. 根据《NCCN 临床实践指南：宫颈癌（2021.V2）》，对于远处复发的治疗，可进行局部治疗的，可选择：局部病灶切除 ± 个体化外照射放射治疗（external beam radiotherapy，EBRT）或者局部消融 ± 个体化 EBRT，同时可联合辅助全身治疗。

2. 根据《NCCN 临床实践指南：宫颈癌（2021.V2）》及《宫颈癌诊断与治疗指南（第四版）》，对于复发或转移宫颈癌全身治疗的首选化疗方案有：顺铂/紫杉醇/贝伐珠单抗、卡铂/紫杉醇/贝伐珠单抗。复发性宫颈癌既往未化疗者首选 TP 方案，曾使用过顺铂者首选 TC 或托泊替康 + 顺铂方案。

3. 该患者初始化疗方案为紫杉醇联合卡铂方案，复发后予顺铂联合紫杉醇及贝伐珠单抗化疗，符合指南推荐。

问题 2：紫杉醇注射液的预处理是否合理？

答案要点：

1. 紫杉醇注射液预处理不合理。

2. 根据《紫杉醇制剂超敏反应预处理指导意见》，紫杉醇注射预处理方案为：紫杉醇注射液输注前 12 小时及 6 小时给予地塞米松 20mg 口服，或在应用之前 30～60 分钟静脉滴注地塞米松 20mg；肌内注射苯海拉明 50mg（或异丙嗪 25～50mg）及静脉注射西咪替丁 300mg（或雷尼替丁 50mg）。

3. 本例患者用药前 12 小时及 6 小时给予地塞米松 10mg p.o. st. 进行预处理，考虑患者为糖尿病患者，地塞米松减量处理尚可，但未给予 H_1 及 H_2 受体拮抗剂进行预处理，不符合指南推荐。

问题 3：患者发生紫杉醇超敏反应，如何进行处理，进一步推荐用药是什么？

答案要点：

1. 过敏反应处理根据《紫杉醇制剂超敏反应预处理指导意见》，过敏反应发生时应采用：①停用致敏药物；②保持呼吸通畅；③监护；④采取合适体位；⑤抗休克治疗；⑥抗过敏治疗。

2. 该患者过敏反应发生时，及时停用紫杉醇注射液；保持气道通畅，吸氧治疗；严密监护患者血压、血氧饱和度、呼吸、心率、心电图等生命体征；静脉注射甲泼尼龙琥珀酸钠 40mg 抗过敏治疗。

3. 激素用量根据指南推荐，甲泼尼龙用量为 1～2mg/kg，剂量最高可至 125mg。患者体重 67kg，理论用量为 67～125mg，患者应用 40mg，考虑患者为糖尿病患者,过大的激素用量可能引起血糖波动,40mg 的用量可继续观察。

4.患者 6 小时后无气急,面色潮红、心率增快明显缓解,查体正常。停心电监护,停吸氧。

问题 4:患者发生紫杉醇超敏反应,更换为注射用紫杉醇(白蛋白结合型)是否合理?

答案要点:

1.更换为注射用紫杉醇(白蛋白结合型)合理。

2.紫杉醇制剂的选择根据《2017 ESMO 临床实践指南:系统性抗癌治疗输液反应的管理》CTCAE(v4.03)标准,患者为有症状的支气管痉挛伴有荨麻疹,为严重超敏反应患者(CTCAE 分级 3 级及以上),根据《妇科恶性肿瘤紫杉类药物临床应用专家共识》,严重超敏反应患者不建议再次尝试普通紫杉类药物。可在密切监护下尝试使用紫杉醇脂质体和注射用紫杉醇(白蛋白结合型),或非紫杉类药物。

通用不良事件术语标准(CTCAE v4.03)见表 9-13。

表 9-13　通用不良事件术语标准(CTCAE v4.03)

	分级				
	1	2	3	4	5
速发型过敏反应	—	—	有症状的支气管痉挛伴或不伴有荨麻疹;需要肠外治疗;血管性水肿/水肿;低血压	危及生命:需要紧急治疗	死亡

注:通用不良事件术语标准分级。1 级,轻度;无症状或轻微;仅为临床或诊断所见;无须治疗。2 级,中度;需要较小、局部或非侵入性治疗;与年龄相当的工具性日常生活活动受限。3 级,严重或医学上有重要意义但不会立即危及生命;导致住院或者延长住院时间;致残;个人日常生活活动受限。4 级,危及生命;需要紧急治疗。5 级,与不良事件相关的死亡。速发型过敏反应最低级别为 3 级。

3.紫杉醇注射液引起过敏反应机制主要是其溶媒中含有聚氧乙烯蓖麻油,引起肥大细胞和/或嗜碱性粒细胞活化。而紫杉醇脂质体及注射用紫杉醇(白蛋白结合型)溶媒中不含聚氧乙烯蓖麻油,且患者为糖尿病患者,过大激素用量可引起血糖波动,因此更换为注射用紫杉醇(白蛋白结合型)合理。

问题 5:如何对该患者进行顺铂水化处理? 同时该如何进行用药监护?

1.静脉补液根据顺铂的说明书,顺铂给药前 2～16 小时和给药后至少 6 小时之内,必须进行充分的水化治疗。

2.根据《铂类药物临床应用与不良反应管理专家共识》,顺铂剂量>50mg/m^2 时即需要水化。目前对于顺铂水化尚无统一的标准方案,水化的目的是保证患者有足够的尿量(顺铂治疗后至少 6 小时内尿量在 100～200ml/h)。

3.本例患者顺铂给药后尿量为:d1 3 400ml、d2 3 800ml、d3 2 400ml,基本

维持在 100～200ml/h 水平。

问题 6：评价该患者止吐方案是否合理。

1. 根据《NCCN 临床实践指南：止吐（2020.V2）》，顺铂为高度致吐风险，注射用紫杉醇（白蛋白结合型）为低度致吐风险，贝伐珠单抗为轻微致吐风险，三药联用致吐风险高。

2. 根据《NCCN 临床实践指南：止吐（2020.V2）》，对于高致吐风险药物，推荐三或四药联合止吐。结合本院实际情况，可选用阿瑞匹坦 125mg p.o. d1～3、帕洛诺司琼 0.25mg i.v. d1、地塞米松 12mg p.o./i.v.d1（8mg p.o./i.v. d2～4）。

3. 患者化疗第 1 天应用昂丹司琼片 8mg p.o. q.d. 联合地塞米松 10mg p.o. st. 止吐，化疗第 2 天患者仍感轻微恶心，加用帕洛诺司琼 0.25mg i.v. q.d.，根据《肿瘤药物治疗相关恶心呕吐防治指南中国专家共识（2019 年版）》，预防失败后止吐方案的调整可更换 5-HT$_3$ 受体拮抗剂的种类，帕洛诺司琼较第一代 5-HT$_3$ 受体拮抗剂对 5-HT$_3$ 受体亲和力更强，半衰期更长，应用合理。同时，药师建议可根据患者实际情况，下次化疗时预防止吐方案加用 NK-1 受体拮抗剂。

问题 7：患者高血压，请对患者进行贝伐珠单抗治疗合理性分析。

1. 贝伐珠单抗应用指征　根据《接受贝伐珠单抗治疗的卵巢癌和宫颈癌患者血压管理专家共识》（2019），宫颈癌患者使用贝伐珠单抗在无进展生存率和总生存率方面有显著益处。因此，推荐贝伐珠单抗用于宫颈癌患者。

2. 高血压患者贝伐珠单抗应用指征　高血压是贝伐珠单抗的常见不良反应。若诊室血压 <160/100mmHg，24 小时动态血压监测（ambulatory blood pressure monitoring，ABPM）/ 家庭血压监测（home blood pressure monitoring，HBPM）<150/95mmHg，患者可以使用贝伐珠单抗，该患者入院血压偏高，BP 139/101mmHg，应用苯磺酸氨氯地平片 5mg p.o. q.d. 治疗。完善动态血压监测，ABPM/HBPM<150/95mmHg。《接受贝伐珠单抗治疗的卵巢癌和宫颈癌患者血压管理专家共识》（2019）指出，当诊室血压和 ABPM/HBPM 不同时满足条件时，以 ABPM/HBPM 为准，因此，此例患者符合贝伐珠单抗血压控制指标。

3. 高血压患者贝伐珠单抗用药监护

（1）应用贝伐珠单抗期间应用常规高血压治疗药物，无须中断或加量，用药期间监测血压。监测结果示：BP 130/82mmHg，患者血压控制可。

（2）患者化疗结束后第 2、3 天血压为：BP 127/83mmHg 及 113/67mmHg，均处于正常范围，但有走低趋势，建议持续监测血压，必要时进行药物调整。

（叶轶青　谢冰雪　郑彩虹　姚　荧）

参 考 文 献

[1]　石远凯，孙燕. 临床肿瘤内科手册. 6 版. 北京：人民卫生出版社，2015.

[2] 中华人民共和国国家卫生健康委员会. 新型抗肿瘤药物临床应用指导原则(2020 年版). (2020-12-29)[2023-04-15]. http://www.nhc.gov.cn/yzygj/s7659/202012/6c00e8559ee54cd29585c7f39e8a23c4.shtml.

[3] NCCN.NCCN 临床实践指南:子宫肌瘤(2024.V1).(2023-09-20)[2023-09-27]. https://www.nccnchina.org.cn/guide/detail/447.

[4] NCCN.NCCN 临床实践指南:卵巢癌包括输卵管癌和原发性腹膜癌(2023.V2).(2022-12-22)[2023-09-27]. https://www.nccnchina.org.cn/guide/detail/411.

[5] 李国辉,杨珺. 肿瘤专科药师临床工作手册. 北京:人民卫生出版社,2018.

[6] 斯威曼. 马丁代尔药物大典(原著第 37 版). 李大魁,金有豫,汤光,等译. 北京:化学工业出版社,2014.

[7] NCCN 临床实践指南:宫颈癌(2021.V2).(2021-05-21)[2023-04-15]. https://guide.medlive.cn/guidelinesub/8552.

[8] 周琦,吴小华,刘继红等. 宫颈癌诊断与治疗指南(第四版). 中国实用妇科与产科杂志,2018,34(06):613-622.

[9] 辛文秀,黄萍,卢晓阳等. 紫杉醇制剂超敏反应预处理指导意见. 中国现代应用药学,2019,36(08):1023-1027.

[10] 张帆,周文琴.《ESMO 临床实践指南:系统性抗癌治疗输液反应的管理(2017 版)》解读. 护理学杂志,2018,33(17):15-19.

[11] 李小平,姜洁,尹如铁等. 妇科恶性肿瘤紫杉类药物临床应用专家共识. 中国医学前沿杂志(电子版),2019,11(09):57-64.

[12] 广东省药学会. 铂类药物临床应用与不良反应管理专家共识. 今日药学,2019,29(09):577-585.

[13] NCCN.NCCN 临床实践指南:止吐(2020.V1).(2021-05-21)[2023-04-15]. https://guide.medlive.cn/guideline/28855.

[14] 姜文奇,巴一,冯继锋等. 肿瘤药物治疗相关恶心呕吐防治中国专家共识(2019 年版). 中国医学前沿杂志(电子版),2019,11(11):16-26.

[15] 唐欣颖,匡泽民.《接受贝伐珠单抗治疗的卵巢癌和宫颈癌患者血压管理专家共识》:2019 英国专家建议解读. 中国合理用药探索,2020,17(01):11-15.

第十章

不孕症和辅助生殖技术

第一节 不 孕 症

世界卫生组织（WHO）将不孕症定义为夫妇婚后同居，有规律、正常性生活满1年未避孕而未能获得临床妊娠者。临床妊娠是指有妊娠的临床征象，并经超声检查证实存在1个或1个以上妊娠囊，包括正常妊娠和异常的临床妊娠（如异位妊娠、胎停育、早期和晚期流产、死胎、早产、过期妊娠、死产），但不包括生化妊娠。

不孕症已成为涉及全球各个国家和地区育龄夫妇的世界性问题，它严重影响家庭幸福、生活质量，同时也是衡量这个国家和地区生殖健康、医疗服务、经济、文化、生活水平等多个层面实际情况的重要指标。据估计，全世界有8%～12%的育龄夫妇受到不孕不育的影响，全球的平均水平大约在9%。

不孕症根据女方、男方既往有无与配偶的临床妊娠史，分为原发性和继发性两大类：既往从未有过妊娠史，未避孕而从未妊娠者为原发不孕；既往有过妊娠史，而后未避孕连续12个月未孕者为继发不孕。根据病因又可分为女性因素不孕、男性因素不孕和原因不明不孕。

一、病因

（一）女方因素

女性因素不孕症病因主要包括盆腔因素和排卵障碍两方面，通过影响卵母细胞的生成、发育、排出、运送、受精，或胚胎的早期发育、着床等过程，进而导致不孕。

1. 盆腔因素 盆腔因素是我国女性不孕症，特别是继发性不孕症最主要的病因，约占全部不孕因素的35%。具体病因包括：①输卵管病变、盆腔粘连、盆腔炎症及其后遗症，包括盆腔炎症（淋病奈瑟球菌、结核分枝杆菌和沙眼衣原体等感染）及盆腔手术后粘连导致的输卵管梗阻、输卵管周围粘连、输卵管积水和功能受损等；②子宫体病变，主要指子宫黏膜下肌瘤、体积较大影响子宫腔形态的肌壁间肌瘤、子宫腺肌病、子宫腔粘连和子宫内膜息肉等；③子宫颈因素，包括子宫颈功能不全和其他子宫颈病变等；④子宫内膜异位症，典型症状为盆腔痛和不孕，与不孕的确切关系和机制目前尚不完全清楚，可能通过盆腔和子宫腔免疫机制紊乱所导致的排卵、输卵管功能、受精、黄体生成和子宫内膜接受性多个环节的改变对妊娠产生影响；⑤先天生殖系统发育畸形，包括米勒管畸形，如纵隔子宫、双角子宫和双子宫、先天性输卵管发育异常等。

2. 排卵障碍 排卵障碍占女性不孕的 25%～35%，常见病因如下。

（1）下丘脑性闭经或月经失调：包括①进食障碍性闭经；②过度肥胖和消瘦、过度运动；③特发性低促性腺激素性低性激素性闭经；④卡尔曼综合征、药物因素等。

（2）垂体性闭经或月经失调：包括特发性高催乳素血症、垂体腺瘤、希恩综合征、空蝶鞍综合征等。

（3）卵巢性闭经或月经失调：包括①早发性卵巢功能不全，如染色体和基因缺陷的遗传因素、自身免疫性疾病、手术和放化疗导致的医源性因素等；②多囊卵巢综合征，表现为稀发排卵或月经稀发、临床和 / 或生化高雄激素血症、代谢紊乱等临床特征；③特纳综合征，为 45, X 及嵌合型染色体异常；④先天性性腺发育不全；⑤功能性卵巢肿瘤，异常分泌雄激素和雌激素的内分泌性肿瘤。

（4）其他内分泌疾病：包括先天性肾上腺皮质增生症、库欣综合征、肾上腺皮质功能减退、甲状腺功能减退等。

（二）男方因素

男性因素不孕症主要是由于男性性功能障碍和 / 或精液异常所致。

1. 精液异常 先天或后天原因所致的精液异常，表现为少或弱精子症、无精子症、精子发育停滞、畸形精子症和单纯性精浆异常等。

（1）无精子症：2～3 次精液高速离心后沉淀物显微镜检查均未见精子，称无精子症。主要分为两类：原发性无精子症（生精功能障碍性无精子症）和梗阻性无精子症。

（2）少或弱精子症：连续 2～3 次的标准精液分析，精子数量或活动力低于参考值下限，为少或弱精子症。根据表现可分为少精子症、弱精子症、少弱精子症和隐匿精子症。隐匿精子症指精液常规检查（使用新鲜标本）未发现精子，但离心后沉淀物检查中可发现精子。

（3）畸形精子症：指正常形态精子的百分率低于参考值下限，推荐使用改良巴氏染色法行精子形态染色。

（4）单纯性精浆异常：表现为精液中精子浓度、活动力、总数和形态正常，但精浆的物理性状、生化性质、细菌内容物异常，多为特发性的，但是与不育的发生是否相关缺少足够的证据。

常见的导致精液异常的原因有先天性异常、全身性因素、生殖系统病变以及其他因素。①先天性异常：主要是指先天性发育畸形及遗传性疾病。前者常见的有隐睾或睾丸下降不全、先天性输精管精囊缺如、先天性睾丸发育障碍和高促性腺激素性性腺功能减退；后者主要包括染色体核型异常、Y 染色体微缺失、精曲小管发育不全及嵌合型、纯睾丸支持细胞综合征、雄激素受体基因突变和原发性纤毛不动综合征等。②全身性因素：包括疾病相关的常见内分泌异常，有特发性低促性腺激素性性腺功能减退、卡尔曼综合征、高催乳素血症等。免疫性不育目前临床上无明确的诊断标准。其他可能的原因还包括吸烟、过度饮酒、吸毒、环境因素和近期内高热。③生殖系统病变：主要包括继发性睾丸损伤，或医源性损伤；伴有精液参数异常的精索静脉曲张；男性附属性腺感染，临床常合并附睾炎、前列腺炎、精囊炎等。

2. 男性性功能障碍 指器质性或心理性原因引起的性交功能障碍和 / 或射精功能障碍，如器质性和 / 或心理性原因引起勃起不能或不充分、不射精和逆行射精，或性唤起障碍所致的性交频率不足等。

（三）不明原因性不孕

不明原因性不孕是一种生育力低下的状态，男女双方因素均不能排除，占不孕人群的 10%～20%，可能病因包括免疫因素、隐性子宫输卵管因素、潜在的卵母细胞或精子异常、受精障碍、胚胎发育阻滞、反复胚胎着床失败和遗传缺陷等，但目前临床缺乏针对性的检测手段，难以确定明确病因。

二、检查步骤和诊断

不孕症的诊断要点在于病因诊断。对符合不孕症定义、有影响生育的疾病史或临床表现的患者，建议男女双方同时就诊明确病因。

（一）男方检查

1. 病史采集 包括婚育史、不育年限、性生活情况、有无性交或射精障碍、不育相关检查和治疗经过；既往是否存在可能影响生育能力的全身性疾病、专科疾病和治疗史，如腮腺炎、糖尿病等；手术史，如输精管结扎术；个人史，如高温环境暴露、吸烟、酗酒和吸毒；家族史。

2. 体格检查 包括全身检查和生殖系统专科检查。全身检查注意体格发育及营养状况，包括身高、体重、血压、躯干肢体比例、嗅觉、第二性征（喉结、体毛分布、有无男性乳房女性化等）。生殖系统检查明确有无包茎或包皮过长；有无尿道下裂、严重阴茎弯曲、瘢痕、硬化斑块、赘生物、溃疡或尿道分泌物；睾丸形状、体积和质地,有无下降不全、异位或回缩;附睾能否触及,有无囊肿、结节及压痛;输精管能否触及,有无中断、增粗、结节及触痛;有无阴囊肿块;有无精索静脉曲张及分级;腹股沟区有无疝、瘢痕或淋巴结肿大;前列腺大小、质地是否均匀,有无结节和压痛;精囊能否触及,有无压痛。

3. 辅助检查

(1)精液分析:精液分析应作为男性患者的常规检查,需行 2～3 次精液分析,以获取基线数据。检查时间为禁欲 2～7 天,每次检查的禁欲时间尽可能恒定。男性的精液性状需要与临床指标结合起来加以分析、理解;无论对于个体或是人群,精液的性状变化较大;因此,其检查结果并不是决定夫妇能否生育的唯一因素,参考值范围根据《世界卫生组织人类精液检查与处理实验室手册》(第 5 版)制定,但只是对男性的生育状态提供参考性指导,低于参考值范围下限的男性并非是绝对不育的。

对于少精子症患者根据精子浓度进行分度。①轻中度少精子症:连续 2～3 次标准的精液分析,精子浓度在 $5×10^6/ml$～$<15×10^6/ml$;②严重少精子症:连续 2～3 次标准的精液分析,精子浓度在 $1×10^6/ml$～$<5×10^6/ml$;③极严重少精子症:连续 2～3 次标准的精液分析,精子浓度$<1×10^6/ml$;④隐匿精子症:新鲜标本中未观察到精子,但离心后沉淀物检查中可发现精子。

(2)激素检测:血清激素检测不是必需项目,如存在以下情况需要测定相关的生殖激素水平。①精子浓度低于 $10×10^6/ml$;②性功能障碍;③有其他提示内分泌疾病的临床表现。生殖激素测定应至少包括 FSH 和睾酮,如睾酮水平降低应复查,并进一步检测 LH 和催乳素。

(3)生殖系统超声检查:生殖系统检查中有可疑异常发现时可行相关的超声检查,包括前列腺、精囊腺、睾丸、附睾、阴囊内血流、精索等。

(4)其他检查:①性高潮后尿液检查,适用于性高潮后无精液排出或精液量少于 1ml 的患者(除外双侧输精管发育不全或有性腺功能减退的临床表现者),以确诊是否存在逆行射精;②精浆抗精子抗体的测定,考虑是否存在免疫性不育,不作为独立的诊断指标;③遗传学筛查,染色体核型分析及 Y 染色体微缺失检查适用于无精子症或严重少精子症患者,*CFTR* 基因筛查适用于单侧或双侧输精管缺如的无精子症患者,*Kal* 基因筛查适用于疑似卡尔曼综合征的患者;④下丘脑 - 垂体区域的影像学检查,适用于高催乳素血症及促性腺激素分泌不足的患者;⑤诊断性睾丸活检,适用于无精子症患者,以评估睾丸的生精功能,鉴别梗阻性与非梗阻性无精子症。

(二)女方检查

1. 病史采集 需详细询问不孕相关的病史。

(1)现病史:包括不孕年限、性生活频率、有无避孕及避孕方式、既往妊娠情况,有无盆腹腔疼痛、白带异常、盆腔包块、既往盆腔炎或附件炎史、盆腹腔手术史等,有无情绪、环境和进食变化,有无过度运动和体重显著变化,有无泌乳伴或不伴头痛和视野改变,有无多毛、痤疮和体重改变等。详细了解相关辅助检查及治疗经过。

（2）月经史：初潮年龄、周期规律性和频率、经期长短、经量变化和有无痛经,若有痛经,需进一步询问发生的时间、严重程度以及有无伴随症状。

（3）婚育史：婚姻状况、孕产史及有无孕产期并发症。

（4）既往史：有无结核病和性传播疾病史以及治疗情况、盆腹腔手术史、自身免疫性疾病史、外伤史以及幼时的特殊患病史,有无慢性疾病服药史和药物过敏史。

（5）其他病史信息：个人史,包括吸烟、酗酒、成瘾性药物、吸毒、职业以及特殊环境和毒物接触史,以及家族史,特别是家族中有无不孕不育和出生缺陷史。

2. 体格检查 全身检查需评估体格发育及营养状况,包括身高、体重和体脂分布特征,乳房发育及甲状腺情况,注意有无皮肤改变,如多毛、痤疮和黑棘皮症等;妇科检查应依次检查外阴发育、阴毛分布、阴蒂大小、阴道和宫颈,注意有无异常排液和分泌物,宫颈是否光滑,子宫位置、大小、质地和活动度,附件有无增厚、包块和压痛,直肠子宫陷凹有无触痛结节,下腹有无压痛、反跳痛和异常包块。

3. 不孕相关辅助检查

（1）超声检查：推荐使用经阴道超声。

1）子宫一般状况评估：如子宫形态或结构异常,提示子宫畸形和发育异常的可能。子宫壁的占位提示子宫肌瘤或子宫腺肌瘤的可能;占位的大小及与子宫腔的关系,子宫内膜线是否变形或移位,必要时可进行三维超声、MRI 或宫腔镜检查。子宫内膜形态异常或占位提示子宫腔粘连、子宫内膜瘢痕化、子宫内膜息肉或黏膜下子宫肌瘤的可能。子宫内膜随卵泡的发育逐渐增厚,在成熟卵泡阶段厚度可达到 9mm。卵泡期的子宫内膜"三线征"清晰,为 A 型;排卵期的子宫内膜回声增强,"三线"依稀可见,为 B 型;黄体期的子宫内膜呈高回声征象,为 C 型。

2）卵巢基础状态的评估：测量卵巢的体积、双侧卵巢内直径 2～9mm 的窦卵泡计数、优势卵泡的直径。正常双侧卵巢内直径 2～9mm 的窦卵泡总数≥9 个且单侧均<12 个;一侧或双侧卵巢窦卵泡数≥12 个为多囊卵巢的征象;双侧卵巢窦卵泡总数少于 5～7 个为卵巢功能减退征象,需要复查并结合其他指标综合判断。确认卵巢内是否存在异常回声,如存在则需报告其性质、大小、与邻近器官的关系。泥沙样囊液回声提示子宫内膜异位囊肿可能;持续存在或增大的

囊性或实性包块提示卵巢肿瘤可能;继发于促排卵周期的包块,需要与卵泡囊肿或黄体鉴别。

3)超声排卵监测:动态监测卵泡发育及排卵情况,并同时进行子宫内膜的动态监测。

4)盆腔情况:卵巢外有无异常回声及其性质、形状、大小。卵巢外的腊肠状或串珠状不规则无回声区,内部可见不完全分隔带状强回声提示输卵管积水可能。盆腔积液或包裹性积液提示盆腔粘连可能。

(2)激素测定:排卵障碍和年龄≥35岁女性均应行基础内分泌测定,于月经周期第2~4日测定FSH、LH、雌二醇(estradiol,E_2)、睾酮(testosterone,T)、PRL基础水平。

1)基础FSH水平反映了卵巢的窦卵泡储备,>12IU/L提示卵巢功能减退,≥25IU/L提示卵巢功能不全,≥40IU/L提示卵巢衰竭,<5IU/L提示血值较低。

2)基础LH水平随卵巢功能减退而逐渐升高;LH/FSH比值≥2提示PCOS的可能。基础雌二醇水平一般不高于292.8pmol/L(即80pg/ml),升高提示卵巢功能减退可能。卵泡期雌二醇水平随卵泡的生长逐渐升高,卵泡成熟时可达每个卵泡1 098pmol/L(即300pg/ml)。

3)如果FSH、LH、E2 3种激素的基础水平均偏低,提示低促性腺激素性排卵障碍;如果FSH和LH水平升高,伴E2水平下降,提示高促性腺激素性排卵障碍或卵巢功能减退。

4)催乳素水平升高时需要排除干扰因素后复查,必要时行垂体CT或MRI检查排除垂体腺瘤。高催乳素血症伴有月经周期紊乱、闭经、卵泡发育异常、黄体功能不足时,可考虑为不孕症的原因。

5)睾酮水平超过正常值上限的2.0~2.5倍,提示卵巢或肾上腺存在分泌雄激素的肿瘤可能。

6)黄体期孕酮(P)>9.51nmol/L(3ng/ml)提示近期有排卵;黄体中期的孕酮水平可反映黄体功能[一般高于31.7nmol/L(即10ng/ml)],但准确的阈值难以确定。

7)月经周期中期尿LH水平激增间接预示排卵的发生,可动态监测,排卵多出现在LH峰后1~2天。

9)除上述经典的内分泌指标外,抗米勒管激素(AMH)开始逐渐广泛应用于评价卵巢储备,其水平在月经周期的各时期相对稳定,与基础窦卵泡计数有很强的相关性,但由于个体差异较大,目前并没有公认的诊断界值或参考值范围。此外,还需注意应用外源性激素(如口服避孕药、促性腺激素释放激素)、肥胖、低促性腺激素性性腺功能减退可能会影响AMH的检测结果。

(3)输卵管通畅度检查:推荐使用子宫输卵管X线造影作为输卵管通畅

度的一线筛查,三维实时超声子宫输卵管造影在一定条件下可以作为诊断依据。造影应在月经、短效口服避孕药使用周期或无排卵周期,阴道流血干净后 3～7 天进行,检查前夫妻避免性生活并排除生殖系统炎症。检查时注意观察子宫腔形态,输卵管走行、形态、位置,以及盆腔内造影剂的弥散情况。子宫输卵管造影可以提示子宫腔形态异常,如子宫腔粘连、子宫腔占位和子宫畸形等。输卵管走行僵直、显影中断、造影剂在输卵管内积聚或盆腔弥散欠佳,提示输卵管通畅度异常、梗阻和盆腔粘连的可能;造影剂在输卵管远端膨大积聚提示输卵管积水可能。但需注意子宫输卵管造影属于侵入性操作,因而并不是首选检查,其适于基于男性精液常规分析、盆腔双合诊、排卵监测或治疗性诊断未能明确不孕症病因时的诊断,或拟行人工授精的不孕症患者。

(4)其他检查

1)基础体温测定,双相型体温变化提示排卵可能,基础体温测定可作为年轻、试孕阶段、月经失调的女性因素不孕症患者初步的自测方法,可配合其他排卵监测方法同时进行,不能单独作为本周期排卵预测的方法。

2)宫腔镜、腹腔镜检查,不作为常规检查,适用于体格检查、超声检查和输卵管通畅检查提示存在子宫腔或盆腔异常的患者,可明确病变位置和程度,并进行相应的治疗。

3)CT 或 MRI 检查,适用于病史、体格检查和/或基本辅助检查提示肿瘤或占位性病变等异常的患者,以明确诊断。

三、治疗目的及原则

女性生育力与年龄密切相关,治疗时需充分考虑患者的卵巢生理年龄,选择合理、安全、高效的个体化方案。对于肥胖、消瘦、有不良生活习惯或环境接触史的患者需首先改变生活方式;纠正或治疗机体系统性疾病;性生活异常者在排除器质性疾病的前提下可给予指导,帮助其了解排卵规律,调节性生活频率和时机以增加受孕机会。对于病因诊断明确者可针对病因选择相应治疗方案。

(一)纠正盆腔器质性病变

1. 输卵管病变

(1)一般疗法:对男方精液指标正常、女方卵巢功能良好、不孕年限<3年的年轻夫妇,可先试行期待治疗,也可用中药配合调理。

(2)输卵管成形术:适用于输卵管周围粘连、远端梗阻和轻度积水,可通过腹腔镜下输卵管造口术、输卵管周围粘连松解术和输卵管吻合术等,恢复输卵管及周围组织正常解剖结构,改善通畅度和功能。但对于严重的或伴有明显阴道排液的输卵管积水，目前主张行输卵管切除或结扎术，阻断炎性积水对子宫内膜的不良影响，为下一步辅助生殖技术助孕治疗提供有利条件。

（3）辅助生殖助孕治疗：合并高龄、卵巢储备功能低下或其他不孕因素者推荐 IVF，双侧输卵管近端梗阻推荐直接 IVF，双侧输卵管远端梗阻可选择 IVF 或手术治疗。复发性输卵管梗阻推荐直接 IVF。有输卵管妊娠病史的输卵管梗阻推荐直接 IVF。卵巢储备功能正常、不合并其他不孕因素的单侧输卵管近端梗阻患者可考虑先促排卵人工授精，综合患者个体情况，1～3 个周期未妊娠者可推荐行 IVF；卵巢储备功能正常、不合并其他不孕因素的单侧输卵管远端梗阻患者建议手术治疗，否则可选择 IVF 治疗。

2. 子宫病变　对于子宫黏膜下肌瘤、较大的肌壁间肌瘤、子宫内膜息肉、子宫腔粘连和纵隔子宫等，若显著影响子宫腔形态，则建议手术治疗；子宫明显增大的子宫腺肌病患者，可先行 GnRH-a 治疗 2～3 个周期，待子宫体积缩至理想范围再行辅助生殖技术助孕治疗。

3. 卵巢肿瘤　对非赘生性卵巢囊肿或良性卵巢肿瘤，有手术指征者，可考虑手术予以剥除或切除；性质不明的卵巢肿块，应先明确诊断，必要时行手术探查，根据病理结果决定手术方式。

4. 子宫内膜异位症　可通过腹腔镜进行诊断和治疗，但对于复发性内异症或卵巢功能明显减退的患者应慎重手术。中重度患者术后可辅以 GnRH-a 或孕激素治疗 3～6 个周期后尝试 3～6 个月自然受孕，如仍未妊娠，则需积极行辅助生殖技术助孕。

5. 生殖器结核　活动期应先行规范的抗结核治疗，药物作用期及药物敏感期需避孕。对于盆腔结核导致的子宫和输卵管后遗症，可在评估子宫内膜情况后决定是否行辅助生殖技术助孕。

（二）诱导排卵

促进无排卵女性的排卵目前有许多方法。通常采用分步式方法，即先采用简单低廉的治疗方法，如口服氯米芬、来曲唑等促排卵药，如果无效再采用更加复杂、成本更高的治疗方法，包括促性腺激素治疗、hCG 治疗等。对于伴有多囊卵巢综合征的肥胖患者，需要注意进行生活方式的调整促进减轻体重，因为肥胖可能与无排卵、流产和孕产期合并症密切相关。详见本章第二节"辅助生殖技术"。

（三）不明原因性不孕的治疗

推荐年龄<35 岁的女性（无卵巢功能减退证据），不孕年限≤2 年，可选择期待治疗 6～12 个月；如仍未孕，可考虑行积极治疗促排卵或促排卵＋人工授精、体外受精胚胎移植术（in vitro fertilization and embryo transfer，IVF-ET）治疗或腹腔镜检查；不推荐年龄>35 岁、不孕年限≥3 年的夫妇进行期待治疗。

（四）辅助生殖技术

包括人工授精、体外受精 - 胚胎移植术及其衍生技术等。

（马延敏）

参 考 文 献

[1] MONTOYA J M, BERNAL A, BORRERO C. Diagnostics in assisted human reproduction. Reprod Biomed Online, 2002, 5（2）: 198-210.

[2] 陈子江, 刘嘉茵, 黄荷凤, 等. 不孕症诊断指南. 中华妇产科杂志, 2019, 54（8）: 505-511.

[3] OMBELET W, COOKE I, DYER S, et al. Infertility and the provision of infertility medical services in developing countries. Hum Reprod Update, 2008, 14（6）: 605-621.

[4] BOIVIN J, BUNTING L, COLLINS J A, et al. International estimates of infertility prevalence and treatment-seeking: potential need and demand for infertility medical care. Human Reprod, 2007, 22（6）: 1506-1512.

[5] VAN DER POEL S Z. Historical walk: the HRP Special Programme and infertility. Gynecol Obstet Invest, 2012, 74（3）: 218-227.

[6] Practice Committee of the American Society for Reproductive Medicine. Diagnostic evaluation of the infertile female: a committee opinion. Fertil Steril, 2015, 103（6）: e44-e50.

[7] ROWE P J, COMHAIRE F H, HARGREAVE T B, et al. 世界卫生组织男性不育标准化检查与诊疗手册. 李铮, 张忠平, 黄翼然, 等, 译. 北京: 人民卫生出版社, 2007.

[8] 世界卫生组织. 世界卫生组织人类精液检查与处理实验室手册. 5 版. 国家人口和计划生育委员会科学技术研究所, 中华医学会男科学分会, 中华医学会生殖医学分会精子库管理学组, 译. 北京: 人民卫生出版社, 2011.

[9] Practice Committee of the American Society for Reproductive Medicine. Diagnostic evaluation of the infertile male: a committee opinion. Fertil Steril, 2015, 103（3）: e18-e25.

[10] ARMSTRONG S C, SHOWELL M, STEWART E A, et al. Baseline anatomical assessment of the uterus and ovaries in infertile women: a systematic review of the evidence on which assessment methods are the safest and most effective in terms of improving fertility outcomes. Hum Reprod Update, 2017, 23（5）: 533-547.

[11] 中国医师协会生殖医学专业委员会. 高龄女性不孕诊治指南. 中华生殖与避孕杂志, 2017, 37（2）: 87-100.

[12] 林小娜, 黄国宁, 孙海翔, 等. 输卵管性不孕诊治的中国专家共识. 生殖医学杂志, 2018, 27（11）: 1048-1056.

[13] 张琬琳, 王晓红. 子宫内膜异位症相关不孕诊治指南解读. 实用妇产科杂志, 2018, 34

(5): 341-343.

[14] 杨一华, 黄国宁, 孙海翔, 等. 不明原因不孕症诊断与治疗中国专家共识. 生殖医学杂志, 2019, 28(9): 984-992.

第二节 辅助生殖技术

人类辅助生殖技术(assisted reproductive technology, ART)是 20 世纪 70 年代兴起的一种治疗不孕不育症的新方法, 是运用医学技术和方法对配子、合子、胚胎进行人工操作, 也就是用人工方法辅助自然过程的某一或全部环节来完成生育的方法, 达到帮助不孕症夫妇实现怀孕目的的一系列技术, 包括人工授精(artificial insemination, AI)、体外受精胚胎移

人类辅助生殖技术的诊治与药学监护(微课)

植术(IVF-ET)及其衍生技术, 如卵胞质内单精子注射(intracytoplasmic sperm injection, ICSI)技术、胚胎植入前诊断技术、胚胎辅助孵化技术、配子及胚胎冷冻保存技术等。1976 年报道了首例人类卵子体外受精后的妊娠, 1978 年 7 月 25 日世界首例试管婴儿 Louis Brown 在英国诞生, 成为生殖医学史上的里程碑, 标志着人类辅助生殖技术进入新纪元。中国 ART 在 30 多年时间里得到了飞速的发展。国内首例试管婴儿于 1988 年 3 月在北京医科大学第三医院诞生。随后首例赠胚试管婴儿于 1988 年 6 月在湖南湘雅医学院诞生。1995 年 2 月 6 日中国首例冻融胚胎试管婴儿诞生。1996 年 10 月 3 日, 中国首例 ICSI 试管婴儿在广州中山大学附属第一医院生殖医学中心诞生。1999 年在中山大学附属第一医院完成首例胚胎植入前遗传学诊断(preimplantation genetic diagnosis, PGD)。辅助生殖技术的出现为全球不孕不育患者解除病痛提供了新的途径, 为数以万计的患者带来了福音。

一、促排卵

辅助生殖技术的重要内容之一是促排卵治疗, 包括诱导排卵(ovulation induction, OI)和控制性卵巢刺激(controlled ovarian stimulation, COS)。

(一)治疗目的及原则

诱导排卵指对排卵障碍患者应用药物或手术方法诱发排卵, 一般以诱导单卵泡或少数卵泡发育为目的, 适用于: ①有生育要求但持续性无排卵和稀发排卵的不孕患者, 常见为多囊卵巢综合征及下丘脑性排卵障碍; ②黄体功能不足; ③因排卵障碍(卵泡发育不良)导致的不孕和复发性流产; ④其他, 如配合宫腔内人工授精(IUI)治疗时、不明原因不孕症、轻型子宫内膜异位症的患者。控制

性卵巢刺激指以药物手段在可控范围内诱发多卵泡发育和成熟,其应用对象多有正常排卵功能,适用于需要进行 IVF-ET 及其衍生技术治疗的患者。促排卵最常用药物为氯米芬、芳香化酶抑制剂、促性腺激素类和促性腺激素释放激素类似物。

(二)药物治疗

1. 氯米芬(clomiphene,CC) CC 主要成分为枸橼酸氯米芬,CC 是一种三苯乙烯衍生的非甾体化合物,常用制剂是由约 38% 顺式异构体(zuclomiphene,珠式 CC)和约 62% 反式异构体(enclomiphene,恩式 CC)组成。恩式 CC 同时具有抗雌激素和弱雌激素效应,而珠式 CC 则是完全的抗雌激素效应。CC 口服后经肠道吸收,进入肝血流循环,半衰期一般为 5~7 天。CC 对雌激素有弱的激动与强的拮抗双重作用,首先拮抗占优势,通过竞争性占据下丘脑雌激素受体,干扰内源性雌激素的负反馈,促使 LH 与 FSH 的分泌增加,刺激卵泡生长,卵泡成熟后,雌激素的释放量增加,通过正反馈激发 Gn 的释放达峰值,于是排卵。CC 还可直接作用于卵巢,增强颗粒细胞对垂体 Gn 的敏感性和芳香化酶的活性。适用于下丘脑 - 垂体 - 卵巢轴反馈机制健全、体内有一定雌激素水平者。用法:月经第 3~5 日开始,每日口服 50mg(最大剂量不超过 150mg/d),连用 5 日。如果这一治疗方案失败,那么应当增加氯米芬剂量,先增加至 FDA 允许的最大剂量 100mg/d,实际可能需要用到 150~200mg/d。服药当日,CC 抗雌激素效应表现为潮热,3~5 日后表现为宫颈黏液和内膜改变,同时也可影响子宫内膜厚度。推荐结合阴道超声监测卵泡发育,必要时可联合应用人类绝经期促性腺激素(human menopausal gonadotropin,hMG)和人绒毛膜促性腺激素(human chorionic gonadotropin,hCG)诱发排卵。排卵后可进行 12~14 日黄体功能支持,药物选择天然黄体酮制剂。虽然氯米芬对于 75% 的女性促排卵有效,但是这些排卵的女性中仅有 40%~50% 能够成功妊娠。这可能是由于氯米芬抑制雌激素对子宫内膜的作用,导致受精或着床的环境不适。氯米芬的不良反应包括卵巢过度刺激综合征(ovarian hyperstimulation syndrome,OHSS,小于 1%)、增加多胎发生率(双胎率为 5%~10%,三胎率约为 0.3%)、卵巢囊肿、潮热、头疼和视物模糊。相较于其他药物,氯米芬相对便宜,口服有效,也不需要密切的临床监测。

2. 来曲唑(letrozole,LE) 属于芳香化酶抑制剂,LE 促排卵机制可能分为以下两个方面:阻断雌激素的产生,降低机体雌激素水平,解除雌激素对下丘脑 - 垂体 - 性腺轴的负反馈抑制作用,导致 Gn 的分泌增加而促进卵泡发育;在卵巢水平阻断雄激素转化为雌激素,导致雄激素在卵泡内积聚,从而增强 FSH 受体的表达并促进卵泡发育。同时,卵泡内雄激素的蓄积可刺激胰岛素样生长因子 - Ⅰ(IGF-Ⅰ)及其他自分泌和旁分泌因子的表达增多,在外周水平通过 IGF-Ⅰ系统提高卵巢对激素的反应性。适应证和用法同氯米芬，剂量一般为 2.5～5mg/d，来曲唑口服后可完全被吸收，平均终末半衰期大约为 45 小时（范围 30～60 小时），主要在肝脏代谢。在临床应用中，LE 的耐受性好，主要的不良反应为胃肠道反应，其他包括潮热红、头痛和背痛。

3. 促性腺激素类 Gn 类药物分为两大类：天然 Gn 和基因重组 Gn。天然 Gn 包括：①从绝经妇女尿中提取的 Gn，如人类绝经期促性腺激素（hMG）、尿源性人卵泡刺激素（uFSH）；②从孕妇尿中提取的人绒毛膜促性腺激素（hCG）。基因重组 Gn 包括重组 FSH（rFSH）、重组 LH（rLH）和重组 hCG（rhCG）。尽管该类药物明确适用于由下丘脑或垂体功能障碍导致的低促性腺素性无排卵女性的促排卵，也被用于氯米芬无效的多囊卵巢综合征患者或排卵正常的不育女性，但通常在氯米芬试用无效之后使用。

hMG 含有等量的 FSH 和 LH，有国产 hMG 和进口高纯度 uhMG 两种。国产 hMG 在我国已应用多年，可独立作为促排卵治疗用药。进口高纯度 uhMG，纯度＞95%，其 LH 活性较非 hCG 驱动的 LH 活性具有更长的半衰期和更高的生物活性。用法：月经周期第 2～3 日开始，每日或隔日肌内注射 75～150IU，直至卵泡成熟。用药期间必须辅以超声监测卵泡发育，可同时进行血清雌激素水平测定，待卵泡发育成熟给予 hCG 促进排卵和黄体形成。

hCG 结构与 LH 极相似，分 uhCG 和 rhCG 两类，常用于卵泡成熟后模拟内源性 LH 峰诱发排卵，用法：4 000～10 000IU 肌内注射 1 次。曾用于黄体支持，但由于能引起卵巢过度刺激，现建议慎用。注射 rhCG 250mg 与注射 uhCG 5 000IU 和 10 000IU 对诱导卵泡成熟和早期黄体化具有等效作用。uhCG 血药浓度达峰时间约 12 小时，120 小时后降至稳定的低浓度，给药 32～36 小时内发生排卵。

rFSH 分为 α 和 β 两种，均为用基因工程技术制备得到的生化纯度超过 99% 的 FSH 制剂。可促进性腺功能障碍（卵巢衰竭除外）妇女卵巢卵泡的生长，并可用于 ART 促使多个卵泡发育。rFSH-α 皮下给药后，绝对生物利用度约为 70%。多次给药后，在 3～4 日内蓄积 3 倍达到稳态。rFSH-β 肌内注射或皮下注射后，达峰时间为 12 小时，半衰期约 40 小时，绝对生物利用度约 77%。rLH 主要药理作用为与卵泡膜细胞膜上 LH/hCG 受体结合，刺激其分泌雄激素，为颗粒细胞合成雌激素提供底物，以支持 FSH 诱导的卵泡发育，在卵泡发育末期，高水平的 LH 启动黄体形成并且排卵。

4. 促性腺激素释放激素（GnRH）类似物 根据其与受体的不同作用方式，可分为促性腺激素释放激素激动剂（GnRH-a）及促性腺激素释放激素拮抗剂（gonadotropin releasing hormone antagonist，GnRH-ant）。

（1）GnRH-a：GnRH-a 通过酶切位点的结构改变提高受体的活性并延长半

衰期。GnRH-a 与 GnRH 受体结合形成激素受体复合物,刺激垂体 Gn 急剧释放（flare up）,在首次给药的 12 小时内,血清 FSH 浓度上升 5 倍,LH 上升 10 倍,E_2 上升 4 倍。若 GnRH-a 持续使用,则垂体细胞表面可结合的 GnRH 受体减少,对进一步 GnRH-a 刺激不敏感,即所谓降调节作用（down regulation）,使 FSH、LH 分泌处于低水平,卵泡发育停滞,性激素水平下降,用药 7～14 日达到药物性垂体 - 卵巢去势,由此作为临床应用的基础。停药后垂体功能会完全恢复,具有正常月经周期的妇女停药后卵巢功能的恢复约需 6 周。

（2）GnRH-ant:它与垂体 GnRH 受体竞争性结合,抑制垂体 Gn 的释放,起效快、作用时间短,停药后垂体功能即迅速恢复,抑制作用为剂量依赖性,呈线性药动学特点。两种 GnRH-ant 加尼瑞克和西曲瑞克获得 FDA 批准用于辅助生殖技术的促排卵方案中,抑制 LH 峰进而预防过早的排卵。作为拮抗剂而不是激动剂,这些药物不引起瞬时的促性腺激素分泌高峰和性激素生物合成。一项包括 45 个随机对照试验（randomized controlled trials,RCT）共 7 511 名妇女的 Meta 分析指出,GnRH-ant 方案和 GnRH-a 长方案两者在妊娠率和活产率方面无明显统计学差异,但使用 GnRH-ant 的患者 OHSS 的发生率明显低于使用 GnRH-a 的患者,差异有统计学意义。

（三）促排卵用药监护

诱导排卵按照"低剂量逐步升高"原则,先给予 75IU/d 的外源性促性腺激素注射液,使用几日之后,需要监测血清雌二醇水平。雌二醇的目标血清浓度是 500～1 500pg/ml,较低水平表示促性腺激素刺激不充分,而较高水平则提示卵巢过度刺激综合征风险增加。如果雌二醇水平太低,促性腺激素的日用剂量应当增加 37.5IU 或者 75IU。每 2～3 日进行超声检查,评估卵泡成熟情况。当 1 个或 2 个卵泡达到 17mm 直径时,注射人绒毛膜促性腺激素诱导卵细胞成熟并排卵,36 小时后通过性交或人工授精获得受精。如果出现 2 个以上成熟卵泡,促性腺激素治疗应当立刻停止,以避免卵巢过度刺激综合征的发生,并采取避孕措施防止出现多胎妊娠。也可采用"高剂量逐步降低"的原则,一开始采用高剂量的促性腺激素,随后逐渐减少剂量。但有研究表明,这种治疗方案可能增加卵巢过度刺激综合征的风险。

促性腺激素诱导也被用于体外受精的促排卵,一般使用大剂量促性腺激素（225～300IU/d）诱导多个卵细胞发育。为了预防 LH 水平升高和卵泡继发过早黄素化,促性腺激素通常与促性腺激素释放激素激动剂联合使用。在"长周期疗程"时,该激动剂一般在前一周期的黄体期（通常月经周期 21 日）开始使用,然后一直维持到注射人绒毛膜促性腺激素以促排卵。通过检查血清雌二醇和卵泡大小评估卵泡成熟情况。当有 3 个以上卵泡直径≥17mm 时,注射人绒毛膜促性腺激素诱导排卵。在"短周期疗程"中,该激动剂在周期的第 2 日开始使用，1日后开始注射促性腺激素，促性腺激素开始治疗后10～12日卵泡完全成熟。体外受精前采用促性腺激素释放激素拮抗剂的卵巢过度刺激方案。不论采用长周期还是短周期疗程，最后阶段均使用人绒毛膜促性腺激素（尿提取药物5 000～10 000IU 或者重组 hCG 250μg）诱导卵细胞生长，在其后32～36 小时成熟卵细胞从卵泡中释放出来。此后利用超声监测经阴道获取成熟卵子，并进行体外受精或者卵胞质内单精子注射技术受精，受精后3～5 日将1～2 个受精卵植入子宫。

二、人工授精

人工授精（AI）是将精子通过非性交方式注入女性生殖道内，使其受孕的一种技术。包括使用夫精人工授精（artificial insemination with husband sperm，AIH）和供精人工授精（artificial insemination by donor，AID）。按国家法规，目前AID 精子来源一律由国家卫生健康委员会认定的人类精子库提供和管理。根据授精部位可将人工授精分为宫腔内人工授精（intrauterine insemination，IUI）、宫颈管内人工授精（intracervical insemination，ICI）、阴道内人工授精（intra-vaginal insemination，IVI）、输卵管内人工授精（intra-tubal insemination，ITI）及直接经腹腔内人工授精（direct intra-peritoneal insemination，DIPI）等，目前临床上以 IUI和 ICI 最为常用。

（一）治疗目的及原则

具备正常发育的卵泡、正常范围的活动精子数目、健全的女性生殖道结构、至少一条通畅的输卵管，无确诊的或疑似的活动性宫颈、宫内或盆腔感染的不孕（育）症夫妇，可以实施人工授精治疗。IUI 可避免性交，故尤其有助于某些重度性功能障碍类型的患者，如重度阴道痉挛和射精障碍，或者 HIV 感染或肝炎等性传播疾病携带状态不一致的夫妇。对于因宫颈因素或轻度男方因素而不育的患者，IUI 能使精子绕过可能不利的宫颈因素，从而增加进入子宫腔的精子数量。对于接受诱导排卵的女性（包括不明原因不孕、轻度子宫内膜异位症患者），IUI 常被用作体外受精（IVF）之前的中间选择。

供精人工授精主要是治疗男性因素的不育。一方或双方携带某种遗传性疾病的夫妇、性传播病毒感染血清学不一致的夫妇、体外受精（IVF）或 ICSI 受精失败的夫妇、无男性伴侣的女性也可以考虑供精人工授精。而输卵管因素、子宫畸形、活动性盆腔感染或未矫正无排卵情况导致生育能力低下的女性，不适合接受供精人工授精。

（二）操作流程

目前，妊娠率最高的是采用洗涤精子进行 IUI。受者在妇科检查床上采取背躺截石位，双脚放在脚蹬上。医生将窥器放置于阴道，使宫颈暴露。不需要进行局部麻醉和预防性使用抗生素。将精液洗涤处理后，去除精浆，取 0.3～0.5ml 精子悬浮液，医生将精子样本抽吸到 1.0ml 的注射器内，将去除针尖的注射器针筒连接到一个可弯曲的 18cm 长的聚乙烯导管上（标准的 IUI 导管）。排空注射器针筒和导管内的空气，导管经子宫颈管插入，并在典型的子宫内延伸5.5cm，继而进行精子注射。子宫可能发生轻微的痉挛。注射之后，慢慢地移出导管，嘱患者安静平躺 15 分钟。大多数来自采用供精进行 IUI 的研究的观察性数据表明，第 2 日重复 IUI 不会显著提高妊娠率。传统上，ICI 采用新鲜供精精子进行。术者将 1.5～2.5ml 的新鲜供精注入子宫颈管；不要将新鲜精子样本注入子宫腔，因为受者可能会发生对蛋白质、前列腺素和细菌的严重反应。一项系统评价纳入了数项比较 IUI 与 ICI 的随机试验，该系统评价发现，IUI 可获得显著更高的妊娠率（*OR* 3.37，95%CI 1.90～5.96）和活产率（*OR* 1.98，95%CI 1.02～3.86），并且不会增加多胎产率。

人工授精可在自然周期和促排卵周期进行。自然周期方案最适合射精障碍、阴道痉挛或宫颈因素致不孕不育的患者。可使用非处方排卵预测尿液试剂条监测，一旦晨尿中检测到 LH 激增，则在次日行 IUI。促排卵周期常用控制性超促排卵联合 IUI 治疗不明原因不孕不育的夫妇。氯米芬是标准的一线治疗用药；如果不成功，接下来可使用来曲唑、注射用促性腺激素或行 IVF。CC 自月经周期第 2～6 日开始，推荐起始剂量为 50mg/d，连用 5 日；如卵巢无反应，第 2 周期逐渐增加剂量，最大剂量为 150mg/d。单用 CC 诱发排卵失败时，建议根据患者情况应用 CC 合并外源性 Gn，或合并二甲双胍，或合并低剂量糖皮质激素来诱发排卵。LE 自经第 2～6 日开始使用，推荐起始剂量为 2.5mg/d，连用 5 日；如卵巢无反应，第 2 周期逐渐增加剂量，最大剂量为 7.5mg/d。Gn 自月经周期第 2～6 日开始使用，推荐 hMG 或 FSH 起始剂量不超过 75IU/d，隔日或每日肌内注射；应用 7～14 日卵巢无反应，逐渐增加剂量，如有优势卵泡发育，保持该剂量不变，如应用 7 日仍无优势卵泡，继续递增剂量，最大应用剂量为 225IU/d。Gn 可合并 LE 或 CC 使用，增加卵巢对 Gn 的敏感性，降低 Gn用量。

来曲唑可能优于促性腺激素，因为其费用更低，便于使用，且较少导致多胎妊娠，尤其是≥3 胎的妊娠。无论采用何种促排卵方法，受孕率在第 3 个 IUI 周期后均会明显下降。在促排卵周期中应控制优势卵泡数目，使用促性腺激素刺激几日之后，需要监测血清雌二醇水平及超声评估卵泡成熟情况。当 1 或 2 个卵泡达到 17mm 直径时，注射人绒毛膜促性腺激素诱导卵细胞成熟并排卵，36小时后人工授精。当有 3 个及以上优势卵泡发育时，促性腺激素治疗应当立刻停止，以避免卵巢过度刺激综合征的发生，并采取避孕措施防止出现多胎妊娠，建议取消本周期 AI。

三、体外受精胚胎移植术

体外受精胚胎移植术（IVF-ET）指从女性卵巢内取出卵子，在体外与精子发生受精并培养 3～5 日，再将发育到卵裂球期或囊胚期阶段的胚胎移植到子宫腔内，使其着床发育成胎儿的全过程，俗称为"试管婴儿"。

经阴道超声介导下取卵，将卵母细胞和精子在培养液中受精，受精卵在体外培养 3～5 日，形成卵裂球期或囊胚期胚胎。取卵后 72 小时左右（卵裂期，4～8 个细胞）是最常见的将胚胎移植至子宫腔的时间，其次为第 5 日（胚泡期）。胚泡期移植的主要优势在于能够进行 PGD，单个胚泡移植可以大量减少多胎妊娠。常规植入胚胎的数目取决于多种因素，包括母亲年龄、获卵数和有无可冻存的胚胎。移植 1 个以上的胚胎可增加妊娠的概率，但同时也会增加多胎妊娠的概率。年轻女性最多移植 2 个胚胎。由于年龄较大的女性的着床率更低，所以通常会移植更多胚胎。

根据不同不孕（育）症病因的治疗需要，IVF-ET 相继衍生出一系列相关的辅助生殖技术，包括配子和胚胎冷冻、囊胚培养、卵胞质内单精子注射、胚胎植入前遗传学诊断 / 筛查（preimplantation genetic diagnosis/screening，PGD/PGS）及卵母细胞体外成熟（in vitro maturation，IVM）等技术。

（一）卵胞质内单精子注射（ICSI）

1992 年 Palermo 等将精子直接注射到卵细胞质内，获得正常卵子受精和卵裂过程，诞生人类首例卵胞质内单精子注射技术受孕的婴儿。ICSI 主要用于严重少、弱、畸精子症，不可逆的梗阻性无精子症，体外受精失败，精子顶体异常，以及需行胚胎植入前遗传学诊断 / 筛查的患者夫妇。然而，对于无男性因素不育或无上述任何一条指征的伴侣，进行 ICSI 并不比常规 IVF 更有效，不建议进行 ICSI。一项回顾性队列研究报道，与常规 IVF 相比，ICSI 的胚胎着床率（25% vs 23%）和活产率均更低（39.2% vs 36.5%）。刺激排卵和卵泡监测同 IVF 过程，后行经阴道超声介导下取卵，去除卵丘颗粒细胞，在高倍倒置显微镜下行卵母细胞质内单精子显微注射授精，胚胎体外培养、胚胎移植及黄体支持以及并发症同 IVF 技术。

（二）胚胎植入前遗传学诊断 / 筛查（PGD/PGS）

1990 年该技术首先应用于 X- 性连锁疾病的胚胎性别选择。植入前遗传学诊断是采用取自植入前胚胎的 1 个或多个细胞或来自卵母细胞的极体。其目的是使妊娠不受特定遗传特征的影响，例如亲生父母一方或双方携带的已知可遗传基因突变或染色体异常。植入前遗传学筛查也是采用取自植入前胚胎的 1 个或多个细胞或来自卵母细胞的极体。其目的是从推测染色体正常夫妇的胚胎中识别出新发的非整倍性。用于分析的 DNA 可来源于极体、受精后第3天6～9细胞胚中的1个或2个卵裂球，或受精后5～6天囊胚泡中的滋养外胚层细胞。PGD/PGS主要用于单基因相关遗传病、染色体病、性连锁遗传病及可能生育异常患儿的高风险人群等。避免在孕育不良胎儿后才终止妊娠；降低携带染色体平衡易位个体出现反复妊娠丢失的风险；增加亲本获得人类白细胞抗原（HLA）匹配后代的概率；进行有医学指征的性别选择。随着细胞和分子生物学技术发展，微阵列高通量的芯片检测技术、新一代测序技术应用于临床，目前已经有数百种单基因疾病和染色体核型异常均能在胚胎期得到诊断。

（三）卵母细胞体外成熟（IVM）

取不成熟卵母细胞进行体外成熟，包括从生发泡阶段到中期第Ⅱ阶段的卵母细胞体外转化，卵母细胞细胞核和细胞质的成熟并形成胚胎，是一项新兴技术。该胚胎的发育潜能也要与标准IVF或体内自发成熟卵母细胞所形成胚胎的发育潜能相近。初始研究表明IVM受精率低，胚胎质量欠佳。该技术主要的优势在于避免了大剂量促性腺激素的使用及其产生的高昂费用，避免了OHSS的风险，还避免了激素敏感组织可能发生的不良反应。鉴于该技术仍在发展中，其在不孕症治疗中的作用也需进一步评估。

四、卵巢过度刺激综合征

卵巢过度刺激综合征指诱导排卵药物刺激卵巢后，导致多个卵泡发育、雌激素水平过高及颗粒细胞黄素化，引起全身血管通透性增加、血液中水分进入体腔和血液成分浓缩等血流动力学病理改变，hCG升高会加重病理进程。轻度仅表现为轻度腹胀、卵巢增大；重度表现为腹胀，大量腹水、胸腔积液，导致血液浓缩、重要脏器血栓形成和功能损害及电解质紊乱等严重并发症，严重者可引起死亡。在超促排卵人群中轻度发病率高达20%～30%，中度为3%～6%，重度OHSS发病率<2%。

（一）发生机制

目前，OHSS发生机制仍未明确，对其解释的学说之一是在控制性超排卵过程中，Gn和hCG的相继作用，使体内血管内皮细胞和中性粒细胞活化，释放组胺、前列腺素和血管内皮生长因子（VEGF）等炎性介质，增加血管通透性，血管内液体渗漏至第三间隙，导致水电解质紊乱、血容量不足、脏器灌注不足、器官功能障碍、浆膜腔积液。另外，肾素-血管紧张素系统也参与了OHSS的发病，LH和hCG可启动肾素基因表达，使全身微动脉收缩，促进血管新生，使血管通透性升高。

（二）高危因素及预测

OHSS公认的高危因素包括年轻、体型瘦小、多囊卵巢综合征（polycystic

ovary syndrome，PCOS)、高剂量的 Gn 治疗、高血清 E_2、外源性 hCG 注射、黄体期 hCG 添加和妊娠。在促排卵治疗中，如果实验室常规检查出超过 4～6 个大于 17mm 的卵泡或者血清雌二醇水平超过 1 500pg/ml，应怀疑可能发生卵巢过度刺激综合征，在这种情况下，停用人绒毛膜促性腺激素并避孕。在 IVF 的控制性超排卵过程中，如果大于 15mm 的卵泡数量超过 15～20 个或者血清雌二醇水平超过 5 000pg/ml，卵巢过度刺激综合征的发生率明显升高。如果血清雌二醇水平接近上述阈值，为了避免这种不良反应发生，可停止促性腺激素 1～2 日。

（三）临床表现及分期

按 Golan 标准分为轻、中、重三度，I～V 5 个级别，轻度（I、II级)仅有消化道症状及卵巢增大表现，中度（III级)出现腹水，重度（IV、V级)可有胸腔积液生成、呼吸困难及继发的血液浓缩改变。按发生时间不同，OHSS 的临床类型分为两种：一种为早发型，于注射 hCG 后 3～7 天发生，病程 7～10 天，其发生与外源性 hCG 使用有关；另一种为晚发型，于注射 hCG 后 12～17 天发生，病程 15～45 天，其发生与内源性 hCG 升高有关，常合并妊娠。早发型往往为自限性，对症处理后多可缓解。晚发型与妊娠相关，病程进展迅速，病情常较重，病程长，因合并妊娠，处理难度较大。

（四）预防措施

OHSS 预防的关键在于确定个体患者的潜在风险并制订出恰当的方案来避免其发生。①对于具有 OHSS 发生高风险特点的患者，不使用 GnRH-a 进行垂体降调节，采用 GnRH-ant 抑制内源性 LH 峰。GnRH-a 的使用可增加 OHSS 的发生率，这很可能是由于卵泡募集增加。使用 GnRH-ant 时 OHSS 发生率较低，对 PCOS 女性亦是如此。②使用黄体酮而不是 hCG 进行黄体期支持，与 hCG 方案相比，黄体酮组发生 OHSS 的风险明显更低。③使用个体化卵巢刺激方案，使用卵泡发育和妊娠所需的最小剂量和最短持续时间的促性腺激素。在有风险的患者中，促性腺激素的起始剂量应该减少（至 100～150IU)，周期取消率和 OHSS 发生率更低。④全胚冷冻：在有风险的患者中，选择性冻存可以预防重度 OHSS 的发生，且在以后的自然周期中进行胚胎移植可有较好的妊娠率。⑤Coasting：当控制性超排卵出现过多卵泡发育及过高 E_2 水平时，有学者采用暂停注射 Gn 的方法，期待部分卵泡停止生长及闭锁，降低体内 E_2 水平，期望达到降低 OHSS 发生的目的。当优势卵泡≥16mm 及血清 E_2 水平>3 500pg/ml 时，通常开始 coasting 疗法。当 E_2 值降至安全范围开始注射 hCG，可以部分阻止 OHSS 发生，或降低其严重程度。⑥在有风险的患者中，较低剂量的 hCG 可以通过减少颗粒细胞分泌的 VEGF 降低 OHSS 的风险。剂量降低至 2 500～3 300IU 的 hCG 可以成功诱导卵母细胞成熟，且受精率和妊娠率与使用剂量为

5 000IU 或 10 000IU 时相近，又可避免患者暴露于过大剂量 hCG 而发生 OHSS 的危险中。

（五）治疗原则

有症状的中度或重度卵巢过度刺激综合征是一种低血容量 - 低钠状态。治疗通常包括补充液体以维持血管内灌注和支持治疗。对于严重低血容量的患者来说，动脉或静脉血栓栓塞危及生命；因此对于严重的 OHSS，预防性抗凝治疗是必要的。对于 OHSS 的治疗，有充分的证据建议在门诊对 OHSS 患者进行超声引导下的腹腔穿刺术或阴道穿刺术，减少入院率，是一种安全可替代的方案。由于大量蛋白漏出使得血容量急剧减少，可选择血浆、白蛋白、血浆代用品等进行扩容。羟乙基淀粉是一种较好的血浆代用品，其扩容效果较好，可降低白蛋白使用量。同时，由于大量血管内液体丢失，应足量进食高蛋白液体食物，适量静脉补充液体及电解质，防止水电解质紊乱。可使用右旋糖酐 40 扩张微循环。在充分扩容治疗后，如患者胸腹水生长过快，腹胀、胸闷症状过重，可以适当使用利尿药、胸腹水引流等措施，以减轻症状。每日严密监控液体出入量、生命体征、血液浓缩状态、电解质紊乱情况，及时对症处理。近年来，一些新的尝试也见报道。使用糖皮质激素抗炎、抗水钠潴留，在 hCG 日或取卵日开始口服泼尼松可减轻 OHSS 症状，降低其发生率。使用小剂量多巴胺，可使肾、肠系膜与脑组织血管扩张，肾血流量增多，排钠利尿作用增强。使用时应进行严密的心电监护，严密监测血压、心率等，确保小剂量滴入。腹水超滤浓缩回输治疗，可保留血清中的白蛋白，维持血浆蛋白的浓度，消除腹水中大量 OHSS 的致病因子。

五、黄体支持

黄体是排卵后卵泡形成的富有血管的暂时性内分泌腺体，是甾体激素的主要来源。在月经中期内源性 LH 峰的诱导下，成熟卵泡排出卵细胞，排卵后残留的卵泡壁塌陷，卵泡基底膜完整性丧失，组织重塑，卵泡膜血管侵入颗粒细胞层，新生血管大量形成，最终分化成充满毛细血管网的黄体组织。黄体实质内的黄体细胞主要合成孕激素；膜黄体细胞主要合成雄激素，经黄体颗粒细胞芳香化作用后，形成雌激素。

（一）治疗目的及原则

在 ART 过程中超促排卵的应用，GnRH-a 和 GnRH-ant 能抑制内源性 LH 峰，导致内源性 LH 不足，从而导致黄体期孕酮水平低下；黄体早期的 E_2 和 P 异常升高，通过负反馈影响垂体 LH 的分泌，导致 LH 减少，溶黄体提早发生，黄体发育不良；大剂量外源性 hCG 诱发排卵，可能通过负反馈降低黄体期 LH 浓度，导致黄体功能不全；取卵时颗粒细胞的丢失导致黄体期产生激素的细胞减少，而缺乏内源性 LH 对黄体功能的支持，会直接影响雌、孕激素的分泌，降低胚胎种植率和临床妊娠率，并增加流产率。以上原因均可能导致患者黄体功能不全，所以在黄体早期需要进行黄体支持以改善妊娠结局。

黄体支持的适应证：①应用超促排卵方案行体外受精 / 卵胞质内单精子注射 - 胚胎移植（IVF/ICSI-ET）等助孕治疗，ET 后存在一定程度的内源性黄体功能不足；②自然周期排卵后实施冻融胚胎移植（frozen-thawed embryo transfer，FET）时，部分妇女存在自身黄体功能不全的可能；③促排卵周期实施 FET 时，存在潜在的内源性黄体功能不足；④雌、孕激素药物替代周期（人工周期）FET，完全使用外源性雌、孕激素药物替代黄体功能；⑤既往有复发性流产病史；⑥先兆流产；⑦先兆早产。

黄体支持的禁忌证：①存在或疑似发生动、静脉血栓的患者，有静脉炎、脑卒中等既往病史患者应慎用；②乳腺恶性肿瘤或生殖器激素依赖性肿瘤有明确孕激素治疗禁忌证患者；③黄体酮过敏者。

（二）药物治疗和监护

目前黄体支持药物包括黄体酮类、hCG、雌激素及 GnRH-a。

1. 黄体酮类 黄体酮是黄体支持最重要的激素类药物。常用给药途径有肌内注射、经阴道及口服。①肌内注射黄体酮：通常剂量为 40～100mg/d。优点：可以达到较高的血药浓度，疗效确切，价格低廉，属人类辅助生殖技术黄体支持传统用药。缺点：不良反应多，过敏反应，每日注射不方便，注射部位疼痛和刺激，易形成局部硬结。②阴道黄体酮：在 ART 黄体支持中，黄体酮经阴道途径给予是目前唯一可替代肌内注射黄体酮的制剂。剂型主要有黄体酮缓释凝胶和微粒化黄体酮胶囊。推荐剂量：黄体酮缓释凝胶 90mg/d q.d.；微粒化黄体酮胶囊 300～800mg/d，分 3 或 4 次给予。与肌内注射黄体酮比较，使用方便，不良反应少，临床妊娠率和流产率均未见统计学差异，但由于阴道给药具有"子宫首过效应"，阴道给予黄体酮对子宫内膜的优化作用更佳，在一些国家已成为 ART 黄体支持的首选治疗方式。③口服黄体酮：剂型包括微粒化黄体酮胶囊和地屈孕酮片。微粒化黄体酮胶囊推荐剂量 200～300mg/d，分 1 次或 2 次服用，不良反应较黄体酮肌内注射和阴道给药增加，黄体支持作用相对不足，临床结局较差。因此，口服微粒化黄体酮胶囊在 IVF 中不推荐作为常规的黄体支持药物。地屈孕酮不良反应小，口服易吸收，不改变原血清孕酮水平，与阴道黄体酮相比，更方便，耐受性更好；与口服微粒化黄体酮胶囊相比，低剂量生效，生物利用度高，代谢产物仍具孕激素活性，不良反应小。

2. hCG hCG 是由胎盘的滋养层细胞分泌的一种糖蛋白激素。hCG 作用于 LH 受体，代替 LH 作用，具有诱发卵子成熟、引起黄素化和支持黄体的功能。

hCG 黄体支持的可能机制包括：①持续刺激黄体分泌雌、孕激素；②可能刺激黄体产生与内膜转化和胚胎植入及胚胎发育相关的其他因子。黄体支持推荐剂量：1 000～5 000IU q.o.d.。明显增加卵巢过度刺激综合征（OHSS）的发生，而且会干扰妊娠试验结果。因此，hCG 不再推荐作为 ART 促排卵周期中黄体支持的常规用药，现多数已被黄体酮取代。

3. 雌激素 雌激素可上调孕激素受体，增加子宫内膜 L 选择素的表达，进而改善子宫内膜的容受性。黄体中期雌激素缺乏 / 不足可导致妊娠失败。目前国内可用于生育相关治疗的雌激素类药物主要有戊酸雌二醇及微粒化雌二醇。戊酸雌二醇口服给药方便，吸收完全，持续给药血药浓度稳定，但生物利用度不高，主要经肝脏代谢，肝功能异常患者不建议使用。另外，雌激素能刺激肝脏合成凝血因子增加，引起凝血功能增强，导致静脉血栓形成的风险增加。雌二醇口服给药可在胃肠道中迅速吸收；阴道给药无肝脏首过效应，吸收效果好；经皮给药通过皮肤吸收良好，避免了口服用药肝脏首过效应使肝脏负荷加重。雌激素的黄体支持作用存在争议，对于高龄患者有血栓形成风险，大剂量使用有肝功能异常的报道。

4. GnRH-a 关于 GnRH-a 黄体支持作用的详细机制尚不清楚。主要认为 GnRH-a 可促进下丘脑垂体分泌 LH 作用于黄体，促进雌、孕激素的分泌，进而促进胚胎的种植发育。GnRH-a 用于黄体支持不增加 OHSS 发生风险，作用于下丘脑垂体分泌 LH 进而促进雌、孕激素的合成，更接近自然周期。目前国内常用的 GnRH-a 代表药有醋酸曲普瑞林、醋酸布舍瑞林、醋酸亮丙瑞林等。在 IVF-ET 黄体支持中，应用单剂量 GnRH-a 能够有效地提高妊娠率、种植率和出生率，用法为在常规黄体酮使用的基础上在取卵后第 6 日加用 GnRH-a 0.1mg。

对于黄体支持药物的用法及用量目前尚无统一标准和最有力证据，因此还可考虑以上所述药物的联合应用。目前推荐取卵后即开始黄体支持，最晚不超过移植日。建议移植后 12～14 天如 hCG 化验显示妊娠，继续应用黄体支持至胚胎移植后 4～6 周行早孕期超声检查，确定宫内妊娠后可考虑逐步减量至妊娠 10～12 周停止黄体支持。不推荐新鲜周期、自然周期 FET 及自然妊娠患者应用雌激素行黄体支持治疗，除非有明确的使用指征。所有黄体支持方案认为给予的药物剂量已足够，且不是所有黄体支持都会表现为血清孕酮水平升高，因此临床只推荐检测血清 hCG 水平以判断妊娠绒毛活性，超声检测胚胎发育情况，不需要监测血清孕酮水平及其变化。

六、体外受精胚胎移植术用药方案

临床上对输卵管性不孕症、原因不明的不孕症、子宫内膜异位症、男性因素不育症、排卵异常及宫颈因素等不孕症患者,在通过其他常规治疗无法妊娠,均为 IVF-ET 的适应证。用药物在可控制的范围内诱发多卵泡同时发育和成熟,监测卵泡至发育成熟,经阴道超声介导下取卵,将卵母细胞和精子在模拟输卵管环境的培养液中受精,受精卵在体外培养 3~5 日,形成卵裂球期或囊胚期胚胎,再移植入子宫腔内,并同时进行黄体支持。胚胎移植 2 周后测血或尿 hCG 水平确定妊娠,移植 4~5 周后超声检查确定是否宫内临床妊娠。

用药方案包括 GnRH-a 长方案、GnRH-a 短方案、GnRH-a 超短方案、GnRH-a 超长方案、GnRH-ant 方案。

(一) GnRH-a 长方案

是目前控制性卵巢刺激(COS)中使用最普遍的方案,其使用方法是从月经周期的第 1 日或黄体期中期开始使用 GnRH-a,14~21 天后垂体达到降调节时(降调节标准为 LH<5IU/L,E_2<50ng/L,内膜<4~5mm,无功能性囊肿),再开始用外源性 Gn 促排卵,并维持 GnRH-a 的使用直至 hCG 注射日。用药 4~5 天后超声监测卵泡发育和血 E_2 水平。根据卵泡数目、卵泡直径和血中 FSH、LH 和 E_2 水平调整 Gn 的用量。当 2~3 个主导卵泡直径达到 18mm,平均每成熟卵泡 E_2 水平为 200~300ng/L 时,注射 hCG 5 000~10 000IU 或 rhCG 0.25mg,36~38 小时后取卵。长方案的优点是抑制早发 LH 峰的发生,减少取消周期数,卵泡同步性好,获卵数目多,临床妊娠率稳定;缺点是垂体降调节后的低雌激素水平导致发生围绝经期改变,以及黄体功能不足,OHSS 的发生率增加,Gn 用量、时间和费用均增加,治疗时间长。

(二) GnRH-a 短方案

是利用 GnRH-a 的激发作用,通常月经第 2 日开始使用短效激动剂直至注射 hCG 日,第 3 日开始用 Gn 促排卵。由于 GnRH-a 的激发作用持续几日,短方案中 Gn 促排卵的第 4~5 日监测时 LH 水平仍可能高于基础值。判断是否出现早发 LH 峰时应慎重,需结合孕酮水平进行分析。短方案多用于卵巢反应不良的患者。

GnRH-a 超短方案也是利用 GnRH-a 的激发作用,通常月经第 2 日开始使用短效激动剂,第 3 日开始用 Gn 促排卵,使用 Gn 的第 4 日停用短效激动剂。超短方案也大多应用于卵巢储备差的患者。

(三) GnRH-a 超长方案

是月经第 2 日注射长效 GnRH-a 全量或半量,28 日后注射第 2 次全量或半量,14 日后根据 FSH、LH 和 E_2 水平,卵泡直径及数量启动 Gn 促排卵,或者在首次注射长效 GnRH-a 全量或半量 28 日后,使用短效 GnRH-a 的同时启动 Gn 促排卵。国内还有改良超长方案,即在黄体中期使用长效 GnRH-a 半量,14 日后再肌内注射长效 GnRH-a 半量,然后再等待 14 日后启动 Gn 促排卵。由于超长方案可能对 LH 抑制较深,需要补充 LH 或用 hMG 启动。其他监测与长方案相同。此方案主要适用于子宫内膜异位症患者或反复着床失败患者,但卵巢储备较少者慎用。

(四)GnRH-ant 方案

即在卵泡中晚期采用 GnRH-ant 抑制提前出现的内源性 LH 峰的 COS 方案,具有使用方便、促排卵时间短、促排卵用药少且无"flare-up"效应、不会产生囊肿、保留垂体反应性、显著降低 OHSS 发生率等优点。GnRH-ant 的用药时机有两种方案:①固定给药方案,即在给予 Gn 超促排卵后的第 5~7 日加用拮抗剂;②灵活给药方案,即根据卵泡的大小和 LH 水平加用拮抗剂,一般选择当主导卵泡达直径 14mm 或者 LH≥10IU/L 时加用。扳机首选药物为 hCG 肌内注射 5 000~10 000IU,如果出现多个卵泡发育,有 OHSS 发生高风险时,可以使用 GnRH-a 0.1~0.2mg+ 小剂量 hCG(1 000~1 500IU)诱导卵泡成熟。

七、案例

病历摘要:

基本信息:患者,女,33 岁,身高 161cm,体重 45kg,BMI 17.36kg/m²。

主诉:计划妊娠 8 年,未孕。

现病史:计划妊娠 8 年,性生活正常,一直未避孕未孕。2016-07-05 子宫输卵管造影示:左侧输卵管通而不畅,右侧输卵管阻塞于峡部,子宫腔未见明显异常;2016 年 12 月行长方案控制性超促排卵 1 个周期,取卵 19 个,后行 FET 3 个周期,均未孕。男方精液示:弱精。B 超监测示:有排卵。现要求助孕治疗。

既往史:否认肝炎、结核,否认肾脏疾病、泌尿系统感染、性传播疾病,否认阑尾炎、盆腔炎性疾病等。

月经婚育史:初潮 13 岁,周期 5/30 天,经量偏少,无痛经。G0P0,否认近亲结婚、再婚。

家族史:否认家族遗传病史。

过敏史:否认药物、食物过敏史。

查体:生命体征平稳,一般情况良好,T 37℃,P 95 次 /min,R 20 次 /min,BP 110/65mmHg。外阴:已婚型;阴道:畅;子宫:中位,大小正常,质地软,活动度中,无压痛;双附件:未及异常。

辅助检查:2019-10-18(月经第 2 天)基础内分泌,FSH 6.59IU/L,LH 3.25IU/L,血

清 E$_2$ 40.25pg/ml,血清孕酮(P0)0.46ng/ml,PRL 9.75ng/mL,血清睾酮Ⅱ(TSTⅡ)25.43ng/dl,AMH 4.95ng/ml。B 超提示:左侧卵巢 4.2cm×3.0cm,可见 6 个小卵泡;右侧卵巢 4.5cm×3.2cm,可见 7 个小卵泡;子宫内膜厚 0.3cm,B 型。患者血常规、尿常规、血糖、肝功能、肾功能、凝血五项、甲状腺功能五项、心电图正常;HPV、TCT、BV、滴虫、白假丝酵母菌、淋病奈瑟球菌、支原体、沙眼衣原体、HBV、HCV、梅毒、HIV 检查均无异常。

诊断:原发不孕,右侧输卵管阻塞,试管内受精

诊治过程:完善检查,备行 IVF-ET。拟于患者月经第 3 天启动。月经第 3 天 B 超提示:子宫内膜厚 0.35cm,B 型;输卵管未见积液;右侧卵巢可见卵泡 6 个,0.7cm 卵泡 1 个,0.62cm 卵泡 1 个,0.5cm 卵泡 4 个;左侧卵巢可见卵泡 5 个,0.65cm 卵泡 1 个,0.6cm 卵泡 4 个。启动治疗周期。激素内分泌:E$_2$ 46.45pg/ml,LH 0.97IU/L,P0 0.34ng/ml。

治疗方案:

注射用尿促性素 150IU i.m. q.d.×5 天,月经周期第 8 天复诊。

2019-11-25(第 2 次就诊)

主诉:月经周期第 8 天,注射用尿促性素使用第 6 天,无不适症状。

查体:生命体征平稳,一般情况良好。

辅助检查:B 超提示子宫内膜厚 0.41cm,B 型;输卵管未见积液;右侧卵巢可见 8 个卵泡,0.96cm 卵泡 1 个,0.94cm 卵泡 1 个,0.85cm 卵泡 1 个,0.82cm 卵泡 1 个,0.7cm 卵泡 4 个;左侧卵巢可见卵泡 7 个,1.12cm 卵泡 1 个,1.0cm 及以下卵泡 6 个。激素水平检查:E$_2$ 522.22pg/ml,LH 1.99IU/L,P0 0.42ng/ml。

诊断:原发不孕,右侧输卵管阻塞,试管内受精

治疗过程:调整注射用尿促性素剂量为 225IU,11 月 27 日复诊。

治疗方案:

注射用尿促性素 225IU i.m. q.d.×2 天

2019-11-27(第 3 次就诊)

主诉:月经周期第 10 天,注射用尿促性素使用第 8 天,无不适症状。

查体:生命体征平稳,一般情况良好。

辅助检查:B 超提示子宫内膜厚 0.44cm,B 型;输卵管未见积液;右侧卵巢可见卵泡 8 个,1.38cm 卵泡 1 个,1.12cm 卵泡 1 个,1.09cm 卵泡 2 个,1.05cm 卵泡 1 个,0.9cm 卵泡 3 个;左侧卵巢可见卵泡 7 个,1.41cm 卵泡 1 个,1.33cm 卵泡 1 个,1cm 及以下卵泡 5 个。激素水平检查:E$_2$ 1 777.23pg/ml,LH 5.91IU/L,P0 0.66ng/ml。

诊断:原发不孕,右侧输卵管阻塞,试管内受精

治疗过程:加用注射用醋酸西曲瑞克,11 月 29 日复诊。

治疗方案：

注射用尿促性素 225IU i.m. q.d.×2 天

注射用醋酸西曲瑞克 0.25mg i.h. q.d.×2 天

2019-11-29（第 4 次就诊）

主诉： 月经周期第 12 天，注射用尿促性素使用第 10 天，醋酸西曲瑞克使用第 3 天，无不适症状。

查体： 生命体征平稳，一般情况良好。

辅助检查： B 超提示子宫内膜厚 0.58cm，B 型；输卵管未见积液；右侧卵巢可见卵泡 8 个，1.58cm 卵泡 1 个，1.54cm 卵泡 1 个，1.5cm 卵泡 1 个，1.43cm 卵泡 1 个，1.36cm 卵泡 2 个，1.1cm 卵泡 2 个；左侧卵巢可见卵泡 7 个，1.73cm 卵泡 1 个，1.7cm 卵泡 1 个，1.65cm 卵泡 1 个，1.47cm 卵泡 2 个，1.36cm 卵泡 2 个。激素水平检查：E_2 3 850.33pg/ml，LH 3.74IU/L，P0 0.64ng/ml。

诊断： 原发不孕，右侧输卵管阻塞，试管内受精

治疗过程： 继续目前方案，11 月 30 日复诊。

治疗方案：

注射用尿促性素 225IU i.m. q.d.×1 天

注射用醋酸西曲瑞克 0.25mg i.h. q.d.×1 天

2019 年 11 月 30 日（第 5 次就诊）

主诉： 月经周期第 13 天，注射用尿促性素使用第 11 天，醋酸西曲瑞克使用第 4 天，无不适症状。

查体： 生命体征平稳，一般情况良好。

辅助检查： B 超提示子宫内膜厚 0.65cm，B 型；输卵管未见积液；右侧卵巢可见卵泡 9 个，2.0cm 卵泡 1 个，1.8cm 卵泡 1 个，1.75cm 卵泡 1 个，1.56cm 卵泡 1 个，1.53cm 卵泡 2 个，1.37cm 卵泡 1 个，1.3cm 卵泡 1 个，1.0cm 卵泡 1 个；左侧卵巢可见卵泡 8 个，1.75cm 卵泡 2 个，1.6cm 卵 2 个，1.42cm 卵泡 1 个，1.38cm 卵泡 1 个，1.3cm 卵泡 1 个，1.2cm 卵泡 1 个。激素水平检查：E_2 6 015.60pg/ml，LH 1.83IU/L，P0 0.95ng/ml。

诊断： 原发不孕，右侧输卵管阻塞，试管内授精，取卵术

治疗过程： 调整注射用尿促性素剂量为 150IU，白天继续使用原有药物，晚间注射曲普瑞林针剂，12 月 2 日复诊，复诊当天晨服头孢呋辛酯片。

治疗方案：

注射用尿促性素 150IU i.m. q.d.×1 天

注射用醋酸西曲瑞克 0.25mg i.h. q.d.×1 天

醋酸曲普瑞林注射液 0.2mg i.h.，晚 21：00—22：00

头孢呋辛酯片 0.25g q.d. p.o.，下次复诊当天早晨服用

2019-12-02（第6次就诊）

主诉： 11月30日晚21：30皮下注射醋酸曲普瑞林注射液，无不适症状，今晨已服用头孢呋辛酯1片。

查体： 生命体征平稳，一般情况良好。

诊断： 取卵术，试管内受精，原发不孕，右侧输卵管阻塞

治疗过程： 上午9：00行超声引导下经阴道卵泡抽吸术，取卵18个，同时男方取精。行体外受精，体外培养。因取卵数多，为防止OHSS，拟全胚冷冻，择期进行移植，不适随诊。嘱多饮水、高蛋白饮食，每日观察体重，监测尿量。

治疗方案： 无。

2019-12-05（第7次就诊）

主诉： 取卵术后第3天，昨日开始腹胀，严重时走路困难，偶有恶心、呕吐，无食欲，自感尿量未减少。

查体： 生命体征平稳，一般情况良好。

辅助检查： B超提示右侧卵巢约$8.1×7.0cm$，左侧卵巢$6.1×5.2cm$，腹部有2cm左右暗区，少量腹水。血常规：WBC $11.83×10^9/L$，HCT 41.10%，PLT $356×10^9/L$，MPV 9.0fl，PCT 0.320%，PDW 9.2fl；流式尿沉渣+干化学：WBC 18.3个/μl，白细胞（高倍视野）5.7个/HPF，上皮细胞17.0个/μl，上皮细胞（高倍视野）3.8个/HPF，细菌880.1个/μl，尿比重1.018。

诊断： 卵巢过度刺激综合征（中度），取卵术后，原发不孕，右侧输卵管阻塞

治疗过程： 给予输注羟乙基淀粉200/0.5氯化钠注射液，嘱多饮水、高蛋白饮食，每日观察体重，监测尿量，12月8日复诊。如出现腹胀腹痛明显、胸闷气促、尿量明显减少、体重明显增加等及时就诊。

治疗方案：

羟乙基淀粉200/0.5氯化钠注射液 500ml i.v.gtt.×3天

2019-12-08（第8次就诊）

主诉： 取卵术后第6日，无腹胀，偶有轻微恶心，无呕吐症状。

查体： 生命体征平稳，一般情况良好。

辅助检查： B超提示右侧卵巢$5.3cm×4.1cm$，左侧卵巢$4.9cm×3.7cm$，未见腹水。血常规：WBC $10.06×10^9/L$，HCT 39.10%，PLT $394×10^9/L$，MPV 9.3fl，PCT 0.370%，PDW 10.0fl；流式尿沉渣+干化学：WBC 2.1个/μl，白细胞（高倍视野）0.2个/HPF，上皮细胞1.2个/μl，上皮细胞（高倍视野）0.2个/HPF，细菌18.3个/μl，尿比重1.003。

诊断： 卵巢过度刺激综合征（中度），取卵术后，原发不孕，右侧输卵管阻塞

治疗过程： 嘱停药观察，不适随诊。

治疗方案：无。

问题（含答案要点）

问题1：结合患者病情，分析该患者为何种卵巢反应类型？

答案要点：

1. 该患者为卵巢高反应类型。

2. 我国2015年《辅助生殖促排卵药物治疗专家共识》指出，预测卵巢高反应的因素有：①年龄，年轻女性高反应者多，一般<35岁；②基础窦卵泡计数AFC，一般AFC>20为高反应人群；③激素水平，AMH>4.5ng/ml预测高反应的假阳性和假阴性率均较低；④月经周期，月经周期长的稀发者发生高反应的概率大；⑤对促排卵药物的反应，在既往的促排周期中有多卵泡（直径12~14mm卵泡>15个）发育，或采卵数目>18个，或既往有OHSS发生。

3. 患者年龄33岁，小于35岁且体重较低。

4. AMH 4.95ng/ml，大于4.5ng/ml。

5. 上一促排周期取卵19颗，大于18。

问题2：作为临床药师，如何制订该患者注射用尿促性素的用药监护计划？

答案要点：

1. 用药禁忌证及用药时机 用药前确认患者是否有原因不明的异常阴道出血、子宫肌瘤、卵巢囊肿、卵巢增大、肾上腺功能不全、甲状腺功能不全及原发性卵巢衰竭等情况，如有应禁用；Gn的给药时机一般为月经周期的2~6天。

2. 药物疗效监护 每次复诊时B超监测卵泡发育情况，若卵泡直径增长速度高于或低于1~2mm/d，应及时调整注射用尿促性素给药剂量；监测血液E_2含量与优势卵泡发育的相关性；监测卵泡发育与子宫内膜厚度增长是否同步；根据卵泡的大小/数目和LH水平及时加用拮抗剂，抑制早发排卵。

3. 停药时机 若主导卵泡中有一个直径≥18mm或3个>17mm，血清E_2总量合适时，及时停药，并给予扳机药物。

4. 药物不良反应监护 每次复诊时询问患者用药后是否有腹痛、腹胀、恶心、呕吐等可能的OHSS症状，B超监测患者卵巢是否增大。

5. 患者教育 对患者进行用药目的、用药注意事项及药品储存等方面的用药教育。

问题3：作为临床药师，你如何对患者使用的注射用醋酸西曲瑞克进行用药教育？

答案要点：

1. 用药目的 预防早发排卵。

2. 给药方式 皮下注射，一日1次，一次1支（0.25mg）。注射时，以45°角将针头刺入皮肤进行注射，速度应缓慢进行。注射部位可选择在腹壁，脐周围最好，注射部位要经常变换。

3. 给药注意事项 ①药物应避光存放在 2～8℃（冰箱冷藏），使用前大约 30 分钟从冰箱取出，注射前放置到室温；②本品只可用预装于注射器中的注射用水溶解，溶解时不要猛烈振摇以免产生气泡；③配制的溶液应立即使用；④应于每天的同一时间使用。

4. 常见的药物不良反应 注射部位可能有轻微而短暂的反应，如红斑、瘙痒及肿胀，偶有恶心、头痛等不良反应。若出现严重的恶心、呕吐、腹痛、腹泻、腹胀、呼吸困难、少尿、体重增加等可疑为 OHSS，需及时就诊。

5. 生活中注意事项 注意休息，不进行剧烈活动，遵医嘱定期门诊复查。

问题 4：评估该患者在第 5 次就诊时加用醋酸曲普瑞林注射液的合理性。

答案要点：

1. 该药物使用是合理的。

2. 我国《促排卵药物使用规范（2016）》指出，在 COS 周期中，当主导卵泡中有 1 个直径>18mm 或 3 个>17mm 时，结合雌激素水平，适时给予扳机。患者第 5 次就诊时，20mm 卵泡 1 个，17mm 以上卵泡 5 个，血 E_2 6 015.60pg/ml，达到扳机标准，使用醋酸曲普瑞林合适。

3. 目前 hCG 和 GnRH-a 均为常用扳机药物，但 hCG 与垂体分泌的 LH 作用极为相似，外源性添加大量的 hCG 会增加 OHSS 的发生风险，而 GnRH-a 扳机可激发内源性 LH 峰，可更好地模拟自然排卵，更接近生理状态，是拮抗剂方案中代替 hCG 而用于 OHSS 高危患者扳机的"金标准"方案，能降低 OHSS 发生风险。并且，在拮抗剂方案中，垂体对 GnRH-a 敏感度较高。该患者为卵巢高反应人群，存在发生 OHSS 的风险，所以选择醋酸曲普瑞林扳机较 hCG 扳机更有优势。

4. 注射用曲普瑞林可诱导内源性的 LH 和 FSH 峰以促使卵子成熟，注射后 34～36 小时成熟。患者于夜间 21：00～22：00 注射，第 3 天上午 9：00～10：00 行取卵术，给药时机合适。

5. 醋酸曲普瑞林给药方式为皮下注射，关于 GnRH-a 触发排卵的剂量尚无统一定论，多数使用剂量为 0.1～0.2mg。该患者给药方式与剂量合理。

问题 5：简述该患者取卵后不进行新鲜周期移植的原因。

答案要点：

1. 患者为卵巢高反应类型，取卵术后发生 OHSS。

2. OHSS 发生的病理生理机制尚未完全阐明，一般认为 OHSS 发生的主要诱因是 hCG 刺激卵巢分泌并释放血管活性物质而导致毛细血管通透性增加。妊娠后，受精卵滋养层开始分泌 hCG，在妊娠前 6 周，hCG 水平 36～48 小时增加 1 倍，hCG 的增多可刺激 OHSS 加重。

3．尽管薄型子宫内膜的定义尚无统一标准，一般子宫内膜厚度<0.6cm 时被称为薄型子宫内膜。目前大多数研究认为，子宫内膜薄会导致其容受性降低，妊娠成功率降低。患者扳机日子宫内膜厚度 0.65cm，偏薄，移植可能会影响成功率。

4．患者本周期取卵数多，扳机日 E_2 水平高，结合其 OHSS 的风险，建议进行全部的胚胎冷冻。

（刘小艳　马延敏）

参 考 文 献

[1]　STEPTOE P C，EDWARDS R G. Reimplantation of a human embryo with subsequent tubal pregnancy. Lancet，1976，1（7695）：880-882.

[2]　STEPTOE P C，EDWARDS R G. Birth after the reimplantation of a human embryo. Lancet，1978，2（8085）：366.

[3]　乔杰，马彩虹. 中国辅助生殖技术发展现状. 国际生殖健康 / 计划生育杂志，2012，31（5）：332-333.

[4]　HUIME J A，LAMBALK C B，VAN LOENEN A C，et al. Contemporary pharmacological manipulation in assisted reproduction. Drugs，2004，64（3）：297-322.

[5]　乔杰，马彩虹，刘嘉茵，等. 辅助生殖促排卵药物治疗专家共识. 生殖与避孕，2015，35（4）：211-223.

[6]　BRUNTON L L，CHABNER B A，KNOLLMANN B C. 古德曼•吉尔曼治疗学的药理学基础. 12 版. 金有豫，李大魁，译. 北京：人民卫生出版社，2017.

[7]　谢幸，孔北华，段涛. 妇产科学. 9 版. 北京：人民卫生出版社，2018.

[8]　AL-INANY H G，YOUSSEF M A，AYELEKE R O，et al. Gonadotrophin-releasing hormone antagonists for assisted reproductive technology. Cochrane Database Syst Rev，2016，4（4）：CD001750.

[9]　Practice Committee of the American Society for Reproductive Medicine，Practice Committee of the Society for Assisted Reproductive Technology. Recommendations for gamete and embryo donation: a committee opinion. Fertil Steril，2013，99（1）：47-62.e1.

[10]　ARAB-ZOZANI M，NASTRI C O. Single versus double intrauterine insemination（IUI）for pregnancy: a systematic review and meta-analysis. Eur J Obstet Gynecol Reprod Biol，2017，215：75-84.

[11]　BESSELINK D E，FARQUHAR C，KREMER J A，et al. Cervical insemination versus intra-uterine insemination of donor sperm for subfertility. Cochrane Database Syst Rev，2008（2）：CD000317.

[12] HUANG S, WANG R, LI R, et al. Ovarian stimulation in infertile women treated with the use of intrauterine insemination: a cohort study from China. Fertil Steril, 2018, 109(5): 872-878.

[13] SMITH J F, EISENBERG M L, MILLSTEIN S G, et al. Fertility treatments and outcomes among couples seeking fertility care: data from a prospective fertility cohort in the United States. Fertil Steril, 2011, 95(1): 79-84.

[14] GLUJOVSKY D, FARQUHAR C, QUINTEIRO RETAMAR A M, et al. Cleavage stage versus blastocyst stage embryo transfer in assisted reproductive technology. Cochrane Database Syst Rev, 2016(6): CD002118.

[15] PALERMO G, JORIS H, DEVROEY P, et al. Pregnancies after intracytoplasmic injection of single spermatozoon into an oocyte. Lancet, 1992, 340(8810): 17-18.

[16] BOULET S L, MEHTA A, KISSIN D M, et al. Trends in use of and reproductive outcomes associated with intracytoplasmic sperm injection. JAMA, 2015, 313(3): 255-263.

[17] Practice Committee of the Society for Assisted Reproductive Technology, Practice Committee of the American Society for Reproductive Medicine. Preimplantation genetic testing: a practice committee opinion. Fertil Steril, 2007, 88(6): 1497-1504.

[18] Ethics Committee of American Society for Reproductive Medicine. Use of preimplantation genetic diagnosis for serious adult onsetconditions: a committee opinion. Fertil Steril, 2013, 100(1): 54-57.

[19] GRØNDAHL C. Oocyte maturation. Basic and clinical aspects of in vitro maturation(IVM) with special emphasis of the role of FF-MAS. Dan Med Bull, 2008, 55(1): 1-16.

[20] JUREMA M W, NOGUEIRA D. In vitro maturation of human oocytes for assisted reproduction. Fertil Steril, 2006, 86(5): 1277-1291.

[21] ASCH R H, LI H P, BALMACEDA J P, et al. Severe ovarian hyperstimulation syndrome in assisted reproductive technology: definition of high risk groups. Hum Reprod, 1991, 6(10): 1395-1399.

[22] WHELAN J G 3RD, VLAHOS N F. The ovarian hyperstimulation syndrome. Fertil Steril, 2000, 73(5): 883-896.

[23] DELBAERE A, SMITS G, OLATUNBOSUN O, et al. New insights into the pathophysiology of ovarian hyperstimulation syndrome. What makes the difference between spontaneous and iatrogenic OHSS syndrome? Hum Reprod, 2004, 19(3): 486-489.

[24] NAVOT D, RELOU A, BIRKENFELD A, et al. Risk factors and prognostic variables in the ovarian hyperstimulation syndrome. Am J Obstet Gynecol, 1988, 159(1): 210-215.

[25] GOLAN A, RON-EL R, HERMAN A, et al. Ovarian hyperstimulation syndrome: an update review. Obstet Gynecol Surv, 1989, 44(6): 430-440.

[26] MATHUR R S, AKANDE A V, KEAY S D, et al. Distinction between early and late ovarian hyperstimulation syndrome. Fertil Steril, 2000, 73(5): 901-907.

[27] RAGNI G, VEGETTI W, RICCABONI A, et al. Comparison of GnRH agonists and antagonists in assisted reproduction cycles of patients at high risk of ovarian hyperstimulation syndrome. Hum Reprod, 2005, 20(9): 2421-2425.

[28] VAN DER LINDEN M, BUCKINGHAM K, FARQUHAR C, et al. Luteal phase support for assisted reproduction cycles. Cochrane Database Syst Rev, 2015(7): CD009154.

[29] HOMBURG R, INSLER V. Ovulation induction in perspective. Hum Reprod Update, 2002, 8(5): 449-462.

[30] DELVIGNE A, ROZENBERG S. A qualitative systematic review of coasting, a procedure to avoid ovarian hyperstimulation syndrome in IVF patients. Hum Reprod Update, 2002, 8(3): 291-296.

[31] PELLICER A, ALBERT C, MERCADER A, et al. The pathogenesis of ovarian hyperstimulation syndrome: in vivo studies investigating the role of interleukin-1beta, interleukin-6, and vascular endothelial growth factor. Fertil Steril, 1999, 71(3): 482-489.

[32] TSOUMPOU I, MUGLU J, GELBAYA T A, et al. Symposium: update on prediction and management of OHSS. Optimal dose of HCG for final oocyte maturation in IVF cycles: absence of evidence? Reprod Biomed Online, 2009, 19(1): 52-58.

[33] Practice Committee of the American Society for Reproductive Medicine. Prevention and treatment of moderate and severe ovarian hyperstimulation syndrome: a guideline. Fertil Steril, 2016, 106(7): 1634-1647.

[34] 刘芸. 辅助生殖技术并发症及防治. 中华临床医师杂志(电子版), 2012, 6(3): 562-566.

[35] 孙赟, 刘平, 叶虹, 等. 黄体支持与孕激素补充共识. 生殖与避孕, 2015, 35(1): 1-8.

[36] MUASHER S J, ABDALLAH R T, HUBAYTER Z R. Optimal stimulation protocols for in vitro fertilization. Fertil Steril, 2006, 86(2): 267-273.

[37] TU J, LIN G, LU C, et al. A novel modified ultra-long agonist protocol improves the outcome of high body mass index women with polycystic ovary syndrome undergoing IVF/ICSI. Gynecol Endocrinol, 2014, 30(3): 209-212.

[38] MOCHTAR M H; Dutch Ganirelix Study Group. The effect of an individualized GnRH antagonist protocol on folliculogenesis in IVF/ICSI. Hum Reprod, 2004, 19(8): 1713-1718.

[39] KOLIBIANAKIS E M, VENETIS C A, KALOGEROPOULOU L, et al. Fixed versus flexible gonadotropin-releasing hormone antagonist administration in in vitro fertilization: a randomized controlled trial. Fertil Steril, 2011, 95(2): 558-562.

[40] KUMMER N E, FEINN R S, GRIFFIN D W, et al. Predicting successful induction of oocyte maturation after gonadotropin-releasing hormone agonist(GnRHa) trigger. Hum Reprod,

2013, 28（1）: 152-159.

[41] 乔杰, 马彩虹, 刘嘉茵, 等. 辅助生殖促排卵药物治疗专家共识. 生殖与避孕, 2015, 35（4）: 211-223.

[42] 胡琳莉, 黄国宁, 孙海翔, 等. 促排卵药物使用规范（2016）. 生殖医学杂志, 2017, 26（4）: 302-307.

中文药名索引